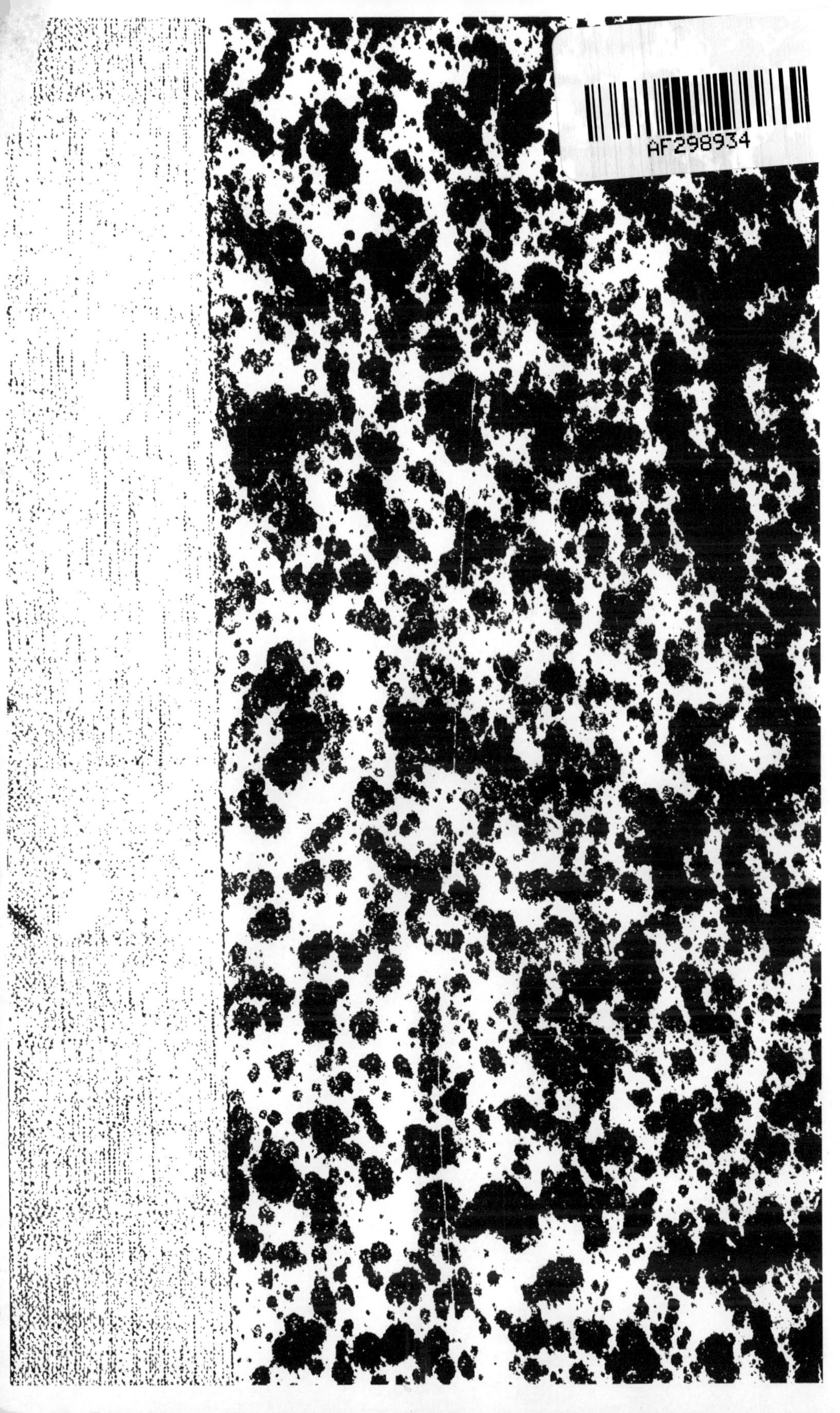

AF298934

5612

PRÉCIS

DE

CLINIQUE THÉRAPEUTIQUE

PRÉCIS

DE

CLINIQUE THÉRAPEUTIQUE

PAR

Le Dr A. F. PLICQUE

MÉDECIN ADJOINT A LA COMPAGNIE DU NORD
ANCIEN INTERNE DES HOPITAUX DE PARIS
LAURÉAT DE LA FACULTÉ DE MÉDECINE
LAURÉAT DES HOPITAUX

PARIS

G. STEINHEIL, ÉDITEUR

2, RUE CASIMIR-DELAVIGNE, 2

1894

PRÉFACE.

Les éléments de ce précis ont été tout d'abord exclusivement recueillis dans un but d'instruction personnelle. A mes débuts dans la clientèle je m'étais bien vite aperçu — et plus d'un jeune confrère a dû passer par la même expérience que moi — que mon instruction thérapeutique à peu près suffisante pour l'hôpital était plus qu'insuffisante pour la ville. Restait donc à la compléter.

La tâche était heureusement rendue relativement facile par le grand nombre d'excellents travaux thérapeutiques parus dans ces dernières années. Articles de journaux, monographies nombreuses, volumes de clinique, traités de médecine récents fournissaient des matériaux de premier ordre et plutôt même un peu surabondants. Il m'a paru intéressant de résumer et de condenser une partie tout au moins des documents recueillis. Un tel résumé ne saurait avoir de prétention scientifique, mais il pourra rendre service au praticien qu'il dispensera d'un travail de recherches disséminées, travail intéressant peut-être mais forcément très long.

La bibliographie thérapeutique est aujourd'hui tellement riche qu'à mon grand regret il était impossible de lui donner une place complète dans un volume élémentaire forcément très court. On trouvera tout au moins l'indication des monographies qui m'ont paru présenter une importance spéciale et fixer sur tel ou tel point l'état de la science actuelle.

Mes amis M. le Dr Létienne et M. Constantin, pharmacien de première classe, ancien Interne des Hôpitaux ont bien voulu prendre la peine, le premier de relire toutes les épreuves, le second de réviser toutes les formules de cet ouvrage. Je les prie d'agréer mes meilleurs remerciments.

Sans que j'aie pu le plus souvent les citer, mes maîtres dans les hôpitaux retrouveront en plus d'une page de ce livre un reflet de leur enseignement. S'il renferme par places quelques données originales c'est à eux qu'elles appartiennent bien plus qu'à moi. MM. Dreyfus-Brissac, Hutinel, Raymond, Debove, Descroizilles, Simon, m'ont appris tour à tour le meilleur de ce que je sais en clinique. Bien que ce volume soit exclusivement médical on retrouvera de même à propos de quelques affections mixtes l'influence de mes maîtres en chirurgie, MM. Périer, Peyrot, Le Dentu, Picqué, Nélaton.

Il y a quelques années à peine que j'ai quitté les hôpitaux et pourtant un nom manque déjà sur cette liste. Tous ceux qui comme moi ont passé par l'hôpital Laennec ont gardé le souvenir d'un clinicien de premier ordre perdu trop tôt par la science française, à l'esprit à la fois ingénieusement pratique, merveilleusement original, profondément érudit. Et ils comprendront que j'aie tenu à dédier ce modeste livre à la mémoire de mon très cher et très regretté Maître, le professeur Damaschino.

PREMIÈRE PARTIE

MALADIES INFECTIEUSES

Pris au sens absolu du mot le groupe des maladies infectieuses comprendrait la plus grande partie de la pathologie.
Le choix des maladies qui figurent dans ce groupe a été pour
notre ouvrage réglé bien plus par les analogies cliniques et
thérapeutiques que par l'étiologie infectieuse probable ou
même certaine. C'est ainsi que le choléra et la dysenterie figurent non aux maladies infectieuses, mais aux maladies de l'intestin, que la tuberculose figure aux maladies du poumon. Ces
choix et ces éliminations sont forcément, comme toutes les
classifications médicales, plus ou moins arbitraires.

Les affections conservées dans ce groupe, la diphtérie, la fièvre typhoïde, la rougeole, la variole, la scarlatine, l'érysipèle,
la grippe, etc., présentent au point de vue clinique ce côté
commun d'une évolution aiguë, à déterminations multiples
frappant la plupart sinon tous les organes de l'économie. La
convalescence, dans les formes même légères des maladies
infectieuses, est presque toujours traînante et longue. Au point
de vue thérapeutique elles offrent ce côté commun d'exiger
surtout un traitement hygiénique. C'est en prévenant les complications par des précautions minutieuses bien plus qu'en
s'attaquant au fond même de la maladie que le médecin peut
être utile. Les infections dont on connaît le médicament spécifique sont bien rares. Autrefois comme aujourd'hui nous
n'avons de pouvoir réel que sur l'impaludisme et sur la syphilis.

La thérapeutique des maladies infectieuses doit toujours
être d'une grande sobriété. Ce n'est qu'avec beaucoup de ré-

serve qu'il faut intervenir dans la lutte soutenue par l'organisme. On doit se défier en particulier des médicaments trop
actifs, trop toxiques, toujours difficilement éliminés par suite
de la surcharge et de la congestion rénales.

Quant à l'hygiène des maladies infectieuses, en dehors des
banalités sur l'air pur, la propreté, la température de la chambre, le choix de l'alimentation, elle se prête plus mal encore
que la thérapeutique aux généralités. Chaque maladie infectieuse ayant ses complications spéciales, nécessite des précautions hygiéniques absolument spéciales. — La prophylaxie en
raison de la différence extrême des modes de contagion ne
peut, elle non plus, être l'objet de considérations utiles, qu'à
l'étude particulière de chaque affection.

CHAPITRE PREMIER

Diphtérie.

Résumé clinique. 1° Les modes de début. L'angine et ses caractères, insidiosité absolue de certaines angines couenneuses. Le coryza. Le croup d'emblée. — 2° Les formes sans croup et les formes avec croup. — 3° Les causes de mort dans la diphtérie : intensité de l'angine, infection générale, paralysies diphtéritiques, asphyxie mécanique du croup.

Traitement. 1° *Traitement de l'intoxication générale*. Dangers des médicaments. Hygiène. Air pur. Technique de l'atmosphère phéniquée. Alimentation : alimentation en cas de trachéotomie, de paralysie, de néphrite.

2° *Traitement de l'angine diphtéritique*. A) Méthode de l'atmosphère phéniquée. — B) Méthode des cautérisations. Procédé de Gaucher. Procédé de Ruault. — Discussion des deux méthodes.

3° *Traitement du croup*. Moyens qui permettent parfois d'éviter la trachéotomie. Dangers et inconvénients de la trachéotomie. Manuel opératoire. Soins immédiats. Soins consécutifs. Complications : Infections de la plaie, emphysème, hémorrhagies, bourgeons trachéaux, broncho-pneumonie, bronchite diphtéritique.

4° *Traitement du coryza diphtéritique*.

5° *Traitement de la diphtérie cutanée*.

6° *Traitement de la paralysie diphtéritique*. Formes pharyngées, cardiaques, respiratoires.

Prophylaxie. 1° individuelle, 2° générale.

Résumé clinique. — La diphtérie débute neuf fois sur dix par une angine. Cette angine est parfois grave d'emblée, étendue, offrant des fausses membranes épaisses, fétides, gangréneuses. Bien plus souvent elle est au premier abord insignifiante et bénigne. La réaction générale, la fièvre, les douleurs sont bien moindres que dans une simple angine herpétique. L'aspect couenneux, pseudo-membraneux n'est pas constant. Le dépôt a parfois tout l'aspect d'un simple enduit pultacé. Aussi le pronostic en présence d'une angine blanche, si bénigue qu'elle paraisse au début, doit-il toujours être très réservé. Si le dépôt blanchâtre s'étend non seulement sur les amygdales, mais sur la luette et les piliers palatins, si les ganglions sont notablement engorgés, si l'enfant est pâle, affaibli, on peut presque à coup sûr affirmer la diphtérie.

Le début par le coryza diphtéritique est plus rare. Le coryza coexiste presque toujours avec l'angine. Le jetage épais, fétide, avec débris pseudo-membraneux le fait assez facilement reconnaître ; une diphtérie avec coryza est toujours une diphtérie grave.

Le début par le larynx sans coryza, sans angine préalable est beaucoup plus rare encore.

Formes. — La maladie constituée, on peut distinguer deux formes : la forme sans croup, la forme avec croup. Dans la forme sans croup c'est l'infection qui constitue le grand danger. Tantôt elle tuera par l'intensité de l'angine gangréneuse, hémorrhagique, compliquée de bubons du cou. Tantôt elle tuera par l'infection générale : néphrite, myocardite, bronchopneumonie. Tantôt enfin la mort surviendra du fait de la paralysie diphtéritique et de ses déterminations bulbaires ou cardiaques. Mais, en dehors de ces complications, la diphtérie non compliquée de croup est relativement peu meurtrière.

Quand, au contraire, la fausse membrane gagne le larynx, l'obstacle mécanique ainsi formé devient un agent direct d'asphyxie ; après une courte période de lutte le tirage commence. De temps à autre l'enfant s'épuise encore en vains efforts de toux rauque et navrante, se plaint d'une voix éteinte, aphone, se débat, puis il retombe épuisé. L'air ne pénètre plus dans la poitrine. A chaque inspiration on voit se déprimer le creux épigastrique, le creux sus-sternal. Parfois dans un suprême effort, l'enfant finit par rejeter la fausse membrane qui l'étouffe. Mais le plus souvent la trachéotomie s'impose. Si le soulagement momentané est considérable, les suites de l'opération sont toujours graves. En dehors des dangers tenant à l'infection diphtéritique qui continue son cours, la trachéotomie prédispose singulièrement à la broncho-pneumonie.

Traitement. — L'étude du traitement de la diphtérie comprend donc une série de grands chapitres, traitement de l'infection générale, traitement de l'angine, traitement du croup, traitement du coryza, traitement de la paralysie diphtéritique. Les indications résultant des autres complications : néphrite, diphtérie cutanée, broncho-pneumonie, myocardite seront étudiées à propos de ces diverses manifestations et surtout à propos de l'infection générale.

TRAITEMENT DE L'INTOXICATION GÉNÉRALE. — Le diphtéritique a plus que tout autre malade besoin de beaucoup d'air et d'air aussi pur que possible. Il a besoin d'une alimentation aussi riche que possible. Moins que tout autre malade il supporte les médicaments internes. Au milieu de l'intoxication profonde de la diphtérie il est deux organes qui résistent et qui peuvent fournir un point d'appui, l'estomac qui conserve son appétit, le cerveau qui conserve son intelligence et son énergie. Or parmi les médicaments proposés, les uns : quinquina, perchlorure de fer, copahu, cubèbe, sulfate de quinine, soufre, térébenthine fatiguent et révoltent à bref délai l'estomac. Les autres : chlorate de potasse, opium, belladone sont d'autant plus toxiques que le rein surchargé arrive plus difficilement à les éliminer. Ils abattent vite l'énergie qui reste au malade. Sans doute chacun des médicaments que nous venons d'énumérer, en particulier le chlorate de potasse, le perchlorure de fer, le sulfate de quinine garde ses partisans. Mais la valeur de ces médicaments étant incertaine, leurs inconvénients étant certains nous ne les citons que pour mémoire. A notre avis le traitement de l'intoxication diphtéritique doit être purement hygiénique, il ne comporte aucun médicament interne.

On se préoccupera tout d'abord de l'air à fournir au diphtéritique. Faites évacuer complètement la chambre la plus vaste, la plus ensoleillée de la maison en enlevant les rideaux, les tapis et tous les meubles. Faites-la nettoyer, aérer largement en allumant un feu très vif dans la cheminée toutes les fenêtres ouvertes. Faites-y ensuite transporter le lit de l'enfant, une table, un fauteuil pour la garde. Ne permettez jamais que deux enfants atteints de diphtérie soient soignés ensemble dans la même pièce. Ils s'intoxiqueraient l'un l'autre. Veillez à ce qu'il n'y ait autour de l'enfant que le nombre de garde strictement indispensable. En toutes saisons on entretiendra un feu de bois plus ou moins vif dans la cheminée, précaution utile pour assurer l'aération. Les fenêtres suivant la saison seront plusieurs fois par jour soit entrebâillées, soit largement ouvertes. Les refroidissements sont faciles à éviter avec des précautions et beaucoup moins à craindre que le manque d'aération. Il existe d'ailleurs un critérium infaillible. Si le matin en entrant dans la pièce le médecin sent cette odeur de putridité spéciale à la diphtérie, l'aération n'est pas suffisante.

L'air pur est nécessaire pour l'état général. Au point de vue des manifestations locales on doit maintenir une certaine humidité. On conçoit de plus combien l'air chargé de principes antiseptiques peut modifier incessamment l'état du pharynx, du larynx, des bronches. Les vaporisations phéniquées (Déclat) paraissent constituer à l'heure actuelle le moyen le moins infidèle que nous ayons contre la diphtérie.

La *technique des vaporisations phéniquées* a été remarquablement établie par les médecins de Touraine, cette terre classique de la diphtérie, et en particulier par le Dr Renou, de Saumur (1). La pièce où se trouve l'enfant sera cubée. La quantité d'acide phénique à employer sera en moyenne d'un gramme par mètre cube et par vingt-quatre heures. On se servira d'acide phénique pur, cristallisable en neige, sans odeur empyreumatique. Pour un mètre cube, la quantité d'eau sera d'environ 300 grammes par vingt-quatre heures, soit trente litres environ pour une chambre ayant six mètres de long, cinq mètres de large, trois mètres de haut. Afin de simplifier on met simplement à bouillir l'eau avec une poignée de feuilles d'eucalyptus et l'on ajoute de temps à autre une cuillerée d'acide phénique en solution au dixième dans de l'alcool de Montpellier.

(1) J. Renou. *La diphtérie, son traitement antiseptique*, Paris, 1889.

Pour pratiquer la vaporisation il suffit d'une casserole placée sur un fourneau de cuisine à pétrole, une lampe à alcool.

La quantité d'acide phénique à vaporiser indiquée plus haut est une moyenne et même un maximum. Elle sera diminuée si l'air devient irritant, détermine chez la garde une cuisson de la gorge, chez l'enfant une toux sèche. Les urines seront recueillies avec soin. La vaporisation phéniquée sera suspendue et l'air largement renouvelé quand les urines présentent une teinte verdâtre, vert-olive, même très légère.

Après la trachéotomie l'absorption étant beaucoup plus forte, la quantité d'acide phénique sera réduite environ de moitié, et plus encore chez les enfants de moins de deux ans.

On réalise ainsi une atmosphère spéciale, chaude, humide, antiseptique. Il faut sans doute surveiller d'une part la causticité de l'acide phénique annoncée par la cuisson, la toux, les sensations du malade et surtout du médecin et de la garde. Il faut surveiller d'autre part la toxicité annoncée par les urines no irâtres, vert-olive, un peu d'assoupissement. La surveillance sur ce point sera particulièrement sévère quand il existera de l'albuminurie.

Bien d'autres traitements de la diphtérie par les vaporisations diverses ont été proposés. Un seul doit être encore mentionné car il a joui d'une grande vogue et a semblé parfois réussir dans des cas presque désespérés ; c'est le *traitement de Delthil.* Toutes les deux ou trois heures on fait brûler dans la chambre occupée par l'enfant, au moyen d'un appareil spécial, un mélange de 200 grammes de goudron pour 80 grammes d'essence de térébenthine. On espace ensuite ces fumigations, à mesure que l'amélioration survient. La suie formée dans cette combustion est un des grands inconvénients de la méthode. On a souvent remplacé ces fumigations par de simples vaporisations d'essence de térébenthine, faites au bain-marie.

L'*alimentation* du diphtéritique offre diverses difficultés. Au début, par suite de l'angine assez douloureuse, n'espérez pas faire accepter d'aliments irritants. Le bouillon même peu salé, les aliments solides sont rejetés. Le lait est la grande ressource à cette période. Chez les enfants qui ne l'aiment pas, on insistera sur les laits de poule, les crèmes demi-solides, les jaunes d'œufs battus, le chocolat, le racahout, la revalescière. Chez tous on tâchera de faire prendre un peu de café, de champagne, de bordeaux, de malaga coupé d'eau, de très vieux et très bon cognac dilué d'eau. La première douleur passée, les consommés, les jus de viande, les potages épais, les œufs battus dans du bouillon seront acceptés. Il est bon de répartir ces aliments en six petits repas pris à heures régulières. On évitera les examens, les cautérisations de la gorge pendant l'heure qui suivra les repas. Beaucoup de diphtéritiques perdent l'appétit en raison des repas incessants qu'on veut leur faire faire. D'autres le perdent parce qu'on leur donne un peu trop d'aliments.

Un peu plus tard les difficultés viennent souvent de la paralysie diphtéritique. Rien alors de plus capricieux que la gêne de la déglutition ; tantôt ce seront les aliments solides, tantôt les aliments en purée, tantôt les aliments liquides qui seront acceptés. Les aliments devront être, suivant les cas, froids, tièdes ou très chauds. On n'hésiterait pas au besoin à employer la sonde. Le mieux est une sonde de Nélaton n° 22, passée par l'une des narines.

Chez les enfants trachéotomisés on se heurte parfois à une inappétence singulière, un refus de parti pris de toute alimentation. Trousseau allait jusqu'à battre ces enfants pour les faire manger. On tâchera de trouver des préparations culinaires : crèmes, café, chocolat, lait sucré aromatisé au kirsch, à la fleur d'oranger, à la vanille qu'ils veuillent accepter. Au besoin, la sonde constituera le dernier argument.

La façon dont le malade s'alimente constitue peut-être l'élément pronostique le plus important de la diphtérie. Tant que l'enfant mange il a chance de guérir, quelles que soient les complications. Un enfant qui cesse de manger, même sans aggravation apparente est toujours en danger des plus sérieux.

Parmi les *complications* de la diphtérie la plus embarrassante au point de vue du traitement de l'état général est la néphrite diphtéritique. Sans doute certains points sont faciles à résoudre ; l'existence et même la simple possibilité de la néphrite doivent imposer une grande réserve dans l'emploi des médicaments toxiques. En cas d'albuminurie les vaporisations phéniquées doivent toujours être très surveillées ; la quantité d'acide phénique sera, on l'a vu, diminuée. Les vésicatoires, si néfastes dans la diphtérie au point de vue des dangers de la diphtérie cutanée, ne le sont pas moins au point de vue des dangers de néphrite. Mais une question beaucoup plus embarrassante est la suivante. Faut-il malgré l'albumine et au risque d'irriter le rein continuer les toniques, l'alcool, le vin, le café ? Faut-il se borner au lait ? Au début et pendant le cours de la maladie, quand il s'agit avant tout de soutenir l'état général, on donnera largement les toniques malgré l'albumine, on les donnera de même chez les enfants trachéotomisés, jusqu'à l'ablation de la canule. Mais dans la convalescence, quand la néphrite est devenue l'élément prédominant, on devrait revenir au régime lacté, surtout s'il existe de l'anasarque.

TRAITEMENT DE L'ANGINE DIPHTÉRITIQUE. — Ce traitement est le point le plus obscur du traitement de la diphtérie. Les uns rejettent le traitement local, les cautérisations, les irrigations, en raison de l'hémorrhagie, des ulcérations qu'elles produisent, de l'épuisement qu'elles entraînent. « Tout le monde, écrit Renou, a sous les yeux ce spectacle d'un enfant se débattant en désespéré contre deux ou trois aides solides qui le maintiennent et d'un médecin à genoux devant lui, après les premières difficultés vaincues par l'abaisse-langue, dirigeant comme il peut au fond de cette bouche qui hurle et lui crache au visage, sur une fausse membrane noyée dans les mucosités, un caustique qui n'a de valeur qu'autant qu'il est plus profondément destructeur, partant plus douloureux. Et cette scène recommence plusieurs fois le jour, plusieurs fois la nuit... On dépense contre le remède les forces de l'enfant qui devraient former contre le mal une si précieuse réserve. » Toute cautérisation, toute action destructive de la fausse membrane doit être aussi énergiquement proscrite de la diphtérie qu'elle a été énergiquement pratiquée. Les vaporisations phéniquées, les gargarismes, les lavages, les badigeonnages si l'enfant s'y prête, doivent suffire au traitement local de l'angine. Si l'enfant est indocile et lutte on évitera même les examens trop fréquents de la gorge.

A cette opinion s'oppose nettement l'opinion défendue avec talent par Gaucher et Ruault. Pour eux la destruction de la fausse membrane est le point capital du traitement. La lutte qu'elle amène est secondaire en comparaison du résultat obtenu. Pour être efficace d'ailleurs, ce traitement doit être conduit avec douceur et attention ; les cautérisations aveugles, les râclages de la gorge sont certainement plus nuisibles qu'utiles. Voici la technique adoptée par Gaucher.

L'ablation des fausses membranes se fait très bien avec de petits tampons de ouate bien enroulés autour d'une pince hémostatique. Les pinceaux de molleton sont meilleurs encore. Pour maintenir les enfants indociles, on les roulera dans une grande couverture, et on les fera maintenir par un aide vigoureux. On tâchera en déprimant la langue avec l'abaisse-langue de faire saigner le moins possible.

La gorge bien débarrassée des fausses membranes superficielles, il sera parfois nécessaire de faire au moyen de porte-ouate minces et légèrement recourbés une toilette spéciale des cryptes amygdaliennes (Ruault).

Cette toilette faite, M. Gaucher touche les divers points dénudés avec des écouvillons de coton hydrophile bien fixés à une tige de bois et trempés dans la solution suivante :

Camphre	20 gr.
Phénol absolu	5 gr.
Acide tartrique	1 gr.
Huile de ricin	15 gr.
Alcool à 90°	10 gr.

Cet attouchement est douloureux ; on aura soin d'exprimer suffisamment le coton pour que le liquide ne puisse tomber en gouttes dans la gorge. Dix minutes après l'attouchement on fait une irrigation de la gorge à forte pression. Pour que la pression soit suffisante il faut: 1° un réservoir élevé de 2 mètres 50 environ, un tube d'écoulement de 3 millimètres à peine d'orifice, sinon le liquide est souvent dégluti. On fera passer un à deux litres d'eau phéniquée tiède au 200e. Chez les enfants plus âgés on peut, si les urines ne noircissent pas, employer l'eau phéniquée à 1 pour 100 (Voir *Angines*).

Ablation des fausses membranes, cautérisation, irrigation seront faites toutes les quatre heures pendant le jour ; plus même en cas de reproduction rapide des membranes. Elles seront faites, pour permettre un peu de sommeil, une seule fois dans la nuit.

Ruault (1) préfère le traitement suivant, moins douloureux : 1° ablation des fausses membranes ; 2° nettoyage de la cavité buccopharyngée avec les irrigations antiseptiques ; 3° attouchement avec le phénol sulforiciné à 20 pour 100 chez l'enfant, 30 pour 100 chez l'adulte. Ce liquide détermine seulement un peu de chaleur et de cuisson, il adhère très bien à la gorge ; il est très antiseptique et offre des dangers d'intoxication très minimes. Les applications dans les cas graves ont pu être faites toutes les heures. On formulera :

Acide sulforicinique. . . . . 50 gr.
Phénol absolu . . . . 10 gr.

Entre ces deux opinions extrêmes, laquelle adopter ? En règle générale l'ablation des fausses membranes, le nettoyage avec les solutions antiseptiques, les attouchements avec le phénol sulforiciné constituent le traitement de choix. Ce traitement pourra néanmoins être impossible, en raison de la furieuse indocilité de l'enfant, ou de l'éloignement du médecin. C'est en pareil cas qu'il faut se contenter des vaporisations phéniquées, en y joignant si l'on peut les lavages.

Chez les enfants les plus indociles, il est un procédé de lavage qui rendra de grands services ; c'est le lavage par le nez. En se servant d'un embout nasal introduit dans l'une des narines, bien horizontalement et non verticalement, on arrive à nettoyer sans déglutition de travers, sans lutte, une bonne partie du pharynx. Le liquide ressort bien par la narine opposée. La *nature* de la diphtérie entrera également en ligne de compte. Dans les diphtéries grangréneuses, les angines inten-

(1) RUAULT, *Traité de médecine*, 1892, t. III.

ses où la fausse membrane est si étendue, si putride qu'elle constitue un élément d'infection, de gêne de la déglutition et de la respiration, Renou lui-même reconnaît la nécessité du traitement local.

La gêne de la *déglutition* et de la *respiration* qui peut résulter de l'accumulation des fausses membranes vient d'être signalée. Elle constitue un élément important des diphtéries malignes de l'adulte. En pareil cas il y a indication immédiate du nettoyage mécanique de la gorge. Parfois même l'ablation de la luette infiltrée, quadruplée de volume, fournira un grand soulagement.

Dans ces derniers mois un nouveau produit, le stérésol, vernis antiseptique adhérent à la surface des muqueuses, a été proposé par M. le Pr Berlioz, de Grenoble, dans le traitement de l'angine diphtéritique. Ce vernis est appliqué au pinceau deux ou trois fois par jour, après un très léger râclage au coton hydrophile pour détacher les fausses membranes, en ayant bien soin de ne pas faire saigner la muqueuse et après un lavage phéniqué à 1 0/0. Les premiers résultats obtenus dans le service de M. Legroux ont paru très satisfaisants.

Traitement du croup. — Un axiome doit dominer le traitement du croup. La trachéotomie ne doit être faite que dans les cas absolument désespérés, à la période ultime de l'asphyxie. C'est en effet une terrible opération, grave sur le moment, même entre les mains les plus exercées, grave par ses suites immédiates et nécessitant des soins consécutifs absolument délicats et minutieux, grave enfin par ses suites éloignées. M. Simon a bien montré le rôle que jouait pour l'avenir de l'enfant et son développement ultérieur la cicatrice trachéale. On sait combien il est rare de voir des trachéotomisés guéris dans l'enfance parvenir jusqu'à l'âge adulte.

La trachéotomie n'est donc qu'une ressource suprême. C'est une lourde faute que de la faire comme un grand nombre de chirurgiens allemands au premier accès de tirage. En multipliant ces opérations inutiles, on obtient de belles statistiques, mais le résultat eut été plus beau encore si l'on avait laissé la plupart des cas opérés guérir spontanément.

Le croup, et M. Cadet de Gassicourt l'a bien montré, peut en effet guérir spontanément ; ces guérisons spontanées ont été observées aux limites extrêmes de l'asphyxie définitive (Renou), chez des enfants ayant eu des accès de tirage supérieur et inférieur pendant douze jours et plus, ayant présenté les extrémités violacées, les lèvres cyanosées, la pâleur asphyxique de la face, les sueurs profuses. Tantôt ces accidents se dissipent graduellement, tantôt ils cèdent brusquement à l'expulsion spontanée d'une fausse membrane. Et l'enfant qui a ainsi craché sa fausse membrane est dans des conditions singulièrement plus favorables que celui qui porte au cou la plaie ouverte de la trachéotomie.

Peut-on aider à ces guérisons spontanées ? Deux moyens méritent d'être essayés, les *vomitifs*, les *inhalations d'oxygène*. On a fait dans la diphtérie l'abus le plus étrange des vomitifs ; les donner au début de l'angine, au début même de la laryngite qui ne s'annonce encore que par une voix un peu éteinte, une toux un peu rauque, un soupçon de tirage, est une pratique absurde. On fatigue inutilement l'enfant. Les donner trop tard, en pleine période d'asphyxie anesthésique, quand l'enfant n'a plus la réaction suffisante pour que l'effet vomitif se produise, est également inutile. Le vomitif ne doit être donné, en dépit des sollicitations de la famille, ni trop tôt, ni trop tard. Mais au moment du premier accès de tirage franc, l'ipéca à doses assez élevées — 1 gr. 50 ipéca pour 40 grammes de sirop, — combiné avec des boissons chaudes abondantes, constitue le seul moyen que l'on ait de faire parfois avorter le croup en amenant l'expulsion de la fausse membrane diphtéritique.

Les inhalations d'oxygène, trop négligées, constituent un moyen qui n'est pas inefficace pour lutter contre l'asphyxie progressive. L'oxygène sera donné surtout entre les accès de tirage au moment des périodes d'accalmie, en s'attachant à ne pas effrayer, à ne pas surexciter l'enfant.

Mais souvent, malgré tous ces moyens, l'asphyxie progresse ;

les lèvres sont cyanosées et le visage pâle, les yeux sans expression, l'enfant est indifférent, demi-mort, le pouls est rapide et faible. Le tirage même a diminué d'intensité. C'est la défaite, ce n'est plus la lutte furieuse des premiers accès. C'est à ce moment qu'il faut opérer.

En réalité pour ne faire l'opération ni trop tôt, ni trop tard, il faudrait que le médecin pût ne pas quitter l'enfant se tenant tout prêt à intervenir à partir du premier accès. Il opérerait alors sans précipitation, sans surprise, se guidant sur la fréquence, l'intensité des accès, l'état pendant les périodes de rémission. Des accès même intenses, effrayants, mais espacés, séparés par une rémission presque complète, indiquent moins immédiatement l'opération que le tirage modéré, avec asphyxie permanente et progressive. Dans cette forme spéciale, qui n'est pas rare chez les jeunes enfants, le spasme de la glotte joue souvent un rôle à côté de l'obstacle mécanique. Les différents moyens employés contre ce spasme, en particulier l'application de sinapismes à distance, d'éponges chaudes, mais non brûlantes, en avant du cou, peuvent rendre des services.

Malheureusement, malgré l'emploi de ces différents moyens, la trachéotomie finit le plus souvent par devenir inévitable, du fait de l'asphyxie.

L'*intubation* passe en France pour une opération délicate, infidèle, chanceuse en raison du danger continuel d'expulsion du tube, qui ne saurait remplacer la trachéotomie. Elle jouit à l'étranger d'une certaine faveur.

TRACHÉOTOMIE. — La trachéotomie a été souvent décrite. Il suffit de rappeler les préparatifs de l'opération, la technique opératoire, les soins immédiats, les soins consécutifs.

Préparatifs de l'opération. — Comme lit opératoire, une table un peu haute, recouverte d'un matelas suffit. Le coussin pour le cou et les épaules devra être résistant. On le fera avec un livre roulé et ficelé dans un oreiller ordinaire. — Ce coussin sera attaché à la table d'opération.

La pièce sera assez vaste pour qu'on puisse circuler autour

du lit, bien chauffée. La nuit, éclairage par de nombreuses
bougies, posées de tous côtés sur les meubles et surtout sur
les meubles élevés. — Les lampes à l'huile, les bougies tenues
par des aides risquent toujours de faire défaut au moment le
plus urgent.

Les instruments indispensables sont :

1° Un bistouri à lame courte, assez étroite, coupant parfaitement ;

2° Un dilatateur à deux branches ;

3° Une canule du volume répondant à l'âge et surtout à la
force de l'enfant. On emploie le n° 00 avant 15 mois, le n° 0
jusqu'à 2 ans, le n° 1 de 2 ans à 3 ans 1/2, le n° 2 de 3 ans 1/2
à 5 ans ; le n° 3 au-dessus. Le pavillon de la canule sera garni d'un taffetas arrondi et d'un morceau de gaze iodoformée.
Les ailes seront munies de deux bouts de ruban bien fixé ;

4° Des plumes d'oie, flexibles et assez longues, bien lavées
à l'eau bouillante ;

5° Quelques tampons de ouate hydrophile trempés dans une
solution antiseptique et exprimés.

Il est de plus utile d'avoir un bistouri boutonné, trois à quatre pinces hémostatiques, deux petits écarteurs. En outre de
la canule de choix, il est bon de se munir toujours d'une petite canule 0. Celle-ci, dans les trachéotomies difficiles, sera
mise provisoirement. En enlevant la canule interne elle ouvre
une entrée suffisante à l'air. Elle permet de ranimer l'enfant
et sauve souvent la situation.

La trachéotomie ne devant être faite qu'à la période d'asphyxie et d'anesthésie n'exige pas l'emploi du chloroforme.

Le cou de l'enfant sera rapidement savonné à l'eau chaude
et avec une solution antiseptique.

L'enfant, enveloppé dans une grande couverture, sera maintenu par trois aides ; l'un saisira les jambes ; l'autre, ayant
un rôle plus important déjà, maintiendra les bras et les épaules, le troisième, l'aide de choix, tiendra la tête à deux mains,
la maintenant légèrement étendue et renversée en arrière. On
le préviendra 1° qu'il ne doit pas incliner la tête de côté pour
voir l'opération, mais la tenir rigoureusement droite ; 2° qu'il

doit asseoir l'enfant sur l'ordre de l'opérateur, mais ne doit pas l'asseoir avant; 3° qu'il ne doit lâcher la tête, même en asseyant l'enfant, sous aucun prétexte.

Opération. — L'opérateur se place à droite de l'enfant. Tous les instruments nécessaires sont sur une table à portée immédiate de sa main droite.

La main gauche, qui a le rôle important, doit immobiliser le larynx, le tirer en haut, l'exprimer en quelque sorte en avant. Le pouce et le médius gauches, placés de chaque côté du larynx, refoulent les parties molles pour faire saillir le larynx. L'index gauche cherche l'intervalle crico-thyroïdien. Il s'y fixe pour ne plus le quitter que le cricoïde et la trachée incisés.

La peau est, d'un premier coup de bistouri, incisée complètement, longuement, rigoureusement sur la ligne médiane, sur une étendue de deux centimètres et demi.

L'opérateur, tenant la lame du bistouri à deux centimètres de la pointe, enfonce la pointe à la partie supérieure de l'incision entre le thyroïde et le cricoïde jusqu'à ce qu'il ait une sensation de résistance vaincue, puis de vide. La trachée dans laquelle a pénétré le bistouri est alors incisée franchement sur une longueur de deux centimètres. On s'attachera à rester sur la ligne médiane. La tendance naturelle à éviter est de dévier l'incision en bas vers la droite.

Si la trachée n'est pas ouverte de ce deuxième coup de bistouri, on donne un coup d'éponge, on recherche bien l'intervalle cricothyroïdien, on fait une nouvelle ponction et une nouvelle incision franche. Les petits coups de bistouri progressifs ne servent, dans la trachéotomie, qu'à faire saigner et qu'à faire perdre la voie. L'ouverture de la trachée s'annonce par de la toux, par un sifflement, par l'expulsion de sang et souvent de fausses membranes.

La trachée ouverte, l'index gauche cherche du bout de l'ongle la lèvre droite de l'incision. Le dilatateur est introduit dans la trachée ; il est introduit très avant et n'est ouvert qu'une fois bien introduit.

L'enfant est assis sur son séant. La tête est maintenue droite, à peine étendue.

La canule est présentée au dilatateur de façon que son grand axe soit d'abord dirigé parallèlement et non perpendiculairement à la ligne médiane. On fait, tout en l'enfonçant, décrire à la canule un quart de cercle qui ramène les ailes de la canule perpendiculaires à l'axe du cou. Si, en même temps que l'on enfonce la canule, on retire légèrement le dilatateur on facilite beaucoup l'introduction ; mais on ne retirera complètement le dilatateur qu'une fois sûr de la bonne voie.

Tel est, parmi les innombrables procédés, le plus simple. Le procédé de l'incision *en un temps*, exige une virtuosité exceptionnelle. Le procédé de l'incision *en plusieurs temps* expose, bien plus que le précédent, aux hémorrhagies, aux fausses routes, aux incisions multiples. L'introduction de la canule l'enfant couché sans dilatateur exige une grande habitude. La plupart des internes des hôpitaux d'enfants l'essayent, le plus souvent avec succès. Si l'incision est bien médiane, si l'index gauche saisit bien la lèvre droite de la trachée, l'introduction de la canule sans dilatateur se fait presque d'elle-même ; mais le dilatateur reste la grande ressource dans les incisions un peu courtes, un peu obliques, ou multiples.

Si l'on ne peut introduire la canule, trois éventualités se présentent :

1° L'enfant est inanimé.

2° L'enfant respire encore et ne saigne presque pas.

3° L'enfant respire encore, mais saigne abondamment.

1° L'enfant *est inanimé*. Si vous n'avez pu introduire même la plus petite canule, mettez le dilatateur, écartez-le bien, tandis qu'un aide frictionne vigoureusement l'enfant et qu'un autre fait la respiration artificielle. Si vous avez pu introduire la plus petite canule (canule interne enlevée pour avoir une prise d'air plus grande), la respiration artificielle se fera bien mieux qu'avec le dilatateur seul. De temps à autre, soit entre les branches du dilatateur, soit par la canule, chatouiller avec une barbe de plume l'intérieur de la trachée. Les tractions rhytmées de la langue, proposées par M. Laborde, seront également tentées. Enfin, et surtout si l'enfant a présenté antérieurement des signes de paralysie diphtéritique, on emploiera l'électricité, suivant la technique indiquée plus loin.

2° L'enfant *respire et saigne modérément.* — C'est le cas le plus fréquent, le moins grave. Asseyez bien l'enfant, le dilatateur modérément écarté. Laissez la respiration se faire et ne faites de nouvelles tentatives pour mettre la canule que l'enfant une fois bien ranimé.

3° L'enfant respire, mais, *saigne abondamment.* — Il faut à tout prix mettre une canule, la canule étant le seul moyen d'empêcher la chute du sang dans la trachée, le seul d'arrêter l'hémorrhagie. Essayez de mettre la plus petite canule avec le dilatateur. Essayez de la mettre sans dilatateur, moyen qui réussit souvent. Essayez de la mettre en prenant comme guide la tige d'une plume introduite à l'avance dans la canule par le côté opposé aux barbes. La tige est introduite la première entre les lèvres trachéales et l'on fait ensuite glisser la canule.

Une canule même petite à condition d'être bien appliquée contre la peau et bien garnie de gaze iodoformée empêche la chute du sang dans la trachée ; elle n'arrête pas toujours l'hémorrhagie, mais celle-ci est presque toujours arrêtée, quand l'enfant a bien repris sa respiration en remplaçant la petite canule par une plus grosse.

Il est absolument exceptionnel qu'on soit obligé, dans la trachéotomie chez l'enfant, de poser des pinces hémostatiques ; plus rarement encore il sera nécessaire de faire des ligatures.

Soins immédiats. — Aussitôt après l'opération, la canule est bien fixée par les deux rubans, qui sont noués en arrière sans être trop serrés. On nettoie rapidement la région. Autour du cou on place une cravate de mousseline ou mieux de gaze salolée légèrement humectée d'eau chaude sur le point qui répond à la canule. On fait boire à l'enfant un demi verre de Malaga, de Champagne ou de grog. L'enfant est recouché dans son lit bien chaud. Profondément soulagé, il s'endort presque toujours aussitôt. Ce sommeil réparateur doit être respecté à tout prix. On se défiera donc des scènes d'émotion de la part de l'entourage et des parents.

Soins consécutifs. Suites régulières. — L'enfant trachéotomisé sera maintenu dans l'atmosphère chaude, humide, phéniquée décrite plus haut. On diminuera de moitié les quantités indiquées d'acide phénique.

La canule interne sera enlevée et nettoyée toutes les quatre heures environ, plus souvent si elle est obstruée par des mucosités.

Le pansement de la plaie sera fait très antiseptiquement deux fois par jour. Il est facile, sans enlever la canule, d'enlever la rondelle de gaze iodoformée, de nettoyer la plaie avec des tampons de ouate antiseptique mouillés et exprimés, bien amincis, de réinsinuer sous la canule quelques doubles de gaze iodoformée. On évitera, grâce à cés soins, les phlegmons, les abcès, les exulcérations de la plaie. Alors même que de l'emphysème se sera produit, il disparaîtra sans incident.

Quarante-huit heures après l'opération, on remplace la canule par une canule de même volume. La voie est toute tracée et la nouvelle canule entre sans dilatation à condition de la laisser aller, de ne pas forcer.

L'alimentation de l'enfant est le point capital, l'élément pronostic important. Il faut qu'il mange beaucoup. Cette question de l'alimentation a été longuement étudiée un peu plus haut. Un point spécial doit être indiqué ici. Souvent les enfants trachéotomisés avalent de travers. On craint une perforation de l'œsophage, une paralysie diphtéritique, alors que cet incident tient seulement à ce que les cordons de la canule sont par trop serrés.

A quel moment supprimer la canule? Dès le quatrième jour, en faisant le changement de canule on essaye de laisser l'enfant quelques minutes respirer seul, la canule enlevée, on renouvelle cette tentative le sixième jour. Souvent l'ablation complète est déjà possible ; en un mot, c'est affaire de tâtonnement ; la règle est d'enlever la canule le plus tôt possible.

Chez beaucoup d'enfants, c'est la crainte seule qui empêche

la respiration, l'obstacle disparu. Ils se débattent, crient, étouffent. Chez quelques-uns il suffit pour les calmer de leur laisser la canule enlevée de la plaie, mais pendue au cou.

COMPLICATIONS DE LA TRACHÉOTOMIE. — *Infections de la plaie.* — Ces infections seront évitées par l'antisepsie pré et post-opératoire. Le phlegmon au début sera souvent enrayé en insinuant sous la canule des rondelles de gaze bouillies dans la solution boriquée chaude et à peine humides.

Emphysème. — L'emphysème sous-cutané est plus effrayant que grave si l'on évite l'infection. Très exceptionnellement en cas d'emphysème très étendu avec gêne mécanique, on pourrait faire avec une aiguille flambée quelques piqûres sur les points les plus distendus.

Hémorrhagies. — Les hémorrhagies sont très rares, la canule en place. On pressera un peu avec les doigts la canule contre la plaie. On mouillera la gaze placée sous la canule avec une solution d'antipyrine à dix pour cent. On remplacera la canule par une canule plus grosse. Très rarement avec ces moyens on devra faire une ligature.

Bourgeons. — Les bourgeons de la plaie deviennent parfois exubérants. Quelques cautérisations au nitrate d'argent suffisent ordinairement à les maîtriser.

Broncho-pneumonie. — C'est la complication grave, fréquente de la trachéotomie. La respiration devient rude, anxieuse, la fièvre remonte, l'enfant cesse de manger.

Les broncho-pneumonies des trachéotomisés sont presque fatalement mortelles. Mais l'asepsie de la plaie, l'asepsie, l'humidité, la chaleur de l'air respiré en diminuent beaucoup la fréquence.

Bronchite diphtéritique. — Les fausses membranes sont ordinairement bien expulsées par la canule, mais parfois elles s'amassent, et font obstacle. On doit, quand un enfant trachéotomisé respire mal, songer à cette complication avant d'admettre la broncho-pneumonie. On peut parfois saisir les fausses membranes avec des pinces, mais le meilleur traitement est celui de Geffrier. On fait des pulvérisations fréquentes dans la canule avec une solution tiède de benzoate de soude à dix pour cent. La pulvérisation est interrompue au bout de quelques secondes pour faire par la canule avec une plume d'oie bien souple et bien propre des titillations de la trachée. Puis la pulvérisation est reprise et suivie d'un nouvel écouvillonnage jusqu'à ce que la trachée paraisse désobstruée ou que l'enfant soit trop fatigué. Cette manœuvre est répétée de deux à six fois dans les 24 heures.

TRAITEMENT DU CORYZA DIPHTÉRITIQUE. — Le traitement du coryza diphtéritique n'a rien de bien spécial. Il consistera en irrigations avec les solutions antiseptiques (acide phénique à 1 pour 200, acide borique), employées contre l'angine; en insufflations de poudre de salol, d'iodoforme. Mais le traitement du coryza est toujours indispensable, soit que le coryza existe seul, soit qu'il accompagne l'angine. On a grande tendance à négliger cette manifestation en apparence si peu importante de la diphtérie, et pourtant la diphtérie des fosses nasales, bien plus encore que celle de la gorge, a tendance à gagner le larynx. Le coryza est toujours, au point de vue des dangers de croup, d'un pronostic fâcheux. Il doit être énergiquement combattu.

TRAITEMENT DE LA DIPHTÉRIE CUTANÉE. — La diphtérie cutanée se développe presque toujours sur des vésicatoires appliqués malencontreusement sur la poitrine et surtout en avant de la gorge. La couenne formée constitue parfois un obstacle très gênant quand la trachéotomie devient indispensable. Des badigeonnages avec la teinture d'iode ou le perchlorure de fer, des pansements à la poudre d'iodoforme et à la gaze iodoformée constituent les moyens les plus efficaces.

La diphtérie de la plaie après la trachéotomie sera très rare chez les enfants maintenus dans l'atmosphère phéniquée et pansés antiseptiquement à la gaze iodoformée.

Une forme assez rare mais très importante de diphtérie cutanéo-muqueuse est la diphtérie des lèvres. Elle constitue parfois le point de départ de l'angine diphtéritique. Chez un enfant toute plaque recouverte d'une couenne blanche ressemblant plus ou moins à la fausse membrane diphtéritique qui apparait sur les lèvres et surtout à la commissure doit être énergiquement cautérisée au nitrate d'argent puis à la teinture d'iode. Elle sera pansée à la vaseline iodoformée au dixième.

Traitement des paralysies diphtéritiques. — Parmi les paralysies localisées, les paralysies du voile du palais et du pharynx, les paralysies cardiaques ont des indications spéciales. Le voile du palais et le cœur sont presque toujours touchés et constituent la gravité des formes généralisées.

La paralysie *du pharynx* est grave surtout par l'obstacle qu'elle apporte à l'alimentation. Le choix des aliments très chaud s ou très froids, très liquides ou au contraire en bouillies épaisses, permettra parfois d'assurer l'alimentation. Mais souvent, il fraudra employer une sonde molle passée par la narine. C'est surtout au déclin de la maladie, quand on a moins à craindre que les érosions muqueuses ne servent de nouvelle porte d'entrée à la diphtérie qu'on emploiera sans hésiter la sonde œsophagienne. A toutes les périodes, mieux vaut passer sur le danger d'érosions que de laisser l'alimentation par trop insuffisante. Les lavements alimentaires ne constituent qu'une bien faible ressource.

La paralysie du *cœur* et la paralysie des *muscles respiratoires* sont souvent associées. Suivant la forme prédominante, on voit tantôt de l'angoisse précordiale avec petitesse et ralentissement du pouls, tantôt de la dyspnée avec irrégularités de l'inspiration et de l'expiration. Contre cette grave complication l'électricité constitue l'unique traitement.

Si le cœur paraît particulièrement touché, on fera la faradisation de la région précordiale. Cette faradisation sera d'abord peu intense. Duchenne faisait même passer tout d'abord le courant dans sa propre main. Il tenait en main l'électrode et frictionnait la région du bout des doigts (*main électrique*). L'autre pôle était formé par une plaque placée à distance sur la cuisse ou le bras. Si la respiration paraît particulièrement atteinte, c'est sur les côtés du dos, un peu au-dessus des attaches du diaphragme que sera surtout faite la faradisation. Dans les formes mixtes on peut constituer l'un des pôles par une plaque de la grandeur de la paume de la main, placée en avant du cœur, l'autre par une plaque de grandeur double placée sur le côté droit du dos. La faradisation sera très modérée au début, puis augmentée. Il faudra parfois la prolonger pendant des heures, des journées mêmes. Toutes les dix minutes, on interrompra en ce cas le courant pour le reprendre dès que l'angoisse précordiale et la dyspnée reparaissent.

Contre les paralysies des membres, et surtout celles qui s'accompagnent d'anesthésie cutanée, la faradisation donnera également de bons résultats, on peut y joindre les frictions sèches, les frictions alcooliques, les frictions à la fleur de soufre, les massages, les bains sulfureux.

L'emploi de la strychnine dans les diverses formes de paralysie diphtéritique, et surtout dans la paralysie du pneumogastrique, garde des partisans. On ne procédera en tout cas qu'avec grande prudence, et on ne donnera à la fois qu'un quart, au plus un demi milligramme.

Prophylaxie. — Prophylaxie individuelle. — Elle se réduit malheureusement à bien peu de chose. Des soins de propreté minutieux de la bouche et du nez seront utiles, dans les villes surtout. En cas d'érosions l'ablation ou l'ignipuncture des amydales hypertrophiées ont été conseillées par Lancry. On évitera de laisser jouer les enfants près des amas de linge sale, de fumiers, de chiffons, près des mares humides et croupies, des greniers poussiéreux, des poulaillers, des pigeonniers. Les volières dans les appartements ont paru constituer un danger réel.

Le germe de la diphtérie résiste pendant des semaines et même des années (Worms). On devra donc se défier tout particulièrement des appartements qui auraient pu être occupés parfois par des diphtéritiques, des vêtements, des objets qui leur auraient servi. Dans les grandes villes, un danger sérieux est constitué par les voitures de place, qui servent souvent au transport d'enfants diphtéritiques à l'hôpital et ressortent sans être désinfectées.

Bien que le rôle du refroidissement et de l'humidité ne soit qu'accessoire, les enfants devront en temps de froid humide, de neige surtout, porter de bons vêtements et de bonnes chaussures. Ils devront être alors particulièrement bien nourris.

Prophylaxie générale. — Voici les instructions mêmes du Conseil d'hygiène.

Conduite à tenir quand un cas de diphtérie se présente dans une famille.

Il est indispensable d'éloigner immédiatement toute personne qui ne concourt pas au traitement et surtout les enfants.

Les personnes qui soignent le malade éviteront de l'embrasser, de respirer son haleine et de se tenir exactement en face de sa bouche pendant les quintes de toux.

Si ces personnes ont des crevasses ou des plaies, soit aux mains soit au visage elles auront soin de les recouvrir de collodion.

Elles se nourriront bien, et devront sortir plusieurs fois dans la journée au grand air. Elles prendront la précaution de se laver préalablement le visage et les mains avec de l'eau renfermant par litre 30 grammes d'acide borique ou 1 gramme d'acide thymique.

Enfin elles éviteront de séjourner nuit et jour dans la chambre du malade. Les matières rendues à la suite de quintes de toux ou de vomissements seront désinfectées à l'aide d'une solution contenant par litre d'eau 50 grammes de chlorure de zinc ou de sulfate de cuivre.

Les linges, vêtements, etc., souillés par le malade seront immédiatement lavés avec une de ces solutions, puis plongés dans l'eau maintenue bouillante pendant une heure au moins. Les cuillers, tasses, verres etc. ayant servi au malade devront aussitôt après être plongés dans l'eau bouillante.

Quelle que soit l'issue de la maladie la désinfection de la chambre est indispensable. On fera des fumigations de la manière suivante :

Après avoir fermé toutes les ouvertures, on placera sur un lit de sable une terrine contenant des charbons ardents sur lesquels on mettra une quantité de soufre concassé proportionnelle à la capacité de la pièce (20 grammes par mètre cube).

La chambre restera close pendant vingt-quatre heures, puis sera largement aérée. Les vêtements, linges, draps et couvertures ayant servi au malade seront désinfectés avant d'être envoyés à la lessive, avec une des solutions indiquées précédemment. Les matelas seront ouverts et laissés dans la chambre pendant la fumigation.

On veillera de plus à ce que les tampons de ouate ayant servi aux badigeonnages pharingés, les pièces de pansement souillées après la trachéotomie soient brûlées dans un feu bien flambant.

La déclaration pour la diphtérie, sous quelque forme qu'elle se présente, est actuellement obligatoire.

En ce qui concerne les médecins en particulier, on doit rappeler qu'ils doivent prendre de grandes précautions quand ils soignent des diphtéritiques, pour ne pas porter avec eux, par leurs mains, leurs vêtements, le germe de la maladie. Les mains, la barbe, les cheveux seront brossés et lavés après chaque visite. Pour les vêtements une seule mesure, qui est de plus en plus facilement acceptée par les familles, est pratiqué. C'est de mettre à chaque visite avant d'entrer dans la chambre, une grande blouse de toile par dessus ses vêtements ordinaires. Cette blouse est retirée à la sortie. Elle est blanchie très fréquemment.

CHAPITRE II

Fièvre typhoïde.

Résumé clinique. — Rien n'est en général plus trompeur, plus insidieux que le début de la fièvre typhoïde. Pendant huit jours, quinze jours même ce n'est rien qu'un peu de malaise, de céphalée, d'embarras gastrique. — Puis la fièvre entre en scène en même temps que le malade affaissé, ne dormant plus, présentant déjà une diarrhée fétide, s'alite définitivement. — La température s'élève graduellement. Elle n'atteint jamais 40° avant le soir du troisième jour ; elle atteint toujours à ce moment au moins 39°.

L'infection typhique va graduellement croissant, frappant, sans en respecter un seul, tous les organes de l'économie. Les phénomènes nerveux : stupeur, insomnie, délire, sont prédominants. Du côté de l'appareil digestif, existe de la sécheresse de la bouche et du pharynx, une diarrhée abondante, fétide, acreu. L'albuminurie est presque constante. La congestion pulmonaire est d'une fréquence extrême.

Le cœur est toujours touché comme en témoigne le pouls accéléré, irrégulier, dicrote. La peau particulièrement vulnérable présente souvent des eschares au point de pression. Cet état persiste 25 à 30 jours en moyenne. Il peut atteindre et dépasser soixante jours.

Formes. — Suivant que tel ou tel organe est plus ou moins frappé, on a pu distinguer des formes *encéphalique* (délire, convulsions), *spinale* (rachialgie, raideur de la nuque), *thoracique* (congestion pulmonaire), *gastrique* (embarras bilieux), *intestinale* (diarrhée, melœna), *cardiaques*. Enfin dans les formes *larvées* les symptômes sont parfois absolument latents. Le malade va, vient, mange, ne se plaignant que de fatigue et de malaise. Il succombe souvent brusquement à une perforation intestinale, souvent aussi il se suicide. Le suicide n'est de même pas très rare chez les convalescents de fièvre typhoïde, qui doivent toujours être surveillés de très près.

La *convalescence* de la fièvre typhoïde est toujours longue. L'intestin est pendant des semaines paresseux, susceptible. La mémoire, l'intelligence restent longtemps touchés. Les rechutes ne sont pas rares si le malade est alimenté ou se fatigue trop tôt.

Terminaisons. — La mort survient surtout du fait de l'épuisement nerveux, de la détresse cardiaque, de la congestion pulmonaire, d'une péritonite, d'une hémorrhagie intestinale. — Il semble pourtant que la fièvre typhoïde soit aujourd'hui moins grave qu'autrefois. Cette atténuation est-elle spontanée, ou est-elle due à un traitement plus rationnel de la maladie ?

Relativement peu grave chez l'enfant, la fièvre typhoïde est chez les sujets un peu âgés très grave par suite de la tendance à l'adynamie, à la congestion pulmonaire. Elle est très grave également chez les surmenés (jeunes soldats), les obèses, les femmes enceintes et surtout chez les syphilitiques récents.

COMPLICATIONS. — Elles sont extrêmement nombreuses. On devra les rechercher avec soin, le malade ne fournissant à l'ordinaire aucun renseignement. La courbe thermométrique est un guide incomparable. Un abaissement brusque doit faire songer à l'hémorrhagie intestinale ; une élévation brusque à la perforation, à la broncho-pneumonie. On doit surveiller le cœur avec un soin particulier, rechercher les eschares du décubitus, se défier de la rétention d'urine, très fréquente. — Les abcès, myosites, parotidites, otites, la phlegmatia alba dolens ne sont pas rares pendant la convalescence.

DIAGNOSTIC. — Le diagnostic de la fièvre typhoïde offre souvent de grandes difficultés avec certaines formes de grippe, de pneumonies, d'endocardites infectieuses, de méningite tuberculeuse. Au point de vue thérapeutique on se défiera surtout des erreurs de diagnostic avec les septicémies. Il n'est pas rare de voir des ostéomyélites, des abcès de la fosse iliaque, des infections d'origine urinaire, des infections d'origine puerpérale même, prises pour des infections typhiques. Un examen complet évitera ces erreurs et permettra de reconnaître l'origine locale de l'infection et souvent aussi à agir utilement par une intervention opératoire sur le foyer septique.

Hygiène. — L'hygiène générale du typhique est celle de toutes les maladies infectieuses. La chambre sera aérée, tranquille, ensoleillée. La température sera modérée. Elle ne devrait pas, d'après Juhel Rénoy, dépasser 12 à 13°. S'il est vrai que les températures trop élevées sont la plus grande cause des refroidissements, une température de 12 à 13° est peut-être un peu basse. On ne craindra pas, le malade étant bien couvert, d'ouvrir les fenêtres plusieurs fois par jour.

Une propreté minutieuse est nécessaire pour le typhique. La bouche sera très souvent lavée, en particulier avant que le malade ne boive, avec l'eau de Vichy, la solution boriquée, la solution de chloral à 1 pour 100 en cas de fuliginosités extrêmes. L'orifice des narines, si fréquemment fuligineux, sera nettoyé à l'eau boriquée tiède et enduit de vaseline boriquée. Le pourtour de l'anus sera l'objet d'un soin spécial.

Il sera parfois nécessaire de faire reposer le malade sur un matelas d'eau. En tous cas, pour éviter les eschares on passera sous le siège un drap plié en quatre, muni d'une toile cirée et qui puisse être changé à la moindre souillure : on effacera soigneusement les plis formés par le drap. L'endroit du drap répondant au siège sera saupoudré de poudre d'amidon renfermant un dixième d'acide borique très finement pulvérisé.

Le typhique doit boire beaucoup, car il ne guérira que si l'urination est abondante. Trois litres sont un minimum, quatre et cinq litres sont la quantité désirable. Juhel Rénoy conseille en première ligne le lait cru, les limonades peu sucrées, l'eau pure, les eaux minérales faibles. Les malades auxquels le lait répugne acceptent parfois le lait additionné d'une goutte de kirch, de vieux cognac, de thé, de café, et parfois le képhir. Le lait bouilli est préféré par d'autres auteurs. Il sera pris à doses très fractionnées, toutes les heures environ, pour éviter la congestion digestive. Quand le lait est décidément refusé, le bouillon de veau, de poulet très faible, le thé de bœuf préparé avec du bœuf maigre, sans os, haché très menu, mélangé de partie égale d'eau froide et soumis seulement à une ébullition d'une minute, puis bien exprimé, les laits de poule extrêmement légers aideront l'alimentation. On donnera de plus de l'eau fraîche, de l'eau d'Alet, de la tisane de queue de cerises, de houblon, de centaurée. Le typhique devra boire la nuit comme le jour.

Les aliments solides, cause la plus fréquente des perforations intestinales, seront absolument interdits. Cette interdiction portera sur le raisin, les quartiers d'oranges qu'on fait souvent sucer aux malades déjà convalescents ; les pépins, les peaux sont extrêmement dangereux.

A la période de convalescence, alors que le malade crie famine, une surveillance extrême est nécessaire. Les œufs à peine cuits, les potages très clairs au tapioca, au sagou, à la crème d'orge, les bouillies, le racahout constitueront les premiers aliments. Ils ne seront permis que vers le vingtième jour. Le poulet, le poisson bouilli et réduits en purée seront donnés plus tard encore, quand la défervescence complète existe depuis quatre à cinq jours. Les repas seront fréquents et très peu copieux.

Le convalescent se lèvera plus tardivement dans la fièvre typhoïde que dans toute autre maladie. Il se bornera les deux ou trois premières fois à passer quelques instants sur une chaise longue, les syncopes étant assez fréquentes et pouvant même être mortelles si l'on néglige ces précautions.

Traitement. — Le traitement par les bains froids sera le traitement de choix. Il sera décrit tout d'abord. Mais ce traitement étant souvent, en raison de ses difficultés, d'application impossible dans la pratique civile, les autres modes de traitement, en particulier la médication tonique et antiseptique seront ensuite étudiés.

A. **Traitement systématique par les bains froids.** — Les principales règles formulées par Juhel Rénoy (1) peuvent être ainsi résumées :

1° FORMES ORDINAIRES. — Baignoire grande, sans aspérités, à moitié remplie seulement pour permettre d'ajouter l'eau des affusions, placée le plus près possible du lit, protégée par un paravent contre les courants d'air.

Eau limpide, renouvelée tous les jours, et plus souvent en cas de souillure. S'il existe des lésions cutanées : pustules d'acné, eschares, on peut ajouter 40 à 50 grammes de naphtol.

Température de l'eau : 22°, 24° dans les formes très graves pour le premier bain. Cette température sera abaissée rapidement à 18° et même à 15° si la chute de la courbe fébrile après le bain n'atteint pas au moins un degré. Le médecin sera toujours présent lors du premier bain.

(1) *Traitement de la fièvre typhoïde*, Paris, 1892.

Durée du bain : C'est le grand frisson survenant de la 9e à la 12e minute en général qui annonce le commencement de l'effet antithermique. La durée variera donc de 10 et 15 minutes. Elle sera beaucoup plus courte vers la convalescence.

Nombre des bains. — Toutes les trois heures, jour et nuit, si la température rectale atteint 39° ou la dépasse, donner un bain. Les bains de nuit sont absolument indispensables. Dans les formes légères, 15 à 30 bains répartis sur 5 ou 6 jours sont ordinairement nécessaires. 40 à 60 bains seront indispensables dans les cas graves.

Soins pendant le bain. — Au début, au milieu, à la fin du bain faire sur la tête et la nuque, une affusion de deux minutes avec l'eau froide à 10°.

Bientôt après l'entrée dans le bain, faire boire quelques gorgées de potion alcoolique ou mieux de vin.

Pendant toute la durée du bain jusqu'au grand frisson, frictions, massage de tout le corps, le ventre excepté, avec une grosse éponge.

Soins après le bain. — Étendre le malade dans le décubitus latéral sur un lit recouvert d'un drap sec et un peu chaud. L'essuyer vite et doucement sans toucher au ventre. Couverture de laine et boule chaude aux pieds. Pas d'édredons, de couvertures pesantes malgré le frisson dont la durée atteint souvent une demi-heure.

Un quart d'heure après le bain, on prend la température ; le malade remet sa chemise, boit, et le plus souvent s'endort.

Compresses froides permanentes. — Brandt place de plus sur le thorax en avant et sur les côtés, sur l'abdomen, des serviettes trempées dans l'eau froide à 10° et renouvelées dès qu'elles s'échauffent c'est-à-dire au bout de dix minutes et même moins. Ces compresses sont pour Juhel Rénoy de nécessité impérieuse dans les formes graves.

Cessation des bains. — On se guidera sur la température. Les bains ne doivent être cessés que le malade absolument guéri.

Diététique du typhique baigné. — Les malades buvant volontiers, Juhel Rénoy donne deux litres de lait cru et froid de provenance sûre, un litre de bouillon très léger et bien dégraissé, un litre d'eau fraiche, et un litre de limonade vineuse. Le lait, le vin sont surtout pris avant, pendant et après le bain. Le bouillon et l'eau sont donnés dans l'intervalle ; le malade boit toutes les dix minutes environ.

Dès le dixième jour, on peut souvent commencer les œufs à peine cuits et les potages dès le quinzième. L'alimentation devra être plus hâtive encore dans les formes graves. (?)

L'alcool, inutile dans les formes légères, sera donné dilué, mais à très fortes doses (100 gr. et 120 gr. par jour) dans les formes graves.

FORMES MALIGNES. — Le premier bain sera donné à 35° si la température rectale est à 41°, à 34° si elle est à 40° ; la température des bains sera très vite ramenée à 27° et à 28°. Bains très courts, très surveillés, très fréquents, toutes les deux heures au besoin avec massage énergique dans le bain, affusions très froides, à 8° ou 10° sur la tête. Grandes compresses froides et même vessie de glace sur le cœur, le thorax, le ventre.

L'alcool, le champagne seront donnés très largement. L'alimentation par le lait, le bouillon, les œufs, sera hâtive. On se préoccupera surtout de soutenir le cœur (voir *Complications cardiaques*).

Ce traitement intensif sera la règle dans toutes les fièvres typhoïdes, malignes, compliquées, survenant chez des surmenés, des alcooliques, quelle que soit la complication. Une seule complication, la perforation intestinale, contre-indique les bains froids.

B. Traitement symptomatique. — Le traitement systématique par les bains froids, que nous venons de résumer d'après le remarquable exposé de Juhel Rénoy sera-t-il toujours praticable ? Pourra-t-on toujours en ville faire accepter d'abord, faire prendre ensuite huit bains dans les 24 heures. A la campagne surtout on aura à lutter contre les résistance des familles ; les doléances amères du malade, l'insuffisance et l'incapacité des gardes.

Les partisans du bain froid ont tout au moins rendu à la

thérapeutique de la fièvre typhoïde un signalé service. Leurs critiques rigoureuses ont montré le danger des médicaments antithermiques, antiseptiques donnés à profusion dans cette maladie. L'intoxication typhique est à elle seule suffisante sans qu'on la complique d'intoxication médicamenteuse. La critique de ces médicaments est dans le livre de Juhel Rénoy un chef-d'œuvre de vigueur et de dialectique. Les purgatifs donnés en dehors de l'indication bien nette de la constipation irritent l'intestin, augmentent le tympanisme, prédisposent aux perforations. La quinine et l'extrait de quinquina augmentent la céphalée, la gastralgie ; les vomissements provoquent parfois le délir et le collapsus. Ils sont souvent nuisibles, jamais utiles. L'antipyrine abaisse bien la température, mais elle entrave l'élimination des produits toxiques et c'est pour le typhique une faible consolation de mourir avec une température normale. L'acide salicylique, le salicylate de soude, la thalline, la kaïrine, l'acide phénique, antithermiques plus oubliés, sont exécutés avec une égale vigueur. Parmi les antiseptiques, la naphtaline provoque l'albuminurie, le naphtol augmente les vomissements et l'adynamie cardiaque, l'iodoforme est presque impossible a faire prendre, le calomel et tous les mercuriaux affaiblissent et provoquent la salivation ; les récidives sont, après leur emploi, plus fréquentes. L'action antiseptique de tous ces médicaments n'est d'ailleurs nullement démontrée.

Le traitement de la fièvre typhoïde demandera donc à être conduit avec une prudence extrême. Comme antithermique à défaut des bains froids, refusés par les familles et le malade, on pourra souvent faire accepter les bains tièdes refroidis de Bouchard. Ces bains débutent à 30° chez un malade à 41°,38° chez un malade à 40°. Toutes les dix minutes le bain est refroidi de 2 à 3° jusqu'à atteindre 30°. Le nombre des bains est de 4 à 6 par jour. On les suspend quatre heures la nuit.

Les lotions froides avec l'eau à 12° ou 15° additionnée d'un peu de vinaigre pourront être utiles chez les malades qu'on ne peut baigner. La lotion sera faite très rapidement (une minute au plus) avec une grosse éponge. Le malade sera à peine essuyé. On pourra faire dans les 24 heures douze lotions et plus.

L'enveloppement dans un drap mouillé est très préconisé par Juhel Rénoy, quand le bain est impossible, soit par défaut de baignoire, soit par la faiblesse extrême et l'adynamie cardiaque. L'enveloppement fait avec un drap trempé dans l'eau à 10 ou 12º et tordu rapidement sera complet. Des compresses froides seront placées sur la tête. Chaque enveloppement ne dépassera pas huit à dix minutes et sera renouvelé toutes les trois heures.

Les grands lavements froids d'un litre, donnés matin et soir, sont utiles comme antithermiques accessoires. La décoction froide de camomille, la solution froide d'acide borique peuvent être utilement employées. Tripier emploie les lavements de quinine, 1 gramme de quinine pour 250 grammes d'eau.

Parmi les innombrables antithermiques internes, la vieille quinine est encore le médicament qui a le mieux résisté. Bouchard ne la donne que quand la température rectale dépasse 40º le matin, 41º le soir. Il donne une dose de deux grammes, si le malade est dans les quinze premiers jours ; cette dose est réduite à 1 gr. 50 dans le troisième septénaire, à 1 gramme dans le quatrième. Le moment le plus favorable pour l'administration est le début de l'après-midi.

Comme antiseptiques intestinaux les moyens simples, boissons en abondance, purgatifs très légers en cas de constipation, grands lavements froids de camomille ou d'acide borique réussissent souvent le mieux. Si la diarrhée est très fétide, très profuse, la poudre de charbon, le salicylate de bismuth à dose de 4 à 6 grammes par jour seront essayés. L'eau chloroformée diluée de moitié eau et donnée à dose d'une cuillerée à bouche toutes les heures n'est peut-être pas sans valeur.

L'utilité des toniques est à peu près admises par tous, Juhel Rénoy donne par 24 heures une bouteille de vieux bordeaux coupé d'eau ou de limonade peu sucrée et 60 à 100 grammes de bon cognac coupé de cinq parties d'eau. L'alcool est inutile chez les enfants et dans les formes très légères. Il est indis-

pensable à dose plus fortes encore chez les alcooliques, les sujets âgés. La potion de Todd additionnée soit d'un gramme
de caféine soit de 4 grammes d'extrait de quinquina est classique. Mais notons encore ce reproche fait à la caféine comme
au café, d'augmenter l'insomnie et l'agitation, à l'extrait de
quinquina de provoquer les vomissements.

Le perchlorure de fer compte comme tonique de nombreux
partisans. Une dose de vingt gouttes par jour, donnée en quatre fois dans de l'eau sucrée sera suffisante. On ne fera boire
aussitôt après, ni vin, ni lait, ni bouillon.

L'ergot de seigle a été particulièrement vanté comme tonique par Duboué de Pau. Son emploi très prolongé exposerait
peut être a des gangrènes. Son indication principale sera les
formes avec hémorrhagies intestinales.

D'ailleurs la prédominance de tel ou tel accident, de tel ou
tel symptôme fournit d'un jour à l'autre des indications suffisantes au traitement médicamenteux pour qu'en dehors de
ces indications formelles on restreigne la médication au minimum. Au risque de quelques répétitions voici le résumé complet des principaux accidents qui doivent préoccuper le médecin et des médications correspondantes.

APPAREIL CIRCULATOIRE. — *Hyperthermie:* Hydrothérapie froide, alcool, sulfate de quinine.

Détresse cardiaque. — Supprimer le sulfate de quinine et
tous les toxiques cardiaques. Caféine et injections sous-cutanées de caféine allant jusqu'à un et même deux grammes par
vingt-quatre heures ; injections d'éther à volonté, de sulfate
de spartéine à dose de 0 gr. 05 à 0 gr. 10 cent. par vingt-quatre heures. Ventouses.

        Sulfate de spartéine.. . . . .   0 gr. 50
        Eau. . . . .   10 gr.

Une à trois injections en 24 heures avec une seringue de
Pravaz ordinaire.

Marteau de Mayor. Faradisation précordiale. Glace sur le
cœur.

APPAREIL DIGESTIF. — *Stomatites, pharyngites.* — Gargarismes émollients, alcalins, faiblement antiseptiques ; propreté extrême. Les *parotidites*, autrefois assez fréquentes, ont disparu depuis l'antisepsie buccale.

Vomissements : Glace, potion de Rivière, eau chloroformée, champagne. Ils sont souvent le résultat de l'abus des médicaments, d'une alimentation insuffisante. Vessie de glace au creux épigastrique.

Diarrhée profuse : Charbon, salicylate de bismuth, opium, exceptionnellement boissons chaudes.

Hémorrhagies intestinales : Perchlorure de fer à doses de vingt à trente gouttes en vingt-quatre heures. Ergot de seigle à la dose de 2 grammes au plus par jour. Ce médicament ne sera pas continué très longtemps par crainte de la gangrène. Opium a doses de 0 gr. 05 cent. d'extrait thébaïque. Glace en permanence sur le ventre. Dans les grandes hémorrhagies, transfusion.

Perforations intestinales : Extrait thébaïque à doses de dix centigr. par vingt-quatre heures, par pilules de 0 g 02 cent. glace en permanence sur le ventre. Diète absolue. Les tentatives de laparotomie sont logiques, mais les succès restent absolument exceptionnels.

Constipation : Lavements froids. Purgatifs salins très légers.

APPAREIL RESPIRATOIRE. — *Laryngites nécrosiques* : Ces laryngites seront prévenues par l'antisepsie du pharynx et des fosses nasales. Elles nécessitent parfois la trachéotomie. Elles laissent souvent à leur suite des sténoses laryngées.

Congestion pulmonaire hypostatique : Éviter le décubitus dorsal. Décubitus latéral tantôt sur un côté tantôt sur l'autre ; parfois position demi assise. Ventouses sèches à profusion. Alcool, caféine. Jamais de vésicatoires ni de vomitifs. Pour les partisans du bain froid le principal avantage de cette médication serait précisément de diminuer la fréquence des complications pulmonaires.

SYSTÈME NERVEUX.— *Insomnie* : Tous les narcotiques : opium, chloral, sulfonal paraissent inefficaces et dangereux.

Accidents ataxiques. — Bromure de potassium avec grande prudence. Gueneau de Mussy vante le lavement suivant.

Infusion de valériane.	100 gr.
Asa fœtida.	4 gr.
Musc	0 gr. 50 à 1 gr.
Camphre	0 gr. 50
Mucilage de gomme.	q. s.

Céphalée. — Compresses fraîches, stypage, pulvérisations de chloréthyle.

Rachialgie. — *Paraplégies :* Ventouses sèches, frictions térébenthinées. Surveiller la rétention d'urine et au besoin cathétérisme avec une sonde en caoutchouc rouge parfaitement aseptique.

Appareil génito-urinaire. — *Néphrites.* — *Albumine.* — Insister sur le lait et surveiller l'emploi de l'alcool. Ventouses sèches sur les reins. Ces néphrites deviennent souvent chroniques.

Orchites. — *Irritation, gangrène de la vulve et du scrotum.* — *Cystites.* — *Rétention d'urine.* — Traitement ordinaire. Employer des antiseptiques peu irritants. Cathétérisme très antiseptique.

Peau. — Surveiller les escharcs et les panser avec un mélange d'iodoforme et de poudre de quinquina. En cas de furoncles, d'acné, bains naphtolés à 30 grammes par bain (Juhel Rénoy) lotions boriquées étendues.

Se défler des myosites, des abcès qui prennent souvent un développement considérable sans grande réaction inflammatoire.

Prophylaxie. — 1° *Individuelle.* — En temps d'épidémie, il faut éviter le surmenage. On ne doit employer pour boisson et pour les soins de toilette que l'eau bouillie. Les filtres même les meilleurs exigent une difficile surveillance. Les eaux minérales faibles peuvent remplacer l'eau bouillie.

Les personnes qui entourent le malade se laveront les mains avec une solution de sulfate de cuivre faible (à 12 grammes par litre d'eau), toutes les fois qu'elles auront touché le malade ou les linges souillés. Elles devront aussi se rincer la bouche avec de l'eau bouillie.

Elles ne mangeront jamais dans la chambre du malade.

2° *Générale*. — En prenant pour type une caserne, un pensionnat, c'est en assurant dans les chambres un cube d'air suffisant, en évitant le surmenage, en entretenant dans les cabinets d'aisance une étanchéité et une propreté parfaite et surtout en veillant à ce que l'eau consommée soit toujours soigneusement filtrée qu'on évitera la fièvre typhoïde.

Dans un cas de fièvre typhoïde la désinfection des selles sera faite avec un lait de chaux frais (un kilogramme de chaux suffit pour cinq litres d'eau). Les linges, la literie seront désinfectés par l'eau bouillante et au besoin l'étuve. Aucun des linges souillés ou non ne doit être sans désinfection lavé dans un cours d'eau. Les locaux seront désinfectés par la vapeur d'eau bouillante ; cette désinfection sera suivie d'un changement du papier et d'un lavage des murs avec la solution de sublimé au millième.

La déclaration pour la fièvre typhoïde est actuellement obligatoire.

CHAPITRE III
Variole et vaccine.

Variole. — Résumé clinique — Modes de début. L'éruption et ses
caractères. L'ancienne fièvre de suppuration. Complications diverses : utilité de la médication antiseptique contre les complications
pyohémiques. Durée de la variole.
Traitement. — *Hygiène.* Air, propreté, lotions et bains antiseptiques,
régime liquide, fonctionnement de l'intestin.
Pansement de l'éruption. Soins divers d'antisepsie. Pulvérisation de
solutions éthérées de sublimé. Eruption sur les muqueuses.
Traitement interne. Médication éthéro-opiacée. Perchlorure de fer.
Acide phénique. Traitement des varioles compliquées ataxo-adynamiques, hémorrhagiques ; des complications cardiaques pulmonaires. — Convalescence de la variole : variole et tuberculose.
Prophylaxie. — Précautions de désinfection. Transmission par la variole *a)* de la variole ; *b)* des septicémies.
Vaccine. — Résumé clinique. — Durée de l'immunité. Technique
de la vaccination. Complications de la vaccine : vaccine généralisée ;
inflammations diverses ; induration chancriforme, son diagnostic
avec la syphilis vaccinale.

I. — Variole.

Résumé clinique. — La variole même dans ses formes légères débute par une fièvre intense 40 à 41°. Les vomissements
manquent rarement. La douleur lombaire, atroce, souvent accompagnée de parésie des membres inférieurs, est un des
phénomènes les plus caractéristiques du début. Les varioles
graves peuvent s'accompagner de plus, dès le début, d'accidents ataxo-adynamiques et surtout hémorrhagiques (*variole
noire*).

Dans les varioles légères, l'éruption se fait attendre trois et
quatre jours. Pendant cette période d'attente, survient parfois
un rash passager, en plaques rouges qui, n'était l'absence de
l'angine, ferait croire à la scarlatine.

Dans les varioles graves et confluentes, dès le deuxième jour l'éruption apparaît. Elle débute dans les formes graves comme dans les formes légères par la tête, le cou, gagne ensuite les jambes et les mains. D'abord papuleuse, l'éruption devient rapidement vésiculeuse. Dans les varioles confluentes, elle occupe non seulement la peau, mais les muqueuses, déterminant des conjonctives, des stomatites, de l'angine.

Quand l'éruption apparaît, la fièvre diminue, disparaît même dans les varioles discrètes. Mais, bientôt l'éruption suppure ; autrefois à cette période de suppuration apparaissait constamment une fièvre secondaire, plus marquée même que la fièvre du début. C'était la période de la suppuration, de l'infection purulente. Le traitement antiseptique de la variole diminuera beaucoup dans les varioles confluentes, supprimera dans les varioles discrètes, cette fièvre de suppuration.

Ce traitement antiseptique supprimera aussi nombre de *complications*. Sans doute il existera des varioles ataxo-adynamiques, hémorrhagiques d'emblée ; il existera des éruptions confluentes avec conjonctivites, stomatites, angines, laryngites, bronchites, entérites. Mais les complications pyohémiques, si fréquentes autrefois à partir de la deuxième semaine : furoncles, abcès étendus, lymphangites, pleurésie purulente, endocardites et myocardites suppurées seront exceptionnelles.

La durée apparente de la variole sera donc très abrégée par le traitement antiseptique ; mais, la fièvre tombée, les précautions devront être prises jusqu'à la dessiccation et la cicatrisation complète.

En dehors des complications générales qui peuvent survenir encore à cette période, on doit se préoccuper des complications *locales*, des déformations cicatricielles ; mais celles-ci seront aussi singulièrement atténuées par le traitement antiseptique.

Traitement des varioles moyennes. — HYGIÈNE. — L'air et la propreté sont les deux grands médicaments de la variole. Sydenham faisait lever ses malades plusieurs fois par jour ; en été il les exposait même à l'air. — Ce n'est qu'au moment où l'éruption débute que des précautions contre le refroidissement sont nécessaires. Mais pendant la période d'invasion et l'éruption une fois sortie, on n'hésitera pas à faire changer le drap, les linges de corps souillés et le malade étant bien couvert à ouvrir plusieurs fois les fenêtres dans la journée.

Dès le début, les bains tièdes ont une utilité extrême pour calmer les accidents nerveux et surtout pour assurer la propreté de la peau. Des bains alcalins, amidonnés, savonneux à 32 ou 34° suffisent. — Guinon recommande d'ajouter au bain 15 à 20 grammes de sublimé en solution acide (acide tartrique par exemple) pour assurer une désinfection plus complète. Dans une maladie qui va supprimer presque complètement l'élimination cutanée et souvent diminuer l'élimination rénale, mieux vaut s'abstenir de tout médicament toxique. Les antiseptiques non toxiques mais peu actifs, acide borique, décoction de camomille de plantes aromatiques, pourraient seuls être ajoutés aux bains.

Comme régime, le malade sera mis à l'alimentation exclusivement liquide. Le lait en abondance est le régime idéal pour réduire au minimum les toxines ingérées, pour activer la diurèse. Pris tiède, il entretiendra une légère sudation. Les laits de poule faits avec des jaunes d'œufs très frais, le bouillon de viande fraîche sans os, le café, les grogs, le malaga coupé d'eau sont utiles. Mieux vaut que le malade boive toujours chaud. Pour satisfaire au désir de boissons fraîches qu'entraîne la chaleur buccale, on lavera souvent la bouche à l'eau de Vichy. — Le malade sucera un peu d'orange, quelques grains de raisin dont il rejetera la peau et les pépins.

Le fonctionnement de l'intestin sera surveillé avec soin. La diarrhée, fréquente dans la variole, sera respectée à moins d'intensité exceptionnelle. La constipation sera au contraire soigneusement combattue par de grands lavements à l'eau boriquée. Si les selles sont par trop fétides, on donnera des antiseptiques intestinaux, choisis parmi les moins toxiques : charbon, salol, salicylate de bismuth.

MÉDICAMENTS. — PANSEMENT DE L'ÉRUPTION. — On s'attache aujourd'hui à faire un véritable pansement de l'éruption.

Les soins doivent porter sur la peau et sur les muqueuses. Dans les varioles confluentes, des bains tièdes prolongés pendant une heure préparés à l'eau bouillie et refroidie additionnés d'acide borique seront donnés au besoin deux fois par jour. Si leur emploi est impossible, on fera trois ou quatre fois par jour de grands lavages de tout le corps à l'eau boriquée tiède. Un de ces lavages pourra même être précédé d'un lavage avec la solution de sublimé au deux millième. L'éruption étant ainsi bien détergée, on fera des onctions avec la vaseline au salol à 1 pour 10, ou à l'acide salicylique à 1 pour 20. Ces pommades réussissent mieux que les poudres on fera un véritable pansement sur les points les plus confluents avec de l'ouate ou de la gaze boriquée. La face sera l'objet de soins spéciaux, car l'antisepsie peut beaucoup pour éviter et diminuer les cicatrices. Talamon, pendant les deux premiers jours de l'éruption, n'hésite pas à faire trois et quatre fois par jour sur la face une pulvérisation avec la solution suivante et même la solution au centième.

Sublimé	}	1 gramme
Acide tartrique . . .		
Alcool à 90		5 cent. cubes
Ether		q. s. pour 500 cent. cubes.

On a soin de protéger les yeux avec de l'ouate trempée dans la solution boriquée. La pulvérisation est arrêtée dès que les pustules sont recouvertes d'une mince couche blanchâtre de sublimé. Elle durera en tout cas une demi-minute à une minute au plus. Même faite avec ces précautions elle détermine souvent une vive irritation et des phlyctènes. Aussi dès le troisième et le quatrième jour, réduira-t-on les pulvérisations à deux ou à une seule. On les limitera toujours exactement au point où l'éruption est le plus confluente. Comme topique local on peut faire quelques onctions avec le glycérolé au sublimé au quinzième (Talamon). Mais on surveillera l'irritation possible.

Du côté des muqueuses on a surtout à se préoccuper de la conjonctive, de la pituitaire, de la muqueuse buccale et pharyngée. Pour la conjonctive, on emploiera les lotions boriquées tièdes et même les lotions avec la solution de sublimé au deux millième sans alcool ; les pansements seront faits avec la pommade au précipité rouge à 1 pour 15. Pour la pituitaire, les lavages boriqués, la vaseline boriquée suffiront. Pour la bouche et la gorge, les gargarismes et les irrigations avec la solution de chloral au centième constitueront un excellent moyen.

TRAITEMENT INTERNE. — De toutes les médications internes proposées pour modérer l'éruption, atténuer la suppuration, calmer les accidents nerveux, la meilleure parait être la médication éthéro-opiacée due à Ducastel. L'administration de l'opium se fait simplement en donnant de 10 à 20 centigrammes d'extrait thébaique dans une potion de Todd. De plus Ducastel donne chaque jour XX gouttes de perchlorure de fer. Celles-ci seront prises dans un grog ; on évitera de donner du lait aussitôt après. L'éther doit être donné en injections sous-cutanées. Celles-ci seront faites à la fesse ou à la cuisse très profondément, en plein muscle. On les répétera deux ou trois fois par jour. L'éther donné intérieurement ne remplace que très incomplétement les injections sous-cutanées.

A côté de la médication éthéro-opiacée, on doit mentionner le perchlorure de fer (X à XXX gouttes par jour) et l'acide phénique. Préconisé tout d'abord par Déclat, l'acide phénique cristallisé en neige, très pur, sera donné à doses de 0 gr. 05 à 0 gr. 50 cent. dans une simple potion gommeuse de 125 grammes. Le malade boira après chaque cuillerée une grande tasse de lait.

TRAITEMENT DES VARIOLES COMPLIQUÉES. — *Varioles ataxo-adynamiques.* — La médication éthéroopiacée en insistant sur l'opium dans les formes ataxiques, sur l'éther dans les formes adynamiques, reste le meilleur traitement interne. Aux bains tièdes, on n'hésiterait pas à substituer les bains froids à 20°. Ceux-ci excitent plutôt qu'ils ne diminuent la sortie de l'éruption. Vinay donne un de ces bains de quinze minutes de durée chaque fois que la température atteint 40° et il va jusqu'à six et huit bains par jour. Après chaque bain, le malade est enveloppé et séché au plus vite dans une couverture bien chaude

et il boit un grog chaud. Ce traitement est extrêmement pénible, mais il a réussi dans des formes désespérées avec convulsions, délire furieux, coma et même dyspnée intense. On
n'oubliera pas que le délire tient souvent à l'alcoolisme. L'alcool et l'opium sont alors le meilleur traitement.

Varioles hémorrhagiques. — C'est la forme la plus grave de
la variole. Le perchlorure de fer, l'alcool, le quinquina, la limonade au citron, la limonade sulfurique, le café, les exha-
lations d'oxygène, les injections d'éther ou de caféine seront
employés, ordinairement sans succès.

Accidents cardiaques. — Les accidents de myocardite, d'endocardite ou détresse cardiaque seront traitées par les ventouses sèches sur le cœur, les injections sous-cutanées d'éther
ou de caféine, les potions à la caféine, les inhalations d'oxigène. On n'abusera pas de la digitale et on se défiera de l'o-
pium.

Accidents pulmonaires. — Dans les accidents dyspnéiques du
début avant l'éruption, les bains froids constituent peut-être
le meilleur traitement. Dans les accidents plus tardifs de la
période d'éruption et de dessication, on aura recours au traitement ordinaire des bronchopneumonies et de la pleurésie
purulente. Ces accidents sont ordinairement fort graves.

CONVALESCENCE. — Les individus ayant eu la variole présentent pendant longtemps une aptitude spéciale a contracter la
tuberculose (Landouzy). L'hygiène seule peut combattre cette
aptitude.

Prophylaxie. — La vaccine étudiée plus loin est le seul
moyen prophylactique de la variole en général. Au point de
vue de la prophylaxie spéciale tout varioleux ne devra reprendre la vie commune qu'après six semaines au moins, qu'après
avoir pris plusieurs bains pour détacher les croûtes, avoir fait
des onctions grasses sur tout le corps. Les vêtements, la literie, l'appartement seront soigneusement désinfectés. Le poison de la variole est très transmissible à distance ; desséché,
il se conserve fort longtemps. On a vu la variole survenir chez

des fossoyeurs ayant exhumé des cadavres varioleux enterrés depuis plusieurs années.

Les personnes appelées à donner des soins à un varioleux devront être revaccinées. Elles se laveront les mains avec une solution de sulfate de cuivre faible (à 12 grammes par litre d'eau), toutes les fois qu'elles auront touché le malade ou les linges souillés. Elles devront aussi se rincer la bouche avec de l'eau bouillie. Elles ne mangeront jamais dans la chambre du malade. Elles devront avoir des vêtements spéciaux et les quitter en sortant de la chambre.

La variole n'est d'ailleurs pas seulement dangereuse au point de vue de la variole même. Elle est comme toutes les suppurations dangereuse au point de vue de la septicémie et surtout de la septicémie puerpérale.

La déclaration sanitaire est obligatoire même dans les formes les plus atténuées de varioloïde.

II. — Vaccine.

Résumé clinique. — L'efficacité de la vaccine est aujourd'hui indiscutée. La durée de l'immunité conférée par la vaccination n'est guère que de 8 ans environ. Les revaccinations sont donc indispensables. Ce sont les revaccinations obligatoires qui ont fait disparaître presque complètement la variole en Allemagne. Il est inutile d'insister sur ces différents points, mais il importe de s'étendre sur la technique de la vaccination et sur les complications de la vaccine.

Technique de la vaccination. — La vaccination de bras à bras, avec du vaccin pris sur des vésicules au sixième ou au septième jour doit être autant que possible rejetée. Si l'enfant est un syphilitique héréditaire, alors même que la syphilis serait chez lui encore absolument latente, qu'il n'aurait pas la plus petite manifestation, la lymphe vaccinale prise sur lui transmettrait la syphilis. On a vu de cette façon de véritables épidémies de syphilis. Le chancre apparaît ordinairement dans la quatrième semaine, mais on l'a vu survenir au bout de

quinze jours seulement ou au contraire après sept semaines
et plus. On ne choisira en tous cas comme vaccinifère qu'un
enfant à antécédents héréditaires bien connus et âgé de six
mois au moins. Il sera avant la vaccination, minutieusement
examiné.

La vaccination avec le vaccin frais, pris sur un veau inoculé,
est le procédé de choix ; mais il n'est possible que là où existe
un institut vaccinal. Force est donc d'employer les *pulpes* de
vaccin. En France on fait presque exclusivement usage des
pulpes glycérinées. Celles-ci se conservent deux à trois mois.
Ce serait même au bout de deux mois qu'elles donneraient les
résultats les plus réguliers, les microbes non vaccinaux étant
morts et le virus vaccinal s'étant spontanément épuré (Saint
Yves Ménard) ? On rejetera toute pulpe vaccinale présentant
une odeur fétide.

L'emploi du vaccin de génisse met entièrement à l'abri de
la syphilis. Les craintes qu'on avait conçues relativement à la
possibilité de la transmission de la tuberculose par le vaccin
provenant d'un veau tuberculeux sont chimériques (Straus).

Comme instrument on préférera à la lancette les vaccinos-
tyles, plus commodes et si peu coûteux qu'ils peuvent ne servir qu'à un seul sujet et être ensuite jetés.

La vaccination doit être faite avec une extrême asepsie. On
fera bouillir ou l'on flambera le vaccinostyle ou la lancette ;
on lavera la peau à l'eau chaude et au savon, puis à l'eau boriquée. Mais l'emploi d'antiseptiques énergiques si peu qu'il
en reste sur la lancette ou sur la peau détermine presque sûrement un insuccès en détruisant le virus vaccinal.

Le lieu d'élection sera la région deltoïdienne chez les jeunes garçons. En raison des cicatrices souvent assez difformes
on proposera toujours chez les petites filles de faire la vaccination soit à la partie supéro-externe de la cuisse soit au
mollet. A l'occasion on vaccinera sur un nœvus pour amener
son atrophie.

Les piqûres, au nombre de six, trois de chaque côté, seront
faites sous l'épiderme de façon à ne pas saigner. En Allemagne on préfère une simple scarification verticale très peu

profonde, d'un demi-centimètre de long. Dans les revaccinations chez l'adulte, on peut se contenter de faire quatre piqûres au bras gauche. Au moment de l'inflammation, la gêne sera beaucoup moindre que si les deux bras sont simultanément atteints.

Dans la vaccine normale, c'est au troisième jour qu'apparait une petite papule rouge. Au sixième jour, elle s'est transformée en vésicule plate, transparente. Au huitième jour, la vésicule devient louche, ombiliquée, elle s'entoure d'une auréole inflammatoire, les ganglions se prennent ; la fièvre est à son maximum et peut atteindre 40°. L'inflammation est plus vive quand la vaccination a été faite à la jambe ou à la cuisse que quand elle a été faite à l'épaule. Ces phénomènes inflammatoires seront atténués en mettant du début au sixième jour un pansement à la vaseline boriquée et plus tard des compresses boriquées tièdes recouvertes d'un taffetas gommé.

Les vésicules vaccinales peuvent apparaître sur tous les points inoculés, ou sur un ou deux seulement. En ce cas Picot et d'Espine donnent le très bon conseil de faire avec le liquide des vésicules développées au sixième jour trois à quatre inoculations secondaires.

Complications de la vaccine. — La vaccine généralisée est rare ; elle s'observe surtout chez des enfants vaccinés pour la première fois et atteints de dermatoses généralisées et anciennes. La forme hémorrhagique est presque toujours mortelle, la forme confluente est aussi très grave.

A côté des cas où l'éruption générale apparait d'emblée, il est des cas où des vésicules se produisent à distance par inoculation secondaire des vésicules au huitième et même au dixième jour. Ces inoculations secondaires peuvent se faire sur une écorchure, un point de la peau entamée par une dermatose. Leur siège est surtout la face, parfois la vulve ou l'anus. C'est en recouvrant d'un pansement la région vaccinée qu'on évitera ces inoculations secondaires.

Les infections surajoutées : lymphangite, ecthyma, pemphigus, impétigo, érysipèle et même pyohémie seront évitées par une asepsie rigoureuse au moment de la vaccination, et par un pansement occlusif. Ces précautions mettront également à l'abri de la néphrite vaccinale. On n'emploiera qu'une pulpe vaccinale non fétide ; jamais on ne doit se servir de vaccin de conserve pendant les temps chauds.

Parmi les complications inflammatoires de la vaccine, il en est une qui inquiète beaucoup, c'est l'induration chancriforme, ressemblant souvent à s'y méprendre à un chancre syphilitique. Mais l'ulcération est bien plus profonde que dans un chancre. Elle atteint son maximum dès le huitième ou le douzième jour, tandis que le chancre apparaît après quinze jours au plus tôt. Ces ulcérations chancriformes mettent, malgré les pansements les plus soigneux, plusieurs semaines à guérir et laissent toujours une cicatrice assez difforme.

En dehors de ces complications, on doit rappeler que l'inflammation de la vaccine, surtout de la vaccine par vaccin animal, a toujours une certaine importance. Il est bon d'en prévenir les familles au moment même de la vaccination.

CHAPITRE IV

Scarlatine.

RÉSUMÉ CLINIQUE. — *Modes de début. Les caractères de l'éruption et de la desquamation. La période de fausse guérison.* — *Complications diverses* : néphrite aiguë, rhumatisme, endocardite, angines graves, accidents ataxiques ou adynamiques, accidents hémorrhagiques.

Traitement. — *Hygiène.* Son importance capitale. Durée du séjour au lit et à la chambre. — Régime ; valeur du régime lacté, choix des aliments autres que le lait. — Importance de l'antisepsie de la bouche, de la gorge, de la peau, de l'intestin.

Médicaments. — Dangers de l'opium et de tous les toxiques. Formes simples. Moyens anodins contre l'angine, l'ardeur cutanée, la constipation. — Traitement des complications : accidents nerveux, hémorrhagies, angines graves, néphrite, lésions cardiaques ; pleurésies.

Résumé clinique. — Au début de la scarlatine c'est le malaise, la céphalée, les vomissements, la fièvre qui attirent l'attention ; c'est plus encore *l'angine.* Il n'est même pas très rare de voir l'éruption méconnue. Cette éruption respecte en effet presque complètement la face ; elle est peu visible sur les mains. Elle est *pudique* comme l'a dit Peter. C'est sur le tronc, sur le dos, sur le ventre, au pli de l'aine qu'il faut la chercher. Parfois l'érythème est si fugace que c'est là desquamation seule qui fait le diagnostic rétrospectif. La desquamation en larges plaques s'observe surtout sur les doigts, à la paume de la main, aux pieds. Les fines écailles du pli de l'aine, la desquamation, l'aspect rouge et granité de la langue sont également caractéristiques.

Au bout de cinq à six jours, plus tôt même, en même temps que disparaît l'érythème, la fièvre tombe, tout malaise disparaît. Le malade se croit guéri, il veut se lever, il a le grand appétit des convalescents. La desquamation qui se prolonge pendant quinze à trente ou quarante jours encore est le seul vestige de la maladie. Cette période de fausse guérison est la période dangereuse de la scarlatine. Elle l'est d'autant plus que la maladie a été légère ou méconnue. Le moindre refroidissement peut en effet déterminer à cette période d'apyrexie complète des complications graves.

La *néphrite* est la plus fréquente et la plus grave des complications. L'albuminurie survient souvent dès le début ; mais la forme vraiment sérieuse est l'albuminurie qui survient pendant la période de desquamation, de la première à la sixième semaine. Les douleurs lombaires, les frissons, les vomissements qui surviennent souvent en même temps que l'albuminurie sont d'un pronostic particulièrement mauvais : la néphrite de la scarlatine est une néphrite aiguë. Elle tue soit par anasarque généralisé, soit par œdème du poumon et de la glotte. Elle tue aussi, avec œdèmes faibles ou nuls, par urémie. Quand le malade résiste, cette néphrite guérit d'ordinaire complètement. Le passage à l'état chronique est relativement rare.

Le *rhumatisme scarlatin* paraît ordinairement insignifiant ; ce sont quelques douleurs dans les articulations découvertes, mal protégées contre le froid, les poignets en particulier ; mais cette arthrite insignifiante se complique souvent d'endocardite, de pleurésie, parfois de péricardite. La péricardite et surtout la pleurésie deviennent facilement purulentes. Ces phlegmasies séreuses peuvent sans doute survenir dans les scarlatines non compliquées d'arthrites, mais la présence de la moindre arthrite doit toujours donner l'éveil à leur égard.

Les *suppurations*, fréquentes autrefois dans la scarlatine, deviennent plus rares avec l'antisepsie. On observe parfois encore des abcès amygdaliens, rétropharyngiens, des abcès des ganglions du cou.

Telle est la forme ordinaire de la scarlatine. Une autre forme, qui paraît devenir de moins en moins rare, est la forme grave d'emblée, soit par les accidents locaux d'angine, soit par les accidents généraux. L'angine peut être phlegmoneuse, gangréneuse, diphtéritique, amener un phlegmon diffus du cou. — Les accidents généraux sont ataxo-adynamiques ou hémorrhagiques. Les accidents cardiaques sont assez fréquents dans ces scarlatines graves pour qu'on ait créé une forme spéciale : la forme *syncopale*.

En résumé, au début de la scarlatine, c'est la gorge et l'état général, plus tard c'est le rein, le cœur, la plèvre qu'il faut particulièrement surveiller.

Traitement. — L'hygiène est tout- dans la scarlatine. Le séjour au lit dans une chambre chauffée à 18 ou 19° sera imposé pendant trois semaines au moins; si légère qu'ait été la maladie. Le malade aura les poignets suffisamment couverts. Le lit sera abrité des courants d'air venant des fenêtres, des portes, de la cheminée. La première sortie de la chambre n'aura lieu qu'au bout d'un mois en été, de six semaines en hiver et par les mauvais temps. Le malade sera chaudement vêtu. Les onctions grasses sur tout le corps sont plus utiles dans la scarlatine que dans les autres fièvres éruptives.

L'alimentation devra être soigneusement surveillée. Rien ne vaut, pour mettre à l'abri de la néphrite, le régime lacté intégral pendant un mois ; si le malade trouve ce régime par trop insuffisant on écartera au moins de l'alimentation tous les aliments susceptibles de renfermer des toxines ou d'iriter le rein : charcuterie, salaisons, gibier, poissons de fraîcheur imparfaite, crustacés, mollusques, champignons, truffes, choux, choucroute, choux-fleurs, asperges, tomates, oseille, fromages salés ou fermentés, alcool, vin pur. L'alimentation consistera surtout en viandes blanches, grillées, rôties et mieux bouillies ; en légumes verts cuits, en fruits cuits. Le bouillon ne sera donné qu'avec réserve et ne sera préparé qu'avec des viandes choisies fraîches, et sans os souvent fermentés.

On s'attachera enfin à mettre le malade à l'abri des diverses causes d'infection. Il faudra lui assurer un air pur, en se préoccupant de l'antisepsie buccale, intestinale, d'une grande propreté de la peau, de l'asepsie de tous les objets, literie, instruments d'alimentation qui viennent en contact avec lui. Pour réaliser l'asepsie de la peau, Sevestre et Guinon recommandent de donner un bain savonneux tiède dès le début de l'éruption. Si l'on craignait les refroidissements, des lotions savonneuses partielles faites d'abord sur les régions les plus suspectes : face, pieds, mains, anus et organes génitaux, et étendues successivement si possible à tout le corps rempliront un but analogue.

Dans tous les cas, même avec une angine faible, on se préoccupera de l'asepsie de la bouche et du pharynx. Après chaque ingestion de lait ou d'aliment, on fera faire un lavage à l'acide borique. Chez les tout jeunes enfants on fera des badigeonnages avec la glycérine boriquée au cinquième. On fera dans le nez des insufflations de poudre d'acide borique, ou des badigeonnages avec la vaseline boriquée au quinzième. On rendra ainsi bien rares les bubons du cou si fréquents autrefois.

La propreté de la vulve, du gland, de l'anus sera obtenue par des lavages boriqués.

Médicaments. — Il est certains médicaments dont il faut se garder avec le plus grand soin dans la scarlatine. Au premier rang il faut placer l'opium, mal éliminé par les reins, même sans albuminurie et susceptible d'empoisonner même à faible dose, même dans les scarlatines les plus légères. Les vésicatoires dont l'action est si funeste sur les reins seront également proscrits. La scarlatine est la maladie qui paraît toucher le plus l'élimination rénale et l'élimination cutanée. On se déflera donc beaucoup de tous les médicaments toxiques : narcotiques pour calmer l'agitation du début, antiseptiques (acide phénique) contre l'angine. Les hypothermiques qui semblent indiqués par les températures extrêmes du début : antipyrine, quinine antifébrine, acide salicylique sont également dangereux et produisent souvent le collapsus. Le traitement sera avant tout très anodin.

Dans la *forme commune*, on prescrira au début des gargarismes de guimauve, de tilleul simplement additionnés d'acide borique, ou de borate de soude. Des fumigations émollientes peuvent aussi calmer la douleur ; si celle-ci est particulièrement vive, on fera sucer de très petits morceaux de glace. La chaleur cutanée, la brûlure parfois pénible, seront calmées au moyen de frictions faites avec un mélange de cold-cream et de glycérine parfaitement neutre. Pour faire patienter le malade au lit on peut, s'inspirant des indications fournies par la fièvre, la céphalée, la constipation prescrire quelques médicaments. Mais ils devront toujours être choisis dans les agents les plus inoffensifs et les doses resteront très modérées.

Comme médicament général dans les scarlatines graves et surtout dans celles où l'éruption se fait mal on doit surtout citer l'acétate d'ammoniaque. Vidal le donne à dose de deux grammes chez un enfant de deux ans, de quatre grammes à quatre ans et ainsi de suite en augmentant d'un gramme par année sans dépasser 35 grammes. Le médicament agirait d'autant mieux qu'il serait donné plus près du début.

Complications. — Les complications qui peuvent forcer à une thérapeutique plus active sont, au début les incidents nerveux, les hémorrhagies, l'angine ; plus tard la néphrite, les lésions cardiaques, la pleurésie.

Accidents nerveux. — Dans les accidents ataxiques : délire, agitation, le musc paraît le meilleur calmant, utile de plus comme diaphorétique.

On a parfois associé le musc au carbonate d'ammoniaque. On peut le donner soit en lavement soit en potion. En ce cas on ajoute à la potion suivante de 0 gr. 30 à 2 grammes de carbonate d'ammoniaque.

Lavement au musc.	Musc	0 gr. 20 à 1 gr.
	Jaune d'œuf . .	n° 1
	Eau bouillie . .	100 gr.
Potion au musc.	Musc	0 gr. 20 à 1 gr.
	Sp éther	⟩ āā 20 gr.
	Sp simple . . .	⟩
	Eau de laitue .	100 gr.

Le camphre a été également préconisé. On le donne à dose de 0 g. 25 à 1 gramme soit en lavement, soit en pilules de dix centigrammes chaque. Henoch l'a employé en injections sous-cutanées d'après la formule suivante:

Camphre . . . . .   O g 60 cent.
Alcool. . . . . . . }
Eau. . . . .   } P. E. q. s. pour dix cent. cubes.

Ces injections hypodermiques, qui exposent à des abcès, seront réservées pour les formes très graves.

Le chloral enfin a été vanté par Wilson. Chez un enfant de trois ans il donne dix centigrammes de chloral toutes les deux ou trois heures. Il recommande pour éviter le collapsus cardiaque de combiner l'emploi du chloral avec l'alcool.

Dans les accidents adynamiques, on emploiera surtout l'alcool, le champagne, le café, le quinquina, l'éther. Les injections hypodermiques d'éther ou de caféine seront faites en dernier lieu avec de grandes précautions antiseptiques par crainte des abcès. L'acétate d'ammoniaque à dose de 4 à 8 gr. dans une potion alcoolique est particulièrement indiqué si l'éruption tarde, est peu intense ou pâlit.

Dans les formes hémorrhagiques, les moyens classiques: quinquina, limonade citrique, perchlorure de fer, eau de Rabel qui seront étudiés plus longuement à propos du scorbut seront employés; mais cette forme est presque fatalement mortelle.

Dans toutes ces formes graves, on essaiera les affusions froides, les bains froids (Leichtenstern donne en cas d'hyperthermie persistante jusqu'à dix bains à la température de 20° à 25° dans les vingt-quatre heures. La durée de chaque bain, de dix minutes chez l'adulte ne dépassera pas cinq minutes chez l'enfant. S'il existe du délire on verse un peu d'eau froide sur la tête pendant la durée du bain (voir *Fièvre typhoïde*). Ce traitement a pu guérir des cas en apparence désespérés. Henoch, Picot et d'Espine ont réussi avec les bains tièdes de 25° à 32°, bains qui seront plus facilement acceptés par beaucoup de familles.

Angine. — Dans la forme phlegmoneuse l'application d'une ou deux sangsues derrière la mâchoire soulagera souvent beaucoup. L'incision sera un peu tardive (voir *Angines phleg-*

moneuses). Le traitement des formes gangréneuses et diphtéritiques sera le même que dans la diphtérie vraie (voir *Diphtérie*). L'action des antiseptiques énergiques et l'action toxique
de l'acide phénique en particulier seront surveillées avec soin.

La néphrite scarlatineuse étant prise pour type des néphrites aiguës, son traitement ainsi que celui des accidents d'a-
nasarque ou d'urémie qu'elle peut entraîner sera étudié avec
les maladies des reins. On se défiera des diurétiques énergiques et en particulier chez l'enfant de la pilocarpine.

Le rhumatisme scarlatin cède à de simples frictions calmantes et à l'enveloppement ouaté. Le traitement de l'endocardite et de la pleurésie scarlatineuse n'offrent de spécial que
la nécessité de s'abstenir de vésicatoire.

Prophylaxie. — La prophylaxie doit être beaucoup plus
sévère dans la scarlatine que dans la rougeole. La scarlatine
est plus grave et elle est moins fatalement inévitable que la
rougeole. La scarlatine devient d'ailleurs de plus en plus fréquente et grave. A Londres elle constitue actuellement un
fléau aussi redoutable que la diphtérie.

La scarlatine étant surtout contagieuse au moment de la
desquamation, l'isolement du malade peut en général être
fait à temps. Le malade ne sera approché que par les personnes qui le soignent. Des vêtements spéciaux pendant le
séjour dans la pièce, des ablutions soigneuses en en sortant seront nécessaires pour que ces personnes ne transpor-
tent pas la maladie à distance. On a même vu des livres touchés par un scarlatineux, des lettres écrites par lui transmettre
au loin la maladie. L'agent infectieux de la scarlatine étant
plus tenace que celui de la rougeole, la désinfection de l'appartement, de la literie, sera rigoureuse. L'isolement du malade ne cessera qu'au bout de six semaines. Avant de le laisser
rentrer dans la vie commune, on lui fera à différentes reprises des onctions grasses sur tout le corps, et on lui fera prendre plusieurs grands bains tièdes. La bouche, la gorge, le nez,
les cheveux, la barbe seront particulièrement nettoyés.

La déclaration sanitaire est obligatoire pour la scarlatine.

CHAPITRE V

Rougeole.

Résumé clinique. — Le début de la rougeole est souvent assez inquiétant. L'intensité de la fièvre, du malaise, la toux incessante peuvent préoccuper. Le coryza, la conjonctivite avec teinte rosée de la face interne des paupières, le piqueté rosé palatin sont les trois symptômes qui permettent, avant l'éruption, de diagnostiquer la rougeole, maladie relativement inoffensive.

Le troisième jour, avant le moment où l'éruption va paraître, l'évolution présente un incident trompeur. La rémission de la fièvre est souvent telle qu'on croit l'enfant guéri.

Les formes malignes de la rougeole avec hémorrhagies, accidents ataxo-adynamiques, sont rares chez l'enfant. Elles sont au contraire relativement fréquentes dans les rougeoles de l'adulte.

La rougeole, comme toutes les maladies infectieuses, peut se compliquer d'endocardites, de néphrites, de gastro-entérite ; mais il est quatre complications qu'il faut surtout redouter. La *broncho-pneumonie* est d'autant plus fréquente que l'enfant est plus jeune et soigné dans un air moins pur. C'est la plus grave de toutes. Alors même qu'on n'entendra que quelques râles fins aux bases, on redoutera cette complication toutes les fois que vers le quatrième jour, l'éruption pâlira brusquement sans que la fièvre tombe. Souvent aussi l'enfant tousse, a une respiration fréquente et saccadée.

La *laryngite* est parfois assez intense pour forcer à la trachéotomie. En ville il est assez rare que la diphtérie vienne se greffer sur la rougeole ; le fait est par contre fréquent à l'hôpital. Le diagnostic est alors fort difficile entre le croup et la laryngite rubéolique simple. Bien que la trachéotomie soit presque fatalement inefficace dans les croups suites de rougeole, on la tenterait dans les cas douteux espérant encore qu'il pourrait s'agir d'une laryngite simple.

Les *inflammations* de la conjonctive, de la bouche, de la vulve, du gland sont fréquentes quand on ne prend pas des soins minutieux de propreté. Mais quelques précautions suffiront à les éviter. Comme antiseptique faible la solution boriquée rendra de grands services.

L'*otite* ne sera pas toujours évitée malgré l'emploi des gargarismes antiseptiques. Nombre de méningites rubéoliques ne sont en réalité que des otites moyennes suppurées qui auraient guéri par la ponction du tympan. On devra donc examiner avec soin l'oreille et l'apophyse mastoïde chez tout rougeoleux atteint d'accidents cérébraux.

Enfin, dans la convalescence on n'oubliera pas que la rougeole prédispose à la tuberculose pulmonaire. Sans trop s'alarmer du catarrhe pulmonaire avec toux grasse, crachats, qui persiste souvent assez longtemps dans la convalescence, on veillera à placer l'enfant dans un air pur et à lui donner une bonne alimentation.

Traitement. — *Rougeole simple de l'enfant.* — L'air pur, la chaleur modérée, quelques tisanes chaudes, une extrême propreté suffisent dans la rougeole de l'enfant.

L'air pur est la condition principale. La rougeole est une maladie grave à l'hôpital où les enfants s'infectent les uns les autres ; en ville, quand plusieurs enfants simultanément atteints sont réunis dans une pièce petite, humide, non ensoleillée, on voit survenir la broncho-pneumonie avec presque autant de fréquence qu'à l'hôpital (Simon).

La chaleur doit être modérée, 18° environ. En surchauffant la pièce, en chargeant l'enfant de couvertures, en l'entourant de bouillottes chaudes on détermine une transpiration abondante ; l'enfant ayant par trop chaud se découvre constamment et finit toujours par prendre froid. Le souci de garder la chambre chaude ne doit jamais en particulier empêcher l'aération.

Les tisanes chaudes : bourrache, mauve, tilleul, fleurs d'oranger ont quelque utilité contre la toux. Un simple looch avec deux à trois gouttes d'alcoolature d'aconit constitue contre celle-ci la seule médication à conseiller. Cadet de Gassicourt donne souvent de 0 gr. 80 à 1 gramme de bromure contre l'agitation et l'insomnie. La propreté sera minutieuse. Les yeux, le nez, la bouche seront lavés chaque jour à l'eau boriquée tiède. Il sera bon de laver également la bouche, le nez, la gorge. La verge, la vulve seront lavées au moindre signe d'inflammation. Des onctions à la vaseline boriquée sont utiles contre l'érythème qui se développe au pourtour du nez par suite du coryza.

Le lait, toujours bouilli (tuberculose) le bouillon dégraissé constitueront la seule alimentation. L'enfant âgé de plus de trois ans sera maintenu au lit pendant dix jours au moins. Au-dessous de cet âge mieux vaudra tenir et promener l'enfant sur les bras. La première sortie de la chambre n'aura lieu qu'au bout de trois semaines. Elle sera reculée à un mois et plus chez les enfants jeunes ou dans la mauvaise saison.

Complications. — *Accidents ataxo-adynamiques.* — Dans les formes ataxo-adynamiques de l'adulte, le quinquina, le sulfate de quinine, l'alcool, les bains tièdes ou froids, les sangsues aux apophyses mastoïdes sont les moyens les moins infidèles. Le bain tiède à 30° d'une durée de huit minutes avec affusion froide sur la tête, est le meilleur moyen en cas de convulsions chez l'enfant.

Broncho-pneumonie. — C'est par l'air pur et la chaleur, c'est, chez les tout jeunes enfants, en les tenant le plus possible dans les bras pour éviter la congestion du décubitus qu'on évitera cette grave complication. A la première menace, l'alcool et le sulfate de quinine seront essayés. L'ipéca a parfois une utilité pour faire expulser les mucosités, mais on se défiera de son action déprimante. Les ventouses constituent le meilleur révulsif. Le vésicatoire est une source incessante d'accidents. Dans les formes désespérées les inhalations d'oxygène ont parfois constitué une suprême ressource (Voir *Broncho-pneumonie*).

Chez les enfants déjà un peu âgés et chez l'adulte, on observe parfois subitement une dyspnée intense, une véritable congestion aiguë du poumon. West, Barthez, Picot et d'Espine n'hésitent pas à recommander en pareil cas l'application de quelques sangsues sur le côté. La poudre de Dower (0gr. 05 cent. à 0 gr. 20 cent. chez l'enfant en cinq à six doses) serait également utile. Si l'éruption pâlit et s'efface, ou si elle n'est pas encore apparue quand survient cette complication, on donnera dans une tisane chaude de 2 à 6 grammes d'acétate d'ammoniaque. On mettrait au besoin l'enfant dans un bain sinapisé. Dans les broncho-pneumonies avec hyperthermie excessive, accidents pseudoméningitiques, Guinon conseille même les bains froids.

Convalescence. — Le séjour à la campagne, une alimentation bonne mais progressive, suffiront le plus souvent. Si l'enfant continue à tousser, on donnera l'huile de foie de morue l'hiver, la glycérine (20 à 30 gr. par jour) l'été. L'enfant sera vêtu un peu chaudement. Les onctions grasses d'huile d'amandes douces sur le corps sont à recommander en hiver seulement.

Prophylaxies. — Pour les enfants robustes, âgés de trois ans, dans les épidémies n'ayant pas de gravité spéciale, et surtout dans les épidémies survenant à une saison relativement tempérée, le mieux est de ne faire aucune tentative de prophylaxie. Personne n'échappe à la rougeole et les enfants ainsi atteints seront mis à l'abri des rougeoles plus sérieuses de l'âge adulte.

Les enfants jeunes, débiles, toussant ordinairement, convalescents de coqueluche, de bronchite, de diphtérie seront au contraire éloignés au moindre soupçon, la rougeole étant chez eux dangereuse. Si précoce que soit cet éloignement, il ne préviendra qu'assez rarement la maladie, la rougeole semblant surtout contagieuse à la période d'invasion.

Mieux vaudrait ne pas éloigner les enfants que de les envoyer comme on le fait parfois dans quelque endroit mal choisi où tous les soins viennent ensuite à leur manquer. Les enfants éloignés ne seront ramenés qu'au bout de six semaines au moins. Le même délai sera observé pour la rentrée à l'école des rougeoleux. La désinfection complète de l'appartement semble superflue, mais on ne négligera pas l'aération ni la désinfection complète de la literie. Lancry a rapporté une série de trois cas de rougeole observés successivement dans le même berceau d'une crèche jusqu'au jour où les rideaux furent enfin changés.

La déclaration pour la rougeole a été rejetée par l'Académie de médecine d'une part parce que la contagion s'effectue surtout à la période prééruptive, d'autre part parce que la désinfection est inutile, la vitalité du germe rubéolique étant très faible.

CHAPITRE VI

Oreillons. — Varicelle. — Suette miliaire. — Typhus.

I. — Oreillons.

Chez l'enfant l'évolution des oreillons a d'ordinaire une grande bénignité. Tout se réduit à un peu de fièvre et de malaise au début, à des douleurs assez vives au niveau des deux régions parotidiennes tuméfiées. L'orchite ourlienne est chez l'enfant rare. Elle s'est montrée fréquente dans quelques épidémies. L'œdème de la glotte, les accidents nerveux, convulsions, coma, paralysies, otites sont également exceptionnels.

Chez l'adulte les oreillons constituent une affection plus sérieuse. Il n'est pas rare de voir des accidents d'adynamie ner-

veuse et de collapsus cardiaque. L'orchite est fréquente, atrocement douloureuse, et se termine par l'atrophie du testicule
dans les deux tiers des cas environ. Quand cette atrophie est
double elle a pour résultat l'impuissance et même, chez les
adolescents, le féminisme.

Traitement. — Le traitement hygiénique suffit presque
toujours. Les malades garderont la chambre et même surtout
s'il s'agit d'adultes, le lit. Ils seront bien protégés contre le
froid. On assurera l'antisepsie buccale par des gargarismes
tièdes à l'acide borique, au chloral à 1 pour 100. L'alimentation sera surtout liquide et constituée par du lait, du bouillon
peu salé, des potages, des œufs. On aura assez fréquemment
à combattre la constipation par des laxatifs légers. Si les urines
sont rares et troubles on prescrira des tisanes diurétiques.

Contre l'engorgement parotidien et les souffrances qu'il entraîne on se contentera d'onctions avec l'huile de camomille,
de jusquiame, de belladone, d'opium tiède et de l'enveloppement avec de la ouate recouverte d'un taffetas gommé. Ce n'est
que si l'inflammation devient très intense, si la déglutition et
la respiration sont très gênées que quelques sangsues sont utiles, en particulier chez l'adulte. On conseillerait également des
bains de pied sinapisés. La suppuration dans les oreillons
est exceptionnelle, mais il n'est pas rare de trouver dans les
oreillons non suppurés de la rénitence qui, jointe aux autres
signes d'inflammation, fait croire à tort à la présence du pus.
On n'incisera que si cette présence est absolument évidente,
et seulement après avoir fait précéder l'incision d'une ponction exploratrice.

L'orchite ourlienne exige surtout un repos absolu au lit, les
bourses bien soulevées. Les onctions mercurielles, bellado-
nées, l'enveloppement ouaté, l'application de grands cataplasmes tièdes sont utiles. Laveran rejette l'emploi des émissions
sanguines et du jaborandi. Peter recommande au contraire
vivement l'application de sangsues. Celles-ci sont surtout utiles dans les formes douloureuses. Contre l'atrophie testiculaire on essaierait l'emploi de courants continus, d'intensité

variant suivant la tolérance (4 à 10 milliampères) d'une durée quotidienne de dix minutes, le pôle négatif étant appliqué sur les bourses, le pôle positif à la cuisse. A défaut de courants continus on emploierait la faradisation.

Les accidents nerveux d'adynamie, de collapsus cardiaque, en général plus alarmants que graves, seront traités par l'alcool, la caféine. Dans certains cas l'impaludisme joue un rôle dans ces accidents nerveux des oreillons et le sulfate de quinine se trouve indiqué.

Au moment de la convalescence les malades gardent longtemps un état de faiblesse et d'anémie contre lequel il importe de lutter.

Prophylaxie. — Les oreillons sont très contagieux ; il est donc bon dans les pensionnats, les casernes d'isoler de suite les malades pour empêcher une trop grande extension de l'épidémie. Cet isolement sera prolongé quatre semaines, c'est-à-dire quinze jours environ après la guérison complète. Dans les familles on peut, au point de vue des dangers de contagion, regarder les enfants au-dessous de deux ans comme étant à peu près complètement réfractaires à la maladie.

II. — Varicelle.

Résumé clinique. — La bénignité de la varicelle est d'ordinaire absolue. Il semble pourtant que cette affection se modifie actuellement et qu'il y ait un peu plus à en tenir compte que par le passé. Les principales complications observées ont été la néphrite, les stomatites, les ulcérations tenant à la rupture et au grattage des vésicules.

Traitement. — La néphrite sera prévenue, par des précautions contre le froid et par le régime lacté. La stomatite n'exigera que quelques gargarismes émollients et aseptiques. — Les vésicules développées sur le visage et les organes génitaux seront particulièrement surveillées. Des lavages avec la solution boriquée, des pansements à la vaseline boriquée et surtout une grande surveillance au point de vue du grattage suffisent à leur traitement.

Prophylaxie. — Quand le diagnostic de varicelle est absolument évident de par l'absence de symptômes généraux de par les caractères des vésicules : début par le tronc et les membres, absence d'ombilication, aspect clair et limpide au début il y a peu de mesures prophylactiques à prendre. Mais s'il persistait le moindre doute et qu'on pût soupçonner une varioloïde l'isolement devrait être rigoureux, une varioloïde bénigne pouvant engendrer autour d'elles des varioles graves.

III. — Suette miliaire.

Résumé clinique. — La suette miliaire qui semble une affection spéciale d'origine tellurique, épidémique mais non contagieuse, offre trois grands caractères : 1° les sueurs d'abondance extrême ; 2° l'éruption miliaire ; 3° la douleur spéciale avec angoisse précordiale, constriction épigastrique. — Elle peut se compliquer d'accidents nerveux graves, d'accidents dyspnéiques, de détresse cardiaque, de néphrite.

Traitement. — Hygiène. — Le médecin luttera contre la tendance de l'entourage à surcharger les malades de couvertures, à les maintenir dans des chambres surchauffées. — En raison de la soif vive, de la rareté des urines, on insistera, sur le lait, le café, les tisanes diurétiques. La macération de quinquina est une des meilleures boissons. — La constipation, presque constante, sera combattue par des laxatifs légers. Beaucoup plus rarement l'embarras gastrique bilieux exigera un purgatif plus énergique, ou parfois un vomitif. L'intensité de la fièvre et des accidents nerveux dans certains cas de suette a conduit à recommander les lotions froides, les bains froids ou tièdes. Quand les accidents nerveux coïncident avec une suppression de l'éruption miliaire les bains sinapisés auraient donné d'assez bons résultats.

En dehors des toniques : caféine, quinquina, alcool, le sulfate de quinine à hautes doses (1 à 2 grammes par jour) est le médicament le plus généralement conseillé.

Peut-être serait-on en cas de sueurs par trop exagérées autorisé à employer par doses d'un quart ou d'un demi milligramme le sulfate d'atropine proposé par Raymond.

Contre l'oppression, la constriction épigastrique on essaiera d'abord les onctions calmantes, les frictions légèrement excitantes, les ventouses sèches. On rejetera l'emploi des vésicatoires. — Dans les cas graves, les injections de morphine semblent le moyen le plus puissant.

Prophylaxie. — Dans la dernière épidémie du Poitou, la désinfection des habitations, la désinfection à l'étuve de la literie et des vêtements a paru d'une utilité réelle. C'est plus à cette désinfection générale qu'il faut s'attacher qu'à l'isolement des malades, car la suette semble peu contagieuse.

La déclaration sanitaire de la suette est obligatoire.

IV. — Typhus.

Résumé clinique. — Le typhus qui est d'ordinaire la maladie des sièges, des famines peut aussi survenir sporadiquement. Il est presque endémique dans certaines localités de Bretagne (Ollivier). Ces cas sporadiques n'en sont pas moins très contagieux. Ainsi s'établissent de petits foyers de typhus, Ces foyers se formeront surtout dans une prison, un asile, un dépôt de mendicité comme cela a eu lieu dans l'épidémie de Paris en 1803.

Le typhus se distingue surtout de la fièvre typhoïde : 1° par la brusquerie de son début qui a lieu sans prodromes ; 2° par une éruption d'abord rubéolique, puis pétéchiale apparaissant du 2 au 7° jour ; 3° par l'évolution cyclique rapide, la défervescence se faisant brusquement à la fin de la 2ᵉ semaine ou au début de la troisième. La mort, quand elle survient, est souvent très rapide ; 4° par son extrême contagiosité.

Comme caractérisques de l'épidémie de typhus de 1893, M. Lancereaux a signalé : 1° la turgescence de la face avec éruption exanthématique occupant le tronc et les membres, rarement la face ; 2° l'hyperthermie, variant de 40° 6 à 38° 8 avec faibles différences du soir au matin, langue sèche, diarrhée verdâtre peu abondante mêlée de mucus, ou même constipations ; 3° les urines rares, troubles, avec albuminurie et urobilinurie ; 4° les accidents adynamiques graves. Deux malades seulement succombèrent sur les dix soignés par M. Lancereaux. La proportion de la mortalité a été souvent beaucoup plus forte. Elle a atteint 100 0/0 dans quelques ambulances de Crimée.

Traitement. — M. Lancereaux indique le traitement suivant. Comme régime, lait exclusivement, café, grogs, champagne coupé d'eau en cas de soif vive ; comme hygiène, nettoyages fréquents de la bouche au jus de citron ou à la glycérine ; air pur, abondant ; pulvérisations phéniquées constantes. Treille a insisté sur l'utilité des lavages de la bouche et du pharynx avec la solution phéniquée au centième. Barrault a montré les bons effets de l'aération continue.

Contre l'hyperthermie Lancereaux emploie les lotions alcoolisées matin et soir, les bains tièdes de 20 à 30 minutes, suivis d'une friction alcoolique ; lorsque la température dépasse 40° et que la torpeur est excessive, il conseille les bains froids dont Glénard se montre également très partisan et les douches. M. Sapelier fait faire une lotion froide vinaigrée chaque fois que la température atteint 39°.

Contre la dépression nerveuse, on donne l'éther et la caféine en potion à la dose de 1 à 2 grammes par jour contre la constipation, les grands lavement froids sont très utiles.

Enfin dans les formes graves M. Sapelier a employé les injections sous-cutanées de sérum artificiel. Une injection sous-cutanée de 600 grammes était faite très lentement une fois toutes les 24 heures. L'effet était immédiat. Les contractures et la prostration cessaient ; les malades ouvraient les yeux, sortaient de leur abattement ; la température s'abaissait. En général au moment de l'injection du lendemain elle n'était pas encore remontée au degré primitif. Ce moyen paraît donc un des plus puissants dont on dispose contre le typhus.

Prophylaxie. — Les mesures de désinfection et d'isolement rigoureux ont une importance capitale, le typhus étant extrêmement contagieux. Au début, les foyers typhiques quand ils ne frappent pas une population trop misérable, sont assez faciles à éteindre. M. Treille, grâce a des précautions minutieuses (lavages phéniqués du corps et de la bouche des malades, désinfection des selles, des crachoirs au sublimé, désinfection des linges, désinfection des chambres, isolement) a pu en quelques années enrayer dès le début cinq épidémies successives dans un milieu misérable, la prison de la Kasbah d'Alger.

La déclaration sanitaire du typhus est obligatoire.

CHAPITRE VII

Erysipèle.

Résumé clinique. — Modes de début. Variétés de la plaque érysipélateuse. Influence des tares générales sur le pronostic. Complications. Rechutes et récidives. Contagions septicémiques diverses par l'érysipèle.

Traitement. — *a) Traitement général.* — Hygiène. Purgatifs. Régime. Indications de l'alcool, du sulfate de quinine, des bains, du perchlorure de fer, de l'antisepsie intestinale. L'aconitine et ses dangers.

b) Traitement local. — 1° Traitements des lésions : points de départ de l'érysipèle ; 2° Traitement de l'érysipèle : compresses, pulvérisations, pommades ; traitement abortif par les pulvérisations éthérées de sublimé.

Résumé clinique. — Le début de l'érysipèle s'annonce par de la fièvre, des frissons, des vomissements, des maux de reins, de la céphalée. Plus le frisson est prolongé plus l'érysipèle est grave. Dans l'érysipèle de la face, qui doit être surtout étudié ici, ce n'est pas toujours par la peau que débute l'inflammation locale. Souvent c'est une angine, une rhinite intense avec coryza, céphalée frontale, larmoiement qui constitue le premier accident inflammatoire. Puis la rougeur apparaît soit à l'orifice des narines, soit au pourtour des points lacrymaux. Ce mode de début est particulièrement fréquent dans les érysipèles à répétition. On connaît aujourd'hui le rôle que les lésions chroniques du nez, de la bouche, du pharyx, jouent dans la production de ces érysipèles. On s'explique leur fréquence chez les scrofuleux. L'influence de la menstruation (érysipèle cataménial) n'agit que comme cause occasionnelle.

La plaque érysipélateuse ne tarde pas à s'étendre. Tant qu'elle offre une couleur vive, un bourrelet saillant, cette extension continue. Son aspect varie suivant les points de la face. Sur les joues, le nez c'est la plaque rouge cramoisi, saillante dure au doigt. Sur les paupières, où le tissu cellulaire est lâche, l'œdème est considérable. Les phlyctènes à contenu soit séreux, soit hémorrhagique, sont particulièrement fréquentes. Au cuir chevelu l'érysipèle est facilement méconnu, car il ne détermine qu'un œdème dur, blanchâtre, à peine rosé. La chaleur âcre, mordicante est sur ce point un caractère particulièrement important. Les suppurations, les gangrènes étendues consécutives à l'érysipèle sont aujourd'hui bien rares. Les ganglions préauriculaire et sous-maxillaires sont tendus, douloureux mais suppurent rarement.

Le *pronostic* de l'érysipèle dépend tout entier de l'état général du sujet. Les alcooliques, les surmenés seront particulièrement exposés au délire, aux complications méningitiques, les vieillards sont exposés à la broncho-pneumonie, les diabétiques, les albuminuriques aux suppurations consécutives. En dehors de ces tares diathésiques l'érysipèle reste bénin. On se défiera surtout comme complication de l'endocardite. Le délire du début est ordinairement transitoire. L'albuminurie infectieuse que l'érysipèle détermine dans près de la moitié des cas n'a de gravité que si elle s'accompagne d'accidents urémiques : coma, convulsions, vomissements répétés.

Les rechutes sont fréquentes dans l'érysipèle si le traitement et surtout les précautions sont suspendus trop tôt. Les récidives ne sont pas moins communes si on ne s'attache pas à détruire les moindres foyers infectieux qui peuvent persister dans le nez, la bouche, le pharynx.

L'érysipèle est contagieux, cette contagion peut non seulement déterminer d'autres érysipèles ; elle est aussi une des causes fréquentes des septicémies puerpérales. Le médecin soignant des malades atteints d'érysipèle ne saurait sans danger grave visiter des accouchées.

Traitement. — *Traitement général.* — Le malade sera autant que possible dans une chambre ensoleillée suffisamment chauffée, non poussiéreuse, à air renouvelé avec précaution et purifié au besoin par des pulvérisations phéniquées. Le lit sera indispensable au début. Contre l'embarras gastrique des premiers jours un purgatif salin est très utile, mais on évitera les vomitifs dont les secousses sont très pénibles. Exceptionnellement ceux-ci seront prescrits en cas d'angine aiguë chez des sujets encore jeunes.

Le lait constituera le régime de choix. Le café, l'alcool sont utiles. L'alcool sera, chez les alcooliques, donné à très hautes doses. E. Leudet (de Rouen) recommandait particulièrement le vin de quinquina dont il donnait chaque jour deux cents, trois cents grammes et plus. Les tisanes diurétiques peuvent être aussi conseillées.

Quand la fièvre est excessive, le sulfate de quinine à dose de 0 gr. 60 à 0 g. 80 est le meilleur antithermique. Contre la céphalée, l'antipyrine sera donnée à dose de 2 à 3 grammes. En cas de délire violent on n'hésiterait pas à conseiller les bains tièdes, ou fait avec affusion froide sur la tête.

On a préconisé contre l'érysipèle un grand nombre de médicaments, en particulier de médicaments antiseptiques. Le perchlorure de fer à dose de vingt gouttes par jour dans des grogs sucrés a quelque utilité comme tonique. Il est indiqué comme dans les autres maladies infectieuses de donner un peu de naphtol et de salicylate de bismuth pour réaliser l'antisepsie intestinale.

L'aconitine à la dose de un quart de milligramme toutes les six heures ou de un dixième de milligramme toutes les deux heures de façon à donner au maximum un milligramme par vingt-quatre heures diminuerait beaucoup les souffrances et abrégerait même la durée de l'érysipèle (Tison). On surveillerait avec un soin extrême, au cas ou on se déciderait à l'employer, les effets de ce médicament dangereux. L'engourdissement de la langue est un des premiers symptômes d'intoxication.

Traitement local. — En même temps que l'érysipèle on a assez souvent à traiter la lésion qui lui a servi de point de départ: angine, rhinite, dacryocistite, conjonctivite, abcès dentaire.

Contre l'érysipèle de la face l'application traditionnelle de compresses trempées dans la décoction de sureau tiède formant un véritable masque et recouvertes d'un taffetas gommé imperméable reste un assez bon moyen. On ajoutera utilement à cette décoction soit 30 grammes d'acide borique, soit 6 grammes d'acide salicylique par litre. L'addition de deux à trois cuillerées de glycérine neutre est également utile. La décoction de feuilles de coca remplace utilement la décoction de sureau en cas de cuisson très vive. La solution de salicylate de soude à 5 pour 100 constitue aussi un bon calmant.

Les pulvérisations faites avec ces diverses décoctions un peu chaudes sont un des meilleurs moyens de déterger la surface de l'érysipèle.

Les pommades, vaseline boriquée, iodoformée salolée à un pour trente sont très inférieures aux solutions. Elles serviront surtout dans l'érysipèle du cuir chevelu. D'après Koch on réussirait à enrayer en deux ou trois jours l'érysipèle en enduisant la plaque et son pourtour de la pommade suivante :

Lanoline.	30 grammes
Iodoforme.	12 —
Créoline.	3 —

Les cheveux seront tout d'abord coupés très ras quand la plaque occupe le cuir chevelu. On coupe ensuite toute la région d'un taffetas gommé. Les poudres talc pulvérisé, amidon renfermant un gramme acide salicylique pour 30 grammes sont surtout utiles à la période de déclin.

L'emploi des lignes d'arrêt faites au collodion, au nitrate d'argent, à la teinture d'iode est inapplicable à la face. Comme traitement vraiment abortif le meilleur consiste dans les pulvérisations faites avec la solution éthérée de sublimé au centième (Talamon).

Sublimé. . . . . }	
Acide tartrique. . . . . }	ÀÀ 1 gramme.
Alcool à 90°.	1 centimètre cube.
Éther sulfurique.	q. s. pr 100 centimètres cubes.

Les yeux seront recouverts d'un tampon de ouate boriquée.

La pulvérisation sera faite en dedans et en dehors du bourre-let d'extension. Le centre de la plaque sera à peine pulvérisé, on recouvrira ensuite de compresses boriquées. Après les premières pulvérisations complètes on se contente de pulvé-riser sur les points d'extension. En cas d'irritation trop vive on emploierait une solution moins concentrée.

CHAPITRE VIII

Grippe.

Résumé clinique. — La grippe, comme l'indique son vieux
nom français bien préférable au nom exotique d'influenza,
saisit, étreint le malade d'une façon brusque. C'est par un
malaise subit, des frissons, des douleurs articulaires de la céphalalgie, du coryza ou une bronchite légère que débutent les
premiers accidents. Plus tard, suivant la prédominance des
symptômes on doit distinguer quatre formes importantes au
point de vue des indications thérapeutiques : la forme nerveuse
la forme thoracique, la forme gastro-intestinale, la forme cardiaque.

Les accidents nerveux sont surtout de la céphalée, de l'insomnie, du délire, parfois de l'agitation psychique, qu'il faut
surveiller au point de vue du suicide. Les douleurs dans les
reins, les membres, la nuque sont souvent très violentes. On
observe parfois des troubles cardiaques redoutables : détresse
cardiaque et ralentissement du pouls, angine de poitrine. La
convalescence dans cette forme est longue. Souvent les malades restent affaiblis et neurasthéniques.

Les accidents pulmonaires légers, coryza, laryngite, bronchite, sont presque constants dans les diverses formes de
grippe. La bronchite capillaire, la congestion pulmonaire, la
broncho-pneumonie, la pneumonie constituent au contraire
des complications graves. Ils s'observent parfois dès le début
de la grippe. Plus souvent, ils surviennent chez des sujets af-

faiblis, ou des sujets robustes qui, de par leur vigueur même ne veulent pas se soigner ni garder la chambre pour une grippe légère. La dyspnée est ordinairement grave, disproportionnée à l'étendue des accidents locaux. L'expectoration devient souvent purulente. Les pleurésies grippales, accident moins fréquent que les complications pulmonaires, sont souvent purulentes soit d'emblée, soit consécutivement.

La forme gastro-intestinale, la moins grave de toutes, est très pénible par la gastralgie, les vomissements répétés et à vide, la constipation suivie de diarrhées profuses et de vives coliques. Les lésions du pharynx, de la bouche (angines, stomatites, otites) sont dans cette forme particulièrement fréquentes. Les otites offrent souvent une extrême gravité.

Les accidents-cardiaques sont très variés : endocardite, asystolie aiguë, syncopes, angines de poitrine. Les phlébites sont rares. Les hémorrhagies sont assez fréquentes, mais sans gravité spéciale (Troisier).

La *marche* de la grippe est très influencée par le terrain sur lequel elle évolue. C'est chez les nerveux, les surmenés qu'apparaîtront les accidents ataxo-adynamiques graves. Ces accidents sont fréquents chez les médecins frappés au cours d'une épidémie qui les a surchargés de besogne. C'est chez les vieillards, les affaiblis que surviendront les complications pulmonaires. Toute lésion du cœur, toute lésion ancienne des reins aggravent singulièrement le pronostic. La grossesse est une condition des plus fâcheuses. Chez les tuberculeux enfin la grippe est une cause fréquente d'hémoptysies et de poussées aiguës de granulie.

Traitement. — L'hygiène suffira dans les formes non compliquées jusqu'à la guérison de la grippe. Le repos au lit au début, le repos dans une chambre suffisamment chauffée, suffisamment aérée, ensoleillée et non poussiéreuse seront impérieusement prescrits. On veillera à ce que les malades, les vieillards surtout, soient demi assis, ou couchés sur le côté dans leur lit.

Au début, alimentation exclusivement liquide. S'il n'y a pas trop d'agitation on donnera du thé, du café, des grogs, du champagne. En cas d'agitation on insistera sur les tisanes rafraîchissantes et légèrement diurétiques: violettes, tilleul, fleurs d'oranger, queue de cerise, pariétaire, etc. Le lait enfin constituera la boisson par excellence. Le bouillon est moins à recommander. Les laits de poule constitueront une ressource pour les malades n'aimant pas le lait.

Comme médicaments du début, le sulfate de quinine à dose de 15 à 60 centigrammes par jour semble avoir seul une utilité. Chez les sujets jeunes un vomitif est très souvent indiqué.

Les accidents se dessinant apparaissent des indications nouvelles variables pour chaque forme.

Forme nerveuse. — En cas d'agitation vive, le bromhydrate de quinine (0 gr. 20 à 0 gr. 60 cent.), (les bromures (2 à 4 gr.) constituent les meilleurs moyens. L'antipyrine calme assez bien les céphalées, le chloral calme assez bien l'agitation, mais ces deux médicaments augmentent souvent la toux. En cas d'accidents adynamiques on insistera sur l'éther, l'alcool (grogs et champagne). Le Gendre a préconisé la strychine qu'il a donné à doses très fortes jusqu'à six milligrammes par jour ; un à deux milligrammes seront ordinairement suffisants.

Comme moyens locaux, les compresses fraîches sur le front, les compresses légèrement imbibées d'alcool camphré, d'éther, le stypage seront employés contre la céphalée. Si le visage est rouge vultueux, on mettra exceptionnellement des sangsues derrière l'apophyse mastoïde (une à quatre sangsues appliquées isolément l'une après l'autre). Si le visage est au contraire pâle, livide, le malade sera couché la tête aussi basse que possible ; on fera sur les membres des frictions stimulantes.

Toutes les fois qu'éclateront des accidents nerveux un peu tardifs on doit songer à la possibilité d'une otite et examiner soigneusement le tympan et l'apophyse mastoïde.

Forme thoracique. — Contre la bronchite et le coryza en dehors des divers moyens anodins indiqués à l'étude de ces affections, on emploiera surtout l'aconit: XX gouttes d'alcoolature d'aconit dans 125 grammes de looch blanc constituent une potion bien acceptée. On se défiera de l'opium et de la belladone, l'élimination rénale étant difficile dans la grippe. Comme révulsion les badigeonnages iodés, les cataplasmes de farine de graine de lin sinapisés suffiront.

Pour prévenir les accidents graves on insistera sur le décubitus latéral ou demi assis, le séjour prolongé à la chambre Les malades ne seront pas autant que possible placés à plusieurs dans la même chambre.

Chez les sujets jeunes encore on peut; au début des accidents pulmonaires, donner un ipéca non stibié. Plus tard l'emploi du chlorhydrate d'ammoniaque (trois grammes par jour en six cachets) sera un bon moyen (Marotte). Chez les vieillards on insistera sur le café, l'alcool, le quinquina.

La difficulté de l'élimination rénale, la tendance à l'adynamie doivent faire rejeter absolument certains moyens de traitement: tartre stibié, oxyde blanc d'antimoine, kermès et surtout vésicatoires. Comme agent de révulsion rien ne vaudra les applications quotidiennes et même biquotidiennes de ventouses sèches. Chez les sujets très robustes quelques ventouses pourront être scarifiées.

FORME GASTRO-INTESTINALE. — Les vomissements seront combattus par l'eau de seltz, la potion de Rivière, le champagne glacé. Le malade boira en abondance des infusions aromatiques (menthe, camomille) les vomissements à vide étant les plus pénibles.

Chez les jeunes sujets on pourra donner comme vomitif l'ipéca non stibié. Plus tard on ne donnera que des purgatifs toujours légers ; limonade purgative, sulfate de soude ou de magnésie. Ces purgatifs ne seront pas bus trop froids.

Le malade fera des lavages fréquents de la bouche à l'eau de Vichy. Les eaux alcalines à faibles doses sont très utiles.

Contre la diarrhée profuse, on emploiera surtout les antiseptiques intestinaux : salol, salicylate de bismuth, naphtol, et non l'opium. Les doses antiseptiques resteront faibles 2 à 3 gr. par jour environ.

FORME CARDIAQUE. — Dès que la détresse cardiaque apparaît on insistera sur le thé, le café, l'alcool. Les ventouses sèches, le marteau de Mayor, les frictions stimulantes sur le cœur sont utiles. La digitale sera surtout employée en teinture (vingt gouttes seulement) et en infusion (de vingt à trente centigrammes de poudre). Les injections sous-cutanées d'éther et surtout de caféine constituent le meilleur moyen.

Prophylaxie. — Les épidémies de grippe sont si générales qu'il est difficile de songer à autres choses qu'à quelques précautions individuelles : éviter le surmenage, soigner les moindres indispositions dès leur début. On isolera les malades dans une chambre séparée, tant dans leur propre intérêt que dans celui de leur famille. Réunir ensemble plusieurs malades avec accidents pulmonaires graves serait particulièrement dangereux. — La grippe est rare et peu grave chez les jeunes enfants.

CHAPITRE IX

Rage.

Résumé clinique. — La morsure de l'animal enragé n'est suivie de la rage que dans un quart des cas environ, et cette proportion peut encore être beaucoup diminuée par le traitement prophylactique. La durée de la période d'incubation entre la morsure et les premiers accidents est de six semaines en moyenne, mais elle peut n'être que de quelques jours ou s'élever à plusieurs mois. On ne s'alarmera pas trop des accidents purement nerveux, mélancolie, dyphagie qui peuvent tenir à la simple inquiétude du sujet mordu. Mais dès qu'apparaissent le crachotement continuel et l'hydrophobie, les accès convulsifs tétaniformes ou épileptiformes, le pronostic est fatal. Le malade succombe rapidement au bout de trois à quatre jours au plus, aux progrès de la paralysie et de l'asphyxie qu'elle entraîne.

La rage est une des affections que l'hygiène pourrait le plus facilement supprimer. La destruction rigoureuse des chiens errants, le port obligatoire d'une muselière efficace chez tous les chiens ferait disparaître la rage de France comme elle a disparu d'Allemagne.

Traitement de la rage. — Le traitement de la rage confirmée se borne à des palliatifs contre les atroces douleurs du malade. Les piqûres de morphine (jusqu'à 8 et 10 centig. par jour), le chloral à hautes doses en lavements sont les meilleurs moyens en raison des difficultés de la déglutition. Au besoin, on fera faire des inhalations de bromure d'éthyle, nitrite d'amyle ou de chloroforme. Malheureusement avant l'effet calmant l'irritation produite par les premières bouffées inhalées est souvent le signal d'un accès. Le séjour dans une chambre obscure et absolument tranquille diminue la violence des crises et laisse la mort par asphyxie se faire plus doucement. Quoique les enragés n'aient que rarement tendance à mordre on devra prendre contre la possibilité de ces morsures, par les enfants surtout, quelques précautions.

Les nombreux moyens curatifs proposés contre la rage confirmée sont absolument inefficaces. L'acide cyanhydrique (X à XX gouttes de la solution médicinale au centième) a quelque utilité comme calmant.

Prophylaxie. — Devant cette impuissance absolue du traitement tout l'effort des traitements doit donc porter sur la prophylaxie. Aussitôt après la morsure on s'attachera à la faire saigner, à la laver à grande eau, on posera si possible une ligature au-dessus du point mordu. Des cautérisations larges et profondes seront faites le plus tôt possible. Pour agir vite on se contentera souvent d'une tringle, d'un clou rougi au feu. Quand on peut employer ces moyens sans perdre de temps on aura recours à l'anesthésie préalable par la cocaïne au vingtième. Le thermocautère et surtout le galvano-cautère qu'on peut introduire à froid constitueront les meilleurs instruments. La cautérisation a encore paru utile même quand elle n'a pu être faite que plusieurs heures après la morsure.

Si la multiplicité, le siège des morsures rend la cautérisation impossible, on fera de larges lavages avec l'eau bouillie saturée d'iode. Cette solution est supportée même par l'œil (Galtier). On appliquera des ventouses sur la plaie. Parfois l'amputation d'une partie, mâchée, déchirée, un doigt par exemple, sera pratiquée.

Tous ces vieux moyens qui avaient déjà suffi à réduire la mortalité des morsures rabiques de 82 0/0 à 25 0/0 (Proust) ne seront pas négligés, quelle que soit la confiance qu'on puisse avoir dans les vaccinations pastoriennes. Mais le plus tôt possible commenceront les inoculations. La mortalité est actuellement onze fois plus grande chez les sujets non inoculés préventivement que chez les sujets inoculés. Elle ne dépasse guère chez ceux-ci 0, 30 0/0. Encore la mort ne survient-elle guère que chez les sujets mordus à la face, à la pulpe des doigts, atteints de morsures multiples, inoculés tardivement. Il est inutile de décrire la technique de ces inoculations faites exclusivement en France à l'Institut de la rue Dutot. Le séjour à Paris sera de quinze jours à trois semaines environ. On rassurera à l'avance les malades pusillanimes sur la douleur et l'importance de ces injections.

On ne saurait d'ailleurs mettre trop de soin à rassurer le plus complètement possible les malades mordus par un chien enragé. La préoccupation morale paraît ne pas être sans influence sur le développement de la rage. Les vaccinations terminées on prescrira aux malades qui veulent absolument un traitement préventif, l'essence de tanaisie à dose de V à X gouttes par jour.

Une circonstance embarrassante pour le traitement se présente assez souvent. Un malade est mordu par un chien paraissant sain. Faut-il faire les cautérisations profondes, conseiller les inoculations préventives ? Il sera sage, s'il y a le moindre doute de faire les cautérisations qui ne sauraient être différées sans inconvénient. Mais avant de conseiller l'inoculation on réclamera l'examen du chien suspect par un vétérinaire, cet examen dut-il même nécessiter l'abattage et l'autopsie de l'animal. C'est d'après le rapport seul du vétérinaire qu'on pourra prendre cette grosse responsabilité de déconseiller les inoculations.

CHAPITRE X

Impaludisme.

RÉSUMÉ CLINIQUE. — Importance thérapeutique et fréquence extrême.
Formes diverses : Fièvre intermittente. Accidents protéiformes variant à l'infini, soit aigüs, soit chroniques. Traitement d'épreuve dans
les cas douteux.
TRAITEMENT. — 1° Traitement de la *fièvre intermittente simple*. Technique de l'administration du sulfate de quinine; 2° Traitement des
formes larvées et malignes. 3° Traitement de la *cachexie palustre*.
4° Traitement de *l'impaludisme chez l'enfant*.
PROPHYLAXIE générale et individuelle.

Résumé clinique. — L'impaludisme est après la syphilis
l'affection à laquelle le médecin praticien doit toujours songer. C'est en effet une des rares affections ayant un médicament spécifique et offrant à la thérapeutique des occasions de
réel triomphe.

L'impaludisme est extrêmement fréquent. En France ses formes sévères s'observeront surtout dans les Landes, la Camar-
gue, la Sologne, ou chez des malades ayant séjourné en Algérie,
au Sénégal, au Tonkin ; mais partout on observera des cas plus
légers d'impaludisme. A Paris même les environs de la Bièvre,
du canal Saint-Martin, du Parc Monceaux, sont de véritables
foyers palustres. Dans toutes les régions les grands travaux
de terrassement, les curages de fossés font naître l'impaludisme. On voit même se former au fond des cales des navires
mal tenus, dans les cours et les latrines malpropres ce qu'on
a pittoresquement nommé des *marais artificiels*.

Les accidents palustres s'observent chez les plus jeunes enfants.

Tous les traumatismes et surtout ceux qui portent sur la rate
sont souvent une cause d'accès.

La forme intermittente de l'impaludisme est facile à diagnostiquer. Ses accès surviennent le matin tantôt tous les jours (type quotidien), tantôt tous les deux jours (type tierce), tantôt tous les trois jours (type quarte). Ils offrent les stades successifs de frisson, de chaleur et de sueur. Il n'en est pas de même des autres formes. Accidents gastriques, accidents bilieux, accidents typhoïdes, accidents cholériformes, hémorrhagies, albuminurie, accidents nerveux de toute espèce : coma, épilepsie, délire, otites, iritis, accidents pulmonaires mêmes constituent les principales formes aigues de l'impaludisme. Dans les accidents chroniques on trouve la cachexie palustre, les névralgies des divers nerfs et surtout du trijumeau. En réalité l'impaludisme, une fois qu'il a touché un malade, joue un rôle plus ou moins grand dans toutes les affections qui atteindront plus tard ce malade. Dans quelques cas l'hypertrophie de la rate permettra, en présence de ces accidents si variés, de soupçonner l'impaludisme, mais le plus souvent ce n'est que par le traitement d'épreuve qu'on pourra juger la question. Le sulfate de quinine est heureusement un médicament précieux, tonique, antiseptique, fébrifuge. On pourra le prescrire avec moins d'hésitation qu'on ne donne le mercure et l'iodure de potassium dans les affections soupçonnées d'être syphilitiques.

Traitement. — On doit étudier successivement : 1° le traitement de la fièvre intermittente simple ; 2° le traitement des formes larvées et malignes de l'impaludisme ; 3° le traitement de la cachexie palustre ; 4° le traitement de l'impaludisme dans l'enfance ; 5° la prophylaxie de l'impaludisme.

Traitement de la forme intermittente. — Pendant l'accès même, l'indication générale est d'abréger le plus possible la durée de chacun des stades de l'accès. Pendant le stade de frisson on réchauffera le malade par de chaudes couvertures, des boules chaudes, des grogs, du café, du thé au rhum brûlants afin d'arriver au plus tôt au stade de chaleur. Le stade de chaleur survenu, on insistera moins sur les premiers de ces moyens péniblement supportés, mais on tâchera de continuer

les boissons chaudes pour arriver au plus tôt au stade de sueur.
A ce moment le malaise est d'ordinaire moindre et il suffit de
bien protéger le malade contre les refroidissements.

Reste à prévenir le retour de nouveaux accès. Le quinquina
et les sels de quinine sont le spécifique de l'impaludisme ; ils
tuent rapidement les animalcules palustres. Mais d'une part
leur action doit être prolongée, car leur efficacité paraît beaucoup moins grande contre les germes que contre les animalcules adultes. D'autre part, s'il existe, comme c'est presque
toujours le cas, de l'embarras gastrique, il importe de donner
tout d'abord un purgatif salin, ou même chez les sujets jeunes
un vomitif. Faute de cette précaution l'action des sels de quinine est beaucoup moins complète.

A quel moment doit-on donner le sulfate de quinine ? Pour
les uns c'est à la fin des accès, le plus loin possible des accès
à venir. Pour les autres c'est au début, au moment où les animalcules palustres sont le plus nombreux dans le sang. En
règle générale on donnera une dose assez forte, 0 gr. 80 cent.
de sulfate de quinine par exemple, aussitôt la fin du premier
accès ; puis on donnera soit matin et soir 0 gr. 40 cent., soit
une dose massive de 0 gr. 60 cent. chaque soir pendant huit
jours environ, en choisissant autant que possible pour l'administration une période d'apyrexie. Mais il n'y a pas, d'après
Laveran, le moindre inconvénient à donner le sulfate de quinine en pleine fièvre. M. Jaccoud donne la quinine de la façon suivante : il donne une dose massive, un gramme en une
seule fois, qui est prise 8 heures après le frisson dans la fièvre quotidienne, 12 heures après le frisson dans la fièvre
tierce, 18 à 36 heures après le frisson dans la fièvre quarte.

Sous quelle forme donner le sulfate de quinine ? La plupart
des malades le prennent assez bien en dilution dans de l'eau
pure, ou du café noir. D'autres, en raison de l'amertume, ne
peuvent le prendre qu'en perles ou en cachets. En ce cas, le
malade devra boire assez abondamment après chaque cachet.
En Allemagne on prescrit souvent le sulfate de quinine mélangé de partie égale de poudre de Dower et donné dans du
thé froid ou chaud qui masque assez bien le goût.

Pendant combien de temps donnera-t-on le sulfate de quinine ? La règle sera de le continuer en diminuant les doses à 0 gr. 60 cent. par jour, pendant six jours au moins après que tout accès aura disparu. Au moment où l'on suspendra le sulfate de quinine, on insistera sur les toniques, café, cognac, vin vieux, kola, coca, arsenic et surtout quinquina.

Quand le sulfate de quinine, donné à doses suffisantes pendant trois à quatre jours, semble sans action, on doit rechercher la cause de l'inefficacité : 1° dans la mauvaise qualité du médicament ; 2° dans la persistance de l'embarras gastrique. Si aucune de ces causes ne peut être invoquée, on essaiera de remplacer le quinine par la poudre de quinquina. Huit grammes de poudre de quinquina jaune donnés chaque jour en deux fois réussissent parfois dans des cas où le quinine a échoué.

Comme type de l'électuaire, on peut citer le suivant :

Poudre de quinquina jaune.	25 gr.
Poudre de centaurée..	5 gr.
Poudre de cannelle	2 gr. 50
Sp. de quinquina gris.	q. s.

A prendre dans les 24 heures.

Enfin on peut essayer la voie hypodermique. Les injections sous-cutanées de sels de quinine peuvent être rendues absolument indispensables par l'intolérance gastrique. Leur technique sera étudiée avec le traitement des formes malignes.

La voie rectale est un mode d'administration beaucoup plus infidèle que la voie cutanée. La formule de lavement quinique la plus usuelle est la suivante :

Sulfate neutre de quinine.	1 à 2 gr.
Jaune d'œuf	n° 1
Eau.	100 gr.

Faire précéder d'un grand lavement tiède. Ce lavement devra être gardé le plus longtemps possible.

Enfin les injections sous-cutanées d'acide phénique peuvent c____ner un succédané de la quinine. Dieulafoy injecte par jour quatre à huit seringues de Pravaz de la solution suivante :

Acide phénique cristallisé en neige. . . . . . .   0 gr. 50
Eau distillée.. . . . .   50 gr.

Les précautions hygiéniques pendant toute la durée de ce traitement seront rigoureuses. Le moindre excès de nourriture, le moindre refroidissement peuvent faire reparaître les accès. Le café, le lait, les eaux alcalines ont l'avantage d'être bien tolérées par l'estomac et d'activer la diurèse.

La décoction de citron jouit comme tisane adjuvante du quinine d'une grande réputation dans les pays tropicaux (Maglieri). Le bleu de méthylène proposé par Ehrlich serait sans efficacité (Laveran).

Traitement des formes larvées et malignes. — Ces formes sont essentiellement variables d'allures. Aussi la règle chez tout sujet suspect d'impaludisme d'essayer le sulfate de quinine quels que soient les accidents doit-elle être absolue.

Dans beaucoup de cas le médicament sera donné par la bouche comme dans la forme intermittente simple. Les doses seront seulement plus fortes, sans qu'il soit jamais utile de dépasser par jour 1 gr. 60 donné en deux fois. La médication sera commencée le plus tôt possible, aussitôt le diagnostic soupçonné. On verra parfois de fausses fièvres typhoïdes, de fausses pneumonies, de fausses apoplexies, de fausses méningites céder comme par enchantement.

Dans les cas graves, dans les formes pernicieuses des pays tropicaux les injections cutanées s'imposent pour agir plus vite. Souvent aussi elles sont indispensables dans des formes moins sévères, lorsque le malade avale ou tolère difficilement les doses élevées de quinine.

De nombreuses formules ont été proposées pour l'administration de la quinine par la voie sous-cutanée. Laveran emploie surtout la solution de 1 gramme de sulfovinate de quinine pour 4 grammes d'eau. La formule de de Beurmann permet une concentration plus grande.

Bichlorhydrate de quinine.   5 gr.
Eau distillée . . . .   q. s. pour dix centimètres cubes.

Cette solution doit être claire. A la condition d'enfoncer

l'aiguille profondément, de se servir d'une aiguille et d'une seringue propres, elle est tolérée sans eschares et sans abcès. Dans les formes graves, on injectera d'emblée à la région fessière 1 gramme de sel quinique, soit quatre seringues de Pravaz de la solution de Laveran, deux seringues de la solution de de Beurmann.

A côté de cette indication fondamentale les symptômes prédominants fournissent de nombreuses indications accessoires : frictions, boissons chaudes et stimulantes contre l'algidité ; caféine, marteau de Mayor contre la détresse cardiaque ; ventouses contre la congestion pulmonaire ; glace et même sangsues aux apophyses mastoïdes contre la congestion cérébrale. En cas d'accidents intestinaux à forme cholérique ou dysentérique ou insistera sur les lavements de quinine.

Dans nos pays, les accidents larvés de l'impaludisme les plus fréquents sont les névralgies. Des pansements de dents cariées au sulfate de quinine auraient parfois calmé instantanément certaines névralgies ayant résisté à tout autre moyen.

Traitement de la cachexie palustre. — La quinine constitue encore le grand médicament. Mais ce n'est que par un régime des plus attentifs et en particulier en évitant l'abus du tabac et de l'alcool qu'on arrive à faire tolérer l'emploi prolongé de doses même faibles de quinine. Une dose de dix centigrammes par jour est à peu près le maximum qui reste longtemps supporté. — L'extrait de quinquina, la macération de quinquina, la bière de quinquina, les vins de quinquina, plus facilement acceptés, sont moins efficaces. — Toutes ces préparations devront être données à la fin des repas et jamais au début.

L'arsenic vient en deuxième ligne après le quinquina. Là encore on donnera des doses plutôt faibles, débutant par un à deux granules de Dioscoride, quatre à huit gouttes de liqueur de Fowler pour n'augmenter que très lentement.

Les préparations de fer, de coca, de kola, de tannin peuvent être essayées. L'hydrothérapie est d'une très grande utilité contre les engorgements abdominaux et surtout ceux du foie et de la rate. Les douches froides ne seront données qu'avec prudence, car elles réveillent souvent les accès fébriles. (Laveran).

Le changement d'air, le séjour dans un climat sain, les bonnes conditions hygiéniques constituent enfin un des moyens de traitement les plus efficaces. Il s'impose dans toutes les formes graves de cachexie palustre.

Le traitement thermal est souvent d'une grande utilité. Les stations particulièrement indiquées sont Vichy en cas d'engorgement hépatique, Royat en cas d'anémie, Plombières en cas d'état subfébrile persistant.

TRAITEMENT DE L'IMPALUDISME CHEZ L'ENFANT. — Chez l'enfant plus encore que chez l'adulte on doit songer à l'impaludisme. Les manifestations soit aiguës, soit chroniques, sont fréquentes même à Paris, même chez l'enfant à la mamelle. Le traitement est le même avec quelques variations pour le mode d'administration et les doses du médicament. Voici la pratique de M. Jules Simon.

Le sulfate de quinine est parfois accepté par les enfants un peu grands en le mélangeant de poudre de réglisse, en le dissolvant dans du café noir, du sirop d'écorces d'oranges amères, en petits cachets. A partir de huit ans presque tous les enfants acceptent la potion suivante :

Sulfate de quinine.	0 gr. 50
Eau.	100 gr.
Acide sulfurique.	1 goutte
Sp. de codéine.	5 à 10 gr.
Sp. tartrique.	q. s.

Mais au-dessous de huit ans le mieux est de prescrire de très petites pilules argentées d'un centigrammme chacune données dans des confitures. On peut aussi donner les lavements de quinine en doublant la dose qui serait prescrite par la voie buccale. Dans les cas graves on n'hésiterait pas à faire des injections sous-cutanées.

Avant un an M. Simon donne des doses de sulfate de quinine variant de 0 gr. 05 à 0 gr. 15 cent. dans un lavement additionné d'une goutte de laudanum de Sydenham. Il fait en même temps pratiquer aux aisselles et aux aines des frictions avec une pommade composée de sulfate de quinine et de cold-cream à parties égales.

Chez un enfant de deux ans la dose de quinine donnée en lavement atteindra 0 gr. 20 centigrammes.

De deux ans à quatre ans on donnera soit 0 gr. 20 par la bouche, en vingt petits granules, soit 0 gr. 40 en lavement. En cas d'accès violent, M. Simon donne après cette première dose 0 gr. 05 cent. d'heure en heure jusqu'à l'ivresse quinique.

A partir de quatre ans, M. Simon donne par la voie buccale des doses de 0 gr. 30 à 0 gr. 40 cent. Comme chez l'adulte l'emploi du médicament est prolongé quatre ou cinq jours après que tout accès a disparu.

Dans les pays tropicaux ces doses ont été souvent beaucoup plus fortes et Ferreira a donné jusqu'à un gramme par jour à des enfants d'un an.

Prophylaxie. — L'assèchement des marais constitue le principal élément de la prophylaxie générale de l'impaludisme. Les plantations d'arbres au pourtour des marais constituent souvent une barrière de protection des plus utiles. Les plantations d'eucalyptus paraissent avoir une influence réelle. Dans les travaux qui nécessitent de grands mouvements du sol, la saison chaude — la plus favorable malheureusement pour les travaux mêmes — est la plus défavorable au point de vue de l'impaludisme.

La prophylaxie individuelle consistera surtout à éviter le frais du matin et du soir, à porter des vêtements chauds, à avoir une alimentation tonique. Les fenêtres des chambres ne seront jamais ouvertes après le coucher du soleil. Pour les voyages dans les régions palustres, on choisira la saison froide. Les voyages en Algérie et plus encore en Italie sont surtout dangereux quand ils ne sont pas faits de décembre à avril. De très petites doses de quinine ou de quinquina, de très petites doses d'arsenic, des frictions cutanées fréquentes ont une influence prophylactique réelle.

DEUXIÈME PARTIE

MALADIES DE LA NUTRITION
INTOXICATIONS AIGUES ET CHRONIQUES

CHAPITRE PREMIER

Arthritisme.

RÉSUMÉ CLINIQUE. — Les parentés et le domaine de l'arthritisme. Ses étapes : 1º Période des simples troubles fonctionnels : leur multiplicité. 2º Période des lésions matérielles : les lésions vasculaires, la phtisie arthritique.

TRAITEMENT : 1º *Hygiène* : climats, vêtements, régime etc. ; 2º *Médicaments* : sulfate de quinine, digitale, opium, bromures, toniques, iodure de potassium, arsenic ; 3º *Traitement hydrominéral*.

Résumé clinique. — Le domaine de l'arthritisme est bien mal déterminé. L'arthritisme se confond en partie avec la neurasthénie des modernes et avec l'hypocondrie des anciens, avec le ralentissement de la nutrition. Les relations avec l'herpétisme sont telles que nous suivrons comme guide principal pour son étude le *Traité de l'herpétisme* de Lancereaux. Le nombre d'affections que l'arthritisme englobe est si considérable qu'on a pu dire en plaisantant que l'arthritisme était toute la pathologie.

En réalité, l'arthritisme est une diathèse fort contestable en théorie. En pratique elle a ce très grand avantage de réunir un certain nombre d'affections offrant des règles générales d'hygiène et de thérapeutique communes. Lancereaux distingue dans l'herpétisme ou l'arthritisme deux périodes : celle des troubles fonctionnels, celle des lésions matérielles.

Les troubles fonctionnels sont très variés. Le prurit cutané le prurit vulvaire, le prurit anal peuvent être insupportables. Les névralgies très fréquentes aussi sont souvent accompagnées de phénomènes congestifs. Les viscéralgies qu'elles frappent, l'estomac, l'intestin, la vessie, l'utérus déterminent souvent des douleurs atroces. La migraine est la caractéristique même de l'artrithisme. L'asthme est très fréquent ; c'est souvent dans l'enfance une des manifestations les plus précoces de la diathèse ; parfois l'asthme a été précédé par une manifestation plus précoce encore : le spasme de la glotte. Les palpitations souvent très violentes et très pénibles sont, surtout quand elles s'associent à la névralgie intercostale, une des grandes causes des préoccupations hypocondriaques. Une autre cause très vive de ces préoccupations sont les troubles du côté des organes génitaux : pollutions nocturnes, érections capricieuses et difficiles.

Les troubles fonctionnels prennent fréquemment le caractère spasmodique ou congestif. Les spasmes détermineront de la cystite du col, du vaginisme, de l'œsophagisme, ils joueront un rôle important dans la fissure anale. Les congestions entraînent des hémorrhagies diverses : épistaxis, hémoptysies, hématémèses, melœna, métrorrhagies, flux hémorrhoïdaux. Ces hémorrhagies soulagent souvent beaucoup les malades. Elles sont une cause journalière, en faisant penser à des affections graves, d'erreurs de diagnostic et de pronostic. Sans doute est-ce à ces troubles congestifs qu'il faut rapporter les troubles de sécrétion fréquents chez les arthritiques ; sueurs, diarrhée, polyurie. Les sueurs sont locales ou généralisées, souvent froides ; elles sont en été particulièrement fréquentes et exposent à des bronchites incessantes. La diarrhée quelquefois très bilieuse survient peu après le repas ; sans coliques très vives. La polyurie survient aussi après le repas sous l'influence du thé, du café. Elle survient aussi sous l'influence des variations brusques de température. Elle s'accompagne parfois d'une albuminurie peu abondante persistant des années sans troubler la santé générale. C'est aussi à des troubles congestifs qu'il faut rapporter les boules œdémateuses du dos des pieds et des mains, les pseudolipomes sus-claviculaires fréquent chez les arthritiques.

Les dispositions morales ont une telle importance pour le diagnostic qu'on doit reproduire la merveilleuse description de Lancereaux : « Les herpétiques sont des gens intelligents, d'une volonté ferme ou chancelante suivant la prédominance de leurs facultés intellectuelles ou affectives. Les hommes instruits, rigides dans le devoir, profondément religieux, de même que les personnes changeantes, jalouses et vindicatives sont généralement entachés de cette maladie. On pourrait donc dire que les herpétiques constituent la meilleure et la pire portion de l'humanité. S'il a le jugement droit, l'herpétique devient parfois un inventeur, s'il ne voit pas juste il reste dans le spiritisme, le magnétisme, le mysticisme. L'esprit de cet homme est inquiet, chercheur, insatiable, le plus souvent triste, à moins que la tristesse ne soit remplacée par une gaîté exagérée, folle, comme si la pondération faisait défaut. L'inquiétude porte sur les choses les plus diverses, matérielles ou spirituelles, et le plus souvent sur la santé. »

Arrive enfin, tardivement dans la forme bénigne, la plus fréquente, plus rapidement dans la forme grave la période des désordres matériels. Du côté de la peau on a signalé l'érythème, l'urticaire, le lichen, le pityriasis, le psoriasis, l'eczéma, le pemphigus, l'acné, la calvitie précoce du sommet de la tête. Du côté des muqueuses on retrouve presque toutes les maladies connues : rhinites, blépharites, angine glanduleuse, laryngites, bronchite parfois suraiguë, emphysème, psoriasis lingual, dilatation de l'estomac, entérite membraneuse, constipation, gravelle, blennorrhée, herpétides utérines. Du côté du système locomoteur on a signalé le torticolis, la crampe des écrivains, le tremblement, la rétraction de l'aponévrose palmaire, les varices, l'arthrite sèche. Du côté des organes des sens l'épisclérite, l'iritis, l'otite sèche paraissent souvent d'origine arthritique.

Mais c'est du côté des vaisseaux que se fait la lésion importante, la lésion par laquelle meurent les arthritiques, l'athérome artériel avec ses complications : aortite, artério-sclérose généralisée, hémorrhagie et ramollissement cérébral, néphrite interstitielle. Cette lésion est ordinairement tardive. « Malgré une santé délicate en apparence, les herpétiques vivent vieux à cause de leur vivacité nerveuse et de leur sobriété ». La tuberculose est rare chez eux et reste relativement bénigne. Elle frappe surtout les âges avancés au contraire de la tuberculose des scrofuleux qui atteint les sujets jeunes. Le cancer est fréquent chez les arthritiques.

Si l'on ajoute que l'arthritisme joue un rôle considérable dans la plupart des affections mentales et nerveuses, qu'on le retrouve dans la goutte, le diabète, l'obésité, le rhumatisme, on comprendra que cette diathèse est en réalité la moitié de la pathologie des peuples civilisés. L'autre moitié appartient à la scrofule et à la tuberculose. C'est par la scrofule que disparaissent les classes pauvres. C'est par l'arthritisme que disparaisssent les classes riches. En dehors de ses accidents personnels, l'arthritisme produit dans la descendance la diminution de la taille, l'amincissement du corps avec aplatissement du thorax, état glabre de la région sternale. En dépit de son existence un peu artificielle et conventionnelle on doit conserver la notion de l'arthritisme, surtout pour le traitement des malaises, des indispositions qui forment le fond de la clientèle de ville.

Traitement. — HYGIÈNE DES ARTHRITIQUES. — Cette hygiène a été très bien résumée par le Dr Cazalis d'Aix. Le grand problème est d'activer la nutrition. Quand la gymnastique, l'hydrothérapie peuvent être commencées dès l'enfance, elles constituent la véritable prophylaxie de l'arthritisme. Mais plus tard des précautions sont nécessaires. L'arthritique craint la fatigue et l'humidité. Pour stimuler la peau, on devra renoncer aux douches froides. Il faudra se contenter de bains sulfureux ou excitants (sel de Pennès). Les bains mêmes devront être espacés dans quelques cas. Il faudra se borner aux frictions sèches et stimulantes. Le séjour, l'exercice au grand air seront favorables. Les climats humides, le bord de la mer sont souvent nuisibles. Les climats d'altitude sont d'ordinaire bien supportés. L'arthritique portera en contact direct avec la peau des vêtements de laine fréquemment changés. La chaussure mérite une attention spéciale. Enfin la distraction est nécessaire aux arthritiques. Leur esprit inquiet s'accommode aussi mal que leur constitution physique de l'oisiveté.

Le régime de l'arthritique dépendra souvent des accidents prédominants : diabète, obésité, gravelle, lithiase biliaire, dilatation de l'estomac. Les arthritiques supportent mal en général le vin et surtout l'alcool, le thé, le café. Ils supportent mal le tabac. Les soupes et bouillons gras, les graisses, les huiles sont mal digérées. Plus que tous autres ils ont parfois des répugnances bizarres contre tel ou tel aliment en particulier : fraises, asperges, huitres, moules, coquillages, œufs par exemple. Dans le régime des arthritiques on doit presque toujours se préoccuper de la constipation mais on n'oubliera pas que le régime végétarien trop exclusif prédispose à l'athérome.

Voici le régime formulé par Lancereaux « Faire trois repas réguliers, éviter de manger vite, rester sur l'appétit. Vivre de viandes faites, grillées ou rôties, poisson, jambon, beurre, œufs frais, fromages secs, lait, légumes verts. Ne prendre que peu de pain ; thé ou bière aux repas. Parfois diète lactée absolue.

TRAITEMENT MÉDICAMENTEUX. — Quelques médicaments ont une utilité réelle dans les crises qui traversent l'existence de l'arthritique. Voici ceux que recommande surtout Lancereaux.

Le sulfate de quinine à doses fortes (1 a 2 gr.) réussit assez bien contre les névralgies, les migraines, les arthralgies, les viscéralgies, les hémorrhagies, on débutera par des doses faibles qui seront rapidement élevées. Le médicament s'il doit agir agit vite. On ne continuera donc son emploi que très peu de temps.

La digitale pourra être donnée à faibles doses et d'une façon passagère contre les palpitations et contre certaines formes de migraine.

Contre l'insomnie, les souffrances vagues, erratiques, l'opium sera préférée en cas d'anémie, le bromure de potassium en cas de congestion cérébrale. On ne fera jamais aux arthritiques de piqûres de morphine, ce serait les rendre morphinomanes presque à coup sûr. Dans les crises aigues très douloureuses avec hypocondrie on emploiera le chloral à doses de 2 à 4 gr.

Les toniques, l'huile de foie de morue sont souvent mal supportés par l'estomac. Il en est de même des balsamiques souvent indiqués contre certains accidents de bronchite ou de cystite.

Contre l'athérome, l'iodure de potassium à faibles doses (1 gr. au maximum) et avec des interruptions d'une semaine par mois, semble être le médicament le plus utile.

Contre la diathèse elle-même, l'arsenic paraît le meilleur médicament. Il réussit surtout contre les lésions respiratoires. On donnera la liqueur de Fowler à doses très faibles (VI gttes au plus par jour) pour ne pas provoquer de diarrhée. Au début survient souvent un peu d'exaspération des douleurs, du prurit, des gastralgies, des arthralgies.

Les eaux minérales seront très utiles chez les arthritiques par l'influence complexe de la composition chimique, de la thermalité, de l'altitude, de la distraction. Dans la période sans lésions, Lancereaux indique en général les eaux de Plombières, Néris, Luxeuil, Bourbon-Lancy. En cas d'anémie il conseille Forges. On doit ajouter Royat. En cas de lymphatisme il conseille La Bourboule, St-Nectaire, Bourbon l'Archambault.

A la période des lésions les indications varieront suivant les lésions prédominantes. St-Honoré sera conseillé aux arthritiques très nerveux à artères atteintes. Uriage conviendra aux dermatoses, Allevard aux affections du larynx et des bronches, le Mont-Dore aux accidents d'asthme. Les eaux sulfureuses sont souvent mal supportées. Elles déterminent une exagération momentanée des accidents, parfois des phénomènes congestifs graves. Leur emploi sera surtout externe. C'est ainsi qu'Aix en Savoie sera conseillé dans certaines arthrites.

CHAPITRE II

Goutte.

Résumé clinique. — L'accès de goutte, la crise douloureuse, si brusque, si aiguë, si poignante constitue la grande, souvent la seule préoccupation du goutteux ; souvent il veut à tout prix faire avorter cet accès. Mais en réalité cette fièvre goutteuse est plus un bien qu'un mal. Au prix de quelques jours de souffrance le goutteux débarrassé de l'excès de son acide urique par la crise trouve après une période de convalescence et de faiblesse un bien-être remarquable, bien-être qui pourra devenir définitif si un régime raisonnable vient modifier le vice de la nutrition et en guérissant l'état goutteux chronique empêcher le retour de nouveaux accès.

La goutte chronique, la grande ennemie du goutteux, le préoccupe bien moins que l'accès aigu. Ces joyeux vivants ne se laissent guère tourmenter par quelques douleurs vagues, quelques déformations articulaires, par un peu d'essoufflement, d'œdème des malléoles, quelques palpitations, une polyurie légère. Et pourtant ces accidents sont la première menace des arthropathies qui rendront le malade impotent et podagre, de l'artériosclérose, qui par les lésions du rein, du poumon, du cœur constituera pour lui la grande cause de mort.

Comment en effet meurent les goutteux ? Ils succombent parfois dans un accès aigu emportés par une congestion cérébral ou pulmonaire, une endocardite, quelquefois encore empoisonnés par le colchique. Mais ils succombent surtout en dehors des accès, mourant de leur artério-scériose et des lésions rénales, cardiaques, pulmonaires, hépatiques, cérébrales qu'elle a entassées. Sur la fin de leur vie ils n'ont plus que des accès de douleurs articulaires rares et faibles. C'est à cette transformation lente et chronique des accidents bien plus qu'aux complications brusques survenant tout à coup en même temps que cesse une attaque de goutte aiguë qu'il faut appliquer la vieille doctrine de la goutte remontée.

Les goutteux sont par excellence des arthritiques, c'est-à-dire qu'ils ont eu, précédant ordinairement leur première attaque des accidents divers : eczémas, migraines, catarrhes des voies respiratoires, asthme, rhumatisme articulaire aigu, blennorrhagies et blennorrhées tenaces, dyspepsies, gravelle, congestion hépatique, hémorrhoïdes. Ces accidents et surtout les reliquats chroniques de ces accidents se mêlent vers la quarantaine à la goutte une fois confirmée. Debout d'Estrées a signalé des accidents plus singuliers encore : orchite, grenouillette, affections de l'œil et de l'oreille. Contre tous ces accidents le traitement de la diathèse goutteuse aura souvent une efficacité réelle.

Une forme spéciale de goutte, la goutte due à l'intoxication saturnine offre une importance pour le traitement. Elle comprend une bonne part des cas de goutte qui s'observent en dehors des classes aisées aux professions sédentaires, à la vie large et plantureuse.

Traitement. — 1° TRAITEMENT DE L'ACCÈS DE GOUTTE. — La pratique de Cullen qui se contentait de conseiller la patience et la flanelle est plus sage et à coup sûr moins meurtrière que ne le seraient les révulsifs violents, les sangsues, les saignées, la teinture de colchique, l'opium ou la morphine. Mais pour

un malade qui souffre atrocement, cette expectation complète
ne serait guère acceptée. Quelques moyens inoffensifs permettent heureusement d'atténuer les douleurs, de limiter la durée
de l'accès.

Pour calmer les douleurs, le repos complet de l'articulation
sera assuré par le séjour absolu au lit, par un bon pansement
de ouate recouvert d'un taffetas imperméable, pansement qui
sera renouvelé aussi rarement que possible. A chaque changement du pansement on peut faire des badigeonnages au
laudanum, à l'huile de jusquiame, de belladone, de camomille
camphrée, toujours appliqués tièdes. Défiez-vous des irritants
même aussi anodins que la teinture d'iode ou le chloroforme.
Quelques goutteux sont très soulagés par l'enveloppement
dans de larges cataplasmes de farine de graine de lin tièdes,
arrosés d'une mixture calmante. La plupart ne peuvent en
supporter le poids. Beaucoup même réclament un cerceau qui
éloigne de l'articulation malade le frôlement des couvert...
Ce cerceau ne doit être ni trop large ni trop haut pour   pas
devenir une cause de refroidissement.

Comme médicament interne, le plus inoffensif est le chloral
à faibles doses, deux, trois, quatre cuillerées de sirop dans
le cours de la nuit. Si le cœur est lésé, défiez-vous de ce médicament. Le salicylate de soude que M. Sée donne à la dose
de 3 à 4 grammes par jour calme assez bien la fluxion articulaire, mais il est dangereux en cas d'élimination rénale insuffisante. L'existence d'albumine, même en petite quantité,
dans l'urine est une contre-indication pour ce médicament.

Défiez-vous beaucoup de l'opium, plus encore des injections
de morphine. Défiez-vous surtout du colchique et des innombrables préparations que proposeront les parents et amis du
malade et qui, sous une étiquette plus ou moins mensongère,
ont le colchique pour principe actif. Bouchard l'a bien montré, ce n'est qu'au déclin de l'accès, au douzième jour au plus
tôt qu'on peut songer à ce médicament pour enrayer comme
on le verra plus loin un accès traînant.

Pour limiter la durée de l'accès rien ne vaut la diète absolue. Les boissons seront abondantes pour activer la diurèse :

lait, tisane de chiendent, de pariétaire, de queues de cerises, de stigmates de maïs, eau d'orge. Ces tisanes sont souvent mieux acceptées fraîches que chaudes. On peut les additionner de carbonate de soude à dose de 2 grammes, d'acétate de potasse à dose de 1 à 3 grammes, de lithine à dose de 1 gramme par jour.

Les complications légères qui peuvent entrecouper l'accès seront traitées avec ménagements. Si marqué que soit l'embarras gastrique ne donnez pas de purgatifs énergiques ni surtout de vomitifs. Quelques lavements suffiront contre la constipation ; un peu de potion de Rivière, d'eau chloroformée diluée au tiers, calmeront les vomissements et les nausées ; l'application de serviettes chaudes, de cataplasmes très chauds faiblement sinapisés suffira contre les douleurs épigastriques. Contre la fièvre trop intense atteignant 40°, Legendre recommande le sulfate de quinine donné le soir, en 2 doses de 50 centigrammes chacune à 1 heure d'intervalle.

La congestion pulmonaire est assez fréquente. La position demi assise, le décubitus sur le côté, l'application répétée de ventouses sèches constitueront les principaux moyens.

Au déclin de l'accès la médication peut devenir plus active. Le colchique, le salicylate de soude peuvent être employés pour abréger l'accès, activer le dégorgement articulaire.

Le colchique n'est donné par M. Bouchard qu'à partir du 10e jour. Pendant 3 jours de suite, le malade prendra soit 10 grammes de vin de colchique, soit 40 gouttes de teinture de colchique dans la journée. On suspendra ce médicament s'il survient des sueurs abondantes, une diurèse excessive, de la diarrhée, des vomissements. Parfois après un accès de goutte ainsi abrégé le malade a trois semaines ou un mois après un autre petit accès. Mais cet inconvénient est minime placé en comparaison des inconvénients d'un accès par trop prolongé.

Le salicylate de soude ne sera au déclin de la crise aiguë donné qu'à la dose de 3 à 4 grammes par jour.

Traitement de la diathèse goutteuse. — *a) Traitement hygiénique.* — L'hygiène générale sera celle de l'arthritique.

Les frictions sèches de la peau, le massage, les bains chauds, l'exercice modéré au grand air, la vie active, le séjour dans les pays secs et chauds, ou au moins dans une chambre au midi exempte d'humidité constitueront les principaux moyens. Le goutteux se défiera surtout des froids humides du printemps et de l'automne. L'exercice ne sera jamais chez lui poussé jusqu'à la fatigue. Le surmenage par exercice excessif, travail intellectuel trop soutenu, veilles prolongées, excès de coït (Podagra Bacchi Venerisque filia) est très défavorable au goutteux. L'hydrothérapie même et surtout les bains froids peuvent devenir très nuisibles. Malheureusement les goutteux s'astreignent mal à un entraînement quotidien, progressif, modéré. En tout, exercice comme repos, ils ont tendance aux mesures extrêmes.

Le régime sera sobre avant tout. Comme boissons les vins blancs légers, le vin de Bordeaux largement coupé de bonne eau non calcaire ou d'une eau alcaline légère seront préférés. Le lait est permis mais plaît rarement aux goutteux. Le Bourgogne, l'alcool, les liqueurs, le champagne, les vins d'Espagne, le thé seront au contraire interdits. Le café peut être permis à faible dose. Le cidre est très favorable d'après Denis Dumont. Les bières et surtout les bières fortes et alcooliques seront déconseillées.

Les repas seront pris lentement et à heures régulières. Les aliments solides à exclure sont : 1° comme viandes les viandes noires, le gibier, les viandes avancées, fermentées, les mollusques, les crustacés ; 2° comme légumes, l'oseille, les épinards, les tomates, la choucroute ; 3° comme desserts, les pâtisseries, les fromages avancés. De plus comme viandes les aliments gras, les œufs, le poisson, comme légumes les féculents et par suite le pain ne seront pris qu'avec ménagements. Les fruits sont favorables et les cures de fraises et de raisin sont populaires contre la goutte.

La remarque faite pour l'hygiène générale s'applique à l'alimentation. Il n'est pas rare de voir des goutteux pousser à l'excès la sévérité du régime, joindre un exercice excessif à une nourriture absolument insuffisante et s'affaiblir rapidement.

b) Médicaments. — Contre la diathèse goutteuse elle-même on peut de temps à autre, tous les trois ou six mois donner pendant une semaine 4 grammes de salicylate de soude par jour. La médication alcaline a aussi ses partisans. Le bicarbonate de soude à dose de 3 à 5 grammes par jour, le bicarbonate, l'acétate de potasse à dose de 1 gramme par jour seront pris pendant assez longtemps. Chez les goutteux âgés déjà ou anémiques, chez ceux qui ont en même temps de la gravelle on préférera de beaucoup la lithine. Le carbonate de lithine sera donné dans l'eau de Seltz à dose de 0 gr. 20 à 0 gr. 50 par jour. L'iodure de lithine préféré par Bouchard peut être donné à dose de 1 gramme dans l'eau simple où il est très soluble. Chez les goutteux rhumatisants le salicylate de lithine à dose de 1 à 2 grammes par jour semble d'une efficacité spéciale.

D'autres indications seront fournies par les nombreuses affections qui coexistent avec la goutte. En cas de troubles pulmonaires le benzoate de soude à dose de 2 grammes par jour sera indiqué. En cas d'artérite et de troubles cardiaques on préférera l'iodure de lithine. L'iodure de sodium à faibles doses (0 gr. 50 cent.) réussira bien si l'estomac le tolère. La dyspepsie, la congestion hépatique, la constipation et la stercorémie très fréquentes, la gravelle rénale, les cystites pourront aussi imposer des indications.

c) Traitement des lésions articulaires. — Les lésions articulaires locales laissées par la goutte pourront constituer une infirmité réelle, et devront être traitées avec soin. Le massage fait avec modération est excellent. L'électricité sera surtout employée sous forme de courants continus. On peut tremper la plaque positive appliquée sur la région malade dans une solution de lithine et mettre au loin la plaque négative. On se défiera des douches de vapeur ou sulfureuses. Comme médicaments l'iodure de sodium et l'iodure de lithine ont le plus d'utilité dans les états chroniques. Le salicylate de lithine réussit dans les états subaigus.

d) Traitement hydrominéral. — Ce traitement devra être

dirigé avec ménagements et en particulier sans abuser des bains.

Chez les goutteux très sanguins à crises violentes, à congestion hépatique, Vichy reste la station de choix. Vichy est également désigné en cas d'association de la goutte et du diabète. Chez les goutteux anémiés, nerveux, Royat sera par contre préféré. Contrexéville sera indiqué dans le cas d'association de la goutte et de la gravelle rénale. Les eaux sulfureuses sont très mal tolérées. Exception doit être faite pourtant pour Aix chez les rhumatisants goutteux, plus rhumatisants encore que goutteux, à lésions locales tenaces et prédominantes. Plus qu'ailleurs le traitement devra être très surveillé.

Chez les goutteux qui ne peuvent faire le voyage on peut essayer à domicile l'emploi de l'eau des Célestins (Vichy) Saint-Mart et César (Royat). Chez les goutteux graveleux, à estomac susceptible, l'eau de Vittel (Grande source) sera mieux digérée que celle de Contrexéville.

CHAPITRE III

Diabète.

I. Diabète gras. Résumé clinique. Symptômes qui font soupçonner la glycosurie. Recherche du sucre. Importance des analyses complètes de l'urine. Eléments du pronostic. Mort des diabétiques.

Traitement : 1° *Hygiène générale* : massage, aérothérapie, électricité, métallothérapie. 2° *Régime*, sobriété, régimes de Bouchardat, Dujardin-Beaumetz, les succédanés du pain et du sucre, régimes de Cantani, de Dongkin. Importance du régime contre la glycosurie. 3° *Médicaments*. Leurs inconvénients. Quinine, arsenic, alcalins, antipyrine, bromure, opiacés, valériane, mode spécial d'administration 4° *Traitement thermal*. 5° *Traitement des complications*, pneumonie, coma, tuberculose, albuminurie, affections et interventions chirurgicales.

II. Diabète cachectique. Résumé clinique. Polyurie, phosphaturie, azoturie, albuminurie.

Traitement. Hygiène spéciale. Indications fournies par la polyurie, la cachexie, la phosphaturie, la syphilis, l'impaludisme.

Le diabète comporte deux formes si différentes qu'elles doivent être étudiées séparément comme deux maladies distinctes. La première est la forme commune, le diabète gras évoluant lentement, n'amenant que très tardivement et même n'amenant pas toujours la cachexie. Cette forme est compatible avec une santé tolérable et une très longue survie. La seconde forme est le diabète maigre, beaucoup plus rare, aboutissant à une cachexie rapide. A cette forme se rattache l'étude de l'azoturie et de la phosphaturie.

I. — Diabète sucré ordinaire.

Résumé clinique. — C'est souvent par un simple hasard, une analyse fortuite qu'est découverte la glycosurie. Chez tous les malades ayant passé la quarantaine et surtout chez ceux qui ont des antécédents arthritiques : goutte, gravelle, migraines, dyspepsie, eczéma, obésité, certains troubles peuvent mettre sur la piste de la glycosurie. Tantôt ce sera la fatigue musculaire, l'amaigrissement. Tantôt ce sera la soif, la sécheresse spéciale de la bouche, de la langue, du pharynx, l'ébranlement, la chute, la carie des dents. Souvent ce sera la polyurie, plus rarement la polyphagie. Quelques troubles du côté des organes génitaux doivent être aussi très suspects. Ce sera par suite de l'irritation due à l'urine sucrée, la balanite, le phimosis chez l'homme; le prurit vulvaire, parfois atroce, chez la femme. Chez l'homme, l'impuissance est fréquente. Les troubles de la miction, les douleurs font souvent penser à une cystite, à un rétrécissement (faux urinaires glycosuriques de Bazy). Parfois les corps caverneux s'indurent, renferment des nodosités qui coudent la verge au moment de l'érection. Les affections cutanées : furoncles, prurigo, lichen, impétigo, herpès sont également très fréquentes. Certains troubles nerveux : hyperesthésies, névralgies symétriques, en particulier du sciatique et du trijumeau, peuvent aussi constituer le début du diabète. Enfin les troubles visuels, l'amblyopie ont une réelle importance.

Dans d'autres cas ce n'est plus à la suite d'un de ces troubles peu importants, c'est à la suite de quelque complication grave qu'on soupçonnera le diabète. Ce sera à propos d'un anthrax, d'un phlegmon diffus, d'une gangrène des extrémités à forme humide et surtout à forme sèche. Ce sera à propos d'une pneumonie ou d'une broncho-pneumonie grave avec tendance à la suppuration et à la gangrène du poumon. Ce sera à propos d'une tuberculose débutant chez un sujet âgé déjà et à marche rapide. Ce sera enfin à propos d'accidents cérébraux de coma diabétique.

On voit donc combien sont nombreuses et variées les affections qui doivent faire rechercher le sucre dans l'urine. Sans entrer dans les détails de l'analyse chimique il faut remarquer que cette analyse est délicate et offre de nombreuses causes d'erreur. La liqueur de Fehling, le réactif le plus souvent employé, change facilement de teinte avec les urines épaisses, chargées, surtout quand la quantité d'urine est en excès. La coloration jaune-rougeâtre qu'elle prend ne doit pas en imposer pour la réduction, pour le précipité rouge brun d'oxyde de cuivre. Enfin les analyses doivent être répétées, une glycosurie accidentelle n'étant pas le diabète. En même temps que de la persistance du sucre on doit tenir compte de sa quantité. Quand cette quantité malgré le régime et le traitement se maintient à un type fixe de 30, 40, 50, 60 grammes sans les grandes oscillations qu'on observe dans d'autres cas et où la quantité de sucre tantôt atteint et dépasse 60 grammes, tantôt tombe à 5 ou 10 grammes ou disparaît complètement, on doit en présence de cette forme à type fixe redouter toujours des complications prochaines (Worms) (1).

Pour conduire d'ailleurs méthodiquement le traitement il importe de connaître deux éléments : 1° la quantité de sucre par litre ; 2° la quantité de sucre rendue dans les 24 heures. Des analyses fréquentes dont le médecin ne pourra ordinairement se charger seront donc nécessaires.

Ces analyses complètes de l'urine sont d'autant plus indispensables que la glycosurie est parfois associée à l'azoturie et à la phosphaturie (déperdition exagérée d'urée et de phosphates). Elle est plus souvent encore associée à l'albuminurie, fait qui aggrave beaucoup le pronostic et complique singulièrement le traitement.

Comme autres éléments rendant toujours le pronostic du diabète grave on doit en dehors de la quantité fixe de sucre et de l'albuminurie citer l'amaigrissement, la somnolence, l'abaissement de la température, les troubles oculaires. D'autres complications : accidents gangréneux, pneumonie, tuberculose, coma portent en elles-mêmes leur gravité.

Traitement. — Après avoir étudié l'hygiène générale, le régime, le traitement médicamenteux du diabète simple il faudra étudier brièvement le traitement des grandes complica-

(1) WORMS. Etude clinique sur le diabète sucré, *Bulletin de l'Académie de médecine*, séance du 14 mai 1880.

tions : pneumonie, coma, tuberculose, albuminurie, intervention chirurgicale chez les diabétiques.

DIABÈTE SIMPLE. — HYGIÈNE GÉNÉRALE. — On activera la nutrition par tous les moyens possibles, exercice, occupations, distractions, voyages, séjour dans un air sec et vif. La peau si fréquemment touchée chez le diabétique, exigera des soins variables : frictions répétées, bains d'air chaud, bains thermoréniseux, bains sulfureux, douches même en cas de sécheresse sans irritation. Les bains alcalins, les bains amidonnés, les bains d'acide carbonique seront préférés en cas d'irritation. De même il faudra tantôt conseiller des vêtements de laine un peu rude, tantôt éviter le contact direct de ces vêtements avec la peau (furonculose). Certains diabétiques à bronchites tenaces et chroniques devront passer l'hiver dans le Midi.

L'oisiveté est funeste aux diabétiques comme à tous les arthritiques. Toutefois les préoccupations morales excessives, le surmenage physique peuvent être une cause de complications. Comme exercice passif le massage sera souvent d'une extrême utilité. On recommandera la gymnastique pulmonaire, les inspirations lentes et profondes. Les bains d'air comprimé, ont donné d'excellents résultats. Il en est de même des inhalations d'oxygène dont on devra toutefois surveiller les effets un peu irritants sur les bronches. Les bains électriques, l'électricité statique constituent un modificateur hygiénique très puissant et souvent très utile de la nutrition chez les diabétiques. Enfin certains diabétiques ont toute confiance dans la métallothérapie. Dans une affection où le système nerveux et les dispositions morales ont une influence si prédominante on ne s'opposerait pas à la métallothérapie externe (applications de plaques de cuivre, de fer, de zinc sur la région du foie). On sera beaucoup plus réservé, pour la métallothrapie interne sauf les indications générales que l'anémie peut offrir pour les sels de fer, le nervosime pour les sels de zinc.

RÉGIME. — La première règle est une grande sobriété. Presque tous les diabétiques sont gros mangeurs. Worms a vu des manifestations diabétiques atténuées ou supprimées par une simple diminution de la nourriture. C'est surtout quand la consommation exagérée porte sur les féculents, le pain, les pâtes, les fruits, les sirops, la bière que surviennent de véritables diabètes alimentaires.

Par le choix des aliments on cherche a réduire au minimum, les substances saccharigènes. Le régime le meilleur reste le régime mixte de Bouchardat. Il sera étudié tout d'abord. Les divers succédanés proposés pour remplacer le pain et le sucre dont la privation constitue la partie la plus pénible du régime seront indiqués plus loin.

La meilleure façon de résumer le régime mixte ordinaire employé en France est d'indiquer les divers aliments permis et défendus. Voici en grande partie cette indication telle que Cheron l'a résumée en partie d'après Dujardin-Beaumetz pour les potages, les viandes, les légumes et les desserts. Il faudra y ajouter les boissons.

Potages. — Permis : Tous les potages gras, le potage aux choux, les juliennes sans navets ni carottes ; les potages aux poireaux et pommes de terre.

Défendus : Bouillies, panades, potages aux pois cassés, aux pâtes, surtout aux pâtes dites de gluten, au lait.

Viandes. — Toutes permises, aussi bien les viandes de boucherie, les volailles et le gibier, que les mollusques et les crustacés. Ne pas employer les sauces à la farine, au lait, à la crème, ni les poissons frits dans la pâte.

Aliments gras, tous autorisés. Il en est de même des œufs (surtout le blanc) caviar.

Légumes. — Ils sont surtout utiles, parce qu'ils introduisent la potasse dans l'alimentation. On fera bien de les blanchir à grande eau.

Permis : Epinards, choux (défendus par Pavy), céleri, haricots verts, pissenlits, salades, de préférence salades cuites.

Défendus : Betteraves, oseille, tomates, carottes, navets, radis, sauf le noir. Huxley a reconnu sur lui-même que les asperges occasionnent une glycosurie passagère.

(1) Cheron, *Union médicale*, 1891, n° 120, 121, 123.

Très peu d'oignons, de poireaux et d'artichauts cuits (Dujardin-Beaumetz) ; quelquefois, le cresson fait augmenter la glycosurie (Sénac).

Desserts. — Permis : Les fromages, olives, noix, amandes, chocolat sans sucre, cacao torréfié.

Défendus : Tous les fruits très sucrés, sauf peut-être les groseilles ; les pâtisseries, les châtaignes.

Naunyn permet les poires et les pommes qui renferment de la lévulose ; il en est de même de Grellety, qui autorise une pomme ou une moitié de poire.

Boissons. — Permis : Vin blanc ou rouge léger, thé et café sans sucre. Il est bon de couper le vin avec des eaux alcalines. Alcools ou liqueurs non sucrés, mais en très petite quantité. Bouchardat allait certainement un peu loin dans les quantités d'alcool et de vin généreux qu'il recommande aux diabétiques. Le malade doit boire à sa soif ; s'il est très altéré on prescrira l'eau fraîche, l'infusion de genièvre, l'eau d'Alet. De grands lavements froids quotidiens calment bien la soif.

Défendus : Cidre, bière, lait, liqueurs sucrées, boissons gazeuses.

Les aliments seront toujours pris lentement et mâchés avec soin, chose rendue souvent difficile par le mauvais état de la dentition. Avant et après chaque repas le malade se lavera soigneusement la bouche.

Pour remplacer le pain supprimé, on a proposé diverses substances. Le pain de gluten est très léger, très fragile, difficile à insaliver et il coupe les gencives, de plus, il a souvent mauvais goût. On peut, d'après M. Carles, éviter une grande partie de ces inconvénients en employant un levain formé d'acide tartrique et de bicarbonate de soude, mais, malgré tout, on aura toujours un produit contenant, au minimum, 19 p. 100 d'amidon.

Pavy a conseillé un pain d'amandes ; ces dernières sont débarrassées de sucre et de dextrine par le lavage à l'eau bouillante acidulée. Ce pain, qui, d'après Cantani, serait le seul remplaçant admissible du pain ordinaire, n'est guère accepté en France par les diabétiques, Kulz a préconisé un pain fabriqué avec de l'inuline, du lait et des œufs.

Tout récemment, on a beaucoup vanté le pain de farine de Soya, qui contiendrait 20,168 de substances protéiques et seulement 2,794 de matières amylacées ; malheureusement, ce pain a eu peu de succès, car il a un goût désagréable.

Un boulanger diabétique du service de Rommelaëre (de Bruxelles) a établi la formule suivante d'un pain spécial :

Farine de gluten	500 grammes.
Beurre	125 —
Eau froide	125 —
Œufs	N° IV
Levure	Petite quantité.

On mélange le ferment à l'eau froide ; on y ajoute les œufs battus en neige (jaune et blanc), puis la farine de gluten et le beurre, préalablement fondu. On pétrit le tout en pâte. On met celle-ci dans un plateau de 20 centimètres de diamètre qu'on expose devant le feu pendant une heure. Enfin, on fait cuire au four. Le goût de ce pain serait excellent (Chéron).

Beaucoup de médecins se contentent de limiter la quantité de pain. D'après Worms beaucoup de diabétiques peuvent manger sans inconvénient 60 à 100 grammes de pain par jour. C'est par des analyses répétées qu'on contrôlera cette tolérance. Dujardin-Beaumetz recommande le pain sans mie, très léger, offrant avec un faible poids une apparence volumineuse ; les diabétiques en raison de leur mauvaise dentition ne mangent jamais beaucoup de ce pain sans mie. Les échaudés peuvent être également essayés. Les pommes de terre enfin contenant moins d'amidon que le meilleur pain de gluten peuvent être substituées au pain ; mais il ne faut pas oublier que c'est à condition de prendre des poids égaux des deux corps (Dujardin-Beaumetz). Or, une seule pomme de terre cuite à l'eau pèse environ 100 grammes, tandis qu'un pain sans mie pèse 30 grammes. Si l'on réfléchit, de plus, que la pomme de terre se mange très facilement, on préférera de beaucoup ordonner le pain, tout en sachant que l'on peut, de temps à autre, permettre une pomme de terre au diabétique (Chéron).

La privation de sucre heureusement moins pénible que celle du pain est plus difficile à suppléer. L'innocuité de la lévulose du miel et de certains fruits n'est pas absolument établie. Celle de la glycérine, si souvent employée pour sucrer les potions, le thé, le café, le cacao des diabétiques est également douteuse ; en outre sa saveur sucrée est assez peu agréable.

Pour Lecorché on peut la prescrire à doses modérées, trois à quatre cuillerées à soupe par jour ; ainsi employée, elle entretiendrait le ventre libre, diminuerait l'intensité de la glycosurie et empêcherait le dépérissement. Ce qu'il y a de plus net, c'est que la glycérine est un des éléments avec lesquels le foie forme du sucre ; on doit donc, d'après Chéron, l'interdire complètement.

La saccharine qui donne une saveur sucrée assez satisfaisante mais traverse l'intestin inaltérée doit être absolument proscrite. Elle provoque vite des troubles gastro-intestinaux ; le malade s'en dégoûte d'ailleurs rapidement (Worms). Si on l'essaye on ne dépassera pas la dose de dix centigrammes par jour et on interrompra souvent. L'addition d'alcalins la ferait plus facilement tolérer (Constantin Paul).

Il suffit de mentionner brièvement les autres régimes. Cantani permet toutes les viandes (foie excepté), gibiers, poissons, crustacés préparées à l'huile d'olive ou à la graisse sans sucre, farine, fécules, beurre, vinaigre, jus de citron. Le vinaigre sera remplacé par de l'acide acétique, le jus de citron par de l'acide citrique étendu. Comme boisson eau pure ou eau de Seltz artificielle à laquelle on peut parfois ajouter 10 à 30 grammes d'alcool rectifié. Si la glycosurie résiste, jeûne absolu de 24 heures pendant lequel le malade ne prendra qu'un peu d'eau et de bouillon gras. Cantani recommande d'ailleurs au malade de manger peu, ce qui paraît superflu, remarque Legendre, étant donné le peu d'attrait d'une telle cuisine.

Dongkin pour unique aliment donne le lait écrémé tiède mais non bouilli en quantités variant de 2 à 6 litres par jour. Une partie du lait peut être pris caillé. La réelle occasion d'essayer ce régime est le diabète compliqué d'albuminurie grave.

Tels sont les principaux régimes. Assurément ils ne s'adressent qu'à un symptôme, la glycosurie. Mais la glycosurie tenant sous sa dépendance la polyurie et le dépérissement organique on conçoit quel sera leur utilité. L'expérience clinique a d'ailleurs fait justice des opinions théoriques et démontre complètement cette utilité.

TRAITEMENT MÉDICAMENTEUX. — Le nombre de médicaments proposés contre le diabète est effrayant. En général il sera sage d'être très sobre de prescriptions. Le mauvais état de l'estomac, l'insuffisance de l'élimination cutanée chez beaucoup de diabétiques devront imposer une grande réserve. Voici les indications générales des principaux médicaments.

Le *quinquina et les sels de quinine* donnés d'une façon prolongée et soutenue occupent certainement le rôle principal dans le traitement du diabète. Worms a obtenu les meilleurs résultats du sulfate de quinine. Legendre préfère le chlorhydrate et le valerianate de quinine. Les doses indiquées sont de 0 gr. 20 à 0 gr. 60 cent. par jour. En général on préférera des doses faibles longtemps continuées. Ces doses seront fractionnées et prises au début des trois repas.

L'*arsenic* constitue avec le quinquina le médicament de fonds dans le diabète. Une des meilleures façons de l'administrer a été indiquée par Martineau. Le malade prend chaque jour dans 1 litre d'eau de Seltz artificielle un paquet contenant 20 centigrammes de carbonate de lithine et 5 milligrammes d'arséniate de soude. Cette solution est prise soit aux repas soit chez les diabétiques très tourmentés par la soif en dehors des repas.

Les *alcalins* en raison de leurs propriétés débilitantes ne doivent jamais constituer dans le diabète qu'un mode de traitement court et accidentel. Sans doute les glycosuriques ont ainsi que le fait remarquer Grisolle une grande tolérance pour ces médicaments. Ils peuvent prendre chaque jour presque indéfiniment 10 à 20 grammes de bicarbonate de soude. Mais il sera sage de ne pas abuser de cette tolérance. C'est surtout chez les diabétiques encore jeunes, vigoureux, obèses et surtout goutteux que les alcalins seront indiqués. Le meilleur mode de réaliser la médication alcaline sera alors une cure de Vichy. La cure faite à Vichy même sera étudiée plus loin au traitement thermal du diabète. Les malades qui prendront l'eau de Vichy à domicile devront faire surtout usage de l'eau des Célestins. Chez les anémiques on préférera l'eau de Mesdames ou du puits Lardy.

L'*antipyrine* à dose de 3 à 4 grammes par jour (Panas et Robin) le *bromure de potassium* à dose de 2 à 4 grammes (Felizet) font diminuer rapidement la quantité de sucre. Mais on doit redouter l'action irritante de l'antipyrine longtemps continuée sur le rein et l'albuminurie possible. On doit redouter l'action déprimante du bromure. Worms insiste sur les désastres produits par le bromure de potassium à doses trop fortes et trop longtemps prolongées. Ce n'est qu'exceptionnellement quand il s'agit de faire diminuer rapidement le sucre, avant une intervention chirurgicale, par exemple, que ces médicaments trouveront leur emploi.

L'*opium*, la *codéine*, la *morphine* abaissent la quantité de sucre mais ils enlèvent rapidement l'appétit, circonstance des plus fâcheuses chez des malades subissant des déperditions excessives et devant à tout prix s'alimenter. Dans certaines bronchites tenaces des diabétiques la poudre de Dower (0 g. 30 à 0 g. 50 cent.) sera utilement associée au carbonate d'ammoniaque (0 g. 50 à 1 g.). Ce mélange pourra être donné dans un **grog** non sucré.

La *valériane* trouve surtout son emploi dans le diabète avec polyurie excessive. Bouchardat dans les 24 heures donnait jusqu'à 20 grammes de teinture de valériane. Des doses de 6 à 8 grammes seront ordinairement suffisantes.

Le *sulfonal* enfin récemment préconisé à dose de 2 à 4 grammes ne sera guère employé qu'en cas d'insomnie.

Une difficulté spéciale à la pharmacologie du diabète est la nécessité de ne pas employer de sucre pour édulcorer les potions. La saccharine, la glycérine remplaceront quelquefois le sucre. Les capsules de gluten devront être aussi préférées aux cachets ordinaires de pain azyme.

Traitement thermal. — Le traitement dans les stations thermales offre pour les diabétiques des grands avantages, non seulement par l'emploi des eaux, mais par le calme d'esprit, et la distraction qu'ils y trouvent. Vichy sera indiqué aux diabétiques jeunes, vigoureux, obèses ou goutteux. Royal conviendra aux diabétiques plus âgés, moins robustes, anémiques. Contrexéville sera indiqué exceptionnellement dans le cas d'association du diabète avec la gravelle. Plombières sera essayé chez les diabétiques avec antécédents palustres ou accidents d'entérite. La Bourboule enfin sera la station des diabétiques tuberculeux. Le traitement thermal sera formellement contre-indiqué dans les formes cachectiques du diabète, dans le diabète compliqué d'albuminurie.

Traitement des complications. — *Pneumonie diabétique.* — Cette pneumonie est grave, mais loin d'être fatalement mortelle. L'alcool, le quinquina, le café seront indiqués comme dans toutes les pneumonies des sujets affaiblis. Le lait sera permis et même recommandé (Merklen). On préférera le lait écrémé tiède. Le sulfate de quinine sera doublement indiqué par la fièvre de la pneumonie et par le diabète. Les doses ne dépasseront guère un gramme. La digitale, la caféine, les inhalations d'oxygène seront employées en cas de détresse cardiaque. Comme révulsifs, on se contentera de ventouses sèches appliquées aussi souvent qu'il sera nécessaire, jamais on ne mettra de vésicatoires à un diabétique (Jaccoud).

Coma diabétique. — Cette complication si grave du diabète s'observe surtout à la suite des émotions morales, des chagrins, des fatigues excessives. Certains régimes par trop sévères, en particulier le régime carné exclusif peuvent également la provoquer. On l'observe de même chez les diabétiques qui résistent par trop à leur soif et ne boivent pas suffisamment. Ces conditions occasionnelles indiquent d'elles-mêmes les moyens à employer pour prévenir cette complication.

Dès les premiers accidents comateux on insistera sur les purgatifs et les diurétiques. Les purgatifs drastiques (eau-de-vie allemande à dose de 10 à 20 grammes) seront préférés.

Comme diurétiques ou donnera l'eau de Vittel, le lait écrémé en abondance ; la caféine (0 g. 25 à 1 g.) et surtout sous forme de café. La digitale indiquée en cas de faiblesse cardiaque, sera donnée avec quelque prudence et sous forme de teinture (X à XXX gouttes). On fera des frictions sèches ou alcooliques sur tout le corps. Les inhalations d'oxygène seront très utiles.

Si l'affection s'aggrave on fera des injections sous-cutanées d'éther ou de caféine. Des précautions antiseptiques minutieuses seront nécessaires pour éviter la formation d'abcès si fréquents chez les diabétiques.

Enfin dans les cas très graves et presque désespérés on pourrait essayer de faire des injections alcalines intraveineuses (Lépine). On injectera la solution suivante.

Eau	1000 grammes
Chlorure de sodium	3 —
Bicarbonate de soude	20 à 30 —

Mais l'effet de cet injections n'est pas encore assez certain pour qu'on les pratique dès le début des accidents comateux.

Tuberculose. — L'apparition d'accidents tuberculeux chez un diabétique devra rendre le régime un peu moins sévère. Sans doute on insistera sur les viandes, la poudre de viande les graisses, mais on permettra un peu de pain si c'est une condition de l'appétit. Les injections sous-cutanées sont mal tolérées par les diabétiques. La révulsion, ne sera faite chez eux qu'avec prudence. Le traitement par la climatothérapie (séjour dans le Midi l'hiver, séjour d'altitude l'été) constituera une partie importante du traitement. La Bourboule serait indiquée en cas de traitement thermal.

Albuminurie. — Le régime de Dongkin par le lait écrémé remplit à la fois les indications pour l'albuminurie et la glycosurie. Si on emploie le régime mixte on se déflera tout particulièrement du gibier, de la charcuterie, des crustacés, des mollusques, des œufs, des choux, des fromages avancés. On prescrira des frictions stimulantes, des applications de ventouses sur les reins, des bains d'air sec, des inhalations d'oxygène. Le traitement médicamenteux sera réduit au mi-

nimum et l'on renoncera à tout traitement thermal. L'antipyrine, l'opium les alcalins seront particulièrement exclus du
traitement des diabétiques albuminuriques. Les purgatifs drastiques seront souvent utiles.

Les interventions chirurgicales chez les diabétiques. — Les interventions sont tantôt des interventions d'urgence : débride-
ments d'anthrax de phlegmons diffus, hernies étranglées tantôt
des interventions laissant plus de répit: gangrènes sèches, tumeurs, cataractes. Dans le premier cas on s'attachera plus à
soutenir les forces du malade qu'à lutter par un régime sévère
contre la glycosurie. On usera largement du sulfate de quinine et des inhalations d'oxigène. L'opération sera de préférence faite sans chloroforme ou avec le moins de chloroforme
possible. Au cours de l'opération on se défiera beaucoup des
refroidissements. L'asepsie sera rigoureuse mais on se défiera
des antiseptiques irritants (sublimé, acide phénique) ou toxiques (iodoforme). Dans le second cas on s'attachera par quelques jours de régime rigoureux à diminuer le sucre le plus
possible avant l'intervention. Les règles seront les mêmes
pour le chloroforme et le choix des antiseptiques.

II. — Diabète cachectique.

Résumé clinique. — Le diabète cachectique peut dépendre de l'intensité de la glycosurie. Il depend souvent de la
phosphaturie, de l'azoturie, de l'albuminurie. Pour apprécier
les quantités totales de sucre, d'albumine, de phosphates, d'u-
rée ainsi perdues, on devra tenir compte de la polyurie. Il n'est
pas rare de voir les malades uriner dix ou vingt litres par jour
d'urine. Ils arrivent ainsi avec une urine en apparence très peu
chargée, normale même (diabète insipide), à perdre chaque
jour 100 grammes et plus de phosphates, d'oxalates et d'u-
rée.

En dehors de ces renseignements chimiques, on recherche
toujours la tuberculose, complication fréquente du diabète
cachectique. On recherchera la syphilis et l'impaludisme.

Traitement. — L'hygiène générale sera la même et sera plus rigoureuse encore que dans le diabète ordinaire. Comme régime on emploiera sans sévérité le régime mixte et non les régimes exclusifs.

Contre la polyurie, on donnera la valériane, (6 à 10 gr, de teinture), la belladone (0 gr. 02 à 0 gr. 05 d'extrait). Le bromure est contre indiqué comme débilitant. On se gardera de limiter la quantité de boissons bues par le malade. (Bouchard).

Comme toniques le café, l'alcool, l'arsenic, la noix vomique ont particulièrement réussi. Hayem dans un cas a réussi par l'emploi prolongé de l'opium. Alors même qu'il y aurait glycosurie concomitante, on n'aura pas recours aux alcalins.

Dans le diabète phosphaturique, le phosphore est recommandé par Lavereau et Tissier. On mettra beaucoup de prudence dans l'emploi de ce dangereux médicament. Dans cette forme de diabète, on fera prédominer dans l'alimentation, le poisson, la laitance de poisson, les cervelles, les œufs.

S'il y a des antécédents syphilitiques, l'iodure de potassium sera donné avec beaucoup de prudence. En cas d'antécédents palustres, on insistera sur le quinquina, l'arsenic, l'hydrothérapie. Le diabète cachectique des paludéens est le seul cas où une cure thermale (Plombières) soit indiquée.

CHAPITRE IV

L'obésité.

Résumé clinique. — Embonpoint physiologique et obésité. Troubles circulatoires, respiratoires, digestifs, nerveux, mécaniques de l'obésité. Ses parentés morbides.

Traitement. — 1° Causes de l'obésité. Défaut d'exercice, alcools, aliments, ménorrhagies. 2° Hygiène générale. 3° Régime. 4° Médicaments: purgatifs, alcalins. 5° Stations thermales. Chatel-Guyon et Brides. — Ménagements à apporter au traitement de l'obésité.

Résumé clinique. — L'obésité, état morbide, ne diffère de l'embonpoint, état physiologique, que par la gêne qu'elle apporte au jeu de tels ou tels organes. Les troubles circulatoires (arhytmie, fréquence, faiblesse du pouls, palpitations) sont les plus fréquents et les plus graves. Les troubles respiratoires : essoufflement, dyspnée, œdème pulmonaire, viennent en seconde ligne. Les fonctions digestives restent longtemps bonnes, mais plus tard survient de la dilatation de l'estomac ; les hémorrhoïdes constituent aussi une complication fréquente. Beaucoup d'obèses sont faibles, anémiques, apathiques, somnolents (chlorose des géants). L'impuissance est fréquente chez l'homme, la stérilité est fréquente chez la femme. D'autres troubles dus à l'obésité: difficultés de la miction, gêne pour aller à la garde-robe, pour manger à table, irritation et intertrigo cutané doivent être simplement mentionnés.

Il faut enfin rappeler la fréquence de la lithiase biliaire, de la gravelle et surtout du diabète chez les obèses adultes. Beaucoup d'obèses sont aussi albumi nuriques (Lancereaux). L'obésité rentre en un mot dans la grande classe des affections arthritiques. Au contraire dans l'enfance et l'adolescence c'est à la scrofule que se rattache surtout l'obésité.

Traitement. — Causes de l'obésité. — On recherchera

tout d'abord les causes possibles de l'obésité. L'influence des professions sédentaires, l'influence du passage subit d'une vie très active à une vie inoccupée sont bien connues. Dans le régime, l'alcool même en faible quantité mais à dose quotidienne, la bière, les féculents sont particulièrement défavorables. Les féculents et les sucres sont infiniment plus nuisibles que les graisses. Les pertes de sang répétées et en particulier les ménorrhagies chez la femme ont parfois une grande influence, fait curieux qui peut conduire à ce résultat paradoxal de faire garder le lit quelques jours au moment de leurs règles à des femmes obèses.

HYGIÈNE GÉNÉRALE. — L'utilité des exercices physiques, de l'hydrothérapie, des bains froids ou des bains salés un peu chauds, des frictions cutanées stimulantes est réelle. Mais on devra dans l'application de ces moyens tenir compte de l'état du cœur. On limitera la durée du sommeil et l'on défendra complètement le sommeil dans la journée.

RÉGIME. — Fixer le régime d'un obèse est tâche toujours difficile. En réalité tous les régimes prescrits portent sur deux points principaux : 1° la quantité de nourriture est restreinte au minimum ; 2° les boissons sont diminuées autant que possible. Or une alimentation insuffisante sera souvent très nuisible à ces jeunes obèses affaiblis, chlorotiques singulièrement menacés par la tuberculose. — D'autre part chez les arthritiques la réduction des boissons sera souvent une cause de coliques hépatiques ou néphrétiques, ainsi que d'irritation intestinale. Enfin faites au début de la mauvaise saison les cures d'amaigrissement pourront entraîner des bronchites très pénibles. La distinction des obèses en deux grandes classes : obèses pléthoriques avec stigmates arthritiques, obèses anémiques avec stigmates scrofuleux influera donc sur le régime.

Chez les pléthoriques on débutera par trois semaines environ d'un régime insuffisant. M. Bouchard donne par jour 1250 grammes de lait et 5 œufs répartis en cinq repas. M. Le Menand des Chenais ne donne que du lait en quantité aussi faible que possible. Si l'on veut un régime moins sévère on permettra les aliments solides, mais un certain nombre d'aliments, pommes de terre, farineux, pain et surtout mie de pain, pâtisserie, aliments sucrés, soupes seront exclus. Pour les graisses, les uns les proscrivent, les autres comme Ebstein les recommandent. Quels que soient les aliments l'alimentation solide sera faite avec une grande sobriété. La réduction sur la quantité d'aliments liquides sera moins sévère. Comme boissons Dujardin-Beaumetz prescrit les vins liquoreux, les liqueurs, l'eau-de-vie, la bière. Le lait sera également proscrit en dehors du régime lacté intégral. Le thé, le café non sucrés seront permis. Le vin blanc léger coupé d'une eau alcaline constitue une assez bonne boisson. En un mot on s'attachera surtout à restreindre l'alimentation solide mais en surveillant les forces du malade avec soin (Legendre).

Chez les obèses anémiques il y aurait imprudence à trop restreindre l'alimentation solide. Sans doute on choisira les aliments les plus inoffensifs : viande, poissons, aliments gras (Ebstein), excluant les féculents et les sucres. Ici l'effort du traitement pourra surtout porter sur la diminution des liquides (un ou deux verres à chaque repas).

Ce sont là des indications générales. Des indications plus spéciales et plus nettes seront fournies par la coexistence d'une dilatation de l'estomac, de la gravelle urinaire, de la lithiase biliaire, du diabète, de l'albuminurie.

Médicaments. — L'emploi du vinaigre, du savon est absolument à rejeter. Les purgatifs ne sont indiqués que dans le cas de congestion hépatique. Les purgatifs salins, sulfate de soude, sulfate de magnésie sont en ce cas préférables. Les alcalins (bicarbonate de soude, eaux alcalines) ne conviennent que chez les obèses pléthoriques.

Comme stations thermales : Châtel-Guyon chez les obèses arthritiques, Brides chez les obèses scrofuleux conviennent particulièrement.

En résumé le traitement, hygiène, régime, médicaments, sera dirigé avec beaucoup de prudence et de ménagements. Un obèse est toujours un véritable malade et les catastrophes ne sont pas rares chez ceux d'entre eux qui veulent trop vite guérir de leur obésité.

CHAPITRE V

Rhumatisme articulaire aigu.

Résumé clinique. — Formes, gravité, durée. Complications cardiaques, pleuropulmonaires, nerveuses. Convalescence.
Traitement : 1° *Attaque aiguë*, a) Moyens locaux, b) Salicylate de soude, sulfate de quinine, dangers des opiacés. 2° *Complications*, péricardite, endocardite, pleurésie, rhumatisme cérébral. 3° *Convalescence*, embarras gastrique, asthénie, anémie, lésions locales. Traitement hydrominéral.

Résumé clinique. — Le rhumatisme articulaire aigu — même dans ses formes atténuées et relativement peu douloureuses — est toujours une affection lente et grave. Sa durée est peut-être même plus longue encore dans les formes subaigues que dans les formes très intenses. Les complications un peu moins fréquentes dans la forme subaigue restent toujours à craindre. Il n'est pas rare d'ailleurs de voir au milieu des formes subaigues des exacerbations subites. Enfin le rhumatisant guéri même d'une attaque courte et peu intense reste vulnérable, exposé d'une année à l'autre à des attaques nouvelles pouvant prendre une extrême acuité.

Quant au rhumatisme très aigu frappant un grand nombre de grandes jointures il est une affection à la fois extrêmement pénible par l'atrocité des douleurs qu'il entraîne et grave par les complications auxquelles il expose.

Il est trois ordres de complications auxquelles il faut songer, sans cesse, du début à la fin de tout rhumatisme même subaigu à: 1° les complications cardiaques ; 2° les complications pleuro-pulmonaires ; 3° les complications nerveuses. Il suffit de mentionner les autres complications : l'amygdalite mode de début assez fréquent, l'embarras gastrique assez rare et souvent déterminé par les médicaments ingérés, les néphrites rares presque toujours catarrhales et passagères, les cystites, enfin les manifestations cutanées : érythème, purpura, urticaire.

Les *complications cardiaques* sont les plus communes, les plus importantes. Il est bien rare qu'elles manquent dans tout rhumatisme un peu aigu ; chez l'enfant l'endocardite est presque constante même dans le rhumatisme subaigu. La péricardite est assez facile à reconnaître car elle est ordinairement sèche et accompagnée de frottements. L'endocardite plus fréquente encore que la péricardite est plus facilement méconnue. Les souffles sont inconstants et restent parfois d'interprétation douteuse (souffles anémiques ; bruits extracardiaques). On attachera une grande valeur : 1º aux modifications des bruits du cœur devenus sourds, couverts, parcheminés ; 2º aux troubles fonctionnels : palpitation, arythmie cardiaque, angoisse, sensibilité dans la région précordiale et au niveau des scalènes. Au point de vue de l'évolution ultérieure l'endocardite expose, encore plus que la péricardite, à des lésions durables.

Parmi les *complications de l'appareil pulmonaire*, la pleurésie constitue la complication fréquente. Elle coïncide très souvent surtout chez les enfants avec une complication cardiaque. C'est une pleurésie à épanchement séreux abondant, souvent assez mobile et variant de quantité d'un jour à l'autre, assez souvent bilatéral. La forme sèche est beaucoup plus rare. Le pronostic n'est pas grave, la résorption de l'épanchement étant ordinairement complète et facile. La pleurésie rhumatismale a un début des plus insidieux, tout à fait latent et souvent, en pleine convalescence. Les autres complications: congestion pulmonaire, laryngites sont infiniment plus rares.

Les *complications nerveuses*, le rhumatisme cérébral constituent la grande cause de mort au cours même de l'attaque de rhumatisme. C'est la complication des nerveux, des surmenés, des alcooliques. Le diagnostic est facile dans la forme aiguë avec délire intense, céphalée atroce, fièvre atteignant brusquement 41º et plus, puis bientôt état comateux. Parfois même, il existe d'emblée un état comateux apoplectiforme. Il est plus difficile dans les formes atténuées. On tiendra grand compte de la persistance d'un délire même léger, de l'angoisse, de l'hyperthermie, de la suppression brusque des douleurs articulaires. Les symptômes médullaires, parésies, rachialgies ont aussi une grande valeur.

Le rhumatisme articulaire aigu procède par poussées successives entrecoupées de périodes d'accalmie. Chaque poussée peut être un signal pour le réveil ou le début des complications. La convalescence peut se faire attendre des semaines, des mois. La cessation des sueurs, la sensation de retour à la santé que le malade éprouve, constituent, plus encore que la disparition complète des douleurs, le grand signe de la convalescence.

Traitement. — Le traitement du rhumatisme articulaire aigu comporte, 1° le traitement de l'attaque aiguë de rhumatisme, 2° le traitement des complications, 3° le traitement de la convalescence.

TRAITEMENT DE L'ATTAQUE AIGUE DE RHUMATISME. — *Moyens locaux.* Les moyens locaux constituent un bon adjuvant contre les douleurs atroces produites par les arthrites multiples du rhumatisme. Les jointures particulièrement atteintes seront enveloppées de ouate et de taffetas gommé. On peut préalablement les graisser avec un liniment calmant. A. Robin donne la formule suivante :

Baume tranquille	40 grammes	
Extrait thébaïque		
Jusquiame	ãã 9	—
Belladone.		
Chloroforme	10	—

Ce liniment sera appliqué attiédi. Les pommades au salicylate de soude à 1/10 ont également donné de bons résultats. S'il existe de l'hydarthrose marquée on pourra faire des badigeonnages avec la mixture suivante attiédie.

Teinture d'iode.		
Laudanum de Sydenham	ãã 30 grammes	

Au cas où une articulation serait touchée d'une façon particulièrement intense et particulièrement fixe on n'oubliera pas que le meilleur calmant sera l'immobilisation complète dans une gouttière de fil de fer ou un appareil plâtré ; on n'appliquera presque jamais de vésicatoires. On n'appliquera jamais de sangsues en raison de l'anémie rhumatismale.

Le sensibilité des jointures rhumatisées est telle que de grandes précautions seront prises pour éviter les secousses (chambre calme sans trépidations de voiture, entourage attentif). Les couvertures devront être chaudes mais légères, leur poids étant souvent insupportable. Des cerceaux soulèveront les couvertures au niveau des articulations les plus sensibles.

Moyens généraux. — Deux médicaments seulement survivent au milieu de la foule des agents proposés : le salicylate de soude et le sulfate de quinine.

Le *salicylate de soude* calme vite les douleurs ; il donne un soulagement marqué. Mais ce soulagement n'est nullement un indice de guérison. Le malade bien que ne souffrant plus seule expose à toutes les complications du rhumatisme. La durée réelle de l'attaque n'est pas sensiblement abrégée.

Les doses de salicylate ne dépasseront pas 6 grammes au début par 24 heures et seront ensuite réduites à 4 grammes. A. Robin se contente des doses de 2 et 4 grammes. Cette modération dans les doses est indispensable pour que le médicament puisse être longtemps toléré.

Comme mode d'administration A. Robin indique la formule suivante :

```
Salicylate de soude . . . . . . . . . . . .    4 grammes
Sp. fleurs orangers. . . . . . . . . . . .   30    —
Hydrolat de tilleul . . . . . . . . . . . .  120    —
```

A prendre dans les 24 heures.

L'intolérance stomacale pour le salicylate est parfois moins grande en associant à ce médicament un peu d'alcool comme par exemple dans la formule :

```
Salicylate de soude. . . . . . . . . . . .    4 grammes
Potion de Todd . . . . . . . . . . . . .  120    —
```

Les principaux signes d'intolérance pour le salicylate sont la céphalée, les bourdonnements d'oreille excessifs les vomissements. On évitera de donner le salicylate de soude dans le rhumatisme des femmes enceintes, ce médicament semblant augmenter le danger d'avortement.

Le salicylate a un autre inconvénient général il diminue notablement la quantité d'urine. On prescrira donc des boissons abondantes, lait au premier rang, lait additionné de lactose, café, pariétaire, queues de cerises, chiendent. On sait d'ailleurs que les diurétiques jouaient dans les anciens traitements du rhumatisme articulaire aigu un rôle qu'on ne saurait pas méconnaître. Comme diurétique A. Robin recommande en particulier l'infusion de reine des prés, utile en même temps par la petite quantité de salicylate de méthyle qu'elle contient. On peut édulcorer les diverses boissons prises avec le sirop des cinq racines.

Quand doit-on suspendre le salicylate même bien toléré ? On peut le suspendre quand la douleur à la pression a presque entièrement disparu et surtout quand il n'y a plus trace d'épanchement articulaire. La disparition des douleurs spontanées, le calme rapidement obtenu ne suffisent pas à faire suspendre le médicament tant que les douleurs à la pression et l'épanchement persistent.

Le *sulfate de quinine* pour être efficace doit être donné à hautes doses, 1 gramme au moins dans les 24 heures. Ces doses amènent vite de la céphalée, de l'intolérance gastrique. Le sulfate de quinine ne sera donc donné qu'en cas d'insuccès ou d'intolérance du salicylate. Il semble particulièrement indiqué dans certaines formes de rhumatisme avec hyperthermie et accidents infectieux. Comme mode d'administration la voie rectale sera parfois préférée à la voie stomacale ; on portera alors la dose à 1 gr. 50 par jour.

Un grand nombre d'autres médicaments ont été proposés. Le bicarbonate de soude à hautes doses est à craindre en raison de l'anémie. La phénacétine donnée en cachets à dose de 2 grammes par jour est encore à l'étude. L'exalgine, le chloral, l'opium, le bromure de potassium ont été préconisés contre la douleur. Ils n'amènent qu'un calme momentané et abattent vite cette énergie qui est le propre des rhumatisants au milieu de leurs souffrances et constitue un des éléments favorables de leur triste situation.

TRAITEMENT DES COMPLICATIONS. — La *péricardite et l'endocardite* rhumatismale constituent le type même des péricardites et endocardites aiguës dont le traitement sera étudié plus loin en détail. Pendant la période aiguë les ventouses sèches seront prodiguées ; les larges vésicatoires comptent de nombreux partisans. Les ventouses scarifiées, les sangsues ne seront appliquées qu'avec réserve en raison de l'anémie. La teinture de digitale paraît avoir une utilité réelle à dose forte de un gramme par vingt-quatre heures. Au déclin de l'affection cardiaque on insistera pendant de longues semaines encore sur les précautions hygiéniques et la révulsion modérée et continue. Les cautères donneront souvent de très bons résultats.

La *pleurésie* rhumatismale exige rarement la thoracentèse. On insistera sur la révulsion (ventouses, vésicatoires) et sur les diurétiques.

Le *rhumatisme cérébral* exige un traitement variable suivant les formes. Dans les formes acccompagnées d'hyperthermie (40-41°) un seul traitement, les bains froids, semble efficace. Les bains seront donnés à la température de 25° et graduellement abaissés à 10° par addition d'eau froide. Leur durée sera de dix minutes. La technique suivie sera pour tout le reste la même que dans la fièvre typhoïde, on redonnera le bain chaque fois que la température remontera à 40°.

Si la congestion cérébrale paraît prédominer l'application d'une vessie de glace sur la tête rasée, l'application des sangsues aux apophyses mastoïdes seront essayées.

Aux premiers symptomes de rhumatisme cérébral, on suspendra le salicylate de soude et le sulfate de quinine. On insistera sur les diurétiques et les dérivatifs intestinaux (calomel).

Le délire des malades sera surveillé, la tendance au suicide étant fréquente.

L'embarras gastrique reconnaît assez souvent pour cause la constipation fréquente chez les rhumatisants et cède à un laxatif. Les *cystites* sont souvent dues à la rareté des urines. Il sera bon quand on est forcé de prescrire un vésicatoire à un rhumatisant d'augmenter les diurétiques. Le vésicatoire sera toujours fortement camphré.

TRAITEMENT DE LA CONVALESCENCE. *Etat général*. Il est fréquent d'observer dans la convalescence du rhumatisme de l'embarras gastrique, de l'asthénie nerveuse, une anémie profonde.

L'embarras gastrique, en dehors des précautions de régime, de la cessation des médicaments irritants pour l'estomac sera surtout traité par les alcalins à doses modérées et par les laxatifs. Comme laxatif, M. A. Robin conseille le sel de Seignette à dose de 15 grammes. Ce sel a à la fois l'utilité des laxatifs et celle des alcalins.

Contre l'*asthénie nerveuse* la strychnine constitue l'agent le plus puissant. A. Robin la donne sous la forme suivante :

Teinture de fèves de St. Ignace . . . . . } ãã 5 grammes
Teinture de badiane . . . . }

Six (VI) gouttes du mélange par jour.

Il prescrit de plus chaque jour deux des paquets suivants :

Phosphate de soude . . . . . : . . . . . } ãã 0 gr. 10 c.
Magnésie décarbonatée . . . . }

Pour un paquet.

L'anémie ne peut être traitée qu'après l'embarras gastrique et l'asthénie nerveuse. Le fer et le quinquina qui constituent contre l'anémie, les agents principaux seraient s'ils étaient donnés trop tôt mal tolérés par l'estomac et le système nerveux. Comme préparation ferrugineuse, A. Robin préfère le sirop de protoiodure de fer, l'iodure qu'il renferme n'étant peut être pas sans utilité contre les résidus articulaires laissés toujours par le rhumatisme. Le vin de quinquina sera toujours pris à la fin des repas. Si l'asthénie nerveuse persiste et s'opiniâtre, on commencerait par les préparations de kola ou de coca.

Lésions locales. — Le massage, une fois toute inflammation éteinte, les frictions diverses, constitueront le principal élément du traitement. Les applications de sachets de sable chaud, de boues de Dax transportées sont utiles. La teinture d'iode constitue le principal agent de révulsion. A l'intérieur on donnera de très faibles doses, 0 gr. 10 à 0 gr. 20 centigrammes par jour d'iodure de sodium.

En cas d'atrophie musculaire on emploiera d'abord les courants continus puis la faradisation.

Si satisfaisants que soient les résultats obtenus il est toujours sage dans la clientèle de ville et quand la saison le permet, de compléter par le traitement thermal la cure d'une attaque rhumatismale intense. « Pour le choix de la station, écrit A. Robin, vous vous guiderez : 1° sur la présence de résidus articulaires ; 2° sur l'état général.

S'il existe des résidus articulaires encore excitables subaigus, conseillez des eaux chaudes et faiblement minéralisées. Conseillez par exemple Chaudesaigues, Néris, Luxeuil, Lamalou.

S'il existe des résidus torpides, vous pouvez vous adresser aux eaux chlorurées sodiques ou sulfureuses : Bourbonne-les-Bains, Bourbon-l'Archambault, Balaruc, Barèges, Luchon. Dans le cas de résidus non seulement torpides, mais figés, absolument chroniques, les bains de boue de Dax, St Amand, Barbottan, donnent des résultats remarquables. Avant de conseiller le voyage, vous aurez un indice précieux dans les résultats des applications de boue transportée. Si ces applications amènent une réaction, l'amélioration est certaine par la cure thermale.

L'état général doit aussi entrer en ligne de compte chez les sujets très excitables, les eaux sulfureuses, exception faite peut-être pour celles d'Aix seront évitées ; vous conseillerez Néris, Lamalou. En revanche Luchon, Barèges conviendront aux lymphatiques, Royat aux lymphatico-nerveux, Bourbonne-les-Bains, Salies aux nerveux, Uriage aux scrofuleux.

CHAPITRE VI

Rhumatisme chronique.

Résumé clinique. — Rhumatisme subaigu des arthritiques. Rhumatisme chronique progressif et déformant.

Traitement. — Hygiène. Toniques. Arsenic. Traitement des crises douloureuses. Alcalins-Iode et iodures, bains arsénicaux, bains très chauds.

Résumé clinique. — Le rhumatisme chronique comprend deux maladies bien distinctes. La première le rhumatisme des arthritiques est en réalité plutôt subaigu que chronique. Il succède souvent au rhumatisme articulaire aigu. Ses accidents, arthralgies, douleurs musculaires, névralgies surviennent capricieusement sous l'influence des changements de température et surtout des froids humides. Il frappe surtout les grandes articulations, épaules, coudes, genoux, poignets. Alors même que les malades qui en sont atteints n'ont jamais eu d'attaques aigues, les lésions cardiaques ne sont pas rares chez eux. Comme lésions locales durables même dans les rhumatismes de très ancienne date tout se borne en général a des craquements, de la raideur articulaire, a de l'amyotrophie. Le traitement de cette forme est avant tout le traitement de l'arthrite. La seconde forme : rhumatisme chronique progressif, polyarthrite déformante, est rare chez les arthritiques. C'est la maladie des classes pauvres et surtout des femmes longtemps exposées a l'humidité (laveuses, concierges). C'est la goutte des femmes, la goutte des indigents. Ces malades sont plutôt scrofuleux qu'arthritiques et finissent souvent par la tuberculose, rarement par les affections cardiaques. Les lésions articulaires sont profondes et graves. Multiarticulaires elles frappent surtout les articulations des doigts et des orteils (main en griffe, subluxations), le poignet, le cou de pied. Monoarticulaires, elles ont un siège de prédilection, l'articulation de la hanche (arthrite sèche morbus coxæ senilis). Dans un cas comme dans l'autre l'affection passe par deux périodes : 1° période de douleurs d'engourdissement de crampes; 2° période de déformation, de production d'ostéophytes, de subluxation. La forme multiarticulaire peut envahir progressivement toutes les articulations et même celles de la colonne vertébrale. L'articulation de la hanche la première atteinte dans le morbus coxæ senilis est dans cette forme la plus longtemps respectée.

Dans quelques cas de rhumatisme chronique, en particulier chez l'enfant, il semble qu'il s'agisse de véritables troubles trophiques d'origine médulaire (Legendre). Le pronostic est alors particulièrement grave.

Traitement du rhumatisme chronique progressif. — 1° *Hygiène*. — Prescrire a des indigents d'aller chercher un climat plus tempéré, d'habiter tout au moins un logement sec et exposé au Midi, de ne plus travailler à l'humidité, de bien se vêtir, de bien se nourrir est un conseil souvent assez platonique. On insistera tout au moins sur la nécessité de frictions sèches sur la peau, du port de vêtements de laine en contact direct avec la peau. Les graisses prédomineront dans l'alimentation. Le lit du malade sera l'hiver bassiné chaque soir avec des briques chaudes. L'été les draps seront exposés au soleil; l'usage des draps de laine a été recommandé. Le malade devra souvent coucher presque habillé gardant un caleçon, des gants et des bas. L'usage d'une infusion très chaude prise le soir en se couchant a été aussi préconisé.

2° *Médicaments*. — Trois indications se présentent : 1° relever l'état général ; 2° combattre les causes de douleur ; 3° lutter contre l'envahissement du rhumatisme.

1° Pour relever l'état général on emploiera suivant les cas l'huile de foie de morue (scrofuleux à bon estomac) le fer, le quinquina (sujets jeunes et anémiques, grossesses répétées, métrorrhagies). L'arsenic chez les sujets jeunes encore réus-

sit souvent. On dónnera un peu après la fin des repas de deux
à six gouttes de liqueur de Fowler. Le malade sera prévenu
que l'arsenic produit souvent une exacerbation passagère, de
la douleur et de la tuméfaction locale. Cette exacerbation
chez quelques sujets sera telle qu'elle forcera à suspendre
momentanément l'arsenic. L'emploi des bains arsenicaux sera
étudié plus loin.

2º Pour calmer les crises douloureuses il ne faut pas compter
sur le salicylate de soude. L'antipyriné (2 à 4 gr.) le salol (2 à
6 gr.) le sulfate de quinine (1 gr.) l'exalgine (1 à 2 gr.) réussiront parfois, échoueront souvent. Dans bien des cas il faudra en dernier ressort en venir au chloral et surtout à l'opium.
Chez l'enfant ou le rhumatisme se rencontre parfois, M. Simon a obtenu de bons effets de la teinture de colchique. Il
en donne d'abord deux gouttes, deux fois par jour après le repas. Cette quantité est portée à six gouttes en augmentant
d'une goutte par jour Au bout de huit jours, on diminue
graduellement. Le médicament est pris de cette façon quinze
jours par mois.

Tous les liniments calmants à base de chloroforme, de ciguë, de belladone, de jusquiame, d'opium seront naturellement essayés, combinés avec l'enveloppement dans de l'ouate
et un taffetas imperméable. Les sachets minces de sable fin
assez fortement chauffé réussissent quelquefois très bien. Les
courants continus ont été vantés par Boudet de Paris. Une
large plaque positive sera appliquée sur la nuque (douleurs
des mains), sur les reins (douleurs des pieds). Les extrémités
malades seront placées dans une cuvette pleine d'eau salée
tiède ou aboutira le pôle négatif. On fera tous les jours d'a-
bord, tous les deux et trois jours ensuite une séance d'un
quart d'heure avec une intensité de 10 à 15 milliampères.

3º Pour lutter contre l'envahissement progressif on peut employer comme moyens principaux : les alcalins, l'iode et les
iodures, les bains arsenicaux, les bains très chauds.

Les alcalins ont été employés à très hautes doses (30 gr. et
plus de bicarbonate de soude par jour) par M. Charcot qui les

associait ordinairement à la quinine. On se défiera de cette médication chez les sujets affaiblis.

La teinture d'iode a été très vantée par Lasègue. Le malade débutera par 8 gouttes prises deux fois par jour vers la fin du repas dans un verre à Bordeaux de vin alcoolique (Malaga ou Banyuls). On augmentera graduellement cette dose jusqu'à soixante gouttes par jour. La gastralgie, la diarrhée succédant à l'amélioration des digestions qui s'observent au début indiqueront que la limite de la tolérance est atteinte. Chez l'enfant l'intolérance est relativement plus rapide. On commencera par une goutte pour dépasser rarement quatre gouttes à chaque repas. Le médicament devra être longtemps continué.

L'iodure de potassium a donné peu de résultats. L'iodure de sodium à doses très faibles et très prolongées (0 gr. 10 par jour) est peut-être plus utile. On peut le donner dans une infusion diurétique (pervenche, pariétaire, chiendent) ou dans du lait.

Les bains arsenicaux doivent être donnés avec précaution. Le malade sera surveillé au point de vue des exacerbations articulaires, des éruptions cutanées, de la gastralgie, de la diarrhée, des vomissements. Les bains pris tièdes et plutôt chauds dureront de trois quarts d'heure à une heure. Après chaque bain le malade se couchera deux heures dans un lit bien chaud. Chez les sujets nerveux, dans les formes douloureuses subaiguës, on mettra par bain 2 à 10 grammes d'arséniate de soude par dose graduellement croissante et 250 grammes de gélatine. Chez les sujets très débilités on pourra ajouter un à deux kilog. du sel marin. Dans les formes absolument torpides et chroniques on pourra ajouter à l'arséniate de soude 50 à 250 grammes de carbonate de soude par doses croissantes. Ces bains arsenicaux et alcalins puissamment résolutifs sont très excitants. Les bains seront donnés, d'abord tous les deux ou trois jours, puis tous les jours pendant quatre à cinq jours. C'est après sept ou huit bains qu'apparaît le soulagement, c'est après une trentaine de bains que l'impotence cesse et que la liberté des mouvements reparaît. Mais chaque année, au printemps et à l'automne, le malade devra se soumettre à une nouvelle cure de quinze à vingt-cinq bains surtout s'il éprouve quelques douleurs (Gueneau de Mussy).

Lasègue a obtenu de bons résultats des bains très chauds pris tous les deux jours pendant des mois. La température de 40° au moins sera graduellement élevée jusqu'à 45° si la tolérance du malade le permet. La durée qui sera seulement de quelques minutes au début croîtra avec la tolérance. La figure sera au besoin mouillée avec un peu d'eau fraîche mais non froide. Deux heures de séjour dans un lit bien chauffé s'imposeront après chaque bain. Cette médication très pénible réussira surtout dans les formes torpides et pendant les périodes de rémission.

Les bains d'air sec et chaud, les bains de vapeur térébenthinés, les fumigations de baies de genièvre, sont des moyens plus maniables et qui comptent aussi des succès.

Traitement local. — Le traitement local prudemment dirigé peut beaucoup pour atténuer les déformations et l'impotence. Le massage fait avec ménagements extrêmes dans les périodes aiguës avec plus d'insistance dans les périodes torpides est le moyen héroïque. L'électricité d'induction pourra être très utile contre l'atrophie musculaire. Dans le cas d'empâtements fongueux, mollasses des articulations, des badigeonnages répétés à la teinture d'iode et même des pointes de feu seront utiles. On ne mettra pas de vésicatoires. Les sachets de sable très chauds sont aussi de grande utilité. Les cataplasmes de boues de Dax, transportées et réchauffées, réussissent quelquefois très bien. Dans les formes très douloureuses on essaiera les pulvérisations d'éther et de chlorure de méthyle (Joffroy).

Traitement thermal. — Quand le traitement thermal sera possible, Dax, St-Amand réussiront, surtout dans les formes avec engorgements ; il est bon d'essayer à l'avance l'emploi des boues transportées, les bains de boues sur place réussissent rarement quand les boues transportées ont tout à fait échoué. Aix en Savoie sera conseillé si la raideur prédomine. Bourbon l'Archambault, Bourbon-Lancy, Bourbonne seront préférées dans les formes avec subluxation et amyotrophies.

CHAPITRE VII

Maladies du sang.

RÉSUMÉ CLINIQUE. — Causes des anémies : déperdition exagérée, réparations insuffisantes, infections. Accidents anémiques. Chlorose. Anémies pernicieuses progressives. Lymphadénie et leucémie. Hémophilies constitutionnelles et chroniques. Hémophilies accidentelles et aiguës, les purpuras.

TRAITEMENT. — I° *Chlorose*. Hygiène. Le régime et la dyspepsie des chlorotiques. Exercice. Fonctions de la peau. Médicaments. Le fer et ses modes d'administration. L'arsenic. II° *Anémies pernicieuses progressives*. Fer, arsenic, air marin, transfusion. III° *Leucémie et lymphadénie*. L'arsenic, injections interstitielles d'arsenic, le phosphure de zinc, Salies. IV° *Hémophilies constitutionnelles*. Fer, ergot de seigle, térébenthine. V° *Hémophilies accidentelles*. Traitement de la cause. Ergotine. Perchlorure de fer. Boissons acides. Oxygène. Traitement local des hémorrhagies.

Résumé clinique. — Les causes des anémies sont multiples. Ce sont d'une part toutes les déperditions exagérées : hémorrhagies répétées ou abondantes, grossesses successives, lactation trop longtemps prolongée, surmenage physique ou cérébral. Laveran rattache à cette classe la chlorose, l'anémie essentielle des jeunes filles qui tiendrait d'une part à la fatigue de la croissance, de l'autre à l'établissement de la menstruation. Ce sont d'autre part les ressources de réparation insuffisantes : défaut d'alimentation, d'air pur et de soleil. Ce sont les intoxications par le plomb, le mercure, l'oxyde de carbone. Ce sont les infections par la syphilis, l'impaludisme, la diphtérie. A cette classe doit être rattachée l'anémie si marquée de la convalescence du rhumatisme articulaire aigu.

Toutes ces anémies, quelle que soit leur cause, produiront

des accidents analogues : pâleur de la peau et des muqueuses, pouls petit et filiforme ou large et mou, irritabilité extrême, migraines, névralgies, vertiges, dyspnée, palpitations, dyspepsie. Les frontières que séparent l'anémie de la neurasthénie et de l'hystérie sont souvent difficiles à définir. Les souffles à la base du cœur dans les vaisseaux du cou ont pour le diagnostic une grande importance. Le traitement par le fer utile aux anémiques, nuisible aux nerveux peut aussi presque servir de pierre de touche.

L'anémie prend assez rarement dans nos climats, plus souvent dans les pays tropicaux ou chez les sujets ayant séjourné dans ces pays, la marche pernicieuse progressive avec accès fébriles, débilité rapide, hémorrhagies dans tous les organes et en particulier hémorrhagie rétinienne, cachexie sans amaigrissement. Ces anémies pernicieuses sont cliniquement très difficiles à distinguer de la tuberculose au début. Au point de vue de la cause on se rappellera que ces anémies graves sont parfois produites par la présence d'un helminthe particulier, l'ankylostome du duodénum. En ce cas les hémorrhagies intestinales, les vomissements, la diarrhée, l'ascite compliquent souvent l'anémie. L'examen microscopique des matières y montre les œufs ovoïdes ayant environ 0 mm. 06 de long, sur 0 mm. 03 de large.

Bien des faits d'anémie pernicieuse progressive se rattachent aussi : 1° à la lymphadénie (hypertrophie du tissu lymphoïde des ganglions, de la rate, de la moelle osseuse, de l'amygdale, de l'intestin, de la peau); 2° à la leucocythémie (augmentation du nombre des globules blancs du sang).

Dans la *lymphadénie* ordinaire les ganglions du cou sont les premiers touchés. Les ganglions du médiastin, du mésentère se prennent ensuite. Ces lésions précèdent l'anémie et la cachexie. La lymphadénie limitée à la rate, la splénomégalie primitive de Debove et de Bruhl peut débuter par une anémie extrême. Mais il y a des crises douloureuses dans l'hypocondre gauche, des troubles gastriques, un peu de pleurésie sèche à gauche, une hypertrophie de la rate qui finit souvent par devenir énorme. Cette forme est intéressante à connaître, l'ablation de la rate ayant donné des résultats remarquables : trois guérisons sur quatre interventions.

Dans les *leucémies* on retrouve les mêmes lésions des ganglions, de la rate, de l'intestin que dans la leucocythémie mais on trouve de plus des lésions du sang. Les globules blancs sont très nombreux. Au lieu d'un globule blanc pour 360 globules rouges on en trouve un pour trente, un pour dix même. Dans les leucémies, les hémorrhagies : épistaxis, hémorrhagies des gencives, hémorrhagies de l'intestin, purpura, sont très fréquentes. L'hémophilie, les hémorrhagies abondantes à la suite des plaies insignifiantes, des petites opérations doivent toujours faire craindre la leucémie.

L'*hémophilie* est souvent héréditaire et frappe plusieurs enfants de la même famille. Chez ces enfants la simple cicatrisation de l'ombilic, les plus petites plaies, la circoncision donnent lieu à d'abondantes hémorrhagies. Souvent aussi les hémorrhagies ont lieu spontanément par le nez, les gencives, l'intestin. Il n'est pas rare de voir survenir des hématomes sous-cutanés ou intravasculaires, des épanchements sanguins articulaires. Plus tard les ménorrhagies sont fréquentes. Chez l'adulte hémophilique c'est la tendance au saignement des gencives qui persiste le plus longtemps. L'avulsion d'une dent donne souvent lieu aux hémorrhagies les plus graves.

A côté de cette hémophilie constitutionnelle et chronique existent des hémophilies accidentelles et aiguës. Telles sont les hémophilies des maladies infectieuses (variole, scarlatine, fièvre typhoïde). Parfois même l'hémophilie survient sans maladie infectieuse bien spécifiée. Dans les purpuras infectieux primitifs, tous les accidents consistent dans les hémorrhagies de la peau et des muqueuses accompagnées d'accidents ataxoadynamiques, souvent d'arthralgies. Au déclin des cachexies l'hémophilie n'est pas rare. Dans la cachexie des anémies pernicieuses, de la leucocythémie elle est la règle : mais elle s'observe souvent aussi chez des alcooliques, des brightiques, des cancéreux, des paludéens. Certaines intoxications, en particulier par l'arsenic, le sulfate de quinine, le chloral déterminent des hémorrhagies et surtout du purpura. Le scorbut lui-même avec ses énormes hémorrhagies des gencives, de la peau, des muscles, des articulations est dû surtout aux auto-intoxications alimentaires. Sa principale cause est le manque de fruits et de légumes frais chez des sujets d'ailleurs prédisposés par l'encombrement et la fatigue. Toutes ces hémorrhagies ont une signification pronostique des plus graves. Exception doit être faite pour certains purpuras sans autres hémorrhagies qui surviennent au cours du rhumatisme articulaire aigu.

En résumé donc on peut distinguer trois grandes maladies du sang ayant d'ailleurs entre elles plus d'un point commun : 1° les anémies offrant tantôt une marche lente, chronique comme dans le type si commun de la chlorose et tantôt une marche grave, aiguë comme dans les anémies pernicieuses : 2° les leucémies avec ou sans lésions des autres organes lymphoïdes (leucémie pure, lymphadénie), 3° les hémophilies tantôt constitutionnelles et chroniques (hémophilies héréditaires), tantôt accidentelles et aiguës (hémophilies infectieuses, cachectiques, toxiques). Très insuffisante au point de vue doctrinal cette division permet de concevoir pour chaque cas particulier les grandes indications thérapeutiques.

Traitement. — Chlorose. — *Hygiène.* — Dans la chlorose le traitement hygiénique est souvent fixé et suivi d'une façon un peu banale. On fait grand abus du vin pur, des bières fortes, du quinquina, des viandes noires, de la viande crue. Ce régime achève de fatiguer et de dilater l'estomac déjà profondément touché des chlorotiques. Il provoque la constipation si fréquente chez elles et ces accidents d'autointoxication intestinale auxquels W. Hunter attribue avec raison une part comme cause de l'anémie. Un tel régime est particulièrement néfaste dans ces chloroses dépendant du mal de Bright, encore latent, le chlorobrightisme, et qui seront étudiées avec le brightisme. En résumé donc le régime alimentaire dépendra surtout de l'état de l'estomac et de la constipation. Contre la dyspepsie il importe surtout que la division des substances alimentaires soit complète pour que le suc gastrique agisse plus facilement. Cette division est d'autant plus utile que les chlorotiques mangent toujours très vite, soit qu'atteintes de boulimie elles avalent en hate les aliments soit qu'atteintes d'anorexie elles mangent,par raison par obéissance « pressées de faire disparaître l'aliment qui les dégoûte ». Il importe aussi surtout en cas de dilatation de diminuer la quantité de boisson, les chlorotiques très altérés buvant beaucoup, ce qui achève de diluer le suc gastrique (Potain).

La viande crue hachée est populaire dans la chlorose. Si l'on emploie la viande de bœuf et non celle de mouton on aura toujours à craindre le tœnia. Ce danger sera diminué en passant la viande au tamis très fin. Pour donner la viande le mieux est de la mélanger à du bouillon tiède, (le bouillon trop chaud mettrait la viande en grumeaux) ou a des purées de légumes. Mais en dehors de la viande crue, le choix des aliments dans la chlorose dépendra surtout du désir des malades et de l'estomac. On défendra pourtant les crudités, salades, fruits verts, hors d'œuvre, vinaigre, chères aux chlorotiques. On défendra aussi les aliments fermentés,conservés nuisibles à l'antisepsie intestinale. Le café peut être toléré, les alcooliques (vin pur, bière forte) sont plus nuisibles qu'utiles.

L'exercice et surtout l'exercice au grand air constitue une grande part du traitement de la chlorose. Les promenades, l'équitation, les promenades en voiture chez les malades trop fatiguées seront des moyens très supérieurs aux exercices gymnastiques dans un espace clos. Tous les jeux de plein air, croquet, law-tennis, seront excellents. Chez les chlorotiques fatiguées, rebelles au moindre exercice, le massage généralisé pourra donner de très bons résultats.

Les fonctions de la peau seront entretenues avec soin par des frictions sèches, alcooliques, des bains sulfureux. Les grands bains ne seront ni trop fréquents ni trop chauds. Les douches froides pendant la belle saison constituent, s'il n'y a pas soupçon de chloro-brightisme, un excellent moyen.

Enfin la distraction, les voyages, les cures d'air en montagne, au bord de la mer constituent souvent le véritable spécifique de cette maladie des tristes, des nostalgiques, des désillusionnées. L'influence favorable du mariage est réelle, à condition bien entendu qu'il s'agisse d'un mariage désiré.

Traitement médicamenteux. — Le fer est le véritable spécifique de la chlorose ; on sait combien sont nombreuses les préparations ferrugineuses. Hayem et Gilbert ont placé en première ligne le protoxalate de fer. On donne au repas de midi et à celui du soir 0 gr. 20 centigrammes de protoxalate dans du bouillon ou du potage. En général le fer rend l'appétit et améliore plutôt la dyspepsie. Mais, assez souvent il est utile de faire prendre au milieu du repas un verre à liqueur de solution chlorhydrique. Souvent aussi il est au bout de six semaines utile de susprendre le médicament quelques jours. Quand on reprend le fer il est bon de varier la préparation. En cas de dyspepsie avec diarrhée on choisira le fer réduit (0 gr. 05 à 0 gr. 20 par jour) associé en cachet au salicylate de bismuth. En cas de constipation on peut l'associer à la rhubarbe, à la magnésie. Mais une des meilleures préparations est alors le tartrate ferricopotassique. Le tartrate peut être simplement donné en sirop à dose de deux cuillerées à bouche par jour, soit 1 gramme par jour. Il peut être donné en pilules comme dans la formule suivante ;

        Tartrate ferricopotassique . . . .   10 grammes
        Extrait noix vomique. . . . . }
        Extrait belladone. . . . . }ãã 0 gr. 25.
        Extrait gentiane. . . . .   q. s.

Pour cent pilules, deux avant chaque repas. En cas de gastralgie Huchard dans cette formule remplace l'extrait de belladone par 0 g. 25 cent. d'extrait d'opium.

Comme autres préparations il suffit de citer entre mille les granules d'arseniate de fer à un milligramme, les pilules au carbonate de fer (pilules de Vallet), le sirop de citrate de fer ammoniacal du Codex (une cuillerée renferme 0 gr. 50 de citrate, deux cuillerées par jour), les pastilles de lactate de fer du Codex (une pastille renferme 5 centigrammes de lactate, une à six pastilles par jour). Le sirop d'hémoglobine, renfermant par litre 15 grammes d'hémoglobine, soit 0 gr. 25 par

cuillerée peut être également prescrit à dose de 2 à 4 cuillerées par jour.

Les eaux minérales ferrugineuses sont nombreuses, Luxeuil
et Forges sont particulièrement employées pour les cures à
la source, Bussang, Orezza, Pougues (St-Léger) pour les cures
à domicile.

Les contre-indications du fer sont rares. Parfois chez des
syphilitiques, des impaludiques il ne viendra qu'au second
rang. Parfois chez des chlorotiques hystériques il sera mal
supporté et on devra faire avant tout le traitement de l'hystérie. Mais la contre-indication principale est la tuberculose. Le
fer est alors mal supporté et peut causer des hémoptysies.

L'arsenic vient en seconde ligne après le fer. On peut le
donner pur sous forme de liqueur de Fowler (V à X gouttes par
jour), de granules de Dioscoride (deux à trois fois par jour).
On peut associer l'arsenic au fer comme dans la formule suivante :

> Teinture de Mars tartralisée. . . . .   20 grammes
> Liqueur de Fowler. . . . . , ...   4 —

X à XX gouttes à la fin de chaque repas dans un verre à Bordeaux de Malaga ou de Banyuls.

II. Anémies pernicieuses progressives. — Dans les anémies
pernicieuses les moyens employés dans l'anémie ordinaire
(fer, arsenic, régime) sont utiles mais insuffisants. Les séjours
au bord de la mer et surtout dans les montagnes ont une influence puissante. A défaut les séances prolongées dans les
cloches d'air comprimé, les inhalations d'oxygène seraient
essayées. Comme médicament l'arsenic semble donner des résultats supérieurs au fer. Mais il est souvent mal toléré par
l'estomac. On pourrait essayer de le donner en injections
sous-cutanées. Mais celles-ci sont extrêmement irritantes.

> Arséniate de soude. . . . .   0 gr. 05 cent.
> Eau distillée. . . . .   30 gr.

X à XXX gouttes par jour en injections très fractionnées.

La transfusion, quand elle est tentée à la dernière période, reste sans ré sultat. Peut-être des transfusions plus précoces pourraient-elles réussir. Peut-être aussi à défaut de la transfusion intraveineuse pourrait-on essayer de simples injections sous-cutanées de sérum sanguin artificiel (voir formulaire). Mentionnons aussi les injections avec le liquide de Brown-Sequard.

III. Leucémie et lymphadénie. — Dans la leucémie, la lymphadénie, on emploiera bien entendu tous les moyens hygiéniques indiqués contre la chlorose. Le fer a peu d'utilité. L'arsenic paraît être le médicament le moins inefficace. Il doit être donné à doses élevées en partant de V gouttes de liqueur de Fowler pour arriver à XX et même XL gouttes par jour. On suspend ou diminue un peu si les accidents d'intoxication sont trop graves. Ordinairement tous les accidents se réduisent à de la fièvre, un mauvais goût dans la bouche, une sensation de brûlure du gosier, la tuméfaction temporaire des ganglions engorgés. Puis la diminution quand elle doit survenir est rapide. Les eaux de la Bourboule agissent comme la liqueur de Fowler. La tuméfaction temporaire des glandes doit être très surveillée, elle est susceptible d'aggraver les accidents de dyspnée et de dysphagie. Winiwarter a également recommandé les injections intraganglionnaires de liqueur de Fowler. On fait trois à quatre piqûres très éloignées les unes des autres. On injecte une (I) goutte sur chaque point seulement. Il faut avoir soin d'essuyer l'aiguille avant la ponction pour qu'elle ne dépose pas superficiellement dans la peau de liqueur de Fowler. Malgré ces précautions la réaction est souvent très vive et la fièvre intense. Après la guérison l'usage interne de l'arsenic doit être longtemps continué pour éviter la récidive.

Dans les périodes où l'on suspend l'arsenic on peut donner la teinture d'iode (X à XXX gouttes par jour en augmentant progressivement dans un vin alcoolique), le phosphure de zinc (deux à quatre granules d'un milligramme par jour).

Comme moyens locaux les pommades diverses, les cataplasmes, les sachets de glace sont sans utilité. Leur effet calmant est très capricieux. Les eaux de Salies constituent le plus efficace des moyens locaux.

IV. Hémophilie constitutionnelle. — Le traitement de l'hémophilie constitutionnelle est à peu près celui de l'anémie : fer, phosphates, arsenic, air frais, lumière solaire, soins de la peau, bonne alimentation. On a vanté l'opium à faibles doses, l'ergot de seigle et la térébenthine. L'emploi de l'ergot de seigle à faibles doses (0 gr. 10 cent. par jour) alternera d'une semaine à l'autre avec l'emploi de la térébenthine (deux à trois capsules). Owen insiste sur le rôle que joue la constipation pour provoquer les attaques d'hémorrhagie.

Hémophilies accidentelles. — Le traitement des hémophilies accidentelles varie avec la cause. Tantôt c'est une intoxication à supprimer (régime de salaisons et de conserves, alcoolisme, arsenic, chloral). Tantôt c'est une cause cachectisante à combattre (brightisme, anémie, tuberculose, impaludisme, oxyde de carbone).

Comme moyens généraux l'ergotine sera donnée à dose de 0 gr. 50 à 2 gr. par jour suivant l'intensité des hémorrhagies (voir formulaire). On évitera de la donner en injections sous-cutanées, la simple piqûre de la seringue de Pravaz ayant parfois déterminé des hémorrhagies graves. Le perchlorure de fer est en pareil cas une des meilleures préparations ferrugineuses. Il sera simplement donné à dose de X à XXX gouttes par jour dans l'eau sucrée. Il est ordinairement bien toléré même en cas de vomissements incoercibles. La limonade au citron, la limonade sulfurique, les jus d'herbes sont utiles comme boissons. L'air de la chambre sera frais et fréquemment renouvelé. On fera faire des inhalations d'oxygène. On insistera dans l'alimentation sur le lait salé, l'alcool, le vin, le quinquina, les légumes verts. Le malade ne devra se lever que plusieurs jours après la cessation des hémorrhagies.

Comme moyens locaux, les hémorrhagies des gencives seront combattues par des frictions à la poudre de quinquina, des attouchements avec le jus de citron, la solution d'antypirine au dixième. Les hémorrhagies cutanées seront combattues par une compression légère, la position élevée des membres. Vidal conseillait l'application de compresses humectées de la solution de chlorhydrate d'ammoniaque au 200e (Brocq). La glace, le perchlorure de fer, l'ergotine seront employés en cas d'hématémèses ou de melœna. Quand le purpura apparaît au cours d'une grossesse on doit s'attendre à un avortement ou à un accouchement prématuré et se tenir tout préparé pour combattre les hémorrhagies intenses qui sont la règle en ce cas (Martin de Gimard).

CHAPITRE VIII

Empoisonnements aigus.

Résumé clinique. — Le diagnostic des empoisonnements aigus est souvent évident. Les premières questions renseignent sur l'existence de l'empoisonnement et sur la nature du poison. Mais parfois les commémoratifs manquent. C'est le cas dans certains empoisonnements accidentels, dans les empoisonnements des enfants, chez les malades tombés dans le coma. Parfois même, comme dans certains empoisonnements criminels, les renseignements fournis par l'entourage sont volontairement mensongers.

Dans ces deux cas il est parfois très difficile de soupçonner l'empoisonnement. Le début brusque en pleine santé, les vomissements intenses, les phénomènes bizarres, graves, ne se rattachant à aucune maladie bien déterminée doivent toujours éveiller les soupçons. Un certain nombre de maladies peuvent bien présenter ces caractères. Parmi celles qui peuvent surtout simuler les empoisonnements on doit citer l'étranglement interne, l'étranglement herniaire, la péritonite par perforation, la simple indigestion, le choléra, les coliques hépatiques ou néphrétiques, l'hématocèle utérine, les formes pernicieuses de l'impaludisme. Mais ces affections ont leurs symptômes propres en dehors des commémoratifs. Une fois l'empoisonnement soupçonné le diagnostic pourra donc être fait par exclusion.

Quand les commémoratifs manquent il est plus difficile encore d'affirmer la nature du poison. Les poisons qui, en dehors des accidents de gastro-entérite banale, déterminent des accidents caractéristiques sont rares. Tout au plus peut-on citer l'odeur alliacée des vomissements et de l'haleine dans les empoisonnements par le phosphore, la cystite dans les empoisonnements par la cantharide, la dilatation pup illaire extrême due à l'atropine et à la belladone, les convulsions tétaniques de la strychnine. Si l'on doit mettre une grande réserve à affirmer l'existence de l'empoisonnement on doit donc mettre plus de réserve encore tant que l'analyse chimique n'aura pas prononcé, à affirmer la nature du poison. Cette précision absolue du diagnostic n'est heureusement pas indispensable au traitement.

Parfois avec des renseignements précis en apparence le médecin reste dans l'incertitude. Chez un ouvrier qui raconte avoir bu par mégarde du bleu soluble, de l'esprit de nitre, de l'esprit de sel, on ne reconnaît pas toujours sous des noms vulgaires l'acide sulfurique, l'acide azotique, l'acide chlorhydrique. Le phosphore, l'arsenic, la strychnine entrent dans un certain nombre des pâtes toxiques : poudre aux mouches, mort aux rats etc. Les liqueurs dites des empailleurs, des chapeliers sont à base de mercure. La synonymie des plantes toxiques est plus complexe encore. Il n'est peut-être pas inutile de donner ici les noms vulgaires des principales.

Digitale : Gants de Notre Dame, doigtier.

Colchique : Vieillote, tue chien, safran bâtard, narcisse d'automie.

Aconit : Herbe au casque, coqueluchon, capuchon, pistolet.

Belladone : Belle dame, morelle furieuse, guignes de côtes.

Jusquiame : Herbe aux sorcières, herbe aux chats, mort aux poules, potelée, herbe aux engelures.

Datura stramonium : Pomme épineuse, endormie, herbe du diable, chasse-taupes.

Ces noms vulgaires peuvent en effet contribuer à mettre dans l'embarras.

Traitement. — En présence d'un empoisonnement le moment n'est pas d'ailleurs aux subtilités de diagnostic complet. Il faut agir et agir vite. Trois indications se présentent : 1° Evacuer le poison avant qu'il soit encore répandu dans l'économie. 2° Neutraliser le poison et le rendre inerte (antidotisme chimique). 3° Combattre les effets produits (antidotisme physiologique).

1° Evacuation du poison. — Sauf dans les empoisonnements caustiques, (véritables brûlures du tube digestif par les acides ou les alcalis), les vomitifs constituent le premier moyen. Le simple chatouillement de la gorge est un des plus rapides et des meilleurs. L'ipéca stibié, 1 gramme 50 d'ipéca pour 0 gr. 10 centigrammes de tartre stibié est également classique.

L'ingestion de grandes quantités d'eau tiède présente parfois des inconvénients quand elle n'est pas aussitôt suivie de vomissements. En dissolvant le poison elle peut en effet favoriser son absorption. Au contraire en faisant un grand lavage de l'estomac avec la sonde stomacale, on a un des meilleurs moyens d'évacuation. Ce moyen est précieux surtout quand de grandes quantités de liquide toxique (laudanum, pétrole) ont été ingérées. Il pourrait être dangereux comme toutes les violences mécaniques dans les empoisonnements par les caustiques énergiques.

L'emploi des purgatifs et des lavements est plus rarement indiqué que l'emploi des vomitifs. La diarrhée abondante et rapide dans la plupart des empoisonnements suffit d'ordinaire à assurer l'évacuation intestinale.

L'eau salée constitue un moyen facile et prompt de provoquer à la fois les vomissements et la diarrhée. Il suffit de faire boire par chaque verre d'eau tiède trois cuillerées de sel marin.

Tels sont les moyens d'évacuation de la première heure quand le poison est encore dans le tube digestif. Plus tard, ou si le poison a été absorbé par une autre voie, la voie sous-cutanée par exemple (injections hypodermiques d'atropine), son élimination ne peut plus être obtenue que par les reins et la peau. Les diurétiques seront choisis suivant les cas, café en cas de somnolence, lait en cas de gastro-entérite vive. Comme sudorifiques on n'emploiera guère que les frictions stimulantes et les boissons chaudes. Il sera souvent utile de continuer les diurétiques et les sudorifiques pendant plusieurs jours.

2° NEUTRALISATION DU POISON. — Le problème de la neutralisation chimique est de donner une substance telle qu'elle transforme le poison en composé insoluble ou au moins inoffensif. On n'oubliera pas que cette neutralisation n'est jamais que précaire et souvent temporaire ; on doit donc continuer l'évacuation, la neutralisation une fois obtenue.

Poisons caustiques. — Dans les empoisonnements par les *acides* (acides sulfuriques, chlorhydrique, azotique, acétique) les alcalins s'imposent naturellement. L'eau de chaux, l'eau chargée de magnésie ne peuvent se procurer qu'avec un certain délai. Comme premiers moyens on peut donner l'eau de savon riche en sels de soude et de potasse ou même l'eau additionnée d'une à deux cuillerées de cendre de bois.

Dans les empoisonnements par les *alcalins* (potasse, soude, ammoniaque, eau de javel) le premier moyen sera l'eau vinaigrée (100 gr. de vinaigre pour 900 gr. d'eau). La limonade sulfurique à deux pour mille peut être donnée ultérieurement.

Dans les empoisonnements par les *drastiques* (aloès, croton tiglion, jalap, gomme gutte) le meilleur calmant est l'eau tiède additionnée d'huile.

S'il s'agit d'irritants mécaniques ; (épingles, débris de verre) on donnera des panades épaisses, bouillies, purées, épinards, etc., pour tâcher d'englober le corps étranger. Malheureusement ces irritants sont surtout avalés dans des tentatives de suicide ou par des aliénés qui refusent ensuite toute espèce de soins.

L'empoisonnement par le nitrate d'argent est fréquent (solutions de photographie, crayon détaché du porte-crayon dans une cautérisation). L'eau salée bue en abondance transforme aussitôt le nitrate en chlorure insoluble et inoffensif. Elle a de plus l'avantage de provoquer les vomissements.

Poisons minéraux. — Dans ce groupe on peut ranger les empoisonnements par l'arsenic, les sels de mercure, de cuivre, de plomb, de baryum, le tartre stibié, l'iode. Il existe pour tous ces produits un contre-poison général : le lait et l'eau albumineuse obtenue en battant quatre blancs d'œufs dans un litre d'eau. Comme antidote plus complexe s'appliquant à tous ces poisons, Dorvault a donné la formule suivante :

<table>
<tr><td>Magnésie calcinée. . . . .</td><td rowspan="3">}</td><td rowspan="3">aâ 30 grammes</td></tr>
<tr><td>Hydrate protoxyde de fer . . . . .</td></tr>
<tr><td>Charbon animal pulvérisé . . . . .</td></tr>
</table>

par cuillerées à café.

Mais l'eau albumineuse et le lait donnent déjà de bons résultats, en particulier, dans les empoisonnements par l'arsenic, le mercure, le cuivre.

Quand le diagnostic peut être précisé, voici les moyens plus spéciaux à quelques poisons.

Contre l'*arsenic*, on prescrira la magnésie, l'hydrate de fer gélatineux qui peuvent être donnés en quantité aussi considérable que possible.

Contre le *plomb* et la *baryte*, on donnera les sulfates, le sulfate de soude, par exemple, qui ont une action des plus rapides. Les eaux de puits toujours riches en sulfates peuvent être aussi données. Le précipité est immédiat et absolument insoluble.

Contre l'*émétique*, et le *tartre stibié*, le meilleur antidote est le tannin. On peut le donner sous forme de thé, café, vin rouge.

Contre l'*iode*, on donnera l'empois d'amidon facile à préparer immédiatement et qui assure une précipitation complète.

L'acide *cyanhydrique* et les *cyanures* tuent si vite qu'on n'a guère le temps de donner le contre-poison principal : le sulfure de fer hydraté et le sulfate ferreux. Les inhalations de chlore (chlorure de chaux placé dans un mouchoir et arrosé de vinaigre) sont employées en cas d'empoisonnement par l'acide cyanhydrique.

Phosphore. — Le traitement de l'empoisonnement par le phosphore est spécial. L'eau albumineuse n'a pas d'efficacité. Le lait, les substances grasses sont plutôt dangereuses en facilitant la dissolution. Comme premier soin Damourette a conseillé de donner comme vomitif le sulfate de cuivre à dose de 0 gr. 10 à 0 gr. 20. Le sulfate de cuivre agit non seulement comme vomitif mais en transformant le phosphore en phosphate insoluble.

L'oxydation graduelle du phosphore et sa transformation en acide phosphorique étant la principale cause des accidents on a conseillé la magnésie pour saturer l'acide phosphorique produit. L'essence de térébenthine empêcherait cette production (Personne). On peut donner soit 15 à 20 capsules d'essence soit 2 grammes d'essence dans 125 grammes de julep gommeux.

Poisons végétaux et alcaloïdes. — Les empoisonnements par la belladone, la jusquiame, l'opium, le tabac ou leurs alcaloïdes peuvent tous être traités par le tannin et l'eau iodée. Ces deux antidotes sont aussi applicables aux empoisonnements par les champignons.

Le tannin sera donné d'abord sous forme de thé, café, vin rouge, puis à dose de 2 grammes dans un julep gommeux.

L'eau iodée sera donnée de la façon suivante :

Eau.	1500 gr.
Iodure de potassium	2 gr.
Iode	0 gr. 25

Cette solution sera bue par demi verres. On peut aussi ajouter au moment où l'on fait le lavage de l'estomac un tiers de cette solution pour deux tiers de l'eau employée.

3° Neutralisation des effets produits. — La neutralisation des effets produits, l'antidotisme physiologique est souvent plus théorique que pratique. En général il est sage de se borner à la médecine de symptômes.

La prostration sera combattue par des frictions, des sinapismes, par l'électricité, par le café, les boissons chaudes stimulantes, les injections sous-cutanées d'éther ou de caféine. S'il existe une congestion cérébrale intense (empoisonnement par l'opium, le tabac) on appliquera des sangsues aux apophyses mastoïdes, on fera même la saignée.

L'asphyxie sera combattue par les inhalations d'oxygène, l'électrisation des phréniques. La respiration artificielle rendra de grands services dans quelques empoisonnements (strychnine, curare). La trachéotomie pourra être nécessitée par la brûlure du larynx dans les empoisonnements par les caustiques. En cas de congestion cardiopulmonaire la saignée sera le principal moyen.

La gastro-entérite si fréquente dans les empoisonnements sera traitée par le lait, les sangsues, les applications émollientes sur l'abdomen ; on fera prendre soit des pilules d'extrait thébaïque, soit quelques gouttes de la solution de morphine au centième ou de la solution de cocaïne au vingtième. En dehors des soins immédiats cette complication nécessite des précautions de régime très prolongées (régime lacté, alcalins) pour prévenir l'ulcère de l'estomac ou pour triompher d'entérites rebelles. S'il survient des symptômes de rétrécissement œsophagien le malade sera soumis de bonne heure au cathétérisme. Le cathétérisme à une époque rapprochée du début, un mois ou six semaines après l'ingestion peut souvent être fait avec des sondes demi molles (tube de Debove, sonde de gomme remplie de plomb). Il est plus efficace et moins dangereux que plus tard où les olives dures portées sur un tube rigide deviennent indispensables.

En dehors de ces grandes indications on aura rarement à user de l'antagonisme d'action entre les différents poisons. Théoriquement l'atropine et la morphine s'annulent réciproquement. Pratiquement s'il est parfois permis chez un malade empoisonné par l'atropine ou la belladone d'employer l'opium ou la morphine, médicaments maniables, l'inverse n'est pas vrai. Chez un empoisonné par l'opium ou la morphine la terrible secousse que produirait l'atropine serait des plus dangereuses. On se contentera donc des moyens plus inoffensifs, café, alcool, frictions stimulantes.

De même dans les empoisonnements aigus par la digitale, l'opium et la morphine offrent quelque utilité. Mais la digitale ne devra être donnée dans les empoisonnements par l'opium qu'en cas d'indications cardiaques évidentes.

En réalité le seul empoisonnement où l'on puisse parler d'antidotisme physiologique est l'empoisonnement par la strychnine. Le bromure de potassium, le chloral en potion et en lavements, les inhalations de chloroforme sont très utiles en luttant directement contre l'hyperexcitabilité médullaire produite par le poison.

En dehors de ces cas exceptionnels on doit apporter une grande réserve dans l'emploi des antidotes physiologiques : traitement d'un poison par un autre poison.

CHAPITRE IX

Intoxications chroniques.

Intoxications fréquentes (plomb, mercure, alcool, tabac, morphine) et
rares (cuivre, zinc, arsenic, nitrobenzine, sulfure de carbone, térébenthine, poussières diverses).
1º **Saturnisme chronique.** Résumé clinique. — Causes diverses.
Colique de plomb. Cachexie. Encéphalopathie. Paralysies. — Traitement. Traitement de l'intoxication générale; traitement des accidents spéciaux. — Prophylaxie.
2º **Hydrargyrisme chronique.** Résumé clinique. Stomatite.
Entérite. Tremblement. Cachexie. Causes. — Traitement.
3º **Alcoolisme.** — Multiplicité des affections d'origine alcoolique.
Symptômes dépisteurs. — Traitement : 1º des lésions chroniques ; 2º du délire aigu.
4º **Intoxication par le tabac.** — Ses accidents.
5º **Morphinomanie.** — Moyens prophylactiques. — Traitement
curatif : technique de la suppression progressive.

Les intoxications chroniques sont souvent méconnues. Il en
est pourtant quelques-unes, telles que les intoxications par le
plomb, le mercure, la morphine, l'alcool, le tabac qui sont d'observation journalière. D'autres sont plus rares. Il suffit de mentionner les principales. Les intoxications par le cuivre, le zinc,
sont relativement inoffensives, elles déterminent surtout des
accidents de gastro-entérite. Les intoxications par l'arsenic en
dehors des empoisonnements criminels, des abus médicamenteux ne sont pas très rares chez les teinturiers, les mineurs,
les fleuristes. Outre des accidents de gastro-entérite elles déterminent des éruptions cutanées: furoncles, érythème. La
nitrobenzine employée dans les fabriques d'aniline détermine
une anémie profonde avec vertige et céphalée. Le sulfure de
carbone employé pour le travail du caoutchouc donne aussi
de l'anémie, des migraines et un accident plus spécial des
paralysies à forme paraplégique. La térébenthine amène de

l'irritation des diverses muqueuses et du rein. Enfin toutes les professions à poussières (mouleurs, fondeurs, meuniers, boulangers, rhabilleurs de meule, charbonniers, etc.) exposent aux pneumoconioses avec bronchite chronique et emphysème. Cette rapide revue faite, il suffira d'étudier plus spécialement les intoxications par le plomb, le mercure, l'alcool, le tabac, la morphine.

I. — Saturnisme.

Résumé clinique. — Le saturnisme chronique est très fréquent. Il ne se rencontre pas seulement dans les classes pauvres : ouvriers fabriquant la céruse, ouvriers en couleurs, mineurs, peintres, fondeurs de caractères, potiers, imprimeurs, étameurs. Il se rencontre quoique plus rarement dans les classes aisées. Le diagnostic est alors singulièrement plus difficile car on n'a pas pour guide la profession. Tantôt ce sera l'eau potable amenée dans des conduites de plomb qui déterminera l'empoisonnement comme dans le cas célèbre rapporté par Guéneau de Mussy et où tous les habitants d'un château royal étaient frappés à la fois. Tantôt ce seront des conserves renfermées dans des boîtes soudées au plomb, du chocolat enveloppé de papier de plomb, du vin même édulcoré à la céruse qu'il faudra incriminer. L'eau de Seltz même peut, si la composition chimique de l'ajutage du siphon est défectueux, renfermer du plomb. La braise dite chimique en renferme des quantités considérables et a produit chez des blanchisseuses, des cuisinières, de fréquentes intoxications. Les composés plombiques sont rarement employés comme médicaments, mais les sels de bismuth si souvent prescrits sont parfois impurs et renferment du plomb.

L'intoxication saturnine chronique comporte outre la colique saturnine tout une série d'accidents, troubles de la santé générale, encéphalopathie saturnine, paralysies saturnines.

La *colique de plomb* offre quelques caractères assez spéciaux. La douleur a son maximum à l'ombilic, elle s'accompagne d'une hyperesthésie très vive des muscles abdominaux réveillée par le moindre chatouillement. Elle est au contraire calmée par une large pression. Le ventre est rétracté. Le foie est petit. Le pouls est lent, vibrant. La constipation est opiniâtre. L'apyrexie est complète.

Les saturnins anciens sont profondément touchés comme *état général*. Ils sont pâles, maigres, affaiblis. Ils digèrent mal. Ils ont l'haleine fétide et se plaignent parfois d'une saveur styptique ou sucrée dans la bouche. Les gencives ramollies, déchaussées offrent un liseré noirâtre. Chez les femmes on se défiera des avortements fréquents.

L'encéphalopathie saturnine est rare mais particulièrement grave. On en a distingué trois formes : la forme délirante, la forme convulsive avec attaques épileptiformes, la forme comateuse. Il est souvent difficile dans les accidents de faire la part de l'alcoolisme associé au saturnisme. Il est plus difficile encore de faire la part de l'urémie, l'intoxication saturnine ancienne s'accompagnant souvent de néphrite interstitielle. Comme caractères spéciaux aux accidents cérébraux d'origine plombique on a surtout noté l'apyrexie, le ralentissement du pouls. L'amaurose ne serait pas très rare.

Les *paralysies saturnines* sont très fréquentes. Elles sont souvent précédées par des douleurs vagues, des crampes. Elles frappent surtout les muscles extenseurs des membres supérieurs et atteignent presque toujours, caractère important, les deux côtés. Les membres inférieurs sont plus rarement touchés. Les paralysies généralisées sont très rares. La marche de ces paralysies est lente, progressive ; non traitées elles finissent souvent par s'accompagner d'atrophies et de déformations par rétraction des fléchisseurs. En même temps que la paralysie motrice on observe assez fréquemment l'anesthésie.

Traitement. — 1º INTOXICATION SATURNINE EN GÉNÉRAL. — Les bains sulfureux fréquents, répétés, ont une efficacité spéciale. Les toniques seront souvent indiqués par l'anémie. L'existence de lésions rénales pourra être la source d'indications spéciales (lait, révulsion). Le médicament le plus directement utile paraît être l'iodure de potassium à doses faibles 0 gr. 25 à 0 gr. 50 cent. par jour et longtemps continuées avec une semaine de repos sur quatre. L'acide sulfurique a été également prescrit dans le but de rendre le plomb plus soluble et de l'entraîner hors de l'organisme. En cas de troubles digestifs la limonade sulfurique à 2 grammes par litre pourra être donnée par verre à liqueur avant chaque repas. Grisolle a reproché à ce traitement de provoquer parfois la colique de plomb.

Les bains électriques en mettant le pôle positif seul dans l'eau du bain pourraient contribuer à l'élimination du plomb.

2o Colique de plomb. — La douleur est l'indication la plus impérieuse. La constipation est l'indication fondamentale. Tant que cette constipation ne sera pas vaincue la douleur persistera.

Contre la douleur on évitera donc d'employer l'opium, le laudanum qui augmenteraient la constipation. Une ou plusieurs injections de morphine pourront être faites dans les cas particulièrement intenses. Les onctions calmantes, les lavements, les cataplasmes n'ont qu'une utilité morale. Grisolle vante la rubéfaction vive produite par les sinapismes, par les compresses chloroformées. On soulagera souvent beaucoup le malade en recouvrant le ventre d'une épaisse couche de ouate très fortement serrée avec une ceinture de flanelle. La faradisation de la paroi abdominale aurait parfois donné de bons résultats, les premiers effets très désagréables dûs à l'hyperesthésie cutanée une fois passés.

Comme médicaments internes on pourra donner de quatre à dix pilules renfermant chacune un centigramme d'extrait de belladone et un centigramme d'extrait de jusquiame, à la fois calmantes et laxatives. L'antypirine à dose de 4 grammes par jour a aussi donné de bons résultats même chez des malades intoxiqués profondément.

Contre la constipation on donnera d'abord, si le malade a des envies de vomir, la langue sale, épaisse, un éméto-cathartique.

Émétique.	0 gr. 10
Sulfate de soude	25 gr.

Souvent les vomissements se produisent seuls sans qu'il y ait d'évacuation alvine. On est alors forcé de donner dans la même journée un et même deux lavements purgatifs. Grisolle indique la formule suivante :

Infusion de séné.	(20 gr. pour 500 gr. d'eau.)
Miel de mercuriale.	60 gr.
Jalap en poudre	4 gr.

S'il n'existe ni envie de vomir, ni état saburral de la langue, on peut donner d'emblée dans du café le mélange suivant :

Eau-de-vie allemande	
Sirop de nerprun.	áá 15 grammes

La débâcle purgative obtenue on continuera à employer des laxatifs doux, manne, huile de ricin. L'alimentation sera uniquement liquide (lait et bouillon) jusqu'à ce que toute douleur ait disparu.

3° ENCÉPHALOPATHIE SATURNINE. — Le traitement sera le plus souvent celui de l'urémie : saignée générale, inhalations d'oxygène, régime lacté absolu. L'application de sangsues aux apophyses mastoïdes, les purgatifs drastiques seront souvent utiles.

On se défiera beaucoup de l'opium. L'iodure de potassium à fortes doses pourra être essayé.

4° PARALYSIES SATURNINES. — Les paralysies saturnines seront traitées par les frictions stimulantes, le massage et surtout la faradisation. En cas d'atrophie on emploierait des courants continus descendants, le pôle positif étant au creux sous-claviculaire, le pôle négatif représenté par une plaque immergée dans une cuvette d'eau salée où sera plongée la main. La strychnine n'a d'utilité qu'à très faible dose et à titre de tonique. Comme stations thermales, Aix et Plombières sont particulièrement indiqués.

Prophylaxie. — Dans les intoxications professionnelles la cause n'est possible à supprimer que par un changement de métier. Des soins de propreté extrême, des lavages de la bouche et des mains, le changements de vêtements après chaque séance de travail, la précaution de ne jamais manger dans l'atelier exposé aux poussières plombiques, atténueront le danger. Des bains fréquents et surtout des bains sulfureux seront très utiles. On a conseillé l'emploi régulier de la limonade sulfurique (un verre à liqueur à chaque repas).

II. — Hydrargyrisme chronique.

L'intoxication chronique par le mercure se traduit comme premier accident par la stomatite mercurielle. L'haleine a une fétidité spéciale, les lésions ont leur maximum au niveau des gencives. La muqueuse de la joue, surtout du côté ordinaire du décubitus, est aussi très atteinte. Comme autres accidents on observe de la gastro-entérite avec diarrhées profuses et parfois melœna, de lacystite, des paralysies. Le tremblement mercuriel se voit surtout chez les ouvriers exposés aux vapeurs de mercure (doreur, miroitier). La cachexie mercurielle est parfois très rapide, elle est due surtout aux accidents de gastro-entérite et à l'infection produite par la stomatite.

Les causes de l'intoxication sont souvent professionnelles, (doreurs, miroitiers, fabricants de baromètres, chapeliers). Elles sont souvent thérapeutiques (injections vaginales de sublimé, traitement de la syphilis, bains de sublimé, frictions mercurielles antiparasitaires).

Traitement. — Le traitement consiste avant tout à supprimer la cause d'intoxication. Le traitement de la stomatite mercurielle sera étudié plus utilement aux stomatites. On attache aujourd'hui plus d'importance à lutter contre l'infection buccale qu'à employer le médicament prétendu autrefois spécifique : le chlorate de potasse. Contre la gastro-entérite, le lait, la viande crue auront une utilité spéciale. Contre la cachexie et l'anémie, en outre des toniques, on insistera sur les bains sulfureux très chauds. Les sudorifiques très employés autrefois risquent d'augmenter l'affaiblissement. Le tremblement mercuriel est souvent incurable. On sait d'ailleurs aujourd'hui qu'il est souvent dû en partie à une tare névropathique associée à l'intoxication mercurielle.

III. — Alcoolisme chronique.

Il est peu de maladies dans lesquelles l'alcoolisme ne joue un rôle soit prépondérant soit accessoire. Dans les dyspepsies, dans les congestions et cirrhoses hépatiques, dans les laryngites, dans les néphrites, dans la paralysie générale, dans la plupart des affections du système nerveux, on retrouvera souvent en cherchant bien, l'intoxication par l'alcool et surtout l'alcool de mauvaise qualité. Beaucoup de malades ne se grisant jamais, se croyant même relativement sobres mais se permettant à chaque repas une ration copieuse de vin, un verre de cognac, quelques apéritifs entre les repas sont profondément alcooliques.

Certains accidents : la pituite matinale, le tremblement des mains étendues, tremblement qui survient surtout le matin, les cauchemars, l'insomnie, sont presque pathognomoniques de l'alcoolisme. Les convulsions épileptiformes ne sont pas rares surtout chez les absinthiques. Pour Lancereaux bien des faits de prétendue hystérie chez l'homme devraient être reliés à l'absinthisme chronique.

Le délire aigu des alcooliques, le delirium tremens est souvent d'une violence extrême. Il survient à l'occasion d'un traumatisme, d'une maladie intercurrente. Il est souvent le résultat de la suppression brusque de l'alcool, l'excitant accoutumé.

Traitement. — Les lésions chroniques produites par l'alcoolisme : paralysie générale, cirrhoses, dyspepsies, néphrites, n'ont d'indication thérapeutique spéciale que la suppression de la cause. Dans le delirium tremens, l'accident aigu de l'alcoolisme, on surveillera attentivement le malade dangereux pour lui-même et pour son entourage. Mais on évitera l'emploi de la camisole de force qui a paru contribuer à entraîner la mort par asphyxie. L'opium à doses élevées (0 g. 15 à 0 g. 20 cent. d'extrait d'opium) calme bien les malades. Mais peut-être contribue-t-il à produire des accidents comateux souvent mortels. Les injections de morphine, l'opium à doses fractionnées de 0 gr. 01 semblent un peu moins dangereuses. Beaucoup de médecins font prendre par verre à liqueur de demi heure en demi heure cinquante gouttes de laudanum de Sydenham dans un demi litre de vin de Banyuls ou de Malaga. Il importe en effet de restituer au malade une certaine quantité d'alcool. La poudre de Dower à dose de 1 à 2 grammes a été également très vantée. Malgré tout le chloral et le bromure de potassium semblent moins dangereux et aussi efficaces que l'opium. L'expectation pure et simple aidée de quelques boissons diurétiques, sudorifiques et de quelques grogs pour ne pas supprimer brusquement l'alcool a compté des défenseurs énergiques. M. Féréol a obtenu de bons résultats des bains froids.

IV. — Tabagisme chronique.

L'intoxication par le tabac s'associe souvent à l'intoxication par l'alcool. L'angine de poitrine, le grand accident du tabagisme chronique sera étudiée aux maladies du cœur. Comme principaux symptômes devant faire soupçonner le tabac on a signalé : 1° les troubles visuels : amblyopie et même amaurose ; 2° une amnésie spéciale portant surtout sur les noms propres ; 3° des névralgies et en particulier des névralgies intercostales ; 4° l'angine granuleuse.

Les ouvrières des fabriques de tabac sont souvent profondément anémiques. Les fausses couches sont chez elles fréquentes.

L'intoxication par le tabac à priser produit comme accidents spéciaux des rhinites et pharyngites très tenaces. Le tabac à chiquer produit des accidents de gastro-entérite.

Traitement. — La seule indication thérapeutique particulière est la suppression complète ou tout au moins une grande modération dans l'usage du tabac. Comme médicament l'iodure de potassium, les laxatifs répétés auraient quelque utilité.

V. — Morphinomanie.

La morphinomanie est une des intoxications les plus fréquentes, les plus terribles, parfois les plus dissimulées. Elle s'associe souvent à l'alcoolisme. Il suffit de mentionner les intoxications similaires par la cocaïne, l'éther (buveurs d'éther), rares en France mais très fréquentes à l'étranger, en Angleterre surtout.

La morphinomanie conduit vite à une anémie profonde due surtout à l'anorexie presque absolue. Si soigneusement que quelques morphinomanes cachent leur habitude, la fatigue, la pâleur, la dépression, l'énervement qui les saisissent au moment ou se fait sentir le besoin de l'injection habituelle devenue nécessaire comme stimulant, finissent toujours par les trahir.

La morphinomanie est si dangereuse que le médecin doit adopter comme règles absolues : 1º d'éviter les injections de morphine chez tous les sujets neurasthéniques et pour les souffrances forcément durables ou sujettes à répétition fréquente ; 2º de n'employer ces injections que dans les souffrances aiguës, passagères, à répétitions très espacées, ou dans les maladies chroniques incurables et désespérées.

Traitement. — L'indication capitale, la suppression de la morphine, est très difficile à remplir. Dès que le besoin de morphine apparaît, la défaillance cardiaque détermine une sensation de fatigue atrocement pénible, parfois des accidents syncopaux menaçants. L'intolérance complète de l'estomac chez le morphinomane privé de morphine constitue une autre difficulté.

On a complètement renoncé à la *suppression brusque*, dangereuse pour le cœur, si pénible que certains malades se sui-

cidaient, fatalement suivie de récidive dès que le malade n'é-
tait plus maintenu sous la contrainte la plus sévère.

La *suppression lente* pour réussir, doit être tentée dans des
conditions spéciales (Jenning). Le morphinomane sera séparé
de sa famille et séjournera dans une maison de santé. La diminution sera progressive. Elle portera plus sur le titre de la
solution que sur le nombre de piqûres afin que l'imagination
du malade n'entre pas en jeu. Le malade devra ignorer absolument la quantité de morphine reçue en injection. La première diminution de la dose quotidienne ne dépassera pas
un cinquième de cette dose.

Au moment où surviennent les premiers accidents cardiaques de la disette de morphine, on donnera un peu de morphine par la bouche. On se résignera au besoin à perdre momentanément dans les injections un peu du terrain gagné. La
digitale, le kola sont utiles. Mais la cocaïne doit être absolument rejetée. Les espérances qu'on avait fondées sur son emploi pour faciliter la suppression ont été absolument démen-
ties.

Contre l'intolérance gastrique un régime réglé et parfois
la diète lactée absolue constituent les meilleurs moyens. On
évitera le vin, la bière, l'alcool; l'excitation des boissons alcooliques rend plus pénible la privation de morphine. Contre les
douleurs, la gastralgie, les coliques, l'eau chloroformée réussirait bien. Les bains très chauds ont été vantés.

Contre l'insomnie de très petites doses d'atropine ont semblé préférables au chloral. Le massage, l'emploi du hamac,
les courants galvaniques très faibles de 2 à 3 milliampères
d'une tempe à l'autre ont été préconisés. On veillera à la tranquillité absolue du malade. Quelle que soit l'insomnie il n'aura
jamais de lumière dans sa chambre et ne devra pas lire au
lit.

Le malade sera très attentivement surveillé pendant le traitement. Tout morphinomane en traitement qui ne se lamente
pas se procure en cachette de la morphine.

La durée du traitement sera souvent de deux à trois mois.
On se gardera de faire connaître à l'avance cette durée pro-

bable au morphinomane, plus encore de lui faire connaître le moment de la suppression complète. En ce moment on ne fera jamais d'injections d'eau pure celles-ci étant très douloureuses. On fera des injections de sérum sanguin artificiel soigneusement stérilisé (voir formulaire).

CHAPITRE X

Asphyxies.

Résumé clinique. — Mécanisme de la mort dans les asphyxies.
Traitement. — 1° *Général* : respiration artificielle, tractions rhytmées
de la langue, excitants du cœur ; 2° *Spécial* : Submersion. Pendaison. Froid. Toxiques (oxyde de carbone, acide sulfhydique,
chloroforme).

Résumé clinique. — Le mécanisme de la mort dans les
diverses asphyxies est des plus complexes. Tantôt la privation
d'air respirable est le principal agent de l'asphyxie. Tantôt
au contraire il s'agit d'un véritable empoisonnement (oxyde de
carbone, hydrogène sulfuré, chloroforme). Tantôt enfin interviennent des causes variables. Chez les noyés par exemple la
syncope, la congestion cérébrale interviennent à côté de la
privation d'air. Chez les étranglés, chez les pendus, la constriction du larynx paraît exercer une action réflexe spéciale.
Chez les pendus l'élongation du bulbe produite par la secousse
est souvent une cause de mort immédiate. Après avoir indiqué
les soins généraux communs aux diverses classes d'asphyxies,
submersion, pendaison, asphyxies toxiques, il sera donc indispensable d'étudier séparément les indications propres à
chacune d'elles.

Traitement général. — La première indication est de rétablir la respiration. Pour la remplir il existe deux moyens
réellement pratiques, la respiration artificielle, les tractions
rhytmées de la langue. Dans la respiration artificielle on s'attachera à ce que les mouvements d'abduction des bras soient
suffisamment lents (quinze à vingt fois au plus par minute), à
ce qu'ils soient aussi étendus que possible pour dilater la poitrine au maximum. En ramenant les bras contre le thorax on

les appuiera vigoureusement pour assurer l'expiration. Les tractions rhytmées de la langue (procédé de Laborde) seront faites en saisissant la pointe de la langue avec une simple pince à forcipressure. Ces tractions seront utilement combinées avec la respiration artificielle.

Les insufflations directes dans le larynx au moyen d'un tube spécial sont surtout applicables à l'asphyxie des nouveau-nés.

La deuxième indication consiste à ramener les battements cardiaques. Le malade sera vigoureusement frictionné. Il sera s'il est nécessaire réchauffé par des serviettes, des briques, des boules chaudes. Des applications répétées de marteau de Mayor seront faites en avant du cœur. Mais le moyen de beaucoup le plus efficace est la faradisation en appliquant un électrode fixe au creux sus-claviculaire gauche, en promenant le pinceau sur toute la région précordiale. Les injections sous-cutanées d'éther, de caféine ne seront pas négligées.

Traitement spécial. — Asphyxies par submersion. — Les soins donnés aux noyés ont pu les ranimer après vingt, quarante minutes et même une heure de submersion. Quand celle-ci a duré moins de cinq minutes le succès est la règle dans plus de neuf cas sur dix.

Chez les noyés la respiration artificielle, la faradisation du cœur constituent les principaux moyens. Si l'estomac paraît gonflé, distendu par l'eau, il y a parfois avantage à provoquer le vomissement en chatouillant énergiquement le pharynx. Chez certains noyés, pâles, refroidis, la chaleur sera très utile. Chez d'autres, au contraire, apparaîtront dès qu'ils commenceront à se ranimer des signes de congestion cérébrale. Cette congestion peut nécessiter l'application de sangsues et même la saignée. De grandes précautions seront nécessaires pendant quelques jours, la pénétration de l'eau dans les bronches étant parfois suivie de bronchites et même de broncho-pneumonies.

Si les moyens indiqués ne suffisaient pas on pourrait essayer, surtout en cas de congestion cérébrale, les lavements de sel, les lavements de fumée de tabac.

Pendaison. — Les succès, quels que soient les moyens employés, seront relativement rares dans la pendaison. En dehors des moyens indiqués en général et surtout de l'électrisation on essaiera les inhalations d'oxygène. Parfois il existera des lésions traumatiques du larynx (fractures des cartilages avec enfoncement) qui pourront nécessiter soit immédiatement, soit consécutivement la trachéotomie. La congestion cérébrale est fréquente ; elle nécessitera les sangsues et la saignée.

Asphyxie par le froid. — L'indication spéciale est de ne ramener la chaleur que lentement, progressivement par des frictions ; pour éviter des gelures étendues on n'exposera jamais directement l'asphyxié à un feu trop vif.

Asphyxies toxiques. — L'asphyxie par l'*oxyde de carbone* est une des plus fréquentes. C'est l'asphyxie par les réchauds, les poêles mobiles. Le gaz d'éclairage lui-même tue surtout par l'oxyde de carbone qu'il contient. Le traitement doit être très longtemps continué, parfois pendant douze heures et plus. En dehors des moyens mécaniques de rétablir la respiration, les inhalations d'oxygène sont indispensables pour déplacer l'oxyde de carbone combiné avec l'hémoglobine du sang. En attendant qu'on ait pu se procurer l'oxygène on transportera tout au moins le malade en plein air pour pratiquer la respiration artificielle.

Les injections sous-cutanées d'ergotine (deux à quatre seringues de Pravaz de la solution au quinzième), ont été préconisées pour lutter contre la stase sanguine qui se produit dans les vaisseaux périphériques, par l'asphyxie ou plutôt l'empoisonnement par l'oxyde de carbone.

Quand le malade revient à lui il est souvent pris de délire ordinairement passager. Ce délire sera traité par les calmants, la glace, les sangsues en cas de congestion cérébrale. La bronchite consécutive est souvent très sérieuse.

L'*acide sulfhydrique* est l'agent toxique dans les asphyxies par les gaz des fosses d'aisance, des égouts, des puits, des marais. En dehors de la respiration artificielle et de l'oxygène on a préconisé les inhalations de chlore. Ces inhalations doivent être faites avec quelque prudence pour éviter une irritation trop vive. Il suffira de placer de l'hypochlorite de soude dans un mouchoir mouillé de vinaigre. Le mélange sera tenu à quelque distance de la bouche de l'asphyxié pendant la respiration artificielle.

La mort par le *chloroforme* est plus souvent le résultat d'une syncope que d'une asphyxie. On aura pourtant toujours soin de tirer fortement la langue en avant pour dégager l'orifice du larynx pendant la respiration artificielle. On pourra de plus faire sur la langue des tractions rhytmées. La pratique due à Nélaton et qui consiste à placer l'asphyxié la tête pendant en bas est aussi extrêmement utile.

Parfois enfin l'asphyxie est due à la chute de caillots de sang dans le larynx (opérations sur la cavité buccopharyngée). La trachéotomie peut en pareil cas être indispensable.

TROISIÈME PARTIE

MALADIES DE L'APPAREIL DIGESTIF

A. — Affections de la bouche et du pharynx.

CHAPITRE PREMIER

Stomatites.

RÉSUMÉ CLINIQUE. — Causes des stomatites : infections diverses, irritations, intoxications, mauvais états généraux. Accidents aigus et chroniques, locaux et généraux.

TRAITEMENT. — *Indications communes aux diverses stomatites.* — Antisepsie buccale. Traitement de la douleur. Difficultés de l'alimentation. État général. *Indications spéciales à quelques stomatites.* Stomatite aphteuse. Stomatite ulcéro-membraneuse. Stomatite mercurielle. Noma. Muguet. Les stomatites chez les jeunes enfants.

Résumé clinique. — Les infections d'origines diverses constituent la cause principale de toutes les stomatites. Les plus communes sont dues à des infections banales par les nombreux microorganismes qui existent dans la cavité buccale surtout en l'absence de soin de propreté suffisamment minutieux. C'est le cas pour la gingivite, la stomatite aphteuse, la stomatite ulcéro-membraneuse. C'est le cas également pour cette affection autrefois assezfréquente, aujourd'hui rarissime, la gangrène de la bouche. — Ces microorganismes de la bouche semblent même jouer le rôle prépondérant dans les stomatites toxiques liées à l'absorption du mercure, du bismuth, du plomb, de l'arsenic, du phosphore. Ce rôle est si prépondérant que Galippe a pu réaliser ce fait paradoxal de stomatites mercurielles guéries par des lavages au sublimé.

D'autres stomatites paraissent être le résultat d'une infection spécifique. C'est le cas pour la stomatite du scorbut, de la diphtérie, de la syphilis, de la tuberculose. Ces stomatites exigeront avant tout le traitement des infections générales dont elles dépendent. — Parmi les stomatites dues à une infection spécifique, une seule, le muguet, dépendant d'un champignon spécial, l'*oïdium albicans* sera étudiée, avec les autres stomatites.

Cette notion de l'infection cause prépondérante a singulièrement modifié le traitement des stomatites. Elle a permis de les prévenir plus sûrement au cours des maladies adynamiques qu'elles compliquaient souvent. Mais les causes secondaires occasionnelles plus banales n'en gardent pas moins toute leur importance pratique. — Les irritations d'origine dentaire : irritations par le tartre, les dents cariées, les chicots, l'évolution difficile des dents de première, de seconde dentition et surtout de la dent de sagesse seront recherchées avec soin. Les irritations par le tabac (fumée et surtout chique), l'alcool, les boissons trop chaudes, les aliments irritants ou fermentés (fromages, noix, lait aigri chez l'enfant) contribuent souvent beaucoup à éterniser les stomatites. Les intoxications par le mercure, le bismuth, le plomb, l'arsenic, le phosphore, intoxications tantôt médicamenteuses tantôt professionnelles ont déjà été mentionnées. — Enfin les stomatites se développent surtout sur des sujets d'état général mauvais. C'est le cas pour la stomatite ulcéro-membraneuse frappant des sujets débilités, mal nourris, fatigués, mal logés. C'était le cas pour la stomatite gangréneuse presque toujours consécutive à des rougeoles, à des fièvres typhoïdes adynamiques. C'est le cas enfin pour le muguet. — Le muguet ne frappe guère que les enfants athreptiques, que les adultes profondément cachectisés (sénilite, cancer, tuberculose). Les stomatites diverses sont enfin fréquentes au cours du diabète et du mal de Bright.

Les accidents produits par les stomatites peuvent être aigus. La douleur, l'inflammation, les ulcérations, l'adénopathie ganglionnaire sont les principaux accidents locaux. La fièvre et l'infection générale sont très variables. Mais souvent aussi les stomatites passent à l'état chronique. A côté d'accidents locaux peu importants ces stomatites chroniques entraînent souvent du fait de la déglutition incessante des produits putrides des troubles généraux sérieux. L'origine de certaines dyspepsies graves, d'accès fébriles répétés peut-être aussi due à une infection buccale ancienne.

Traitement. — Un certain nombre d'indications thérapeutiques : antisepsie buccale, traitement de la douleur, de l'infection générale, sont communes à toutes les stomatites. Mais les indications spéciales à chaque variété : stomatite aphteuse, stomatite ulcéro-membraneuse, stomatites toxiques, muguet, stomatites chez l'enfant seront étudiées séparément.

1º INDICATIONS GÉNÉRALES. *Antisepsie buccale.* — Cette antisepsie ne pourra souvent être réalisée qu'après l'ablation de dents cariées, de masses de tartre. Les produits pultacés recouvrant les gencives et la muqueuse buccale seront enlevés par le frottement avec un linge fin, une brosse douce garnis d'un peu des poudres suivantes :

1º Acide borique. . . . . . ⎫
Chlorate de potasse . . . ⎬ āā 15 grammes.
Craie préparée . . . . . ⎭

2º Salol. . . . . ⎫ āā 15 —
Craie préparée . . . . . ⎭

Dans les cas légers on pourra employer comme gargarismes la décoction de camomille, la solution de chloral à dix pour mille, la solution boriquée à trente pour mille. Si l'infection est grave on ne doit pas hésiter à prescrire des antiseptiques plus énergiques, leur emploi dut-il même être douloureux. Thomas recommande particulièrement la solution renfermant pour 300 grammes d'eau, 1 gramme d'acide phénique et 5 centigrammes d'acide thymique. Le sublimé au

5 millièmes et même au 2 millièmes (liqueur de van Swieten dédoublée) a été également employé. Chez les sujets affaiblis les irrigations seront souvent substituées aux gargarismes. Les badigeonnages seront surtout utiles dans le cas d'emploi de solutions antiseptiques très énergiques. Les badigeonnages de teinture d'iode sont souvent utiles. Gargarismes ou irrigations devront être très fréquents. Dans un cas d'une gravité excessive Galippe réussit par des irrigations phénothymiques faites tous les quarts d'heure. Il y a avantage à employer les solutions aussi chaudes que possible. Comme complément de l'antisepsie buccale on ne négligera pas, le malade avalant des produits putrides, de réaliser l'antisepsie intestinale par le naphtol, le salicylate de bismuth.

Douleur. — Le traitement de la douleur doit être toujours subordonné à la nécessité de réaliser l'antisepsie buccale. Heureusement les stomatites les plus infectieuses exigeant l'emploi des antiseptiques les plus énergiques ne sont pas les plus douloureuses. Les gargarismes adoucissants avec la décoction de guimauve, de tête de pavot, de feuilles de coca sont, à condition d'employer la solution bouillie et refroidie, aseptiques mais non antiseptiques. On n'abusera pas des badigeonnages avec les solutions de cocaïne et on n'emploiera crainte d'intoxication que les solutions au centième. Un bon moyen de calmer la douleur consiste à faire sucer des fragments de glace.

C'est surtout par le choix des aliments qu'on peut diminuer la douleur. Il est important de soutenir les malades atteints de stomatites. L'usage des boissons tièdes, du lait bouilli ou stérilisé, du bouillon peu salé, des œufs délayés dans du bouillon, de la viande finement hachée et bouillie quelques instants dans du bouillon, des gelées de viande permettra de les alimenter sans efforts de mastication ni de déglutition et par suite sans souffrances. On attachera une grande importance à ce que le malade se gargarise soigneusement avant et après chaque repas.

Infection générale. — L'antisepsie buccale et intestinale sera le principal moyen pour prévenir cette infection. L'alcool, le quinquina, le café, pourront être utiles. Dans certaines stomatites (muguet) on a à se préoccuper de la cachexie (athrepsie, tuberculose, cancer) en même temps que de l'infection.

IIº INDICATIONS SPÉCIALES AUX DIVERSES STOMATITES. — *Stomatite aphteuse.* — Des antiseptiques assez simples suffisent ordinairement. L'emploi du salicylate de soude en solution à vingt pour cent aurait l'avantage de calmer les douleurs très vives en même temps qu'il réalise l'antisepsie. Le lait qui pourra servir à la nourriture du malade sera bouilli avec soin.

Stomatite ulcéro-membraneuse. -- L'antisepsie buccale devra être très rigoureuse. Les ulcérations les plus étendues seront touchées à la teinture d'iode, à l'acide phénique au vingtième. Lavages antiseptiques très fréquents. Le chlorate de potasse mérite d'être conservé dans le traitement de cette affection. On peut l'employer soit en poudre, soit en solution à trois pour cent. En faisant des lavages fréquents avec cette solution on pourra se dispenser de donner le médicament à l'intérieur.

Stomatites toxiques. — La plus importante est la stomatite mercurielle. En dehors de sa cause spéciale et de la nécessité de supprimer l'intoxication, le traitement se rapproche entièrement de celui de la stomatite ulcéro-membraneuse. Dans les cas légers on emploiera surtout le chlorate de potasse, on aura recours aux antiseptiques les plus énergiques et même aux solutions de sublimé dans les cas graves.

Gangrènes de la bouche. — Le noma, aujourd'hui rarissime, est d'une gravité extrême. Les antiseptiques les plus énergiques et surtout les cautérisations profondes de tout le foyer gangréneux au thermocautère ont parfois amené la guérison.

Muguet. — On réservera le sublimé aux cas graves et tenaces de l'adulte. Dans les cas ordinaires les antiseptiques facilement maniables comme l'acide borique, la saccharine (un pour cinq cent) suffisent. Le traitement topique par les alcalins (eau de Vichy, de Vals, eau de chaux) et surtout le borax compte aussi de nombreux succès. Les collutoires au borax seront formulés de la façon suivante en employant la glycérine et non le miel rosat fermentescible :

> Glycérine neutre. . . . . 30 grammes
> Borate de soude. 15   —

Tordens emploie aussi beaucoup le benzoate de soude à la dose de trois à cinq grammes pour trente grammes d'eau.

On n'oubliera pas que ce n'est qu'en relevant l'état général qu'on peut espérer une guérison réelle. Le muguet n'est au fond qu'un incident au milieu d'un état général grave. Chez le nourrisson, en particulier, le muguet est une indication formelle du retour à l'alimentation par le sein.

Stomatites chez les jeunes enfants. — L'allaitement sera surveillé avec soin. L'incision des gencives surdistendues sera parfois très utile. Les antiseptiques énergiques ne seront employés qu'en badigeonnages. On n'emploiera jamais l'acide phénique. On se défiera du chlorate de potasse, cause fréquente d'intoxication.

CHAPITRE II

Angines aiguës.

Résumé clinique. — Angines de la diphtérie, de la scarlatine, de la rougeole, de la variole, de l'érysipèle, du rhumatisme articulaire aigu, de l'urticaire, de l'intoxication belladonée. Étude spéciale de trois formes seulement : 1° Angine herpétique : son début alarmant ; son diagnostic avec la diphtérie ; 2° Angine catarrhale : ses rapports avec les angines chroniques ; 3° Angine phlegmoneuse : son début ses récidives ; son diagnostic avec l'angine de Ludwig, les adéno-phlegmons périamygdalien et rétropharyngien.

Traitement. — 1° *Indications générales*. Antisepsie de la gorge ; Technique des irrigations, des cautérisations ; utilité de l'antisepsie buccale et intestinale. Douleur, régime, gargarismes, cocaïne, pulvérisation, vomitifs, etc. Dangers de l'opium ; 2° *Indications spéciales*. L'angine herpétique ; l'angine catarrhale ; l'angine phlegmoneuse. Incision.

Résumé clinique. — Un certain nombre d'angines aiguës comptant parmi les variétés les plus graves ont été déjà étudiées. L'étude des angines de la diphtérie, de la scarlatine, de la rougeole, de la variole, de l'érysipèle ne pouvait être séparée de celle de ces affections. Il suffit de rappeler que l'angine est souvent l'accident initial et prodromique de ces infections graves. Au point de vue du pronostic des angines aiguës il faut aussi rappeler qu'elles s'observent souvent comme accident précurseur des attaques de rhumatisme articulaire aigu, des poussées d'urticaire généralisées. Au point de vue diagnostique on doit enfin mentionner les pseudo-angines dues à une intoxication par la belladone ; cette intoxication est souvent d'origine médicamenteuse.

Trois grandes formes d'angine aiguë doivent être particulièrement l'objet de ce chapitre : l'angine herpétique, l'angine catarrhale, l'angine phlegmoneuse. A cette dernière variété

se rattache l'histoire des angines chirurgicales : abcès et adénophlegmons amygdaliens, pharyngiens et rétropharyngiens.

1º *Angine herpétique*. — Affection ordinairement bénigne,
débute souvent de la façon la plus effrayante par de grands
frissons, une fièvre vive, une céphalalgie très intense avec
état subdélirant. Localement on ne trouve souvent qu'un peu
de rougeur, quelques très rares vésicules disséminées sur le
pharynx et les amygdales. Il ne faut pas trop s'alarmer des
grands accidents du début, mais les vésicules, comme toutes
les productions blanches de la gorge, doivent être chez l'enfant toujours suspectes. Souvent en effet une angine herpétique type se transforme en angine diphtéritique. Chez l'adolescent et l'adulte celle-ci est moins fréquente, mais il faut
s'attendre à une convalescence assez traînante, à un affaiblissement prolongé. Les récidives à époques plus ou moins
éloignées sont comme dans toutes les manifestations herpétiques extrêmement communes. Quelques femmes ont des
angines herpétiques à chaque époque menstruelle.

2º *Angine catarrhale*. — Elle est fréquente à la suite des refroidissements. Ni l'état général, ni l'état local ne sont bien
inquiétants mais on doit toujours rester sur la réserve, ces
angines n'étant souvent que le prélude d'une angine phlegmoneuse. De plus l'angine catarrhale aiguë n'est d'ordinaire
qu'un épisode au milieu d'un état inflammatoire chronique du
nez et de l'arrière-gorge. C'est de cette inflammation chronique, c'est souvent aussi de l'état général (arthritisme) que le
traitement doit se préoccuper.

3º *Angine phlegmoneuse*. — Elle est rare avant vingt ans.
Elle survient le plus souvent chez des sujets ayant eu des angines catarrhale s et au début paraît une petite poussée insignifiante. Tout à coup apparaissent la fièvre, l'embarras gastrique, des douleurs atroces rendant impossible tout mouvement
d'expuition et de la déglutition. Il est plus rare de voir tous
ces accidents survenir d'emblée. Le gonflement est souvent
énorme. Il porte surtout sur la région amygdalienne où le
pus ne tarde pas à se collecter. L'abcès s'ouvre en général
spontanément du quatrième au huitième jour, mais parfois

surviennent des complications locales (phlegmon diffus, adé-
nites suppurées, hémorrhagies) ou générales (infections adynamiques). Dans quelques cas la seconde amygdale suppure
à son tour. Souvent aussi un sujet atteint une première fois
a de nouvelles attaques d'angine phlegmoneuse à un, deux
ans d'intervalles. Entre ces grandes attaques s'observent souvent un état inflammatoire chronique et de nombreuses poussées d'angine catarrhale.

Au lieu d'occuper l'amygdale, l'inflammation phlegmoneuse occupe parfois la base de la langue. Ce n'est là qu'une
simple variété intéressante surtout par la dyspnée dont elle
se complique souvent.

Il faut distinguer avec soin de l'angine phlegmoneuse commune les formes chirurgicales particulièrement graves, l'angine de Ludwig, l'adénophlegmon des ganglions périamygdaliens, le phlegmon rétropharyngien.[1]

Dans l'*angine de Ludwig* le plancher de la bouche est particulièrement envahi par le phlegmon, il est tuméfié, dur, em-
pâté, l'ouverture de la bouche est des plus difficiles.

L'adénophlegmon des ganglions périamygdaliens offre comme
diagnostic une importance capitale. En effet l'abcès de l'angine phlegmoneuse repousse en dehors vers la peau la carotide et la jugulaire interne. L'abcès de l'adénophlegmon repousse au contraire ces vaisseaux en dedans vers la cavité
buccale. Lorsqu'un adénophlegmon est pris pour une angine
phlegmoneuse et incisé par la bouche il peut survenir une
hémorrhagie mortelle. Mais dans les adénophlegmons la tuméfaction est plus marquée vers la peau : celle-ci est souvent
rouge, œdématiée. Le toucher buccal ne rencontre la tuméfaction qu'en contournant le pilier antérieur. Le doigt sent à
la surface de gros battements artériels.

Les *phlegmons et abcès rétro-pharyngiens* s'observent surtout avant trois ans. On doit les soupçonner chez tout enfant,
tétant mal, avalant difficilement, ayant un cri spécial com-
paré « au coin coin » du canard. L'examen par la vue renseigne

(1) Voir PLICQUE, *Traité de diagnostic chirurgical*, pp. 380-300.

assez mal, mais le toucher buccal montre sur la paroi postérieure du pharynx en arrière du voile du palais une tuméfaction rénitente, plus souvent latérale que médiane. La mort presque constante dans les abcès méconnus est rare dans les abcès incisés.

Dans l'histoire plus particulièrement médicale des angines aiguës: herpétique, catarrhale, phlegmoneuse, un point, l'origine infectieuse, doit être encore particulièrement mis en relief. C'est cette origine infectieuse qui assombrit le pronostic, des complications graves étant toujours possible[1]. C'est elle qui explique les relations des poussées aiguës et des inflammations chroniques, l'infection se greffant ou se réveillant sur ce terrain tout préparé, relations qui, pour le traitement, offrent une importance extrême.

Traitement. — Dans l'angine herpétique, catarrhale, phlegmoneuse, on trouve deux indications communes : réaliser l'antisepsie de la gorge, calmer la douleur. Dans toutes ces angines, on doit de plus, l'inflammation tombée, rechercher et traiter les lésions chroniques du nez et de la gorge, seul moyen de prévenir les récidives (voir *Angines chroniques*). Chacune d'elles, enfin, offre quelques indications spéciales.

Indications générales. — *Antisepsie de la gorge.* — Cette antisepsie est difficile à réaliser. Le gargarisme est sous ce point de vue bien inférieur aux douches gutturales pratiquées avec un irrigateur à forte pression. « Ces lavages de la gorge, écrit Ruault,[1] doivent être pratiqués avec des solutions chaudes, à une température égale ou peu inférieure à celle du corps, et préparées avec de l'eau filtrée et bouillie. On pourra se servir de solutions alcalines pour débarrasser la gorge des mucosités et des enduits pultacés (chlorate de soude ou borate de soude à 2 ou 3 pour 100) et faire suivre ce premier lavage d'un second, pratiqué avec une solution antiseptique (acide phénique à 1/2 ou 1 pour 100 ; sublimé à 1 pour 20.000). Ces solutions peuvent être variées à l'infini et préparées à

(1) V. Ruault, *Traité de médecine*, 1892, vol. III.

l'aide de plusieurs antiseptiques associés, mais elles doivent toujours être faibles, non irritantes : il est préférable d'agir par l'emploi répété et un peu prolongé (un demi-litre de liquide ou plus) d'un liquide faiblement antiseptique que par celui d'un liquide plus fortement antiseptique qui, pour n'être pas irritant ou dangereux devrait être utilisé en moindre quantité et moins fréquemment. On ne doit pas négliger de faire suivre chaque repas, chaque ingestion d'une boisson quelconque, d'un lavage bucco-guttural.

Les préparations antiseptiques énergiques doivent être réservées pour les applications topiques directes et localisées qu'on néglige beaucoup trop dans le traitement des angines simples ; et qui lorsqu'elles sont faites à propos, une ou deux fois par jour, sont quelquefois très utiles. Elles doivent être pratiquées de préférence à l'aide de petits tampons de coton hydrophile, de forme oblongue et de la grosseur de la dernière phalange du pouce au plus, qu'on fixe à l'extrémité d'une pince à forcipressure de forme et de longueur convenables. On commencera au besoin par nettoyer les exsudats avec un tampon de ouate sèche en évitant de faire saigner la muqueuse. Comme topiques on peut employer la liqueur de van Swieton dédoublée, la glycérine phéniquée au centième. Pour être vraiment utiles ces attouchements doivent être faits en déprimant bien la langue et avec un bon éclairage, « un éclairage par le miroir frontal » de préférence.

A côté des irrigations les pulvérisations et surtout les pulvérisations phéniquées constituent un très bon moyen.

On combinera toujours l'antisepsie de la gorge avec celle de la bouche (voir *Stomatites*) et surtout de l'intestin. Ruault dans l'angine phlegmoneuse a employé le naphtol à dose de 2 et 3 grammes par jour. Les résultats ont été très bons tant comme soulagement immédiat que pour prévenir les récidives. Gouguenheim ne se loue pas moins du salol à dose quotidienne de 4 grammes par jour.

Douleur. — Le régime constitue un premier moyen d'atténuer la douleur. Le lait, les œufs en lait de poule, les crèmes peu épaisses, les bouillies sont les aliments les mieux tolérés. Le bouillon et les potages doivent être très peu salés.

Les gargarismes émollients (mauves, guimauves, têtes de pavot) ne sont pas sans valeur. On se défiera en revanche des astringents (tannin, feuilles de ronces), des acides (jus de citron) qui souvent exaspèrent les souffrances.

Les sangsues ne sont guère applicables que chez l'homme en raison des cicatrices qu'elles laissent. Les cataplasmes sinapisés ou simplement les cataplasmes très chauds, très larges très épais, maintenus en permanence constituent un bon calmant plus pratique et moins facilement incriminé en cas de complication que le collier de glace ou les cravates de gaze trempée dans l'eau froide. La glace sucée par petits morceaux est un assez bon calmant.

Les bains de pied sinapisés ou les bains de pieds savonneux très chauds peuvent rendre des services. On doit enfin citer comme moyen précieux les vomitifs. Ceux-ci au début des angines même phlegmoneuses les plus intenses amènent un dégorgement et un soulagement marqué. Ils sont de plus utiles contre l'embarras gastrique. A la période d'abcès, nous verrons qu'ils sont au contraire beaucoup moins recommandables comme moyen de rupture.

Les gargarismes tièdes ou un peu chauds, moins agréables à la première impression que les gargarismes froids ou glacés donnent un soulagement plus durable.

Les badigeonnages à la cocaïne ne seront jamais employés que comme moyen accidentel en cas de déglutition trop douloureuse un peu avant un repas. Les pastilles à la cocaïne sont peu utiles ; elles provoquent une salivation et des efforts d'expuition assez pénibles.

Les pulvérisations et en particulier les pulvérisations phéniquées amènent au contraire un soulagement réel. C'est surtout pour la nuit afin d'éviter la dessiccation si pénible de la bouche qu'il est utile de maintenir les malades dans une atmosphère chargée d'eau par ces pulvérisations.

.. L'application de tampons de ouate chargés de chlorure de méthyle sur les parties latérales du cou (stypage) amène un soulagement momentané.

Comme moyens internes une grande prudence est nécessaire. On se défiera tout particulièrement des opiacés. Il semble dans les angines douloureuses que toute la force du malade soit nécessaire pour réagir. L'affaissement produit par l'opium amène parfois de vrais désastres.

INDICATIONS SPÉCIALES. — *Angine herpétique.* — Il y a rarement lieu de faire un traitement local très énergique sauf quand les vésicules se recouvrent de pseudomembranes. On peut dans cette angine employer les gargarismes astringents ou acidulés. Chez l'enfant Lasègue recommande le sirop de ratanhia en boisson, le jus de citron miellé. Ruault vante la glycérine phéniquée à deux pour cent en badigeonnages. Les gargarismes de décoction de feuilles de coca additionnée de borax réussissent souvent très bien. Si la céphalalgie est très intense, les vomitifs, les bains de pieds sinapisés constituent les traitements les plus efficaces. Les purgatifs semblent moins utiles. Le sulfate de quinine donne souvent d'excellents résultats surtout chez l'enfant.

Angine catarrhale. — L'antisepsie de la gorge sera faite avec grand soin pour éviter la complication d'angine phlegmoneuse. On s'attachera de plus à prévenir toute irritation par un régime sévère, par des précautions spéciales contre les refroidissements. Lennox Browne fait remarquer que les angines phlegmoneuses viennent particulièrement compliquer les angines catarrhales chez les malades qui respirent un air vicié (poussières, miasmes de salles d'hôpital).

Angine phlegmoneuse. — C'est contre cette angine que tous les moyens indiqués pour réaliser l'antisepsie de la gorge et combattre la douleur, doivent être mis en œuvre. Au début contre l'angoisse, la crainte de suffocation, le vomitif est le meilleur moyen. Dès le quatrième ou le cinquième jour on peut commencer des scarifications sur le pilier et les amygdales, elles soulagent beaucoup. Une ponction avec la pointe d'un bistouri garni de diachylon sera faite sitôt la rénitence appréciable. On cherchera le point le plus rénitent, le plus dépourvu de battements artériels. A cette période tardive les vomitifs fatiguent et ne font rompre que les abcès prêts à s'ou-vrir spontanément.

L'ouverture chirurgicale et surtout spontanée de l'abcès laisse souvent une ulcération anfractueuse qu'il est bon de tou-cher au nitrate d'argent ou à la teinture d'iode.

CHAPITRE III

Angines chroniques.

Résumé clinique. — 1° Causes de la chronicité : Causes locales : lésions pharyngées. Chez l'enfant, hypertrophie des amygdales, végétations adénoïdes. Chez l'adulte, granulations, hypertrophie de la luette, pharyngite diffuse, catarrhale ou sèche. Lésions nasales et buccales. Irritations d'origine diverse. Causes générales : scrofule, arthritisme, goutte, diabète, mal de Bright ; 2° Complications : poussées aiguës, troubles de la voix, surdité, hypocondrie.
Traitement. — 1° *Local.* Moyens divers, opérations ; technique des cautérisations ; 2° *Général* ; 3° *Traitement thermal.*

Résumé clinique. — Les causes qui entretiennent et souvent éternisent les angines chroniques sont les unes locales, les autres générales. Les causes locales peuvent être des lésions du pharynx, des lésions des cavités voisines, des irritations d'ordre divers.

Chez l'enfant et l'adolescent les lésions pharyngées les plus fréquentes sont : 1° l'hypertrophie des amygdales ; 2° l'hypertrophie des follicules adénoïdes abondants surtout sur la paroi postérieure du pharynx, la face supérieure du voile du palais (végétations adénoïdes). Les grosses amygdales se reconnaissent à la simple inspection. Les végétations adénoïdes seront soupçonnées par la surdité, le facies spécial : bouche entr'ouverte, respiration exclusivement buccale, narines amincies. Elles seront reconnues par le toucher buccal.

Chez l'adulte on rencontre surtout des granulations pharyngées. Ces granulations sont presque toujours accompagnées d'une inflammation catarrhale de toute la muqueuse du pharynx. L'hypertrophie de la luette n'est pas rare. Tantôt il y a sécrétion de mucus adhérent ; tantôt au contraire il y a sécheresse extrême.

Il est exceptionnel que les lésions soient bornées au pharynx. Dans toutes les angines chroniques il existe en même temps quelques lésions du nez (rhinite atrophique, rhinite hypertrophique). Les lésions buccales (carie dentaire, pyorrhée gingivale) sont fréquentes et jouent un rôle important pour entretenir l'angine.

Les irritations d'ordres divers : séjour dans une atmosphère viciée, poussiéreuse, habitation dans un logement humide, exercice immodéré de la voix, tabac sous forme de tabac à fumer, à chiquer et surtout à priser, alcool, aliments trop chauds ou trop irritants ont un rôle qui se conçoit facilement.

Comme causes d'ordre général, la scrofule joue chez l'enfant, l'arthritisme joue chez l'adulte le rôle principal. Les angines chroniques de la goutte, du diabète, du mal de Bright doivent être particulièrement mentionnées.

Les angines chroniques constituent une affection assez sérieuse. Elles exposent à des poussées incessantes d'inflammation aiguë ou subaiguë. Elles amènent une fatigue rapide de la voix, fatigue très pénible dans quelques professions (pharyngites des prédicateurs, des avocats). Elles constituent, chez l'enfant surtout, par propagation de l'inflammation aux trompes d'Eustache, une des causes les plus fréquentes de surdité. Presque toujours enfin elles entraînent une hypocondrie marquée.

Traitement. — 1º TRAITEMENT LOCAL. — Le traitement local nécessité par les lésions pharyngées consistera tantôt en soins divers, tantôt en opérations proprement dites.

Les gargarismes, les irrigations, les pulvérisations, les attouchements avec des poudres astringentes (alun, chlorate de potasse) peuvent suffire dans les cas simples. Les gargarismes ou même les irrigations astringentes (décoction de feuilles de coca, de feuilles de ronces additionnée de borax, décoction de bourgeons de sapin), réussissent bien dans les formes catarrhales. Les gargarismes simplement alcalins (solution de bicarbonate de soude à trois pour cent) les simples inhalations de vapeur d'eau, réussissent mieux dans les formes sèches (pharingites sèches des goutteux, des diabétiques, des brightiques).

Les badigeonnages répétés avec la solution de cocaïne au trentième constituent un bon moyen décongestif.

Les pastilles donnent surtout du soulagement dans l'angine granuleuse. Les pastilles de menthe, de borate de soude, de cocaïne, d'eucalyptus, réussissent ordinairement mieux que les pastilles de chlorate de potasse. Chez quelques malades les pastilles d'ipéca sont le meilleur moyen d'éclaircir la voix et de débarrasser la gorge des mucosités.

Il suffit d'indiquer les diverses précautions hygiéniques : suppression du tabac sous toutes ses formes, de l'alcool, des aliments chauds ou irritants, air pur. Le malade devra s'attacher à respirer par le nez. A moins d'une mauvaise habitude acquise il évitera l'emploi des foulards, des cache-nez. Il est souvent indispensable (prédicateurs, professeurs, officiers) qu'il s'astreigne à parler très peu et à ne parler que pour la conversation simple, sans forcer la voix, pendant quelque temps.

Parmi les opérations qui peuvent être nécessaires on doit mentionner chez l'enfant l'ablation de l'amygdale hypertrophiée et surtout l'ablation des végétations adénoïdes. Chez l'adulte on aura à faire l'ignipuncture de l'amygdale, la cautérisation de l'amygdale linguale — quelquefois l'excision de la luette trop longue — et surtout la cautérisation du pharynx. Cette dernière opération peut seule être décrite ici.

La cautérisation du pharynx est particulièrement dirigée contre les granulations. On peut employer soit le galvanocautère, soit les solutions caustiques. Avec le galvanocautère on ne fera d'abord que des cautérisations peu nombreuses, bien limitées. C'est surtout chez les goutteux qu'on se défiera des réactions inflammatoires trop vives.

Parmi les solutions caustiques on doit surtout mentionner : 1° la solution iodoiodurée au dixième (un gramme de teinture d'iode et un gramme d'iodure de potassium pour 10 grammes d'eau) ; 2° la solution de nitrate d'argent à proportions variant de un à quatre grammes pour cent. Comme porte-caustique un tampon de ouate hydrophile bien fixé au bout d'une baleine est l'instrument le plus commode. Le tampon sera suffisamment exprimé pour être humide mais non ruisselant. On donne à la baleine, en la chauffant, une courbure appropriée au point à atteindre.

Ces cautérisations seront faites après un badigeonnage à la cocaïne. Pour modérer la douleur consécutive, de petits fragments de glace, des gargarismes avec la solution phéniquée à un pour deux cent constituent les meilleurs moyens. On ne fera jamais de cautérisations de la gorge qu'après avoir essayé les traitements plus simples et surtout après avoir traité les diverses lésions de la bouche et du nez. Le malade devra garder la chambre un à deux jours après les cautérisations au galvanocautère ou au nitrate d'argent.

Le traitement des lésions de la bouche consistera surtout en avulsion de dents cariées, nettoyage du tartre, attouchements à la teinture d'iode des gencives atteintes de pyorrhée.

Le traitement des lésions nasales pourra exiger des cautérisations au galvanocautère (hypertrophie de la muqueuse des cornets). Mais on essaiera tout d'abord les badigeonnages à la cocaïne, les insufflations de poudres antiseptiques (acide borique, salol) et surtout les irrigations nasales tièdes et même chaudes. Celles-ci ne seront jamais faites avec l'eau pure mais avec l'eau additionnée de deux cuillerées de sel ou de 30 grammes de borax par litre. Le résultat de ces irrigations nasales dans les pharyngites chroniques est souvent inespéré.

Traitement général. — En dehors des indications générales que peuvent fournir la scrofule, l'arthritisme, le mal de Bright, le diabète, on doit surtout mentionner le rôle des troubles gastro-intestinaux. L'antisepsie intestinale donne souvent de très bons résultats. Le benzoate de soude à dose de quatre à six grammes par jour en quatre ou six fois est utile dans les pharyngites de l'adulte, mais il est mal toléré par la plupart des dyspeptiques (Ruault).

Comme moyen temporaire d'éclaircir la voix ou d'adoucir une poussée subaiguë, l'alcoolature de racine d'aconit (X à XV gouttes dans de la tisane de fleurs d'oranger) mérite d'être signalée.

TRAITEMENT THERMAL. — Les cures thermales constituent un moyen excellent à la fois général, agissant contre les diathèses organiques, l'hypocondrie, et local par les vaporisations, les inhalations, les gargarismes pratiqués dans les établissements thermaux. Ces cures ne donnent tous leurs résultats qu'apres le traitement local ordinaire du catarrhe de la muqueuse et des granulations. Les stations principales sont Cauterets, le Mont-Dore, Aix-les-Bains. Enfin certaines pharyngites tenaces cèdent à un changement de séjour et à l'habitation dans un climat plus tempéré.

B. — Maladies de l'estomac.

CHAPITRE PREMIER

Fausses dyspepsies. — Dyspepsies artificielles.

I. — Fausses dyspepsies par lésions d'organes autres que l'estomac. — 1º APPAREIL DIGESTIF : *a) Cavité buccale* (stomatites, pyorrhée alvéolaire, carie dentaire) ; *b) Intestin* (constipation, helminthiase, hernies) ; *c) Foie* (lithiase biliaire, kystes hydatiques). 2º ORGANES GÉNITO-URINAIRES : *a) Appareil utéro-ovarien* (métrites, salpingites, grossesse) ; *b) Appareil urinaire* (mal de Bright, infections urinaires diverses). 3º SYSTÈMES NERVEUX ; *a) Névroses* ; *b) Lésions cérébrales ou méningées* ; *c) Ataxie.*

II. — Dyspepsies artificielles. — 1º Fautes grossières d'*hygiène* ou de *régime.* 2º *Intoxications* : alimentaires, médicamenteuses, professionnelles, criminelles.

Résumé clinique. — Les deux groupes des fausses dyspepsies et des dyspepsies artificielles sont peut-être au point de vue nosologique pur absolument faux et contestables. Au point de vue pratique ils ont cet avantage de rappeler que dans un grand nombre, le plus grand nombre même des dyspepsies, la cause du mal doit être cherché partout ailleurs que dans l'estomac. Le médecin sait bien sans doute qu'un très grand nombre d'affections d'organes autres que l'estomac : intestin, foie, organes génito-urinaires, cerveau, moelle etc., peuvent entraîner des troubles gastriques, de fausses dyspepsies. — Il connaît aussi les fautes grossières d'hygiène, les sources multiples d'intoxication qui peuvent produire des dyspepsies artificielles. Mais au milieu des difficultés multiples du diagnostic, des plaintes du malade rapportant toutes ses souffrances à son estomac, on perd facilement de vue ces causes assez banales. Comme elles fournissent l'occasion de réels succès thérapeutiques, que d'autre part elles sont la source fréquente de fâcheuses erreurs de pronostic et de diagnostic il a paru indispensable de les résumer dans une revue d'ensemble avant d'aborder l'étude des maladies de l'estomac. Cette revue s'attachera moins à être complète qu'à bien mettre en relief les causes que fournissent au traitement d'importantes indications.

I. — Fausses dyspepsies.

Les fausses dyspepsies peuvent dépendre : 1° de troubles de divers organes de l'appareil digestif autres que l'estomac et en particulier des lésions de la cavité buccale, de l'intestin, du foie ; 2° des lésions de l'appareil génito-urinaire : 3° des divers troubles du système nerveux.

1° Les lésions de la CAVITÉ BUCCALE constituent une cause très importante de dyspepsie. Elles agissent d'une part en entravant la mastication (caries dentaires, névralgies). Elles agissent bien plus encore en devenant souvent une cause incessante d'infection et d'intoxication. La déglutition du pus, des produits putrides qui se forment dans les abcès du sinus maxillaire, les diverses stomatites, la cavité des dents cariées exerce sur l'estomac la plus fâcheuse influence. Une cause particulièrement importante par sa fréquence, très facilement méconnue en raison de son insignifiance apparente est la pyorrhée alvéolaire. L'influence du traitement de la pyorrhée sur la dyspepsie est souvent très remarquable (Galippe). L'antisepsie buccale par des lavages désinfectants et le traitement même de la cause d'infection (stomatite mercurielle, carie dentaire, abcès du sinus, nécrose du maxillaire) devront être pratiqués dans les diverses affections de la bouche. Les dyspepsies par insuffisance de la mastication seront rappelées à l'étude des dyspepsies artificielles.

Du côté de l'INTESTIN toutes les affections peuvent entraîner des troubles digestifs réflexes. Celles dont il faut le plus se préoccuper sont la constipation, l'helminthiase, les hernies. Chez bien des dyspeptiques la marche de la *constipation* et des souffrances gastriques est en quelque sorte parallèle. Ils ne s'améliorent vraiment que du jour où l'on a pu triompher de la constipation. L'*helminthiase* n'est pas moins intéressante. Les troubles gastriques qu'elles provoquent sont particulièrement intenses, pénibles, brusques, capricieux. Le traitement de la constipation et de l'helminthiase sera d'ailleurs étudié en détail. Pour les *hernies*, ce sont souvent les hernies les moins volumineuses : petites hernies crurales, épiplocèles presque imperceptibles de la ligne blanche, qui provoquent le plus de souffrance. Le port d'un bandage ne suffira pas toujours. Ce bandage est assez souvent difficile à appliquer en raison du petit volume de la hernie, difficile à supporter en raison de son intolérance. Ces dyspepsies herniaires constituent alors une des indications les plus nettes et les plus formelles de la cure radicale.

Le FOIE est très souvent intéressé dans les dyspepsies. Mais sans parler de la congestion hépatique qui vient compliquer les dyspepsies, il faut signaler deux affections, les kystes hydatiques et surtout la lithiase biliaire dont tous les troubles sont fréquemment pris pour de simples accidents gastriques. La lithiase biliaire si fréquente est particulièrement méconnue dans ses formes chroniques, insidieuses, sans grands accès de coliques hépatiques. Le siège de la douleur, la sensibilité du foie et de la vésicule, la teinte subictérique même légère devront toujours dans une dyspepsie éveiller les soupçons et faire rechercher avec soin les accidents de cholélithiase.

2° ORGANES GÉNITO-URINAIRES. — Chez l'homme les lésions des organes génitaux jouent rarement un rôle dans les dyspepsies. Tout au plus faut-il signaler les troubles gastriques fréquemment liés aux excès de coït et surtout à la masturbation. Chez la femme au contraire on sait combien les lésions de l'utérus et de ses annexes s'accompagnent fréquemment de troubles gastriques intenses et variés. On doit tout particulièrement insister sur l'importance de la grossesse. Il n'est pas rare de voir des gastralgies, des vomissements, des troubles dyspeptiques de toute espèce survenir avec une grande intensité dès les premiers jours de la conception alors que la suppression des règles n'a pas encore appelé l'attention sur la possibilité d'une grossesse.

Du côté des organes urinaires il serait superflu d'insister sur les troubles gastriques qui peuvent accompagner le mal de Bright. L'urémie gastrique est une des formes les plus fréquentes de l'urémie. Moins connues et plus facilement méconnues sont les dyspepsies liées à une infection urinaire. Quand la vessie se vide mal, du fait d'un rétrécissement de l'urèthre, d'une hypertrophie prostatique, que l'urine séjournant dans la vessie devient même très faiblement purulente, il n'est pas rare de voir des troubles gastriques si intenses, si prédominants, qu'ils éveillent seuls l'inquiétude du malade. Quelques lavages vésicaux suffisent parfois à les faire disparaître comme par enchantement. Sous ce rapport les résultats de l'uréthrotomie peuvent être également inespérés.

3º SYSTÈME NERVEUX. — Toutes les dyspepsies ont en réalité pour origine primordiale un trouble du système nerveux. L'association des dyspepsies et des névroses, hystérie et neurasthénie, est d'une fréquence extrême. Il est à vrai dire bien peu de dyspeptiques qui ne soient neurasthéniques ou hypocondriaques. Il est inutile d'insister sur cette association. Rappelons pourtant ce fait intéressant signalé par notre maître M. Vigouroux, qu'au point de vue des résultats à espérer du traitement et en particulier de l'emploi de l'électricité statique dans la neurasthénie, la coexistence de dyspepsie et surtout de dyspepsie flatulente constitue un élément très favorable de pronostic. Mais au point de vue des erreurs de diagnostic possibles on doit insister sur les dyspepsies liées à des lésions méningées, cérébrales, médullaires au début. Dans l'ataxie en particulier, les crises gastriques peuvent constituer un trouble très précoce et très longtemps isolé sans autre accident retentissant. Il est inutile d'insister sur l'importance du diagnostic.

II. — Dyspepsies artificielles.

Il est en principe sous-entendu que dans toute dyspepsie on doit avant tout rechercher : 1° les fautes grossières d'hygiène et de régime ; 2° les intoxications d'origine diverse qui ont pu produire ou entretenir cette dyspepsie. Insister sur l'utilité de cette recherche est superflu. Mais toute banale qu'elle soit à bien des égards la brève énumération qui va suivre pourra servir à la faciliter.

Principales fautes d'hygiène. — Dire que les repas pris trop rapidement, trop irrégulièrement, composés d'aliments trop copieux, mal choisis ou lourds, se digèrent difficilement est assurément une vérité un peu naïve. En pratique pourtant on doit tenir compte de toutes ces règles d'hygiène si simples, si connues, si souvent violées.

La trop grande rapidité des repas sera d'autant plus nuisible que la dentition sera défectueuse. Mais même avec une dentition normale permettant en quelques minutes une mastication suffisante le défaut d'insalivation se fera encore sentir après tout repas pris trop vite. Inversement quand le port d'un dentier artificiel n'est pas possible les inconvénients d'une dentition défectueuse seront en partie compensés si l'on a le soin de choisir des aliments en purée, en bouillies, divisés en très petits morceaux et à défaut de mastication de les tenir longtemps dans la bouche pour que l'insalivation soit parfaite. C'est surtout pour la digestion du pain, des pâtes, des féculents que se fait sentir le défaut de l'insalivation. C'est plus pour la digestion de la viande que se fait sentir le défaut de mastication. Relativement à la rapidité du repas un travers fréquent chez les dyspeptiques et en particulier chez les dyspeptiques neurasthéniques est le suivant. La durée du repas est normale et même longue. Mais au début ces malades sont affamés par une véritable fringale ; ils prennent en quelques instants la presque totalité de leur repas. Cet appétit dévorant tombe vite et la fin du repas est faite lentement ; presque avec répugnance. Le mal résultant de l'ingestion de morceaux trop volumineux, mal mastiqués, mal insalivés, n'en est pas moins produit.

L'irrégularité dans les heures des repas, la mauvaise distribution des heures des repas ont une influence non moins fâcheuse. Il est des dyspeptiques qui mangent d'un bout à l'autre de la journée et même de la nuit. Leur estomac est en digestion perpétuelle. Souvent aussi le dîner du soir est trop rapproché du repas de midi ou s'il en est suffisamment éloigné il se trouve trop rapproché du coucher. Il est fréquent aussi de voir les dyspeptiques se lever tard, supprimer complètement le repas du matin ou ne faire qu'un repas du matin trop peu substantiel. Quant aux soupers, abstraction faite de leurs autres inconvénients hygiéniques, ils constituent la cause la plus rapide et la plus fréquente de dyspepsie.

Les gros mangeurs digèrent ordinairement bien où tout au moins acceptent patiemment leurs digestions difficiles. Il n'est pas rare pourtant de trouver des dyspeptiques se plaignant amèrement de leurs digestions alors qu'un régime plus frugal suffirait en quelques jours à faire cesser leurs malaises. Chez ces dyspeptiques gros mangeurs on doit toujours songer à la possibilité du diabète.

La complication soit des repas, soit des mets, le défaut de simplicité dans les menus doivent souvent être incriminés. Alors même que cette complication ne conduit pas, en excitant artificiellement l'appétit, à faire manger trop, il semble que le mélange d'aliments de toute espèce dans l'estomac constitue une condition peu favorable à la digestion. Les dyspeptiques sont assez souvent convaincus du contraire. Il n'est pas rare en effet qu'un repas de gala soit mieux digéré par eux qu'un repas simple, qu'un plat singulier, compliqué, soit également digéré facilement. Cette tolérance exceptionnelle les conduit parfois à chercher pour leurs menus de chaque jour des associations de plats, pour leurs mets des assaisonnements bizarres. Cette recherche contribue souvent beaucoup à aggraver leur dyspepsie. Les aliments doivent être aussi simples, aussi naturels, aussi simplement préparés que possible. Ce n'est pas que cette simplicité doive exclure les plus grands soins dans leur préparation. Un changement de cuisinière suffit parfois à triompher de dyspepsies invétérées.

Tous ces détails sont bien terre à terre ; il fallait pourtant les rappeler. On doit signaler également l'influence des préoccupations, des fatigues morales pendant les repas (lecture à table par exemple). Beaucoup de dyspeptiques ont une tendance singulière à se fâcher, s'énerver au cours de leurs repas. La préparation d'un plat ou tout autre incident est la cause la plus ordinaire de ces énervements d'une violence parfois extrême. Prévenu le malade peut se défier et réagir contre cette tendance aux contrariétés, spéciale au moment des repas. Enfin la simple prescription d'un exercice modéré et sans fatigue après le repas (promenade, billard, jardinage) rendra parfois de grands services. On ne saurait défendre d'une façon absolue aux sujets qui en ont l'habitude un somme de quelques instants après les repas. Très utile à quelques-uns cette habitude est en général nuisible.

Principales causes d'intoxication. — La mauvaise qualité, la falsification des aliments est la première, la plus fréquente des causes d'intoxication. On se défiera tout particulièrement surtout en été, des viandes et du poisson trop avancés, des légumes vieillis. On aura surtout lieu de se défier du beurre et du vin. Il est parfois si difficile d'obtenir le beurre et le vin dans des conditions de pureté suffisante que le plus simple est souvent de les supprimer entièrement du régime des dyspeptiques.

En seconde ligne, immédiatement après les intoxications alimentaires on doit placer les intoxications *médicamenteuses*. On est parfois effrayé de la quantité de drogues : poudres, vins, gouttes, élixirs, pilules que certains malades arrivent à prendre pour faciliter leurs digestions. Le premier soin doit être évidemment de faire cesser cet empoisonnement pharmaceutique. Le vin de quinquina, les élixirs alcooliques pris à jeun au début du repas sont ordinairement fort nuisibles. On connaît aussi les mauvais effets des prétendus apéritifs, vermouth, absinthe, bitter qu'il serait plus juste de regarder comme des poisons et des poisons dangereux que comme des boissons usuelles.

L'intoxication médicamenteuse peut résulter non du caprice du malade mais d'une médication nécessaire. On sait avec quelle facilité les préparations de digitale et en particulier les macérations mal filtrées amènent des troubles gastriques. On connait aussi à cet égard les inconvénients de la créosote ingérée par l'estomac. Le sulfate de quinine est lui aussi difficilement toléré. On se gardera donc de l'employer à doses trop fortes, trop prolongées et sans indications urgentes. Il est enfin bon de prévenir tout malade qui prend le goût des injections de morphine qu'il doit à peu près faire le sacrifice de son estomac.

Les *intoxications professionnelles* et en particulier le saturnisme et l'hydrargyrisme retentissent souvent sur l'estomac. Il faut parfois au médecin une véritable sagacité pour trouver l'influence de ces substances, chez des sujets qui n'ont été exposés qu'incidemment à l'action du plomb ou du mercure.

Les intoxications *accidentelles* ou *criminelles* sont souvent plus embarrassantes encore pour le diagnostic. Divers procès retentissants ont montré dans ces dernières années avec quelle facilité des empoisonnements survenant même par série de cas nombreux, pouvaient être méconnus. Dans les deux procès les plus célèbres : cas d'empoisonnements par des vins frelatés dans le Midi, cas d'empoisonnements dans une pharmacie du Hâvre, le poison avait été l'arsenic.

CHAPITRE II

Indications thérapeutiques dans la dyspepsie vraie.

I. Indications pathogéniques. — 1º *Dilatation de l'estomac sans fermentations anormales* : a) Strychnine, ipéca à faibles doses ; b) Régime de Bouchard ; c) Massage, électricité ; d) Moyens divers d'assurer l'équilibre abdominal. 2º *Dilatation avec fermentations anormales* : a) Régime ; b) Antiseptiques internes ; absorbants ; c) Lavage de l'estomac. 3º *Hypochlorhydrie et hypopepsie* : acide chlorhydrique, pepsine, substances peptogènes, pancréatine, papaïne, amers. 4º *Hyperchlorhydrie* : a) Caractères qui peuvent la faire soupçonner ; b) Emploi des alcalins ; c) Régime. 5º *État général* : neurasthénie, arthritisme, eczéma, tuberculose.

II. Indications symptomatiques. — 1º *Gastralgie* ; 2º *Vomissements* ; 3º *Anorexie* ; 4º *Indigestion* ; 5º *Troubles nerveux réflexes.*

La question des dyspepsies est en ce moment toute entière à l'étude. Les travaux récents sur le chimisme stomacal à l'état normal et pathologique arriveront-ils à éclaircir cette difficile question ? Au point de vue pratique ils nous ont surtout appris qu'on avait à tenir compte : 1º du défaut, plus rarement de l'excès d'acide chlorhydrique ; 2º des fermentations avec production d'acides anormaux. Une autre maladie récente, la dilatation de l'estomac, nécessite-t-elle d'être séparée de l'histoire ordinaire des dyspepsies ? A côté de cette parésie de la paroi stomacale doit-on créer également comme quelques auteurs l'ont voulu une place pour une autre affection, elle aussi d'origine musculaire, le spasme du pylore ? Sans trancher ces questions, nous nous contenterons de rechercher tout d'abord les indications thérapeutiques qui découlent de la dilatation de l'estomac, de l'hyperchlorhydrie, de l'hypochlorhydrie, des fermentations stomacales, enfin de l'état général. Mais à cette étude devra succéder celle des autres troubles

purement symptomatiques : gastralgie, flatulence, vomissements, indigestion, troubles nerveux réflexes qui seront étudiés aussitôt après. Ayant ainsi décomposé les principaux
éléments — éléments causes et éléments effets — de l'histoire
clinique des dyspepsies, peut-être une revue d'ensemble pour-
ra-t-elle ensuite résumer les règles du traitement tant hygiénique que médicamenteux.

I. — Indications pathogéniques.

I. Dilatation de l'estomac. — L'étude de la dilatation de
l'estomac doit au point de vue thérapeutique précéder celle des
dyspepsies chimiques. Il s'agit en effet d'un élément morbide
facile à constater. Toutes les fois que cet élément morbide
entre dans une dyspepsie, quels que puissent être les autres
troubles qui l'accompagnent il est rare que son traitement ne
donne pas une amélioration marquée.

La dilatation de l'estomac doit être recherchée le matin au
réveil, le malade étant à jeun depuis la veille au soir. Si à ce
moment il existe : 1º un certain degré de gonflement et de rénitence de l'épigastre ; 2º une sonorité tympanique et parfois
hydroaérique étendue ; 3º un bruit de clapotement provoqué
par la percussion et surtout la palpation on peut affirmer la
dilatation de l'estomac. Si l'on ne trouve pas le clapotement
du premier coup on fera boire au malade un tiers de verre
d'eau ; le clapotage s'entend immédiatement dans une région
infiniment plus étendue qu'à l'état normal. — La sonde
enfin ramène du liquide et souvent des restes d'aliments.

La dilatation coexiste fréquemment avec d'autres troubles
de l'équilibre abdominal (entéroptose, rein flottant, prolapsus
utérin). Elle est souvent associée à la chlorose et à la tuberculose.

Traitement. — Au point de vue du traitement on doit distinguer deux grandes classes de dilatations : 1º la *dilatation
simple*, sans fermentations stomacales ; 2º la *dilatation accompagnée de fermentations stomacales*. Dans cette dernière forme,

suite ordinaire de la première, les éructations sont aigres, souvent fétides, accompagnées de pyrosis ; le météorisme intestinal est souvent très marqué. Les matières fécales sont pâteuses, puantes, acides; quoique molles elles sont expulsées lentement et avec peine.

A. **Dilatation simple.** — Dans la dilatation simple on se contentera de prescrire pour tout médicament les gouttes amères de Baumé (trois à six gouttes avant chaque repas). Le régime, le massage, l'électricité suffiront ordinairement à la guérison. L'ipéca à très petites doses (pastilles d'ipéca) assez faibles pour amener la stimulation du muscle stomacal sans effet nauséeux serait également utile (Mathieu).

Régime. — Bouchard conseille deux repas par jour avec un intervalle de 9 heures ou bien trois repas, 4 heures entre le premier et le second et 8 heures entre le deuxième et le troisième. Repas pris lentement, mastication très prolongée, exercice modéré après le repas.

Déjeuner: œuf à la coque, fruits cuits en marmelade.

Dîner : viandes froides cuites, viandes chaudes braisées, purées de viande, poisson bouilli, pâtes alimentaires, crèmes, riz au lait, purées de légumes, fromages, compotes de fruits. Comme fruits frais permettre seulement les fraises, les pêches, les figues et le raisin.

Pas d'aliments liquides, potages, sauces, etc. Pas d'aliments trop gras (bouillon), pas d'aliments fermentescibles (alcool, substances aigres, oignons, ail, etc.).

Croûtes de pain ou pain grillé. Pas de mie.

Un verre et demi seulement à chaque repas. Jamais de vin rouge, de bière, d'eaux minérales gazeuses. Éviter le thé. Vin blanc, léger, coupé d'eau d'Alet. Trois quarts de litre, un litre au plus dans les 24 heures doivent suffire pour toute boisson.

Quand la viande et les farineux sont mal supportés on peut à titre préparatoire employer le régime lacté. On ne dépassera pas deux litres et demi par jour et cette quantité sera prise en dix fois. On reviendra par transitions insensibles au régime mixte.

MASSAGE. — Le massage constitue un des moyens les meilleurs, les plus inoffensifs dont on dispose contre la dilatation de l'estomac. On fera chaque jour deux séances de massage pratiquées 2 heures environ après chacun des principaux repas. Les pressions seront douces, modérées gardant une direction générale allant du cardia et des divers points de la paroi stomacale vers le pylore. Le malade sera placé dans le décubitus dorsal, les cuisses fléchies, la tête assez basse ; il respirera largement pour relâcher la paroi abdominale. Le massage dans les premières séances détermine souvent d'abondantes éructations. La durée de chaque séance sera de 10 minutes environ. Le soulagement est d'ordinaire rapide. C'est surtout dans ces dilatations à marche capricieuse, irrégulière, tantôt très marquées, tantôt à peine prononcées, qu'on a attribuées sans preuve bien nette à un spasme du pylore et qui s'observent surtout chez des sujets nerveux que les résultats sont favorables. Chez les malades constipés le massage de l'estomac sera utilement suivi du massage de l'intestin.

ÉLECTRICITÉ. — L'emploi de l'électricité très vanté par les uns, très contesté par les autres sera surtout essayé dans les dilatations torpides chroniques résistant au régime et au massage.

Les courants continus et les courants induits pourront être tout d'abord employés. Pour les courants continus Erb conseille de prendre comme pôle positif une large plaque placée en arrière et à gauche. Le pôle négatif est constitué par un tampon qu'on promène sur toute la région de l'épigastre de façon à provoquer des contractions.

Les courants induits peuvent être aussi employés, l'un des deux pôles étant placé en arrière l'autre étant promené sur l'estomac. Mais Eichorn emploie comme pôle intra-stomacal une petite olive de gutta-percha creuse perforée de trous. Dans cette olive est fixée une tige métallique communiquant avec un fil métallique flexible entouré de soie. Le malade boit d'abord deux à trois verres d'eau puis avale l'olive. Un index placé sur le trajet du fil indique le moment où l'olive atteint l'estomac. Le second électrode est placé soit à l'épigastre, soit au niveau de la septième vertèbre dorsale, soit simplement dans la main du malade.

ÉQUILIBRE ABDOMINAL. — Les troubles de l'équilibre abdominal qui accompagnent si souvent la dilatation pourront fournir quelques indications thérapeutiques intéressantes. Le port d'une ceinture hypogastrique sera souvent très utile dans la laxité de la paroi, l'entéroptose, le prolapsus utérin. Souvent aussi on devra se préoccuper des constrictions trop serrées exercées sur l'épigastre par les corsets chez la femme, la ceinture du pantalon chez l'homme.

B. Dyspepsies avec fermentations anormales. — Ces fermentations seront combattues : 1° par un régime particulièrement sévère ; 2° par les antiseptiques internes ; 3° par le lavage de l'estomac.

RÉGIME. — Parmi les aliments ordinairement permis dans la dilatation de l'estomac, les œufs sont fréquemment mal tolérés. Il en est de même des fromages un peu avancés. Les viandes, le poisson devront être très frais. L'emploi du thé comme boisson m'a paru souvent utile.

ANTISEPSIE INTERNE. — Les anciens médicaments absorbants : charbon de Belloc, magnésie, craie préparée rendront de grands services. Le naphtol, le bétol, le salicylate de bismuth sont des antiseptiques plus directs et plus puissants. L'acide chlorhydrique est indirectement un très bon antiseptique. Dans le choix des diverses associations médicamenteuses on tiendra compte surtout du fait que le malade est constipé (magnésie, rhubarbe) ou offre de la diarrhée (salicylate de bismuth). L'eau chloroformée est également très utile.

LAVAGE DE L'ESTOMAC. — Le lavage de l'estomac constitue le moyen le plus puissant et le plus rapidement efficace contre les fermentations stomacales. Les séances seront quotidiennes. L'heure la plus favorable est le matin à jeun. Comme solution de lavage on emploiera une solution assez chaude soit de bicarbonate de soude (6 gr. par litre), soit de chlorate de soude (4 gr. par litre),soit de benzoate de soude au millième. On fera en général passer une quantité suffisante de cette solution pour qu'elle ressorte claire et limpide. Mieux vaudrait pourtant s'arrêter après deux à trois litres que de trop fatiguer le malade. Mieux vaut aussi ne pas distendre outre mesure l'estomac et le vider aussitôt après l'introduction de chaque demi litre de liquide.

Le lavage de l'estomac s'impose dans la dilatation tant que des résidus alimentaires persistent six à sept heures après le repas. Le malade ne mangera que deux heures après le lavage. Il ne fera donc que deux repas par jour au lieu de trois.

II. Troubles du chimisme stomacal. — Arriver pour chaque forme de dyspepsie à connaître l'altération du suc gastrique concomitante et remédier à cette altération serait évidemment l'idéal de la thérapeutique rationnelle. Mais cet idéal est encore bien loin. Les analyses du suc gastrique sont difficiles; elles ont été jusqu'ici assez contradictoires. Des analyses les mieux faites ne se dégage pas toujours nettement l'indication thérapeutique et l'on est bien forcé d'avouer que dans les dyspepsies avec défaut d'acide chlorhydrique, l'acide chlorhydrique est loin de réussir toujours. Inversement il donne parfois de bons résultats même chez les hyperchlorhydriques.

Dans beaucoup de cas à défaut d'analyse du suc gastrique force sera donc de procéder par tâtonnements. Au point de vue des premiers essais thérapeutiques on peut distinguer deux classes de dyspeptiques ; les uns sont des nerveux, des anémiques à l'appétit capricieux, inégal, très affaibli. Les autres sont gros mangeurs, robustes, mais souffrent de pyrosis, de violentes gastralgies. Bien qu'il y ait des exceptions on peut chez les premiers essayer tout d'abord le traitement de l'hypochlorhydrie, chez les seconds celui de l'hyperchlorhydrie.

Traitement de l'hypochlorhydrie et de l'hypopepsie.

— En dehors des indications tirées de l'état général et qu'on ne doit jamais négliger dans les dyspepsies, trois moyens peuvent être essayés pour suppléer à l'insuffisance soupçonnée du suc gastrique : 1° l'acide chlorhydrique ; 2° la pepsine et ses divers succédanés ; 3° les amers.

ACIDE CHLORHYDRIQUE. — Les résultats donnés par l'acide chlorhydrique sont souvent inespérés. Avec quelques précautions ce médicament ne saurait être nuisible. La limonade chlorhydrique constitue un des modes d'administration les plus employés. Elle renferme de 2 à 4 grammes d'acide pour 60 grammes de sirop de sucre et 940 grammes d'eau. On peut aussi employer une simple solution aqueuse à 2 ou 4 grammes pour 1000. La solution la plus diluée sera préférée au début. On en prescrira un verre à liqueur au commencement des deux principaux repas. Ce verre à liqueur ne sera pas bu tout à fait au commencement, mais seulement après les premières bouchées pour empêcher que l'acide n'arrive dans l'estomac tout à fait vide. Le malade l'avalera d'un trait pour éviter le contact un peu désagréable avec les dents.

On peut aussi faire prendre trois à quatre gouttes d'acide pur dans une grande tasse de bouillon au commencement du repas.

Pendant le traitement par l'acide chlorhydrique et surtout quand on suspend soit momentanément, soit définitivement ce traitement il n'est pas inutile de recommander une alimentation un peu salée. Il est bien entendu que cette alimentation ne comporte nullement, comme le croient assez souvent les malades, l'usage des salaisons.

D'autres acides minéraux ont été préconisés. La formule suivante due au Dr Coutaret de Roanne réussit souvent là ou l'acide chlorhydrique donné seul à échouer.

Acide sulfurique pur. . . . .   2 gr. 80
Acide nitrique. . . . .   0 » 80
Alcool de vin à 80°. . . . . 18 »

Laisser en contact pendant 48 heures et ajouter :

Sirop de limon. . . . . 100 grammes
Aqua fontis 150   »

Une cuillerée à bouche à la fin du repas, diluée dans un demi verre de vin, eau, eau rougie, bière. — Au besoin une seconde cuillerée à bouche une heure après la fin du repas.

PEPSINE ET SUCCÉDANÉS. — Les analyses chimiques récentes tendraient à diminuer le rôle des variations de la pepsine dans les dyspepsies. Pratiquement ce médicament rend souvent des services soit pur, soit sous forme de peptones.

PEPSINE. — Il existe en pharmacologie deux variétés de pepsine : la pepsine extractive brute ; 2° la pepsine médicinale, mélange de la première avec de l'amidon ou du sucre de lait. Pour transformer 10 grammes de fibrine en peptone, 0 gr. 20 cent. de la première suffisent, il faut 0 gr. 50 de la seconde.

La pepsine extractive étant très hygrométrique on prescrit la pepsine médicinale toutes les fois que le médicament est administré en paquets, en cachets. Les doses varient de 0 gr. 50 à 2 gr. après le repas. Les doses employées ont été souvent beaucoup plus fortes. Mais mieux vaut en ce cas recourir aux peptones. L'emploi de la pepsine après le repas s'associe très bien à celui de l'acide chlorhydrique pris au commencement du repas.

La pepsine peut enfin, quoi qu'on ait dit de l'action destructive de l'alcool sur le ferment pepsique, être prescrite sous forme de vin ou d'élixir. Le vin pepsique du Codex renferme par vingt grammes (une grande cuillerée à bouche) un gramme de pepsine amylacée et quarante centigrammes de pepsine extractive. Les doses sont les mêmes pour l'élixir.

PEPTONES. — La préparation des peptones commerciales s'est dans ces derniers temps singulièrement perfectionnée. Les peptones se rencontrent sous la forme liquide, ou sous la forme sèche. On prescrira à chaque repas une à deux grandes cuillerées de peptones liquides, une à deux cuillerées à café de peptones sèches, de préférence au milieu ou à la fin du repas.

Le goût des peptones est malgré tout amer et désagréable.

Pour éviter que le malade s'en fatigue on variera beaucoup le mode d'administration. Les peptones seront prises tantôt dans du bouillon, du tapioca léger, tantôt dans des grogs, du lait. On peut enfin mélanger les peptones liquides de parties égales de Malaga, de vin de Lunel, de sirop d'écorces d'oranges amères.

SUBSTANCES PEPTOGÈNES. — La théorie de Schiff sur la peptogénie est actuellement bien discutée. D'après lui en donnant une ou deux heures avant le repas des matières dites peptogènes (bouillon, dextrine) l'absorption de ces matières augmenterait beaucoup la richesse du suc gastrique en pepsine au moment du repas véritable. Pratiquement il y a parfois avantage réel à prescrire au début de tous les repas une tasse de bon bouillon aromatisé et soigneusement dégraissé. Le pain grillé, les biscottes renfermant une certaine quantité de dextrine peuvent être également conseillés.

PANCRÉATINE. — La pancréatine (extrait du pancréas) possède des propriétés multiples : émulsionnant et dédoublant les graisses, saccharifiant les substances amylacées, peptonisant les matières albuminoïdes. Son emploi mérite d'être essayé dans les dyspepsies rebelles. On la donne comme la pepsine à dose de 0 gr. 50 cent. à 2 grammes en cachets pris vers le milieu du repas. Il est souvent nécessaire de prolonger longtemps l'emploi avant d'obtenir une amélioration.

PAPAINE. — La papaïne extraite d'un végétal, le carica papaya, possède des propriétés peptonisantes et digestives très actives. Ces propriétés sont plutôt trop actives car l'action ne respecte pas toujours la muqueuse même de l' tomac. Un seul mode d'administration paraît se re om   est un mélange de 0 gr. 10 cent. de papaïne longten   ' trituré avec 30 grammes de viande crue et adm   du bouillon.

AMERS. — Les toniques amers qui ont fait longtemps la base du traitement des dyspepsies sont dans bien des cas plus nuisibles qu'utiles. Très susceptibles de donner une amélioration momentanée, de réveiller un peu l'appétit ils laissent l'estomac plus fatigué qu'avant. La teinture de Baumé mérite pourtant d'être prescrite en cas de dilatation. Les teintures de colombo, de quassia, de cascarille peuvent être données par gouttes (six à dix au plus), à la fin du repas dans un petit verre de Malaga ou de Lunel en cas d'anorexie persistante. Mais on évitera d'en prolonger longtemps l'emploi.

Traitement de l'hyperchlorhydrie. — L'hyperchlorhydrie, l'hyperpepsie constitue un des éléments les plus intéressants que l'analyse chimique ait apporté à l'étude des dyspepsies. Sans doute on savait depuis longtemps que certaines dyspepsies étaient très améliorées par les alcalins. L'analyse chimique en montrant l'excès d'acide chlorhydrique soit libre, soit combiné a permis de mieux saisir les indications de la médication alcaline.

La dyspepsie hyperchlorhydrique est plus rare que la dyspepsie hypochlorhydrique. Elle se rencontre assez souvent chez de gros mangeurs, chez des alcooliques. Les troubles qu'elles déterminent sont extrêmement variables. Les renvois acides sont loin d'être constants. A défaut d'analyse chimique le soulagement donné par les alcalins suffit presque au diagnostic. Le soulagement de la gastralgie est d'ordinaire très grand. Bien des malades soit à la fin d'un repas un peu copieux, soit 2 ou 3 heures après prennent d'instinct et avec un bien-être immédiat un grand verre d'eau de Vals ou de Vichy. Mais le fait inverse, le soulagement obtenu par l'acide chlorhydrique ne doit pas faire éliminer l'idée d'hyperchlorhydrie. Par une action assez paradoxale l'emploi de la solution chlorhydrique réussit souvent assez bien à ces malades.

Quand on a lieu de soupçonner l'hyperchlorhydrie on prescrira la magnésie, la craie préparée et surtout le bicarbonate de soude. Il est nécessaire de prolonger l'emploi des alcalins pendant tout le temps de la digestion soit 3 heures environ. Un premier cachet de 1 gramme de bicarbonate sera donné à la fin du repas. Deux autres seront donnés d'heure en heure.

Dans les formes graves cinq autres cachets pourront être donnés de demi heure en demi heure.

Le régime doit former la base du traitement. La première
règle est une grande sobriété. S'il existe de la dilatation de
l'estomac on réussira souvent en donnant pour toute nourriture de la poudre de viande alcalinisée (Debove) pour assurer
une alimentation suffisante avec le minimum de surcharge
stomacale. S'il n'existe pas de dilatation le régime lacté donnera souvent de très bons résultats. Ces deux régimes seront
étudiés plus en détail à propos de l'ulcère de l'estomac, maladie qui est en relation fréquente avec la dyspepsie hyperchlorhydrique.

Un peu plus tard un régime purement végétal (œufs, féculents en purée, légumes verts cuits, fruits cuits, lait, bière
très légère, vin largement coupé) sera permis. Le vin peut
être coupé avec des eaux alcalines légères. Ce n'est que graduellement qu'on reviendra au régime ordinaire en observant
les précautions indiquées plus loin pour l'ulcère de l'estomac.

La susceptibilité spéciale de la muqueuse dans l'hyperchlorhydrie oblige à ne pratiquer qu'avec ménagement le lavage
de l'estomac. On évitera aussi le massage. On défendra les
exercices violents, les constrictions sur l'épigastre (ceinture,
travaux courbés), bref toutes les causes susceptibles de faciliter l'ulcération.

III. — **État général.** — L'étude de l'état général pourra fournir des indications thérapeutiques indirectes, mais d'importance capitale. Telle dyspepsie qui aura résisté à tous les traitements guérira chez un nerveux par l'électricité statique ou
l'hydrothérapie, chez un hypocondriaque par la distraction
d'un voyage. L'arthritisme, la goutte, l'obésité, sont également
importants. Parfois chez un eczémateux les troubles dyspeptiques augmenteront quand les lésions cutanées diminueront ;
la révulsion sur la région stomacale se trouve alors particulièrement indiquée surtout sous forme de frictions irritantes (baume Opodeldoch, baume de Fioraventi). Chez un tuberculeux

enfin il faudra souvent, tout en traitant de son mieux la dyspepsie, être assez indulgent pour le régime, le malade devant manger beaucoup à tout prix. A propos du régime des tuberculeux Marfan fait justement observer qu'on fait souvent un usage trop exclusif des viandes. Les graisses et les féculents ne sont pas moins indispensables aux phtisiques. Ils permettent de varier le régime et de le rendre mieux supporté.

II°. — Indications symptomatiques.

Le traitement de la dyspepsie doit s'attacher avant tout à corriger les causes (dilatation de l'estomac, troublés du chimisme gastrique, état général) qui paraissent produire la dyspepsie. C'est l'indication fondamentale qu'on ne doit jamais perdre de vue. La gêne causée par certains symptômes, gastralgie, vomissements, anorexie, indigestion, troubles nerveux réflexes est cependant telle qu'elle est souvent la source d'indications spéciales.

Gastralgie. — La gastralgie doit toujours être suspecte et faire éviter l'emploi du massage, de l'électricité, du lavage de l'estomac. L'acide chlorhydrique ne sera donné qu'avec des précautions spéciales. On ne donnera jamais la papaïne.

Au point de vue du diagnostic on n'oubliera pas que les gastralgies les plus tenaces, les plus rebelles sont souvent liées à des coliques hépatiques. Souvent aussi on a affaire aux crises gastriques de l'ataxie.

Comme traitement on essaiera tout d'abord les applications purement *externes*. Les vésicatoires pansés avec des paquets renfermant 1 à 2 centigrammes de morphine, la morphine, l'emplâtre de ciguë seront essayés. Guéneau de Mussy recommande beaucoup l'emplâtre suivant :

Diachylon . . . .
Thériaque . . . .   parties égales.
Extrait de belladone. . . . .

Dans les cas les plus tenaces on pourra essayer l'application d'un cautère. On doit aussi longtemps que possible défendre l'usage des injections sous-cutanées de morphine.

L'*électricité* peut être employée sous forme de courants continus, stables, ne provoquant pas de secousses. La plaque négative sera mise dans la région lombaire gauche. La plaque positive à l'épigastre. Le courant sera amené graduellement à une intensité de 3 à 5 milliampères. La durée de la séance sera de 10 minutes. Il a paru parfois utile d'humecter la plaque positive avec une solution soit de cocaïne au centième, soit d'antipyrine au cinquantième.

Comme médicaments *internes* on peut, quand les alcalins échouent, essayer les préparations suivantes :

1º Opium brut . . . .   0 gr. 02
   Sous-nitrate de bismuth   2   »

Un paquet avant chaque repas (Peter).

2º Chlorhydrate de morphine. . . . . .   0 gr. 10
   Eau distillée de laurier-cerise   5   »

I ou II gouttes sur un morceau de sucre avant chaque repas ou au moment des crises.

3º Cocaïne . . . .   0 gr. 05
   Eau distillée.   30   »

Une à trois cuillerées à café au moment des crises. La dose de cinq centigrammes ne sera pas dépassée dans la journée.

4º Essence d'anis . . . .   X gouttes
   Teinture de gentiane. . . . .   5 grammes
   Teinture de ciguë. . . . . }
   Teinture de jusquiame. . . . . } ãã 10 grammes
   M.

Contre les dyspepsies douloureuses. En prendre 10 à 30 gouttes, dans un peu d'eau à la fin de chacun des principaux repas (G. Sée).

5º Extrait gras de cannabis indica . . .   0 gr. 05 cent.
   Julep gommeux. 100   »

A prendre en cinq fois au moment des crises ; action toxique à surveiller.

Les infusions aromatiques chaudes (thé, camomille, fleurs d'orangers, coca) amènent souvent un soulagement marqué.

L'emploi du condurango réussit surtout dans les gastralgies

du cancer. Le mode d'administration sera donné à propos de cette maladie. Le condurango peut néanmoins être essayé dans les autres gastralgies.

Vomissements. — Par leur ténacité, l'affaiblissement et l'amaigrissement rapide qu'ils entraînent, les vomissements peuvent constituer une complication des plus graves et des plus menaçantes. Comme points spéciaux du diagnostic dans toutes les dyspepsies accompagnées de vomissements rebelles on n'oubliera jamais l'albuminurie, la tuberculose, la grossesse, les coliques hépatiques et néphrétiques.

Tous les moyens externes indiqués contre la gastralgie peuvent être tentés contre le vomissement. Tripier a employé les injections sous-cutanées d'eau au creux épigastrique contre les vomissements des dyspepsies tuberculeuses, ce moyen est bon mais assez douloureux. On essaiera particulièrement l'électricité.

A l'intérieur on peut donner les gouttes de morphine, la solution cocaïnée. Lasègue recommandait beaucoup l'eau chloroformée associée à partie égale d'une eau aromatique.

Eau chloroformée à saturation . . . . . . } àà 60 grammes
Eau . . . . }
Teinture de badiane.   2   —

Par cuillerées à bouche.

M. Peter préconise avant chaque repas l'ingestion de une à deux gouttes de laudanum dans une cuillerée à café d'eau.

Fonssagrives emploie volontiers l'eau de laurier-cerise.

Looch blanc. . . . . 125 grammes
Eau laurier-cerise . . . .   4 à 5 —

Il emploie aussi les préparations de belladone et de jusquiame qu'il préfère à celles d'opium.

Extrait de belladone. . . . . } àà 0 gr. 01 cent.
Extrait de jusquiame . . . . }

Pour une pilule.

Ces pilules déterminent souvent au début un peu de diarrhée, diarrhée qui peut être chez les phtisiques une contre-indication.

Enfin la potion de Rivière mérite son ancienne réputation. Il suffit de formuler potion de Rivière. Le malade prend coup sur coup une cuillerée de la bouteille n° 1 renfermant pour 65 grammes de liquide, 2 grammes de bicarbonate de potasse; une cuillerée de la bouteille n° 2 renfermant pour la même quantité de liquide 2 grammes d'acide tartrique.

Le lavage de l'estomac est aussi un très bon moyen. De plus l'alimentation par la sonde peut être merveilleuse contre certains vomissements incoercibles.

Certains artifices de régime, aliments en purée, en bouillies très épaisses, plats très relevés peuvent être utiles. L'emploi de vin coupé avec des eaux minérales gazeuses, de tisane de champagne, d'infusions chaudes aromatiques : thé, camomille, comme boissons aux repas rend quelquefois des services réels. Dans d'autres cas, au contraire, on réussira par la glace, les aliments froids, les boissons glacées. Certaines liqueurs : kirsch, anisette en particulier, prises à la fin du repas donnent parfois des résultats favorables.

ANOREXIE. — Le traitement de l'anorexie doit être avant tout cherché par le régime et l'hygiène. L'exercice, le grand air, une alimentation choisie, variée, bien préparée sont les seuls médicaments. L'emploi des amers (colombo, quassia), de la noix vomique (teinture de Baumé), de l'arsenic (liqueur de Fowler, granules de Dioscoride) réveille ordinairement l'appétit. En cas d'anorexie absolue on peut prescrire par exemple :

> Teinture de Baumé . . . . } àà 5 grammes
> Liqueur de Fowler . . . . }

Trois à six gouttes avant chaque repas.

Une simple modification de régime : emploi des boissons chaudes, de la bière, du thé, des grogs, suffira parfois à combattre l'anorexie.

INDIGESTION. — L'indigestion ne s'observe pas seulement chez les dyspeptiques. On sait combien elle est fréquente chez les grands mangeurs, les enfants. Mais chez les dyspeptiques elle détermine souvent des troubles réflexes particulièrement graves : syncope, état comateux donnant l'idée d'une congestion cérébrale.

Au début même de l'indigestion, au moment des premiers troubles: gêne épigastrique, flatulence, nausées, on peut parfois enrayer le mal par des infusions aromatiques (thé, camomille, feuille d'oranger), des spiritueux à petites doses (cognac, anisette, chartreuse), des frictions stimulantes. Si ces moyens échouent, il faut de suite faire vomir le malade en titillant la luette, en faisant boire de l'eau tiède. Si le malade est demi-syncopal on aura soin de le maintenir couché sur le côté pendant le vomissement, les matières vomies pouvant sans cette précaution pénétrer dans le larynx. Il est rarement nécessaire de donner la poudre d'ipéca ou l'émétique. A la fin de l'indigestion surviennent souvent de la diarrhée et des coliques assez vives. Les coliques seront combattues par des cataplasmes, au besoin par des lavements laudanisés ; la diarrhée sera respectée.

TROUBLES NERVEUX RÉFLEXES. — Ces troubles : vertiges, état demi-syncopal, crampes, tremblement, refroidissement des extrémités sont souvent très pénibles. Deux moyens sont particulièrement indiqués chez les dyspeptiques, qui en sont atteints : 1o l'hydrothérapie avec quelques précautions au début, 2o le régime végétarien pur en supprimant même les œufs (Dujardin-Beaumetz).

CHAPITRE III

Règles générales du traitement des dyspepsies.

A. Règles pour l'examen d'un malade dyspeptique. — 1º Examen de tous les organes. 2º Etude de l'hygiène suivie. — B. Traitement médicamenteux. — 1º Recherche d'une médication minimum et rationnelle ; 2º Tâtonnement entre l'acide chlorhydrique et les alcalins ; 3º Utilité des périodes de repos sans aucun médicament. — C. Régime alimentaire. — 1º *Régime rigoureux* : lait, poudre de viande, régime végétarien, régime sec de Bouchard ; 2º *Régime de tâtonnement.* — D. Hygiène générale. — E. Traitement hydrominéral.

Les deux chapitres précédents viennent d'étudier en les dissociant une par une : 1º les principales causes d'erreur dans le diagnostic ; 2º les principales indications du traitement des dyspepsies. Mais cette question est si complexe qu'il n'est pas inutile de la reprendre dans une revue d'ensemble. Le mieux est de supposer un cas clinique. Un malade se plaignant de digérer mal, comment procéder à son examen, comment instituer son traitement médicamenteux, diriger son régime, son hygiène ? Le cas échéant, à quelles eaux minérales peut-on l'envoyer ?

1º **Examen du malade.** — L'étude qui a été faite des fausses dyspepsies a montré l'importance d'un examen complet ne négligeant aucun organe, aucune fonction. Faute de cet examen complet le médecin s'expose aux surprises les plus inattendues, les plus désagréables. Il traitera comme simples dyspeptiques des malades atteints de mal de Bright, d'engouement herniaire, de rétrécissement de l'urèthre, d'ataxie locomotrice, etc., des femmes atteintes de métrite, de salpingite et souvent simplement enceintes. Cet examen complet nécessitant en particulier une palpation abdominale, minutieuse, ne peut guère être fait qu'au lit. Le matin constitue l'heure la plus favorable, un élément important des dyspepsies, la dilatation stomacale devant être recherchée quand le malade est depuis plusieurs heures à jeun. — L'analyse de l'urine et surtout la recherche du sucre et de l'albumine s'impose dans tous les cas. — L'analyse du suc gastrique serait de très grande utilité. Mais les difficultés de cette analyse forceront trop souvent à passer outre. On devra toujours y revenir en cas de dyspepsies tenaces, rebelles aux moyens ordinaires de traitement.

Il ne suffit pas d'examiner complètement le malade. Il faut encore comme l'a montré l'étude des dyspepsies artificielles étudier minutieusement son hygiène. Il faut rechercher les fautes grossières de régime qu'il peut commettre, les intoxications d'origine diverse auxquelles il peut être exposé. Il n'est pas jusqu'à certaines influences morales ou de milieu qui ne puissent jouer un rôle prépondérant dans la production des troubles dyspeptiques. En un mot il est peu d'affections exigeant autant de minutie, de soin, d'examens répétés pour leur diagnostic que n'en exigent les dyspepsies. Cette nécessité est plus grande encore dès qu'il s'agit du traitement.

Traitement médicamenteux. — La première règle de ce traitement sera de supprimer tous les médicaments variés et nombreux que le malade s'administre ordinairement *proprio motu*. La seconde règle sera, cette suppression effectuée, de donner le moins de médicaments possible avec le plus de ménagements possible, sous la forme la plus simple possible.

C'est pour faciliter cette règle que l'étude des indications pathogéniques a commmencé par la dilatation de l'estomac et les fermentatibns stomacales. Il est en effet possible comme on l'a vu de traiter en grande partie ces deux éléments importants des dyspepsies par des moyens non médicamenteux. Mais ces deux indications cherchées et remplies se pose pour le praticien l'embarrassant dilemme. « S'agit-il d'une dyspepsie hypochlorhydrique appelant la médication acide, s'agit-il d'une dyspepsie hyperchlorhydrique appelant la médication alcaline ».

La dyspepsie hypochlorhydrique étant la plus commune, l'acide chlorhydrique pouvant donner des succès inespérés et procurant encore du soulagement dans bien des cas d'hyperchlorhydrie c'est par lui qu'il faut commencer, sauf le cas de gastralgies intenses.On peut lui associer la pepsine et les peptogènes. Si les résultats sont insuffisants ou mauvais on tentera la médication alcaline. L'essentiel est de procéder successivement. Il n'est pas rare de voir des malades qui prennent de l'acide chlorhydrique au début et des alcalins sous forme d'eaux minérales ou de bicarbonate de soude au cours ou à la fin du repas. Cette thérapeutique peu rationnelle réussit parfois, tant l'histoire des dyspepsies est encore mal connue et bizarre. Mais si l'on veut avoir pour l'avenir une règle de conduite et réduire au minimum les médicaments pris il importe de procéder simplement au moins au début. Il importe surtout d'essayer chaque médication acide ou alcaline pendant un temps suffisant à moins que l'effet ne semble nuisible. Il est aussi on l'a vu certains eupeptiques, la pancréatine par exemple, qui ne semblent agir que quand leur emploi est très prolongé.

Les dyspepsies constituent une affection longue, fertile en incidents. La durée de leur évolution fournira l'occasion d'essayer tour à tour les divers eupeptiques ; les complications étudiées obligeront, on l'a vu, à employer des médicaments variés. Il ne sera pas rare de voir tel médicament ayant réussi tout d'abord échouer complètement par la suite. Il importe donc ne fût-ce que pour éviter le découragement du malade de ménager un peu ses moyens thérapeutiques, de ne pas les employer coup sur coup ou simultanément. Les doses, le mode d'administration, les indications des principaux médicaments recommandés contre les causes ou les complications de la dyspepsie ont été étudiées au chapitre précédent. La seule règle générale qu'on puisse encore donner est la nécessité de suspendre de temps à autre toute espèce de médicament. Ce repos s'imposera au moment des grandes amélioration. Mais, fait bizarre, un repos médicamenteux de quelques jours combiné avec une hygiène et un régime sévère sera parfois un des bons moyens qu'on puisse employer aux mauvaises périodes des dyspepsies.

Régime alimentaire. — Le régime est la partie la plus importante, la plus difficile du traitement. Il est des régimes rigoureux, régime lacté, alimentation par la poudre de viande, régime végétarien, régime sec de Bouchard. Tous ces régimes sont impossibles à prolonger longtemps. On peut les employer quelques jours pour obtenir une amélioration marquée. Il faut ensuite revenir au régime ordinaire où tout consiste à rechercher les aliments les plus facilement digérés.

RÉGIMES RIGOUREUX. — Le *régime lacté* intégral mérite d'être essayé dans toutes les dyspepsies sans fermentations anomales. Il sera assez souvent très mal supporté, amènera des flatulences excessives. Mais parfois il sera suivi d'une amélioration très durable. Il est des dyspeptiques qui arrivent à des digestions tolérables en se soumettant deux ou trois jours par mois à une sorte de cure de lait.

L'alimentation exclusive par la *poudre de viande* peut être essayée dans les dilatations sans fermentations très marquées. Dans certains cas d'anorexie, de vomissements incoercibles, la poudre de viande donnée par la sonde œsophagienne constitue un moyen des plus précieux.

Le *régime végétarien* convient surtout dans l'hyperchlorhydrie, les dyspepsies avec accidents nerveux. Il convient mal aux dilatés. Ce régime longtemps prolongé pourrait être une cause d'athérome artériel. Il est certains légumes (choux, choux-fleurs, salades crues) qui seront naturellement évités. Les féculents et tous les légumes seront donnés en purées, très cuites, accommodées avec du beurre de choix. Les fruits sauf le raisin devront être également cuits. — Comme pain on préférera la croûte ou le pain grillé. — Les œufs ne seront pas toujours permis.

Le *régime sec de Bouchard* pour la dilatation de l'estomac a été exposé plus haut. — Un bon moyen de faire accepter aux malades la diminution des boissons est parfois l'emploi des infusions aromatiques chaudes et surtout du thé.

En dehors de ces régimes systématiques on tombe entièrement dans l'arbitraire. La digestibilité de chaque aliment varie pour chaque estomac. Le mode de préparation vient encore exercer son influence. On trouvera au chapitre de l'ulcère de l'estomac un résumé du régime dit de Leube. Les œufs mollets ou crus, la cervelle de veau bouillie, le pigeon bouilli, les pieds de veau qu'il range au nombre des aliments les plus digestifs, soulèveront chez quelques malades des répugnances invincibles.

Force est donc de tâtonner. Au repas du matin on essaiera le cacao, le thé, le racahout, la revalescière avec des biscottes ou du pain grillé. Au repas du midi et du soir les viandes grillées, bouillies, rôties sans sauce, certains poissons (merlan, sole, rouget, huîtres), les œufs, les légumes en purée, le macaroni, le riz très cuit. Les viandes froides sont mieux digérées par quelques estomacs. Tels autres se trouveront bien d'une alimentation un peu salée ou un peu relevée. Tels autres digèreront fort bien le bouillon qui nuira à d'autres. Chez tels autres enfin le choix du pain (pain rassis, pain bis, pain grillé, croûte au lieu de mie) donnera de bons résultats. Pour les boissons, les tâtonnements ne seront pas moindres. La bière légère, le vin blanc coupé, le champagne, le thé chaud, les grogs, le très bon vin vieux et pur en petite quantité, réussissent ou nuisent. La qualité de l'eau qui sert à couper le vin a une réelle importance. On évitera les eaux minérales, très gazeuses, très alcalines. L'eau bicarbonatée calcique faible d'Alet réussit souvent.

Certains malades se trouvent bien d'un régime très varié. D'autres au contraire finissent par se borner à un très petit groupe d'aliments simples. Un des points essentiels est que chaque dyspeptique finisse par connaître deux ou trois aliments, œufs, poisson, viande froide etc., etc., thé, qu'il soit à peu près sûr de digérer facilement. Ces aliments constitueront une grande ressource pour les jours de malaise et surtout pour les jours d'affaires importantes où ces malades sont torturés par la crainte de ne pas digérer, crainte qui peut être est à elle seule une cause d'indigestion.

Parfois c'est sur l'espacement des repas que porteront les conseils. Il est souvent dans la journée un repas que les dyspeptiques digèrent mieux que les autres ; ce repas sera naturellement le plus copieux. Dans d'autres cas on réussira en faisant faire dans les 24 heures six à huit petits repas très légers.

Hygiène générale. — L'hygiène générale : exercice, grand air, gymnastique, sommeil, soins de la peau, hydrothérapie, distraction, occupation, jouera un grand rôle. Insister serait tomber dans la banalité pure. Quel médecin n'a d'ailleurs observé la dyspepsie des jeunes mariés, des rentiers oisifs, des employés sédentaires, des mondaines surmenées ?

Traitement hydro-minéral. — Les eaux minérales constituent dans les dyspepsies tenaces un très bon moyen. La distraction, le voyage, le changement d'existence, ont d'ailleurs un rôle à côté de l'action même de l'eau. Le choix de la station dépendra souvent moins de la forme de la dyspepsie que de l'état général. Vichy conviendra dans les dyspepsies avec congestion du foie ou cholélithiase. Royat, Plombières conviendront dans les dyspepsies neurasthéniques, Royat plus particulièrement chez les goutteux, Plombières chez les rhumatisants. Chatel-Guyon réussira dans les dyspepsies accompagnées de constipation opiniâtre. Pougues enfin possède des propriétés sédatives réelles dans les gastralgies douloureuses soit par accès, soit d'une façon continue.

CHAPITRE IV.

Les dyspepsies dans l'enfance.

I. — **Dyspepsies des nourrissons**. — Résumé clinique : 1º Variété des accidents gastriques, intestinaux, buccaux, hépatiques. 2º Mort par choléra infantile, convulsions, athrepsie ; 3º Rapport avec le rachitisme et les éruptions cutanées. — Indications pathogéniques : 1º Mauvais régime : *a*) Enfants nourris au sein ; *b*) Enfants nourris artificiellement ; *c*) Période de sevrage ; 2º Causes diverses (hernies, froid, syphilis héréditaire, etc. — Indications symptomatiques : 1º Dyspepsie ; 2º Vomissements ; 3º Diarrhée ; 4º Constipation ; 5º Congestion hépatique ; 6º Stomatite et muguet ; 7º Athrepsie ; 8º Excitation nerveuse ; 9º Éruptions cutanées.

II. — **Dyspepsies des enfants après deux ans.** — Résumé clinique. Causes : mauvaise alimentation, abus des médicaments, etc. Traitement : Hygiène. Hydrothérapie. Indication des cures thermales dans quelques cas.

I. — Dyspepsie des nourrissons.

Résumé clinique. — La dyspepsie des nourrissons forme un tableau clinique assez complexe. Les accidents stomacaux (inappétence, soif, renvois, vomissements fades, aigrelets) sont loin d'être toujours prédominants. Les accidents intestinaux (météorisme, selles verdâtres, diarrhée) sont souvent très marqués. La stomatite presque constante peut s'accompagner de muguet. La congestion hépatique est fréquente (teinte subictérique, sensibilité de la région hépatique). Souvent d'ailleurs la dyspepsie n'est que le premier terme des entérites graves, du choléra infantile étudiés plus loin. Mais sans arriver à cette complication la dyspepsie peut tuer par les accidents nerveux, les convulsions qu'elle détermine ou par l'athrepsie progressive. La dyspepsie des nourrissons s'accompagne sou-

(1) Jules Simon, *Cliniques*, vol. I, p. 290.

vent d'accidents rachitiques. Très souvent aussi elle entraîne des éruptions cutanées variées : érythème, impétigo. Il n'est pas rare de voir les accidents osseux ou cutanés absorber toute l'attention tandis qu'on néglige la dyspepsie, cause réelle du mal.

Indications pathogéniques. — 1° MAUVAIS RÉGIME. — Un mauvais régime est neuf fois sur dix la cause de la dyspepsie. On peut distinguer à ce point de vue trois catégories d'enfants : a) enfants nourris au sein par leur mère ou par une nourrice ; b) enfants nourris artificiellement ; c) enfants à la période de sevrage.

a) Les enfants nourris au sein par leur mère sont assez rarement dyspeptiques. Parfois pourtant les tétées sont trop fréquentes. Le lait n'est pas toujours assez abondant. La mère est forcée de s'aider du biberon ; souvent elle donne trop tôt des bouillies, des aliments solides. Mais il est bien rare qu'on voie le lait de la mère ne pas convenir à l'enfant.

Quand il s'agit d'une nourrice on peut au contraire observer des cas où le lait est vraiment intoléré. Tantôt il est trop pauvre (nourrice nostalgique, nourrice ayant fait deux nourritures consécutives). Tantôt il est trop riche (nourrices de la campagne passant brusquement des privations au régime surchargé de la ville).

Les excès alcooliques de la nourrice ont souvent aussi la plus mauvaise influence. Il en est de même de la grossesse survenant au cours de l'allaitement.

Nous ne parlerons pas des enfants mis en nourrice au loin. Ce n'est là qu'une forme et une des plus mauvaises de l'alimentation artificielle.

b) *Alimentation artificielle.* — Le lait employé est souvent de mauvaise qualité, falsifié. On le coupe avec les substances les plus hétéroclites. Le seul mélange vraiment inoffensif est le lait coupé d'un tiers ou de moitié d'eau de gruau légère et peu sucrée.

Le lait même de très bonne qualité apparente mais provenant de vaches mises au vert ou nourries de pulpes de betterave est souvent mal supporté et détermine de la diarrhée.

Le lait est souvent mis dans des biberons sales. Il y séjourne y fermente, s'aigrit. Le gobelet est bien préférable aux biberons, surtout aux biberons que l'enfant peut téter seul, qu'il tète souvent d'un bout à l'autre de la journée avalant autant d'air que de lait. Tous les vases ou biberons employés devront être parfaitement propres et fréquemment stérilisés à l'eau bouillante.

Le lait stérilisé est supporté d'une façon variable. Si on a le soin ainsi que le recommande Budin de porter simplement le lait à 100° par le chauffage au bain-marie sans atteindre l'ébullition qui n'a lieu qu'à 102 on obtient un lait plus facilement digéré que le lait bouilli et qui peut être donné pur même à de très jeunes enfants.

c) *Période du sevrage.* — Avant six mois tout aliment autre que le lait est très mal supporté. On commencera par donner des panades de biscottes, de la bouillie sucrée et salée, des potages. La viande, le bouillon, les œufs ne seront donnés que plus tard. Se défier des fruits, gâteaux, vin, café etc.

Si l'alimentation est suffisamment surveillée il est rare que la dentition détermine des accidents dyspeptiques graves. Pour éviter ces accidents on s'attachera à ne pas faire de changement de régime au moment des poussées dentaires. Le sevrage complet sera fait après une de ces poussées. Le mieux est de choisir celle qui est suivie de la période de tranquillité la plus longue, c'est-à-dire l'issue des molaires (l'enfant a alors seize dents) qui se fait vers le quinzième mois. Le travail d'issue des canines ne commence guère qu'au vingtième mois. A ce moment le régime doit être de nouveau très surveillé.

2° CAUSES DIVERSES. — L'irritation déterminée par une pointe de hernie ombilicale ou inguinale, par le testicule en ectopie peut causer des dyspepsies. — Le froid est une cause très fréquente. Les enfants insuffisamment couverts, insuffisamment changés quand ils sont mouillés, sont exposés à des congestions hépatiques. On se défiera des bains trop multipliés, trop frais, trop prolongés. L'air vicié (chambres mal aérées, régions malsaines), l'intoxication palustre si commune dans l'enfance déterminent souvent la dyspepsie.

Les accidents gastro-intestinaux sont un des accidents les plus fréquents et les plus graves de la syphilis héréditaire en raison des lésions du foie.

Indications symptomatiques. — On aura à traiter la dyspepsie même, les vomissements, la diarrhée, la constipation, la congestion hépatique, la stomatite (muguet), l'athrepsie, l'excitation nerveuse, les accidents cutanés.

DYSPEPSIE.— Si le régime sévère reste insuffisant, le retour à l'allaitement exclusif par le sein sera le grand remède. C'est le seul efficace dans les dyspepsies graves à la période d'athrepsie, le seul qui sauve parfois la vie. — Dans les formes moins graves, ou si l'allaitement par le sein est tout à fait impossible, on essaiera le lait d'ânesse, le lait stérilisé de préparation récente. — On peut aussi ajouter par verre de lait une cuillerée à café d'eau de chaux, d'eau de Vichy (Célestin), de Vals (Saint-Jean).

VOMISSEMENTS. — L'eau de Vichy, la potion de Rivière par cuillerée à café, la glace rapée et mêlée de sucre seront essayées dans les vomissements par trop tenaces.

DIARRHÉE. — On fera sur le ventre des frictions avec l'huile de camomille chaude. On donnera au besoin un lavement à l'amidon cuit additionné d'une goutte de laudanum. Jules Simon recommande la potion suivante :

Eau de gomme	100 gr.
Eau de chaux.	10 —
Sp. simple	20 —
Sous-nitrate de bismuth..	4 —
Laudanum de Sydenham.	Une goutte.

CONSTIPATION. — Indication fréquente, la constipation sera traitée par les petits lavements émollients, les petits suppositoires à la glycérine ou simplement au beurre de cacao, plus rarement par une pincée de magnésie dans un peu d'eau d'orge sucrée.

Congestion hépatique. — En cas d'ictère les fomentations chaudes sur le foie avec l'huile de camomille camphrée, l'eau de Vichy constitue le traitement ordinaire. Défiez-vous toujours de la syphilis héréditaire. En ce cas la liqueur de Van Swieten est très rarement tolérée. Les onctions avec 1 gramme de pommade mercurielle faites un jour à l'aine, un jour à l'aisselle, un jour sur le ventre sont aussi efficaces et mieux supportées.

Stomatite. — Muguet. — Les lavages fréquents à l'eau de Vichy constituent un excellent moyen de combattre l'irritation buccale et de prévenir le muguet. Les enfants sucent souvent avec plaisir un morceau de racine de guimauve trempé dans l'eau de Vichy. Si le muguet est produit on fera des badigeonnages avec :

    Glycérine neutre . . . .   30 grammes
    Borate de soude   4   —

S'il survient des aphtes, Archambault recommande les badigeonnages avec la solution aqueuse de chlorate de potasse à un pour cent. Les aphtes sont presque toujours produits par l'usage d'un lait de mauvaise qualité.

Athrepsie. — Dans l'athrepsie confirmée un seul moyen réussit, l'allaitement au sein par une très bonne nourrice. Ce moyen sera parfois aidé chez les syphilitiques héréditaires par les frictions mercurielles.

Excitation nerveuse. — Cette excitation cède souvent au séjour « dans une pièce bien aérée exempte de parfums, de lumière trop vive et de conversations animées, prolongées » (Jules Simon). Employez les bains et les lavements de tilleul. En dernier ressort on peut donner le sirop de codéine ou le bromure de potassium.

    1° Eau de tilleul . . . .⎱ āā 30 grammes.
       Eau de fleur d'oranger . . . .⎰
       Sp. de codéine . . . .   2 à 5 gr. suivant l'âge.

Par cuillerées à café.

2o Looch blanc. . . . .   60 grammes.
Bromure de potassium. . . .   0 gr. 20 à 0 gr. 50 suivant l'âge.

Par cuillerées à café.

On doit se défier de l'excitation nerveuse chez les enfants dyspeptiques et la combattre avec énergie car elle est souvent le prélude des convulsions

ÉRUPTIONS CUTANÉES. — Cause importante de douleur et d'excitation, les éruptions cutanées seront combattues par des lotions faites chaque jour avec la décoction de tilleul ou d'amidon. Chaque verre sera additionné au besoin d'une cuillerée à bouche de

Glycérine neutre . . . .   60 grammes.
Borate de soude.   4   —

La poudre de talc finement pulvérisée et additionnée au besoin d'un centième d'oxyde de zinc constitue un très bon calmant.

II. — Dyspepsie des enfants après deux ans.

Résumé clinique. — La dyspepsie des enfants ayant atteint deux ans et surtout quatre ou cinq ans est beaucoup moins spéciale que celle des nourrissons. On doit le plus souvent incriminer l'alimentation mal réglée, trop copieuse, prise trop vite, trop exclusivement carnée, l'air vicié, le défaut d'exercice. L'abus des médicaments (huile de foie de morue, vin de quinquina, fer), l'abus des eaux minérales de table, trop minéralisées ou trop gazeuses sont des causes assez fréquentes. La constipation est enfin la principale cause de ces dyspepsies.

Indications thérapeutiques. — Ces dyspepsies guériront presque toujours par une simple réforme de l'hygiène. Les enfants dyspeptiques sont souvent de futurs névropathes et l'hydrothérapie rendra chez eux de grands services. Plus encore que chez l'adulte on s'attachera à réduire au minimum le traitement médicamenteux.

Dans les formes tenaces de dyspepsie les cures thermales ont souvent rendu à Jules Simon de grands services[1]. Plombières convient particulièrement dans les dyspepsies compliquées de nervosisme. Royat convient dans les dyspepsies avec anémie marquée ou liées à l'impaludisme, Chatel-Guyon dans les dyspepsies avec constipation.

(1) JULES SIMON. *Cliniques*, vol. II, p. 427.

CHAPITRE V

Ulcère de l'estomac.

I. Résumé clinique. — 1° Danger des ulcères méconnus ; 2° Symptômes suspects ; 3° Associations morbides de l'ulcère de l'estomac. — II. Indications pathogéniques : Repos complet de l'estomac : 1° Régime lacté intégral ; 2° Alcalins (repos chimique) ; 3° Alimentation rectale ; 4° Durée du traitement et régime de la convalescence ; 5° Topiques locaux. — III. Indications symptomatiques : 1° Douleur ; 2° Vomissements ; 3° Hémorrhagies ; 4° Hémorrhagies graves ; 5° Perforations ; 6° Affections associées à l'ulcère.

Résumé clinique. — L'ulcère de l'estomac est une des affections qu'il est le plus important de soupçonner dès le début. Souvent en effet des ulcères pris pour de simples dyspepsies sans gravité aboutissent brusquement à quelque complication : perforation, hémorrhagie, rapidement mortelle. Parfois même c'est à l'occasion d'une manœuvre thérapeutique intempestive, électrisation, massage, et surtout lavage de l'estomac que survient cette complication. Dans tous les cas de dyspepsie un peu suspects on ne saurait donc trop recommander d'essayer tout d'abord le traitement de l'ulcère. L'efficacité de ce traitement dans le cas d'ulcère est souvent assez rapide pour trancher définitivement le diagnostic. L'échec de ce traitement ne permet pas toujours en revanche d'écarter le diagnostic d'ulcère. Dans le doute, la plus grande prudence reste indispensable à l'égard de toutes les médications susceptibles d'être nuisibles.

Dans toutes les dyspepsies une douleur vive intense, manifestement exaspérée par l'ingestion des aliments et surtout des boissons chaudes ou irritantes (café, grogs, vin pur) doit faire redouter l'ulcère. Si le malade se plaint d'une sensation de brûlure, de plaie vive, s'il souffre à la fois à l'épigastre et dans la région dorsale les soupçons doivent être plus grands encore. Ces douleurs vives coexistent souvent avec des digestions relativement satisfaisantes.

Les hémorrhagies viennent confirmer le diagnostic que la gastralgie avait fait soupçonner. Le sang des hématémèses peut être noirâtre, couleur marc de café comme dans le cancer mais souvent, si le suintement se fait d'une façon plus brusque, le sang est rouge, rutilant. Le melœna est beaucoup plus fréquent, beaucoup plus précoce que les hématémèses. La recherche de ce symptôme a donc une importance capitale.

L'ulcère de l'estomac s'observe assez fréquemment chez des brightiques, des cardiaques, des tuberculeux et des alcooliques. Il peut être associé à la syphilis. La coexistence avec la chlorose a été bien établie par Luton. On conçoit l'importance de ces diverses associations morbides.

Indications thérapeutiques. — Assurer le repos complet de l'estomac est l'indication fondamentale qui permettra la cicatrisation de l'ulcère. Les divers médicaments donnés à titre de topique pour faciliter cette cicatrisation sont aujourd'hui assez délaissés.

Les indications symptomatiques principales portent sur le traitement : 1° de la gastralgie ; 2° des vomissements ; 3° des hémorrhagies ; 4° des perforations.

1° REPOS DE L'ESTOMAC. — Ce repos pourra être assuré par le régime lacté intégral. Le lait en effet peut être donné à doses très fractionnées de façon à réduire au minimum la distension mécanique de l'estomac. Il suffit ordinairement à alcaliniser le suc gastrique et à empêcher son action offensive et digestive sur l'ulcère.

M. Debove se fondant sur la fréquence de l'hyperchlorhydrie dans l'ulcère de l'estomac recommande les alcalins à haute dose pour obtenir une alcanisation plus complète du suc gastrique et un repos chimique plus certain et plus absolu.

Dongkin a cherché enfin à assurer un repos plus complet encore par l'alimentation exclusivement rectale.

Emploi du régime lacté. — Cruveilhier en indiquant le lait comme l'aliment le mieux toléré, le topique le plus efficace dans l'ulcère de l'estomac a rendu un service non moindre qu'en combattant l'emploi des médicaments, des toniques : amers, alcools, ferrugineux qui constituaient avant lui le traitement classique et fort nuisible de cette affection.

Le régime lacté doit être intégral, absolument intégral. L'addition d'un peu de pain, de quelques pâtes, aliments en apparence bien inoffensifs, est parfois des plus nuisibles (Potain).

La quantité de lait ne doit pas être trop considérable. Elle ne doit guère dépasser deux litres sous peine d'être mal tolérée. Chez certains ulcéreux hyperchlorhydriques digérant les albuminoïdes avec une facilité extrême, il faut atteindre trois litres et trois litres et demi pour que la sensation de faim ne soit pas trop pénible (Mathieu).

Il importe que le lait soit donné par doses très fractionnées toutes les heures le jour et le plus souvent possible la nuit pour éviter d'une part la distension de l'estomac, pour maintenir d'autre part l'alcalinité du suc gastrique.

Le lait sera donné cru ou bouilli, pur ou additionné d'une eau minérale alcaline, froid ou légèrement tiède. L'essentiel est d'assurer la tolérance.

Emploi des alcalins associés au régime lacté. — Quand le malade est soumis au régime lacté exclusif, écrit M. Debove on peut ne lui faire prendre que 10 à 12 grammes de bicarbonate de soude par jour. Le malade prend toutes les heures depuis le lever jusqu'au coucher, et dans la nuit s'il est éveillé par la douleur un cachet contenant :

Bicarbonate de soude. . . . . 0 gr. 60 cent.
Craie préparée. . . . . 0 » 20   »

Grâce à l'emploi des alcalins il est possible au lieu de fractionner le lait en petites tasses données toutes les heures, de faire faire le matin, à midi et le soir, trois véritables repas composés chacun de trois grands verres de lait. Les cachets de bicarbonate sont dans l'intervalle de ces repas donnés toutes les demi-heure d'abord, puis toutes les heures.

(1) Debove et Renault, *Ulcère de l'estomac*, Paris, 1892.

Emploi des alcalins à hautes doses. — Les doses d'alcalins employées par M. Debove ont été dans quelques cas considérables, trente et quarante grammes par jour, à doses fractionnées. Ces doses élevées n'ont jamais produit rien qui ressemblât à la cachexie alcaline. Mais elles déterminent souvent : 1° un météorisme assez pénible par dégagement de l'acide carbonique ; 2° une alcalinité de l'urine avec besoins d'uriner fréquents, impérieux, pénibles. L'emploi de ces hautes doses sera donc réservé aux cas particulièrement rebelles.

Durée du traitement. — L'amélioration obtenue par le régime lacté intégral, et surtout par ce régime associé aux alcalins est souvent immédiate. — Mais il importe de prolonger ce traitement aussi longtemps que le malade ne sera ni trop dégoûté ni trop affaibli. — Rien n'est plus fréquent que les rechutes dans l'ulcère de l'estomac, rien n'est plus fréquent non plus que les récidives. Pour les éviter, de grandes précautions de régime sont indéfiniment nécessaires.

Comme premier aliment autre que le lait M. Debove recommande la poudre de viande. Les deux ou trois premiers jours on donnera une seule dose de trente grammes. La poudre sera délayée peu à peu dans de l'eau ou du lait jusqu'à ce qu'elle forme une bouillie homogène assez liquide. Elle sera ensuite sucrée et aromatisée avec un peu d'essence de menthe. On évitera d'employer ni punch ni rhum, comme on le fait dans l'alimentation des tuberculeux. On donnera ensuite par jour deux et trois doses de trente grammes.

Les poudres de légumes et en particulier la poudre de lentilles pourront être employées d'une façon analogue.

Régime de la convalescence. — Ce régime est particulièrement embarrassant à formuler. Voyez les conseils donnés par MM. Debove et Renaut.

« Quand les gastrorrhagies, les douleurs, les vomissements auront disparu depuis plusieurs semaines, on devra revenir peu à peu à l'alimentation ordinaire. Leube conseille la gradation indiquée dans les quatre régimes suivants, qui pourront tout au moins servir de guide :

1° Bouillon, solution de viande, lait, œufs mollets, œufs crus ;

2° Cervelle de veau, ris de veau, poulet, pigeon ;

3° Ajouter au précédent : jambon cru râpé, bœuf cru ;

4° Chevreuil, perdreau (pas de lièvre), rosbif saignant (surtout froid), rôti de veau (surtout la culotte), brochet (les truites, même les plus jeunes, sont difficiles à digérer), macaroni, bouillon au riz. »

Plus tard il faut proscrire les aliments irritants, fortement épicés, le vin, la bière, l'alcool. L'idéal serait d'obtenir que les malades ne boivent plus désormais que du lait. Pour le surplus, beaucoup pensent, avec Cruveilhier, que chaque estomac sait mieux que tout autre choisir ce qui lui convient (?) (Mathieu).

L'emploi des alcalins sera bien entendu continué après qu'on aura commencé l'emploi des poudres et après que le malade sera revenu aux aliments ordinaires. Le régime lacté intégral sera repris à la moindre apparence de rechute.

Alimentation par la voie rectale. — Dongkin soumet les malades atteints d'ulcères à la diète absolue. Il leur permet seulement de sucer quelques petits fragments de glace. Toutes les deux heures (dans quelques cas toutes les six heures seulement) il fait administrer après un grand lavement évacuateur un petit lavement nutritif composé d'un jaune d'œuf battu dans soixante-quinze grammes seulement de lait ou de thé de bœuf. Ce lavement est additionné d'un peu de rhum et de quelques gouttes de laudanum. La diète absolue peut être ainsi maintenue pendant dix à vingt jours.

Ce traitement a été peu employé en France. Il est utile à connaître en cas d'intolérance gastrique absolue, de menace de perforation (Mathieu).

Médicaments agissant comme topiques locaux de l'ulcère. — Ces médicaments : bismuth, perchlorure de fer, craie préparée, chloral, nitrate d'argent même sont à peu près tombés dans l'oubli. Ils sont, sauf les indications symptomatiques spéciales qu'on trouvera plus loin, entièrement rejetés par Debove, Renault, Mathieu.

Traitement des symptômes et des complications. — La persistance de la douleur, des vomissements, des hémorrhagies, malgré l'emploi du régime lacté et des alcalins peut nécessiter un traitement spécial.

Douleur. — 1° Intérieurement l'opium sous forme de pilules d'extrait thébaïque, de gouttes d'une solution ordinaire de morphine au centième ; 2° cocaïne à un pour cinq cent jusqu'à dose de 6 à 8 centigrammes de cocaïne par jour ; 3° eau chloroformée diluée au tiers.

2° Extérieurement vésicatoire morphiné, emplâtre de ciguë, cautère. On n'emploiera les piqûres de morphine qu'à la dernière extrémité.

Vomissements. — A côté des moyens ordinaires, glace, opium, eau chloroformée, potion de Rivière, eau de Vichy, un moyen paradoxal mais réussissant souvent est l'alimentation par la sonde (Debove). La sonde ne sera introduite que jusqu'à la moitié de l'œsophage. On pourrait aussi essayer pendant quelques jours l'alimentation exclusivement rectale.

Hémorrhagies modérées. — Repos absolu, régime lacté intégral, glace intus et extra. Extrait thébaïque à dose de 0 gr. 05 à 0 gr. 10 cent. Le perchlorure de fer si vanté autrefois par Luton pour le traitement de l'ulcère (X gouttes dans un verre d'eau sucrée) peut aussi retrouver sa place dans le cas d'hémorrhagie. L'antipyrine en solution aqueuse à 1 pour 50 constitue un des meilleurs hémostatiques.

Hémorrhagies graves. — Perforation. — Ces accidents sont souvent foudroyants. Quand la mort n'est pas immédiate il y a lieu de tenter comme ressource ultime une intervention chirurgicale.

En résumé le traitement de l'ulcère de l'estomac consistera tout d'abord dans le régime lacté intégral combiné avec l'emploi des alcalins. Des précautions très grandes seront prises pour revenir au régime ordinaire. Tout médicament, tout aliment irritant, tout effort, toute manœuvre (lavage, massage, électrisation de l'estomac) susceptibles d'amener une rupture de l'ulcère seront évités avec grand soin.

TRAITEMENT DES MALADIES ASSOCIÉES. — Parmi les maladies qui peuvent se trouver associées à l'ulcère de l'estomac, le mal de Bright, les affections cardiaques, l'alcoolisme, ne modifient pas les indications. Dans le cas de syphilis le traitement spécifique peut être essayé en même temps que le traitement ordinaire. Dans le cas de chlorose le perchlorure de fer d'après la méthode de Luton, l'emploi des poudres de viande pourront rendre des services. La tuberculose constitue l'association clinique la plus embarrassante. Les poudres de lait, de viande, de légumes, parfois les lavements nutritifs fourniront le meilleur moyen de suralimenter le malade sans trop compromettre le repos de l'estomac.

CHAPITRE VI

Cancer de l'estomac.

I. — RÉSUMÉ CLINIQUE : 1° Symptômes suspects ; 2° Symptômes pathognomoniques. II. — TRAITEMENT MÉDICAL : 1° Douleur ; 2° Dyspepsie (emploi du condurango) ; 3° Vomissements ; 4° Fermentations stomacales ; 5° Hémorrhagies. RÉGIME. III. — TRAITEMENT CHIRURGICAL : 1° Pylorectomie ; 2° Gastro-entérostomie palliative.

Résumé clinique. — Le diagnostic précoce du cancer de l'estomac offre les plus grandes difficultés. Souvent le cancer se greffe sur une dyspepsie ancienne. Parfois aussi il survient chez des sujets n'ayant jamais souffert de l'estomac. Toute dyspepsie intense d'emblée, survenant brusquement sans cause surtout chez des sujets d'un certain âge, arthritiques, eczémateux, doit être particulièrement suspecte. Toute tare cancéreuse héréditaire augmentera les soupçons. Ces cancers héréditaires de l'estomac s'observent même chez des sujets jeunes encore. Le jeune âge du sujet ne permet donc pas toujours d'écarter le diagnostic de cancer. Deux caractères de la dyspepsie, l'anorexie précoce très marquée portant surtout sur la viande, les douleurs sourdes peu intenses mais presque continues ont une certaine valeur. Les vomissements renferment parfois des aliments ingérés depuis un jour ou deux et n'ayant subi aucune modification. Les vomissements couleur de suie, marc de café, le melœna sont presque pathognomoniques.

Un peu plus tard la cachexie rapide, le teint jaune paille, l'apparition d'engorgements ganglionnaires à distance, d'une phlegmatia alba dolens viennent rendre le diagnostic trop évident. La constatation de la tumeur cancéreuse par la palpation est souvent très tardive, on trouve parfois les noyaux cancéreux secondaires du foie, de l'ombilic avant la tumeur même de l'estomac. La tumeur stomacale est rarement mobile, limitée, c'est un empâtement plutôt qu'une tumeur. Les cancers du pylore entraînent souvent une dilatation énorme de l'estomac ; la tumeur cancéreuse peut être déjetée vers l'ombilic, la fosse iliaque même par suite de cette dilatation. Ces sièges anormaux sont parfois la cause d'erreurs de diagnostic.

Indications thérapeutiques. — TRAITEMENT MÉDICAL. — Le traitement médical ne saurait être que palliatif et viser à combattre : 1° la douleur, 2° la dyspepsie, 3° les hémorrhagies.

Douleur. — La révulsion soit par les pointes de feu soit mieux encore au moyen de cautères à la pâte de Vienne donne contre la douleur, parfois même contre la dyspepsie, des résultats inespérés. En appliquant les cautères à la période tardive on devra choisir des points de la peau éloignés des régions où la tumeur paraît voisine et adhérente. Parfois en effet il arrive que le cancer finit par détruire la paroi musculaire ainsi que la peau et provoque une fistule gastro-cutanée. Il ne faudrait pas que cette complication semblât due au traitement suivi.

Parmi toutes les applications calmantes extérieures les pommades à la ciguë, les emplâtres de ciguë paraissent avoir un effet spécial. L'emploi des préparations de ciguë peut être combiné avec l'emploi des cautères. Mais on devra alors se défier de la possibilité d'une absorption trop forte. Les vertiges, les fourmillements des jambes, les troubles visuels, la dilatation pupillaire annoncent l'intolérance.

Les injections de morphine peuvent dès que le diagnostic de cancer est certain être employées sans la réserve qu'il faut apporter à leur emploi dans les autres dyspepsies. L'emploi de la pipe d'opium très vanté par les auteurs anglais calmerait également bien les douleurs ; cet emploi serait même une « distraction agréable » pour les malades.

Intérieurement on prescrira l'opium sous forme d'extrait thébaïque, de gouttes de morphine, la cocaïne, l'eau chloroformée. La solution officinale d'acide cyanhydrique au centième (V à XX gouttes) a été également vantée.

Dyspepsie. — Le médicament qui paraît avoir l'action la plus réelle contre l'anorexie et la dyspepsie des cancéreux est le condurango. Sans aller jusqu'à dire avec les auteurs allemands que l'action palliative du condurango est telle que l'emploi de ce médicament peut servir de moyen diagnostique entre le cancer et les autres dyspepsies on doit reconnaître que le soulagement par sa rapidité et par sa durée est parfois inespéré. Le condurango sera donné sous forme de poudre de racine de condurango (deux grammes après chaque repas), ou d'extrait fluide (XX gouttes après chaque repas). La décoction sera présentée de la façon suivante :

<pre>
Ecorce de condurango. . . . .   50 grammes.
Eau   1000   —
</pre>

Réduire par ébullition à 500 grammes, refroidir, filtrer. Une cuillerée à bouche d'abord puis un verre à liqueur plusieurs fois par jour.

Le chlorate de soude aurait une action encore supérieure à celle du condurango. Il serait, d'après Brissaud, presque un spécifique du cancer de l'estomac. Brissaud le donne à dose de 4 à 15 grammes par jour (voir formulaire).

On emploiera contre les vomissements, les divers moyens : glace, potion de Rivière, eau de Seltz, eau de Vichy, indiqués à l'étude des dyspepsies.

Les fermentations stomacales sont dans le cancer particulièrement intenses. Le lavage de l'estomac donne un grand soulagement mais c'est en raison des dangers d'hématémèses un moyen bien risqué. A côté des moyens ordinaires, naphtol, salicylate de bismuth, charbon, eau chloroformée, on doit spécialement recommander la magnésie. L'emploi prolongé de la magnésie à hautes doses paraît même dans le cancer de l'estomac donner plus qu'un simple effet contre les fermentations et constituer contre les progrès de l'ulcération un topique de quelque utilité.

L'acide chlorhydrique disparaissant complètement du suc gastrique des cancéreux, l'emploi de cet acide paraîtrait tout indiqué contre les troubles dyspeptiques et surtout l'anorexie.

On peut l'essayer, mais il faut s'attendre à des insuccès fréquents, parfois même à une augmentation des douleurs.

Hémorrhagies. — Comme pour l'ulcère on aura recours à la glace intus et extra, au perchlorure de fer, à l'extrait thébaïque et surtout à l'antipyrine. L'application de cautères est particulièrement indiquée dans les cancers avec hématémèses ou melœna survenant d'une façon répétée et peu abondante.

Régime. — Le régime de malades n'ayant aucun appétit et digérant fort mal le peu d'aliments qu'ils prennent avec répugnance offre une grande difficulté. On trouvera aux chapitres des dyspepsies la mention des principales préparations, poudres de viande, de lait, de légumes, revalescière, racahout, consommés, tapioca à la viande crue, etc. etc. qui peuvent être essayés. Les végétaux, le lait et ses dérivés sont souvent mieux supportés que la viande, le bouillon, le poisson. Une alimentation un peu salée sera souvent favorable.

On évitera les aliments fermentescibles ou trop irritants. Une faute souvent commise est de se désintéresser du régime des malades et de leur conseiller simplement de manger tout ce qui leur fait envie. Outre que le conseil est rendu assez ironique du fait de l'anorexie complète, il contribue de plus à faire voir aux malades qu'ils sont perdus.

L'alimentation par la sonde œsophagienne en n'introduisant celle-ci que jusqu'à la moitié de l'œsophage, sera tentée dans le cas d'anorexie absolue et de vomissements incoercibles. Parfois après quelques séances de gavage les vomissements se calment et un semblant d'appétit reparaît pour quelques jours.

Traitement chirurgical. — L'ablation complète de la tumeur n'est guère possible que lorsqu'elle siège au pylore. Encore pour qu'il y ait quelque chance de guérison durable et pour que les dangers de l'opération ne soient pas excessifs, faut-il que le cancer soit limité, mobile, peu adhérent et peu étendu. Ces conditions, étant données les difficultés du diagnostic au début, sont bien rares. La plupart des cas heureux publiés se rapportent non à des cancers, mais à des rétrécissements fibreux .lu pylore de nature bénigne. Le diagnostic entre ces deux lésions est à peu près impossible. On ne saurait blâmer le chirurgien qui, en présence d'une dyspepsie intense, tenace, suspecte, tenterait une laparotomie exploratrice. Peut-être la pylorectomie sera-t-elle possible; peut-être même aura-t-on la chance de rencontrer une tumeur bénigne du pylore ayant entraîné des accidents graves par l'obstacle mécanique qu'elle crée, mais non sujette à récidiver après l'ablation ou permettant en tous cas de lever l'obstacle par une pyloroplastie.

Quand l'ablation de la tumeur est impossible on a proposé de faire à titre palliatif l'anastomose de l'estomac et du duodénum, la gastro-entérostomie. La mortalité opératoire est considérable. Elle atteignait 50 0/0 pour la série d'interventions connues jusqu'en 1890. L'augmentation de survie paraît douteuse, mais le malade semble moins souffrir que quand le cancer est abandonné à lui-même. Ces résultats ne sont pas bien enthousiasmants.

C. — Maladies de l'intestin.

La question clinique des entérites est encore bien complexe. Sans doute la distinction entre les entérites aiguës et les entérites chroniques s'impose tout d'abord. Mais chacune de ces deux classes comprend des affections bien différentes au point de vue des indications thérapeutiques. — L'entérite aiguë comprend tout d'abord les entérites toxiques dues à des intoxications par les aliments, l'alcool, l'arsenic, le sublimé, les purgatifs drastiques dont le traitement a été fait plus utilement à l'étude des intoxications. Elle comprend l'entérite cholériforme dont l'étude se trouvera partie au chapitre du choléra, partie au chapitre des diarrhées infantiles. L'entérite dysentériforme sera étudiée avec la dysenterie ; l'entérite à forme typhoïde ne paraît être qu'une forme atténuée de la fièvre typhoïde. Parmi les entérites chroniques, l'entérite consécutive à la dysenterie sera étudiée avec cette affection. L'entérite tuberculeuse si importante pour le pronostic et le traitement, sera étudiée au chapitre de la tuberculose.

Afin de simplifier les indications thérapeutiques dans cette question si complexe, on peut rattacher les diverses entérites à deux grands syndromes, la constipation et la diarrhée. La constipation est fréquente dans les entérites chroniques ; elle est la grande cause des entérites muqueuses, pseudomembraneuses. Elle est aussi la grande cause des dyspepsies intestinales, dyspepsies se compliquant soit de météorisme, soit de douleur. On n'oubliera pas que le rôle si important de la constipation est souvent masqué par des crises de diarrhée passagères. Bon nombre des diarrhées dites nerveuses survenant chez des arthritiques, des neurasthéniques sont en réalité sous la dépendance de la constipation. A ce chapitre de la constipation feront logiquement suite, les chapitres consacrés à la typhlite et à l'obstruction intestinale.

La diarrhée est la règle dans les entérites aiguës, la règle aussi dans les entérites chroniques tuberculeuses. Par l'affaiblissement rapide qu'elle entraîne, elle prend souvent une grande gravité. A ce chapitre de la diarrhée en général doivent s'ajouter les chapitres relatifs à l'entérite cholériforme des jeunes enfants, au choléra, à la dysenterie.

Mais il est un élément commun qui réunit entre elles toutes les affections intestinales quels que soient leurs accidents prédominants. Ce sont les fermentations, les intoxications intestinales. Réaliser l'antisepsie de l'intestin est une indication générale qui se retrouvera à propos de presque toutes les affections. Les moyens varieront un peu pour chacune d'elles. Il suffit ici de signaler l'emploi du salol, du calomel, de l'acide lactique et surtout du naphtol et du salicylate de bismuth. La formule de M. Bouchard doit être donnée une fois pour toutes.

> Naphtol β finement pulvérisé. . . . .   15 grammes.
> Salicylate de bismuth . . . .   7 gr. 50.

Diviser en trente paquets dont on administrera trois à douze par 24 heures. Il suffit aussi de rappeler que les infections d'origine buccale (stomatites, pyorrhée alvéolaire) ou stomacale (dilatation de l'estomac), s'ajoutent souvent aux fermentations d'origine intestinale.

Le chapitre des vers intestinaux dont le traitement offre tant d'importance et de difficultés pratiques terminera l'étude des affections médicales de l'intestin.

Les péritonites ordinairement étudiées avec les affections de l'intestin appartiennent aujourd'hui plutôt à la chirurgie qu'à la médecine. Le traitement des péritonites aiguës par perforation a été d'ailleurs déjà mentionné à propos des complications de la fièvre typhoïde. Le traitement de la plus importante des péritonites chroniques, la péritonite tuberculeuse sera étudié au chapitre de la tuberculose en général.

CHAPITRE PREMIER

Constipation.

RÉSUMÉ CLINIQUE : 1º Accidents dus à la constipation : accidents gastro-intestinaux, accidents nerveux, stercorémie. La constipation dans l'enfance. 2º Maladies aggravées par la constipation : entérites, métrites, néphrites, affections cardiaques ; 3º Diagnostic de l'existence, diagnostic de la cause de la constipation.

TRAITEMENT. — I. — *Traitement chez l'adulte* : 1º Traitement de la cause ; 2º Moyens hygiéniques : régime, massage, électricité, hydrothérapie ; 3º Moyens locaux, lavements, curage du rectum, suppositoires ; 4º Purgatifs. Leur emploi accidentel dans une constipation opiniâtre ; 5º Laxatifs. Inconvénients de leur emploi habituel.

IIº *Traitement chez l'enfant du second âge.*

IIIº *Traitement chez le nourrisson.*

Résumé clinique. — La constipation est une cause si fréquente de souffrance et d'accidents de tous ordres, qu'elle mérite d'être étudiée comme une affection distincte. Elle peut déterminer des accidents gastro-intestinaux : dyspepsie, météorisme, coliques, typhlite, obstruction intestinale. Elle peut déterminer des accidents nerveux : migraines, neurasthénie, vertiges. A la longue la résorption des matières fécales peut entraîner de véritables intoxications avec fièvre, affaiblissement général, dépérissement, parfois même des infections avec abcès soit au voisinage de l'intestin, soit à distance, éruption de furoncles, de pustules impétigineuses. Les accidents fébriles produits par la simple constipation méritent une attention spéciale. La température peut atteindre 39º à 40º. C'est un fait des plus fréquents chez les opérés, les grands blessés ; le séjour au lit, les difficultés des mouvements amènent souvent chez eux la constipation ; un simple lavement suffit pour triompher d'accidents fébriles alarmants.

La constipation dans l'enfance est extrêmement fréquente. Elle est une cause importante de malaises, de nervosisme, de dyspepsie, de mauvais développement. Son traitement sera l'objet d'un paragraphe spécial.

La constipation enfin aggrave fréquemment d'autres affections. Cette influence est soit locale, soit générale. L'aggravation d'entérites, de cystites, de métrites, d'engouements herniaires du fait de la constipation est fréquente. Certaines métrites et surtout certains déplacements utérins sont extrêmement améliorés par le traitement de la constipation. Chez les cardiaques, les brightiques, la constipation peut être l'origine d'accidents graves.

Le diagnostic de la constipation paraît des plus faciles. Les erreurs seront cependant fréquentes. Certains malades sont constipés, ont une accumulation des matières dans l'intestin, bien qu'ils aillent tous les jours à la selle, que parfois même ils offrent de la diarrhée. Mais en les interrogeant on apprend que les matières rendues sont dures, noirâtres, fragmentées, ovillées, fétides. La palpation fait sentir des matières accumulées au niveau de cœcum, de l'S iliaque. Au toucher on trouve parfois le rectum bondé de matières. L'accumulation des matières est telle dans quelques cas qu'elle peut à un examen superficiel en imposer pour une tumeur solide.

Le diagnostic de la cause de la constipation, si important au point de vue thérapeutique, est plus difficile encore. En présence d'une constipation un peu opiniâtre on doit toujours rechercher la cause avec le plus grand soin. Voici les causes les plus importantes.

1° Les rétrécissements, le cancer du rectum, doivent être cités en première ligne. Bien des malades sont traités ou plutôt se traitent pour une simple constipation qui ont en réalité un cancer au début et laissent ainsi passer la période utilement opérable. — La fissure à l'anus, les hémorrhoïdes, sont à la fois une cause et une conséquence de la constipation — et le traitement doit être mixte pour bien réussir. — Les compressions par les fibromes, les déviations utérines et surtout l'utérus gravide sont très fréquentes. — Une petite hernie de l'anneau crural ou de la ligne blanche amène parfois une constipation tenace.

La paresse, la dilatation de l'intestin (météorisme) et souvent l'affaiblissement des parois abdominales (éventrations, entéroptoses) sont des causes intéressantes. L'électricité, le massage, le port d'une ceinture de soutien donneront de meilleurs résultats. La paresse de l'intestin est souvent produite par l'abus des purgatifs et des lavements ; ces constipations artificielles d'origine médicamenteuse ne sont pas les moins difficiles à traiter.

La constipation est un des symptômes importants de l'intoxication saturnine.

Parmi les causes d'ordre hygiénique, on doit citer le défaut d'exercice, l'existence trop sédentaire, l'alimentation trop copieuse, trop exclusivement carnée, trop épicée, la mastication insuffisante. Enfin chez certains malades et surtout chez les enfants, la négligence, l'oubli d'aller à la garde-robe sont les seules causes de la constipation.

Traitement. — Le traitement de la constipation comprendra en première ligne le traitement de la cause, en deuxième ligne les moyens purement hygiéniques, régime, massage, électricité, hydrothérapie. — L'emploi des lavements et des suppositoires, l'emploi des purgatifs surtout ne sera jamais prescrit qu'en dernier lieu et autant que possible d'une façon temporaire.

1° Traitement de la cause. — Il est des cas où l'ablation d'une tumeur rétrécissant ou comprimant le rectum sera le seul traitement de la constipation. La rectotomie linéaire donne parfois des résultats inespérés dans les tumeurs de l'anus inopérables. Dans toutes les constipations accompagnées de lésions anales : hémorrhoïdes, fissure, on ne saurait trop recommander la dilatation contre le spasme du sphincter qui accompagne constamment ces lésions. En dehors de la dilatation complète sous le chloroforme l'emploi de mèches de volume graduellement croissant, de bougies rectales, donnera souvent une grande amélioration.

Dans d'autres cas on aura à prescrire tout d'abord le port d'une ceinture hypogastrique, d'un pessaire, d'un bandage herniaire approprié.

2° MOYENS HYGIÉNIQUES. — *a) Régime.* — Un certain nombre d'aliments tels que les viandes blanches, les légumes verts cuits et surtout les salades cuites (haricots verts, asperges, épinards, laitue, chicorée, escarolle, romaine), les fruits cuits, le raisin, les dattes, les oranges, le miel, le pain de son, le pain bis, le pain d'épices sont utiles contre la constipation. L'oseille, les tomates, utiles contre la constipation, sont parfois contre indiquées par l'état des reins. Comme boissons, la bière, le cidre, le café avec le marc, le café au lait sont ordinairement favorables. L'exercice et surtout l'exercice après chaque repas sera très utile ; souvent tel ou tel aliment exerce une influence individuelle qu'on peut utiliser. Un verre de lait, un verre d'eau fraîche pris à jeun, une grappe de raisin, un fruit suffit parfois chez certains malades à assurer les garde-robes.

Le tabac, et surtout la pipe fumée à jeun, a chez quelques sujets une influence favorable.

La régularité dans l'heure des garde-robes est le moyen le plus efficace. Le matin est l'heure ordinairement la plus favorable. Le malade doit s'opiniâtrer dans ses tentatives pendant une semaine au moins. Il essaiera chaque matin d'aller à la selle qu'il en éprouve ou non le besoin et restera quelques minutes sur le vase mais sans exagérer les efforts d'expulsion. Il est souvent utile que le vase soit à moitié plein d'eau bien chaude.

b) Massage. — Le massage sera fait matin et soir pendant dix minutes. Il suivra le trajet du gros intestin commençant au niveau du cœcum pour se terminer au niveau de l'S iliaque. Les pressions sur ces deux points seront particulièrement prolongées et profondes. En dehors de ce massage passif on recommandera au malade de contracter énergiquement, et à diverses reprises les muscles de la paroi pour lutter contre les pressions exercées.

On sait que dans les pratiques de la gymnastique Suédoise ces exercices des muscles abdominaux sont souvent employés dans le traitement de la constipation. A défaut des appareils spéciaux, il est facile d'indiquer au malade quelques-uns des mouvements, mouvements de flexion des cuisses dans le décubitus dorsal, mouvements de redressement du tronc dans ce décubitus qui mettent ces muscles en action. Le canotage est un exercice réalisant bien ces divers mouvements.

c) *Electricité*. — On peut se contenter d'électriser la paroi abdominale au moyen d'un courant induit dont l'un des pôles est appliqué vers le cœcum, l'autre promené sur tout le trajet du gros intestin. Le courant sera assez fort pour faire contracter les muscles abdominaux. Le courant continu peut être aussi employé de cette façon. Une plaque positive est appliquée sur le cœcum, un tampon ou mieux un rouleau relié au pôle négatif est promené sur le trajet du côlon et de l'S iliaque.

Dans les formes rebelles un des pôles sera placé sur la paroi abdominale au niveau du cœcum. L'autre pôle sera formé d'un électrode olivaire introduit dans le rectum. Avec le courant d'induction l'intensité sera telle qu'elle provoque des contractions de la paroi. Avec le courant continu l'électrode rectale sera négative. L'olive métallique sera entourée d'une épaisse peau de chamois. On variera de temps à autre sa position pour éviter les eschares. L'intensité du courant sera de cinq à six milliampères. Trois à quatre fois par minute, on fera des renversements du courant. L'intensité serait diminuée si la sensation produite par ces renversements devenait pénible (sujets nerveux). Erb recommande d'employer d'abord le courant continu, puis plus tard le courant faradique.

d) *Hydrothérapie*. — Les bains de son, les bains alcalins, les bains de siège tièdes ont quelque utilité. Les douches générales et surtout les douches périnéales et ascendantes constituent un très bon moyen.

e) *Lavements*. — *Curage du rectum*. — *Suppositoires*. — Les lavements peuvent être employés soit comme moyen accidentel pour combattre une constipation opiniâtre datant de plusieurs jours, soit comme moyen habituel de traitement de la constipation.

Dans toute constipation opiniâtre il est indispensable de vider tout d'abord le rectum avant d'employer les autres moyens : purgatifs, électricité. L'évacuation des matières dures contenues dans le rectum qui s'obtient très facilement par un lavement, ne s'obtiendrait par les moyens agissant sur la partie supérieure de l'intestin qu'au prix de coliques très violentes. Pour cette évacuation un grand lavement d'un litre d'eau tiède suffit en général. On peut aussi employer la décoction de guimauve, de son, de graine de lin, l'eau tiède additionnée de miel, d'huile d'olive (40 à 100 gr. émulsionnée ou non avec un jaune d'œuf), de glycérine neutre (trois à quatre cuillerées par litre). Plus rarement on conseillera les lavements dits purgatifs comme :

1° Sulfate de soude. . . . .   50 grammes
    Décoction de guimauve.   250   —
2° Miel de mercuriale . . . .   30 à 60 grammes
    Eau.   400   —

Ordinairement d'ailleurs les insuccès tiennent moins à la composition même du lavement qu'au mode défectueux d'administration. Assez souvent le rectum est entièrement bouché et le liquide ne pénètrera que si on introduit entre la paroi rectale et les matières une longue canule en gomme remontant au-dessus du bouchon fœcal. Parfois même il sera indispensable de procéder tout d'abord à un véritable curage du rectum. Tant qu'on n'a pas évacué au moyen d'une curette ou même d'une simple cuiller les matières durcies, les lavements ne pénètrent pas et les purgatifs les plus énergiques ne servent qu'à déterminer des coliques atroces et des vomissements. C'est surtout dans les constipations opiniâtres des paralytiques qu'on sera forcé d'avoir recours à ce moyen (voir *Occlusion intestinale*).

Quand les lavements sont au contraire employés dans le traitement de la constipation habituelle on doit, pour qu'ils ne soient pas plus nuisibles qu'utiles, observer les règles suivantes. L'emploi des lavements sera toujours combiné avec les tentatives pour aller à une heure régulière à la garde-robe. Le lavement ne sera donné qu'en cas d'insuccès de ces tentatives. On évitera les lavements tièdes et emploiera toujours l'eau froide ou très chaude pour réveiller la tonicité de l'intestin. La quantité d'eau injectée ne dépassera pas un litre. On évitera les lavements purgatifs. Les lavements émollients, huileux, glycérinés, peuvent être employés à la condition d'être froids ou chauds mais non tièdes.

Au lieu de lavements on a proposé d'injecter dans le rectum une très petite quantité, trois à quatre grammes de glycérine neutre. On a également réussi en insufflant à l'entrée de l'anus une pincée d'acide borique en poudre. Cés moyens sont bons bien qu'à la longue, le dernier surtout, un peu irritants.

L'emploi des suppositoires à la glycérine est un moyen lui aussi irritant à la longue mais commode de temps à autre en raison de sa simplicité et de sa rapidité d'action.

3° PURGATIFS. — Leur emploi doit être surtout réservé pour le traitement accidentel d'une constipation opiniâtre. On les emploiera le moins possible en tant que laxatifs habituels.

a) Dans une constipation opiniâtre remontant à plusieurs jours l'huile de ricin est le meilleur moyen d'assurer l'évacuation sans trop de coliques. Trente à quarante-cinq grammes d'huile de ricin seront pris dans du bouillon, du café noir, du jus d'oranges.

La limonade purgative à trente ou quarante grammes de citrate de magnésie par demi bouteille pourra être donnée aux malades délicats ne supportant pas l'huile de ricin. Dans les cas assez fréquents où l'on craint d'obtenir un effet purgatif trop violent (constipation des opérés, des débilités), un verre à Bordeaux de cette limonade sera donné d'heure en heure et on suspendra sitôt l'effet produit. Parfois même la limonade sera donnée par cuillerées à bouche toutes les demi heures comme une potion.

Dans les constipations très opiniâtres et chez les sujets robustes, l'eau-de-vie allemande (teinture de jalap composée) sera prescrite à dose de 5 à 20 grammes.

Les purgatifs salins, sulfate de soude, sulfate de magnésie, sel de Seignette, les eaux minérales purgatives seront évitées. Leur emploi laisse en effet à sa suite une constipation plus opiniâtre.

b) Le nombre des médicaments proposés comme laxatifs d'emploi ordinaire et presque journalier est en quelque sorte infini. Voici les principaux :

Podophyllin. — La résine de podophyllin est un des laxatifs dont l'emploi prolongé offre le moins d'inconvénients. Une des meilleures formules est la suivante :

Podophyllin. . . . .   0 gr. 01 à 0 gr. 05
Poudre de gingembre . . . .   0 gr. 01 à 0 gr. 03
Miel . . . .   q. s.

Pour une pilule.

On peut aussi simplement prescrire les pilules de podophyllin à un, deux, trois, quatre, cinq centigrammes.

Huile de ricin. — *Huile d'olive.* — Deux à quatre capsules d'huile de ricin, une cuillerée à café d'huile en nature constituent un bon moyen laxatif. L'huile d'olive prise par verre à Bordeaux le soir est excellente chez les constipés avec lithiase biliaire ou congestion du foie.

Evonymine. — Indiquée particulièrement dans les constipations avec lésions hépatiques ; l'évonymine doit être ainsi formulée :

Evonymine brune . . . .   0 gr. 05
Extrait de jusquiame. . . . .   0 gr. 01

Pour une pilule. Une pilule chaque soir ou une pilule matin et soir.

Graines laxatives. — Leur action paraît surtout mécanique. Beaucoup de malades se trouvent bien de prendre après chaque repas une cuillerée à café de graine de moutarde blanche, de graine de lin, de graine de psyllium, de graines de millet.

Poudres laxatives. — Le nombre des formules est infini. La magnésie, la rhubarbe, la crème de tartre, la poudre de séné, le soufre, le charbon peuvent être associés de façons diver-verses. La poudre de réglisse constitue l'édulcorant ordinaire. Voici quelques formules :

1º Magnésie. . . . . } àà 2 grammes.
   Soufre sublimé . . . . }

Pour un paquet.

2º Poudre de rhubarbe. . . . .   0 gr. 30 à 0 gr. 60
   Magnésie. . . . .   1 gr.
   Poudre de réglisse. . . . .   2 gr.

Pour un paquet.

3º Crème de tartre. . . . . }
   Soufre sublimé lavé . . . . } àà 20 grammes
   Sucre pulvérisé. . . . . }

Une cuillerée à café deux à trois fois par jour (Bouchardat).

4º Poudre réglisse . . . . } àà 2 grammes
   Poudre feuilles séné. . . . . }
   Semences de fenouil pulvérisées . . . } àà 1   —
   Soufre sublimé et lavé. . . . . }
   Sucre pulvérisé   6   —

Pour un paquet.

Belladone et jusquiame. — La belladone et la jusquiame réussissent très bien dans la constipation des sujets nerveux. On peut prescrire les pilules suivantes :

1º Extrait belladone. . . . . } àà 1 centigramme.
   Extrait jusquiame . . . . }

Pour une pilule.

2º Extrait belladone. . . . . } àà 1 centigramme.
   Poudre feuilles belladone . . . . }

Pour une pilule.

Une pilule le soir en se couchant.

Noix vomique. — La noix vomique sera particulièrement in-diquée dans la constipation avec météorisme, avec anorexie, soit sous forme de teinture de Baumé (cinq à six gouttes avant le repas) soit sous la forme suivante :

> Poudre de noix vomique . . . .   1 à 2 centigrammes.
> Charbon pulvérisé . . . .   qs.   —

Pour un cachet.

Il est d'autres purgatifs que l'on ne saurait conseiller. L'aloès et toutes les préparations à base d'aloès, pilules ante cibum, pilules écossaises, pilules de Bontius irritent vivement le rectum et amènent souvent des hémorrhoïdes. Le calomel et ses préparations provoquent vite la salivation. La gomme-gutte, la scammonée, le jalap, l'eau-de-vie allemande (teinture de jalap composée) ont des effets irréguliers et trop violents pour l'usage habituel.

L'emploi des laxatifs devra être toujours très intermittent. On ne prendra jamais la même préparation deux fois de suite pour éviter l'accoutumance. Les laxatifs seront en général pris le soir pour faciliter l'habitude de la selle du matin. Mais on ne saurait trop répéter au malade que les laxatifs et les purgatifs ne doivent être qu'une ressource temporaire et qu'employés constamment ils sont moins un moyen de guérir qu'un moyen de prolonger indéfiniment la constipation.

TRAITEMENT DE LA CONSTIPATION CHEZ L'ENFANT DU SECOND AGE. — Les fautes d'hygiène, alimentation trop grossière, trop abondante ou insuffisante, mastication trop rapide, défaut d'exercice, irrégularité dans l'heure des garde-robes constituent encore les causes principales de la constipation. Une constipation opiniâtre est souvent masquée par une diarrhée apparente. Les accidents sont fréquemment tels qu'ils simulent une fièvre typhoïde ou une méningite.

Le traitement est à peu près le même que chez l'adulte. Chez les sujets nerveux souvent atteints, on insistera sur l'hydrothérapie, la gymnastique suédoise. — Chez les sujets lymphatiques, l'huile de foie de morue, la glycérine (une à deux cuillerées par jour) sont les meilleurs laxatifs à prescrire. Le podophyllin pourra être donné à dose de 1 à 3 cent. La teinture de Baumé (deux à quatre gouttes) est souvent d'une grande utilité.

Comme purgatifs, l'huile de ricin mêlée à du jus d'orange

est souvent acceptée. — La manne (30 gr. à 50 gr. dans du lait), la limonade purgative sont pris plus facilement encore. Chez les enfants tout à fait rebelles, on emploiera les bonbons au tamarin, le chocolat à la magnésie.

TRAITEMENT DE LA CONSTIPATION CHEZ LE NOURRISSON. — La constipation chez le nourrisson constitue un accident toujours grave. Normalement, un nourrisson doit aller à la selle deux ou trois fois par jour et aller presque sans efforts. — La constipation détermine rapidement des troubles gastriques, de l'énervement, de l'insomnie. Elle prédispose aux convulsions. — Les efforts faits peuvent produire des hernies, une chute du rectum.

Dans l'allaitement naturel, la constipation tient souvent à l'alimentation trop riche de la nourrice. Le vin pur, les farineux, les viandes noires, les aliments épicés, seront remplacés par un régime plus doux, bière, eau de Vichy, salades cuites, fruits cuits.

Dans l'allaitement artificiel, le lait est parfois trop crémeux, trop épais. On ajoutera un peu d'eau de Vichy, on le coupera d'un tiers d'eau d'orge. Des frictions légères sur le ventre avec l'huile de camomille seront faites matin et soir sur le ventre. Pour évacuer les matières accumulées, on emploiera les suppositoires au savon, au beurre de cacao, à la glycérine, les lavements froids, les lavements émollients.

Les nourrices abusent en général des laxatifs : sirop de rhubarbe, sirop de chicorée, sirop de fleurs de pêcher. Ces sirops seront toujours prescrits par cuillerées à café. Chez les enfants un peu âgés, la glycérine, l'huile de foie de morue prises par cuillerées à café constituent de très bons moyens.

Bouchut a recommandé la préparation suivante :

Podophyllin.	0 gr. 05 c.
Sirop de guimauve.	95 grammes
Cognac	5 —

Une à deux cuillerées à café tous les trois ou quatre jour.
La constipation est souvent liée à l'irritation du voisinage de l'anus et même à la présence d'une fissure. Les lavages émol-

lients, les poudres isolantes suffisent dans l'irritation simple.
En cas de fissure, Gautier recommande d'introduire dans l'a-
nus un peu de la pommade suivante :

Extrait belladone . . . . : } āā   1 gramme
Ratanhia . . . . :
Axonge.   30   —

Si le spasme du sphincter est très marqué, on fera la dilatation forcée avec le doigt.

CHAPITRE II

Typhlites et pérityphlites.

Résumé clinique. — La période de constipation prémonitoire. La période d'inflammation chronique. Les poussées aiguës. Complications : phlegmons, abcès, péritonites circonscrites, péritonites généralisées, perforations de l'appendice.

Traitement. — I. *Poussée aiguë* : *a*) Traitement médical : 1° Hygiène ; 2° Topiques locaux. Médicaments internes : leurs indications variables suivant les accidents prédominants d'obstruction intestinale ou de péritonisme ; *b*) Traitement chirurgical : 1° Inflammation circonscrite ; 2° Péritonite généralisée. — II. *Période chronique* : *A*. Etat général. *B*. Inflammation locale : *a*) Hygiène ; *b*) Moyens locaux ; *c*) Médicaments internes ; *d*) Traitement chirurgical.

Résumé clinique. — L'évolution de la typhlite passe ordinairement par deux périodes : 1° période de constipation simple, d'inertie de l'intestin, d'accumulation des matières ; 2° période d'inflammation intestinale déterminée par cette accumulation. Cette inflammation procède par poussées, par attaques aiguës séparées par des intervalles plus ou moins longs de repos. Mais même dans ces intervalles, le malade éprouve quelques douleurs surtout sept à huit heures après le repas, ou à l'occasion d'un refroidissement, d'une fatigue. Les attaques se succédant, l'inflammation finit par gagner le tissu péricœcal. De là des phlegmons, des abcès, des péritonites circonscrites, généralisées même. Parfois enfin, dès la première attaque, une perforation de l'appendice, plus rarement de la paroi cœcale, détermine la péritonite d'emblée.

La période prémonitoire de la typhlite mérite une grande attention, mais son traitement se confond avec celui de la constipation étudiée plus haut.

Le traitement de la typhlite confirmée doit être étudié à

deux périodes : 1° période des poussées inflammatoires ; 2° période des rémissions plus ou moins longues.

Traitement de la poussée aiguë de typhlite. — 1° TRAITEMENT MÉDICAL. — Assurer le repos de l'intestin constitue la première indication. Le malade gardera rigoureusement le lit, couché sur le dos, les jarrets un peu soulevés. L'alimentation sera exclusivement liquide, composée de bouillon, de lait, d'un peu de champagne en cas de vomissements.

Localement on évitera l'application des vésicatoires douloureux et gênants en cas d'intervention chirurgicale ultérieure. Les sangsues (dix à douze) donnent souvent un très grand soulagement. Les onctions quotidiennes d'onguent mercuriel belladoné peuvent être essayées en surveillant la salivation. Barthez vantait beaucoup les larges badigeonnages au collodion.

Le traitement interne varie suivant que les accidents prédominants tiennent à l'obstruction de l'intestin (constipation opiniâtre depuis plusieurs jours) ou à l'irritation péritonéale (vives douleurs locales, météorisme, pouls petit, vomissements).

Quand il existe une constipation opiniâtre et c'est le cas le plus fréquent on s'assurera d'abord par le toucher rectal que cette constipation n'est pas due à quelque gros bouchon de la partie inférieure du gros intestin. En ce cas un grand lavement à la glycérine donné au moyen d'une longue sonde en gomme constitue le meilleur agent d'évacuation.

Si l'accumulation a lieu au niveau même du cœcum, afin d'en triompher sans trop agiter l'intestin, on donnera une purgation à petites doses fractionnées, par exemple un verre à Bordeaux de limonade purgative ou d'eau de Sedlitz toutes les heures. On peut aussi donner d'heure en heure soit deux capsules d'huile de ricin, soit une des pilules suivantes :

Extrait de belladone . . . . }
Extrait de jusquiame. . . . . } āā 0 gr. 01.
Podophyllin. . . . . }

Pour une pilule.

On donnerait cinq au plus de ces pilules. Les autres médicaments peuvent être au contraire donnés plus largement jusqu'à ce que l'effet purgatif soit obtenu. Si cet effet tarde trop on peut le faciliter soit par un suppositoire à la glycérine, soit par un lavement à la glycérine.

Dans quelques formes rares les accidents péritonéaux existent d'emblée sans constipation. Il est alors inutile de donner des purgatifs qui seraient nuisibles. On prescrira le repos absolu, l'opium (une pilule d'un centigramme d'extrait thébaïque toutes les heures puis toutes les deux heures en cas de somnolence), les injections locales de morphine. Pour toute alimentation on ne permettra que très peu de champagne ou de lait glacé. Les applications locales de glace sont excellentes mais à condition que la vessie de glace reste constamment bien appliquée sur la fosse iliaque. Si la vessie de glace se déplace et tombe continuellement, ces alternatives de refroidissement et de réchauffement perpétuelles sont plus nuisibles qu'utiles.

Une forme embarrassante est celle où il y a à la fois péritonite et constipation. L'indication d'évacuer les matières est alors la plus urgente. Le purgatif le moins nuisible, le mieux supporté, malgré la tendance au vomissement est la limonade purgative assez faible (30 gr. de citrate de magnésie par demi bouteille donnée par verres à Bordeaux). Il sera plus que jamais nécessaire de bien s'assurer par le palper et le toucher que l'accumulation des matières siège bien dans le cœcum et non dans le rectum.

TRAITEMENT CHIRURGICAL[1]. — Deux indications peuvent se présenter : 1° inflammation circonscrite péricœcale ; 2° péritonite généralisée.

Dans l'inflammation circonscrite l'intervention doit être un peu tardive. La résolution est en effet loin d'être rare. Mais si l'empâtement rénitent, l'œdème, la rougeur de la peau indiquent la suppuration il faut évidemment évacuer le foyer purulent. Faut-il au cours de cette évacuation faire plus, chercher à réséquer l'appendice enflammé ou perforé en décollant

(1) *Société de Chirurgie*, janvier, février, mars, avril 1892.

les adhérences ? Cette opération est dangereuse. Mieux vaudrait en cas de rechutes successives intervenir à froid pendant une accalmie, après la troisième rechute (Jalaguier).

En cas d'accidents de péritonite généralisée il faut au contraire intervenir et intervenir le plus tôt possible. Plus l'opération sera précoce, plus grandes seront les chances de guérison. Le météorisme général, la sensibilité de tout le ventre, parfois un léger épanchement ascitique constituent les principaux signes qui commandent la laparotomie sans délai. La gravité de l'état général peut-elle être une contre-indication ? Pour Jalaguier l'opération offre encore quelque espoir tant qu'il est possible de compter le pouls.

Traitement de la période de rémission de la typhlite. — La poussée aiguë terminée, le malade ne doit pas être regardé comme guéri. Il sera surveillé minutieusement comme état général, comme inflammation locale.

ETAT GÉNÉRAL. — La typhlite est très fréquemment un des modes de début de la tuberculose. Alors même qu'il n'existe aucun autre signe de tuberculose, une typhlite doit toujours être à cet égard suspecte. On insistera donc sur l'hygiène générale. Tout en recommandant la suralimentation, on veillera à ce qu'il n'y ait pas de nouveau engorgement cœcal et aggravation de l'état local.

INFLAMMATION LOCALE. — *Hygiène.* — Pour éviter les refroidissements et bien maintenir les parois abdominales souvent un peu lâches, on conseillera une large ceinture de flanelle. Par contre les constrictions étroites (corset, ceinture de pantalon) seront supprimées. Le malade évitera le froid humide, les marches forcées, les efforts brusques, les fatigues, surtout aux périodes ou malgré les précautions prises il se trouve constipé.

L'alimentation sera en partie la même que dans la constipation. Elle sera en partie dominée par la nécessité de relever l'état général. On défendra particulièrement les légumes durs à coques (pois, haricots, lentilles).

Au risque de faire un peu sourire le malade on lui défendra particulièrement d'avaler les peaux, les pépins, les noyaux de fruits, les arêtes, les petits os et même les grains de plomb qui peuvent se trouver dans le gibier. Tous ces corps étrangers peuvent pénétrer dans l'appendice dont l'orifice est dilaté et perforer ses parois ramollies.

Moyens locaux. — Le massage fait très doucement, très prudemment rendra des services réels. L'électricité sera employée sous forme de courants continus faibles (trois à quatre milliampères appliqués progressivement). La plaque positive un peu large sera mise sur la région du cœcum. Le pôle négatif au début sera formé par une autre plaque stable appliquée à la région lombaire. On évitera l'emploi du rouleau mobile qui provoquerait de brusques contractions intestinales.

Les frictions à l'huile de jusquiame, de camomille, agissent surtout par le massage.

Les grands lavements, les irrigations de tout le gros intestin avec de l'eau très chaude (40°) ont été très préconisés en Amérique. On se servira d'eau bouillie. Deux litres et plus si la tolérance le permet seront introduits aussi loin que possible au moyen d'une longue canule de gomme. Ces irrigations réussiraient particulièrement contre les coliques sourdes survenant sept à huit heures après le repas.

Traitement interne. — En dehors des médicaments qui peuvent être indiqués par l'état général, on se contentera de conseiller les moyens les plus doux indiqués à l'étude de la constipation (pilules de podophyllin, de jusquiame et de belladone, manne, etc.). Barthez recommande la teinture de Baumé (quatre à six gouttes avant chaque repas) comme moyen de réveiller l'appétit et de stimuler l'inertie intestinale.

Les accès de fièvre très peu intenses mais répétés ne sont pas rares chez ces malades. Le sulfate de quinine sera donné à doses très faibles (0 gr. 10) et longtemps prolongées.

Traitement chirurgical. — Si les rechutes se produisent à deux ou trois reprises malgré le traitement et surtout si dans l'intervalle des rechutes on sent une induration à l'extrémité du cœcum semblant indiquer la prédominance d'une appendicite, une intervention pour réséquer l'appendice au ras du cœcum est pleinement justifiée. Bien faite et faite à la période d'accalmie, cette intervention est sans gravité (Quénu). Quand on ne trouve pas de lésions de l'appendice et que tout se réduit à une simple incision exploratrice, la gravité est naturellement moindre encore. La résection du cœcum faite dans quelques typhlites tuberculeuses est au contraire une opération grave.

CHAPITRE III

Occlusion intestinale.

RÉSUMÉ CLINIQUE. — L'intervention chirurgicale dans l'occlusion intestinale : 1° *Les formes aiguës* : Laparotomies curatives et laparotomies exploratrices ; 2° *Les formes chroniques* : Anus contre nature. — Indications du traitement médical. Contre-indications absolues du traitement médical : Péritonite par perforation, causes nettement chirurgicales de l'occlusion.

TRAITEMENT. — 1° *Moyens divers* : Lavements, insufflation d'air, lavage de l'estomac, purgatifs, massage, glace, ponction intestinale. 2° *Électricité* : a) Technique de l'emploi : 1° des courants induits ; 2° des courants continus (lavements électriques) ; 3° des courants induits et continus combinés ; b) Indications spéciales de chacun de ces courants ; c) Les dangers de perforation.

Résumé clinique. — L'occlusion intestinale semble passer de plus en plus du domaine de la médecine dans celui de la chirurgie. Il est certain que dans les formes aiguës, alors qu'on peut espérer lever complètement l'obstacle, le traitement devra souvent être la laparotomie d'emblée. — Il est également certain qu'une laparotomie même simplement exploratrice sera pleinement justifiée et inoffensive, quand l'opérateur se trouve dans les conditions d'aides, d'outillage, d'installation nécessaires pour être sûr d'une complète asepsie.

Mais en clinique on rencontre fréquemment des formes d'occlusion, où le traitement médical est seul possible. C'est le cas pour les occlusions chroniques dépendant d'une obstruction produite soit par des matières fécales, soit par des corps étrangers, d'un obstacle résultant d'un rétrécissement le plus souvent cancéreux, enfin d'une paralysie de l'intestin.

L'anus contre nature qui serait la seule ressource opératoire constitue une infirmité tellement pénible, les cas où cette infirmité n'est que passagère et où l'anus contre nature peut être fermé ultérieurement sont tellement rares qu'on ne peut le regarder que comme une ressource ultime qui ne saurait être proposée qu'en dernière ressource après avoir épuisé tous les autres modes de traitement.

Dans les occlusions aiguës elles-mêmes, le médecin faute des aides, des instruments, de l'installation nécessaires doit souvent essayer tout d'abord le traitement médical.

Dans notre précis de diagnostic chirurgical [1], nous avons étudié aussi complètement que possible les diverses causes d'occlusion, l'examen d'un malade atteint, soit d'occlusion aiguë (étranglement interne), soit 'd'occlusion chronique (obstruction intestinale), enfin le diagnostic de l'existence, du siège, de la cause de l'occlusion. Ces questions sont trop difficiles et trop complexes pour pouvoir être utilement résumées. Rappelons seulement qu'il existe deux contre-indications absolues à tout essai de traitement médical.

L'existence d'une péritonite n'offre plus de ressources que par l'intervention chirurgicale. Bien que l'électrisation ait même dans ces cas désespérés donné quelques succès, son emploi ne saurait être conseillé, car il expose à produire ou à compléter une perforation intestinale. — Certaines causes d'occlusion : réduction en masse de hernie, corps étranger irrégulier avalé, rétrécissement très serré appellent aussi l'opération.

Traitement. — Les grands lavements d'eau tiède, les insufflations d'air par l'anus ont donné des succès dans le traitement de l'occlusion. — Le lavage de l'estomac a même, si bizarre que le fait puisse paraître, triomphé de certaines occlusions. Entièrement inoffensif il mérite d'être essayé ne fût-ce que comme palliatif par le grand soulagement qu'il donne. — L'emploi des purgatifs énergiques et en particulier de l'huile de croton doit être au contraire rejeté. Même dans les obstructions par matières fécales, on réussira mieux par les purgatifs doux (limonade purgative à doses fractionnées; huile

(1) Paris, G. Steinheil, éditeur, 1893, p. 515.

de ricin, calomel à doses fractionnées) que par les purgatifs violents. Les grands lavements, le massage constitueront des adjuvants utiles.

Si le météorisme est très marqué, l'application de glace est fort utile. Parfois même on devra d'urgence faire une ponction capillaire de l'intestin avec une aiguille tubulée aussi fine que possible.

Mais le véritable traitement médical de l'occlusion intestinale est l'*électricité*; essayée sans insistance dans les formes aiguës, avec plus de persévérance dans les formes chroniques elle constitue un des modes de traitement les plus inoffensifs et les plus efficaces de l'occlusion intestinale.

Les courants employés dans le traitement de l'occlusion intestinale ont été tantôt les courants d'induction (Duchenne), tantôt les courants continus (Boudet), tantôt simultanément les courants continus et les courants d'induction (Onimus).

La technique de l'emploi des courants d'induction est fort simple. Un des pôles est appliqué dans le rectum au moyen d'un excitateur olivaire, l'autre sur le ventre au moyen d'un tampon humecté d'eau salée. Bucquoy recommande de commencer par les courants les plus faibles et de n'appliquer que très légèrement d'abord le rhéophore humide sur la paroi abdominale. Grâce à ces précautions, l'électrisation a été très facilement supportée sans douleur, sans lutte et sans cris par des enfants âgés de sept mois, trois ans et quatorze ans.

L'emploi de la bobine à gros fil sera toujours moins douloureux que l'emploi de la bobine à fils fins. Le trembleur de l'appareil sera réglé de façon à donner le minimum d'intermittences. Les séances faites matin et soir auront une durée de dix minutes chacune.

L'emploi des courants continus plus répandu et semblant plus régulièrement efficace que celui des courants d'induction est fait presque exclusivement par l'ingénieux procédé de Boudet de Paris. Voici sa technique, qui est, elle aussi, loin d'être compliquée.

La pile doit comporter une vingtaine d'éléments et pouvoir fournir un courant de 10 milliampères (minimum) à 50 (maximum). Dans un cas d'urgence Boudet, de Paris, a d'ailleurs pu obtenir un succès avec un simple élément Leclanché servant à actionner la sonnerie électrique d'une maison de campagne.

Le pôle négatif est mis en communication avec une plaque humide posée sur le ventre, le pôle positif avec une sonde spéciale placée dans le rectum. Cette sonde en gomme renferme dans son intérieur un tube métallique qui n'arrive point tout à fait jusqu'à l'extrémité. En lançant par ce tube un lavement d'eau salée, cette eau traversant le tube uni au rhéophore s'électrise et va disséminer au loin sur la muqueuse le courant électrique. Cette dissémination, outre qu'elle assure une action plus énergique, diminue beaucoup le danger des eschares par l'action chimique du courant.

La sonde conductrice doit être introduite aussi loin que possible dans le rectum. Le lavement d'eau salée doit être injecté avec une grande lenteur.

Il est bon de promener doucement sur le ventre la plaque humide. Il est surtout utile de renverser après cinq ou six minutes de passage le sens du courant. Pour cela, la manette du collecteur de la pile est tout d'abord ramenée au zéro. Le renversement s'opère soit en changeant les fils des trous, soit au moyen du renverseur du courant dont les appareils médicaux sont d'ordinaire munis. Dès que la manette est ramenée au chiffre primitif, le passage du courant renversé détermine d'habitude une envie violente d'aller à la selle. De nouveaux renversements sont faits à deux ou trois minutes d'intervalle jusqu'à ce que l'envie devienne irrésistible. Le malade essaye alors d'aller à la garde-robe. Il est assez rare d'obtenir une débâcle vraie après la première séance. Le plus souvent le malade rend le lavement seul ou à peine teinté par les matières. Une nouvelle tentative est alors faite après sept ou huit heures de repos. En deux jours on fera donc quatre à cinq séances de vingt minutes chacune. Tant qu'il n'y a pas eu de débâcle abondante, l'expulsion de quelques matières ne doit point faire interrompre le traitement (Larat).

La technique du procédé mixte par les courants continus

et induits consiste simplement à électriser au moyen du courant d'induction la paroi abdominale pendant qu'on fait passer le courant continu dans l'intestin. C'est qu'en effet le courant continu qui fait énergiquement contracter les fibres lisses de l'intestin, n'a point d'action sur les fibres striées des muscles de la paroi. La réunion simultanée des deux courants assure seule l'excitation des fibres musculaires de l'intestin et des fibres musculaires de la paroi abdominale.

Entre ces divers procédés le plus employé actuellement est celui de Boudet de Paris.

Les courants induits, malgré les succès qu'ils ont, eux aussi, donnés, sont aujourd'hui moins employés que les courants continus. D'après Hérard, ils conviendraient dans les étranglements aigus, survenant brusquement ou lorsqu'il s'agit d'imprimer aux parois abdominales des contractions rapides qui déterminent une sorte de massage du paquet intestinal. « Ils semblent moins appropriés aux formes d'occlusion à marche lente avec parésie intestinale dans lesquelles l'indication dominante est de rétablir la tonicité des muscles lisses affaiblis. »

La production de perforation à la suite de lavements électriques, est certainement possible, mais cet accident semble exceptionnel. Hérard croit qu'il doit être « beaucoup plus à redouter à la suite des injections forcées du siphon d'eau de Seltz, si fréquemment employé. » Ni Boudet de Paris, ni Larat n'ont jamais observé cet accident. Sa possibilité théorique ne suffit donc pas à faire rejeter une méthode dont les bons résultats pratiques sont incontestables.

CHAPITRE IV

Les diarrhées.

Diarrhées chez l'adulte. — Résumé clinique. — Diarrhées accidentelles aiguës et chroniques. Rôle des fautes d'hygiène, des anciennes entérites, de la constipation. — Traitement. — I. Accès de diarrhée catarrhale aigu. Hygiène. Indication éventuelle d'un purgatif. Emploi de l'opium, des astringents, des absorbants. — II. Diarrhée chronique avec accès répétés. Hygiène. Antiseptiques. Talc à doses massives. Sulfate de quinine.

Diarrhées chez les enfants du second âge. — Leurs causes principales.

Diarrhées chez les nourrissons. — Résumé clinique. — Causes principales. Les diarrhées chroniques. Les diarrhées aiguës : diarrhées blanches et diarrhées vertes (choléra infantile). — Traitement. — I. *Entérites aiguës* : Hygiène. Médicaments dans les diarrhées blanches ; opium, alcool. Médicaments dans les diarrhées vertes : acide lactique. Traitement du collapsus. Hygiène de la convalescence. — II. *Entérites chroniques.* Hygiène. Médicaments : alcalins, opium, médication antisyphilitique ou antipaludéenne.

Diarrhée chez l'adulte.

Résumé clinique. — La diarrhée peut être accidentelle ou aiguë. Elle survient à l'occasion d'un refroidissement, d'une indigestion, de l'ingestion d'eau de mauvaise qualité, de trop grandes quantités d'eau, d'eau trop froide. On sait combien ces accidents de diarrhée catarrhale sont fréquents à certaines saisons, et chez les nouveaux arrivants dans les grandes villes, à Paris par exemple. Ces diarrhées doivent être distinguées avec soin des diarrhées beaucoup plus graves, simples symptômes des entérites, des empoisonnements, de la fièvre typhoïde.

La diarrhée chez d'autres malades est au contraire habituelle, chronique. Elle est beaucoup plus sérieuse et peut devenir une cause grave d'épuisement. Ces diarrhées chroniques peuvent tenir à la mauvaise alimentation, au séjour dans des endroits humides et malsains. Elles sont fréquentes chez les sujets ayant eu des entérites graves, ayant souffert de typhlites, de fièvres typhoïdes. Souvent aussi ces diarrhées alternent avec la constipation et sont en réalité entretenues par elle. Quand ces diarrhées à attaques répétées résistent à un régime et à un traitement rationnels on doit toujours, chez les sujets jeunes surtout, redouter beaucoup l'entérite tuberculeuse.

Traitement. — I. — Accès de diarrhée catarrhale. — Si la douleur offre quelque intensité on exigera le repos au lit le malade étant bien couvert et dans une chambre bien chauffée. La diète sera absolue. Pour toutes boissons on donnera du thé au rhum chaud, de l'eau de riz tiède où l'on pourra battre un ou deux blancs d'œuf. Les serviettes très chaudes appliquées sur le ventre et recouvertes d'un taffetas gommé sont aussi efficaces et moins malpropres que les cataplasmes.

Bien souvent il ne faudra pas trop se presser chez des sujets non acclimatés dans une ville, offrant un embarras gastrique intense, d'enrayer par les opiacés une diarrhée d'intensité moyenne. Dans la diarrhée avec embarras gastrique, la diarrhée suite d'une indigestion, d'une intoxication alimentaire, le mieux sera souvent de prescrire un purgatif salin (eau de Sedlitz, de Janos, sulfate de soude, sulfate de magnésie). L'effet purgatif produit, la diarrhée cesse d'elle-même.

Si la diarrhée est par trop abondante, l'opium forme la base du traitement. En cas de coliques violentes, les petits lavements laudanisés (un verre de décoction de guimauve additionné de vingt gouttes de laudanum) constituent le meilleur calmant·

Pour l'ingestion par la bouche voici quelques formules où l'opium est associé aux astringents, aux absorbants :

    1° Sirop de ratanhia . . . . 40 grammes
       Teinture de cachou. . . . : 15   —
       Carbonate de chaux.   5   —

> Laudanum de Sydenham. . . . . . . .XXV gouttes
> Eau de menthe. . . . . 50 grammes
> Eau de cannelle. 100   —

Une cuillerée toutes les demi-heures.

> 2° Diascordium . . . . } ãã 4 grammes.
> Sous-nitrate bismuth . . . . }
> Sp. de coings. . . . . q. s. pour consistance
>   demi-molle.

A prendre dans du pain azyme en quatre fois dans la journée.

> 3° Elixir parégorique de Dublin . . . . . 10 grammes.

Vingt à trente gouttes de cet élixir plusieurs fois par jour sur un morceau de sucre ou dans un peu de thé. Les dix grammes d'élixir représentent cinq cent. d'extrait d'opium.

> 4° Teinture thébaïque . . . . } ãã 3 grammes.
> Teinture de cannelle . . . . }
> Teinture de noix vomique. . . . . . 1 gramme.

Dix à quinze gouttes par jour (Hoffmann).

DIARRHÉE CHRONIQUE AVEC ACCÈS RÉPÉTÉS. — L'alimentation sera soigneusement surveillée. Les aliments seront très nourrissants sous un faible volume : œufs, viandes rôties ou grillées, viande de mouton crue, peptones, poudre de viandes, poudre de lentille. Les féculents, le riz seront utiles. Il sera très utile de boire chaud aux repas (thé chaud, vin chaud). Le régime lacté intégral réussit parfois très bien, surtout en employant le lait stérilisé.

Les refroidissements seront surveillés avec soin. Le malade portera une ceinture de flanelle, de bons vêtements et surtout des chaussures (sabots, caoutchoucs, snowboots) garantissant les pieds de l'humidité. Des frictions sèches matin et soir sur la peau seront très utiles. Les bains sulfureux donnent, pris avec précautions, de bons résultats. Parfois le malade devra quitter une habitation malsaine et humide.

On n'abusera ni de l'opium ni des astringents dans le traitement de ces diarrhées. Les poudres: phosphate de chaux, sous-nitrate de bismuth, salicylate de bismuth à doses de 4 à 8 grammes par jour seront préférées. On les donnera au début du repas tantôt dans un peu de macération de quassia ou de quinquina, tantôt simplement dans les aliments, plus rarement en cachets. Le talc pulvérisé a été donné à doses énormes par M. Debove, 50 à 100 grammes et plus.

Le sulfate de quinine à faibles doses 0 gr. 10 à 0 gr. 20 c., la poudre de quinquina mêlée au bismuth sont très utiles chez les malades à antécédents palustres.

En un mot c'est par le régime, souvent aussi par le traitement d'une dyspepsie, d'une dilatation de l'estomac, d'une constipation opiniâtre, d'une hernie, plus que par la thérapeutique directe qu'il faudra chercher la guérison de ces diarrhées.

Diarrhées chez les enfants du second âge.

A partir de trois ans et même de deux ans les causes et le traitement des diarrhées ne diffèrent guère de ce qu'elles sont chez l'adulte. On doit souvent incriminer l'alimentation (eaux mauvaises, viandes et légumes avalés précipitamment, gâteaux, fruits en excès), le refroidissement. On songera aux vers intestinaux. Certaines diarrhées chroniques liées à l'impaludisme sont très favorablement influencées par les lavements de guimauve additionnés de 0 gr. 30 à 0 gr. 40 cent. de sulfate de quinine. Une certaine surveillance est nécessaire pour l'emploi des opiacés.

Diarrhées chez les nourrissons.

Résumé clinique. — Les fautes d'hygiène sont la grande cause de ces diarrhées. Signalons l'alimentation mal dirigée, le lait de mauvaise qualité, aigri. Sans revenir sur tous ces points déjà étudiés au chapitre des dyspepsies infantiles, signalons encore les refroidissements (vêtements insuffisants, jambes nues, couches mouillées laissées trop longtemps sans être remplacées par des couches sèches). Signalons aussi les médications intempestives: huile foie de morue, fer, iode. La dentition n'est qu'une cause occasionnelle. Pourtant l'incision d'une gencive distendue à l'excès sera souvent utile.

Les accès de diarrhée aiguë ont souvent une gravité extrême. On doit distinguer deux formes : 1° les diarrhées blanches, aqueuses, jaunâtres ; 2° les diarrhées vertes dont la forme la plus grave, le choléra infantile, peut tuer en quelques heures. Les diarrhées blanches tiennent plutôt aux fautes d'hygiène, au froid, à la dentition. Les diarrhées vertes au contraire se développent par le fait d'une infection aiguë, surajoutée chez des enfants déjà dyspeptiques, rachitiques, syphilitiques. Elles sont contagieuses et épidémiques. Elles se compliquent assez fréquemment de broncho-pneumonie.

Traitement. — I. ENTÉRITES AIGUES. — *Hygiène.* — Diète absolue si l'enfant n'est pas au sein. Pour calmer la soif on donnera simplement un peu d'eau albumineuse ou de thé dans les diarrhées vertes, un peu d'eau de Vichy dans les diarrhées blanches. Si l'enfant est au sein, les tétées seront assez espacées et aussi courtes que possible.

La bouche dans un cas comme dans l'autre sera souvent lavée à l'eau de Vichy.

L'enfant aura les jambes enveloppées dans de la ouate saupoudrée d'un peu de farine de moutarde et recouverte d'un taffetas gommé. Frictions à l'huile de camomille camphrée et flanelle chaude sur le ventre. Boules chaudes dans le berceau.

Médicaments. — A. S'il s'agit d'une diarrhée *blanche* les meilleurs médicaments paraissent être l'alcool et l'opium. M. Simon [1] prescrit par exemple :

        Julep gommeux . . . .   100 grammes
        Vin de Malaga   15   —
        Laudanum de Sydenham . . . . .   I à II gouttes suivant l'âge.
(II gouttes au-dessus de neuf mois).

Cette potion sera donnée par cuillerées à café tous les quarts d'heure d'abord, puis toutes les demi-heures, enfin d'heure en heure. Chez les tout jeunes enfants on surveillera l'assoupissement possible et donnera au besoin une cuillerée de café.

1. J. SIMON, De la diarrhée chez les enfants, *Clin.*, vol. II, p. 50.
2. LESAGE, *Étude clinique sur le choléra infantile*, Th. Paris, 1880.

Dans cette forme les lavements d'amidon bien cuits ont une certaine utilité.

B. Contre la diarrhée *verte* le meilleur médicament est l'acide lactique. On donnera par cuillerées à café la potion suivante (Hayem).

Julep gommeux. . . . . . 100 grammes.
Acide lactique. . . . . . . 2 à 4 gr. (4 gr. au-dessus de neuf mois).

On peut aussi donner une petite quantité d'eau de riz additionnée d'un quart de vin de Malaga.

La situation peut empirer malgré le traitement. Pour lutter contre le collapsus, les frictions avec des linges chauds, les bains chauds (30 et 40°) les bains de vin chauds, les bains sinapisés, le café constituent les principaux moyens.

Si au contraire la situation s'améliore et que l'enfant entre en convalescence, sa seule chance de se rétablir complètement est l'alimentation par le sein. Une grande prudence sera au début nécessaire pour la réglementation des tétées.

II. ENTÉRITES CHRONIQUES. — *Hygiène*. — L'alimentation exclusive par le sein s'impose encore dans toutes les entérites chroniques des très jeunes enfants. Si l'enfant vomit le lait de la nourrice on peut donner après chaque tétée une cuillerée à café d'eau de Vals ou de Vichy.

Si l'enfant est déjà âgé et complètement sevré, le lait stérilisé rendra des services. L'eau de riz, l'eau albumineuse, la décoction blanche de Sydenham, le bouillon de poulet additionné de sirop de coings seront utiles contre la soif. Parfois la conserve de Damas (viande de mouton crue mêlée à de la conserve de roses et à la poudre de sucre) sera mieux tolérée que le lait.

Des précautions extrêmes seront prises contre le froid.

Médicaments. — Contre les diarrhées bilieuses avec subictère, les alcalins et surtout l'eau de Vichy constituent le meilleur traitement. On peut aussi donner 1 à 3 grammes de bicarbonate de soude dans un peu de lait d'ânesse à jeun avant les tétées.

La potion laudanisée prescrite contre les entérites aiguës sera ainsi modifié.

        Julep gommeux . . . . 125 grammes
        Sous-nitrate de bismuth   4   —
        Laudanum de Sydenham. . . . . I à II gouttes.

On surveillera attentivement les effets du laudanum. Une cuillerée à café toutes les heures.

On recherchera si l'entérite chronique n'est pas liée à la syphilis héréditaire. En ce cas les frictions mercurielles sur le ventre et surtout sur le foie constituent le moyen le plus efficace (1 gr. d'onguent mercuriel à chaque friction).

Dans les pays palustres les lavements de sulfate de quinine sont parfois très utiles. Au-dessous d'un an M. Simon prescrit la dose de 0 gr. 15 à 0 gr. 20 cent. de sulfate de quinine.

Dans tous les cas les lavements d'amidon cuit, les lavements de guimauve ont une certaine utilité.

Quand la diarrhée a cédé ; on continuera de préférence chez les tout jeunes enfants l'allaitement au sein. Si cet allaitement est impossible on emploiera le lait d'ânesse, le lait stérilisé avec de grandes précautions.

Chez les enfants déjà sevrés, les panades et bouillies très cuites, le racahout, les œufs, la pulpe de viande passée, la purée de pommes de terre ou de lentilles, constituent les meilleurs aliments. L'eau de riz additionnée d'un tiers de vin de Malaga, sera préférée comme boisson.

CHAPITRE V

Choléra.

Résumé clinique. — L'étude du choléra aurait peut-être dû être faite avec les maladies infectieuses. Le pouvoir contagieux, la nature épidémique de cette affection, son origine microbienne, le rangent nettement dans ce groupe de maladies. Toutefois l'intensité des accidents gastro-intestinaux est tellement prédominante qu'il y a intérêt thérapeutique à l'étudier avec les affections du tube digestif.

En dehors des formes foudroyantes inexorables d'emblée, le choléra débute le plus souvent par la diarrhée prémonitoire. Cette diarrhée peut rester légère, être enrayée par le traitement et constituer l'unique manifestation de la maladie. Elle peut au contraire s'aggraver. Les selles deviennent séreuses, incolores, pleines de flocons blanchâtres (selles riziformes). Des vomissements apparaissent. L'énorme déperdition d'eau par les selles profuses et les vomissements amène une soif ardente, un amaigrissement rapide, des crampes, un refroidissement des extrémités. Le malade succombe souvent à cette période d'algidité deux à trois jours, un jour même après le début des accidents.

Le malade peut au contraire faire sa réaction, se réchauffer et guérir. La convalescence est longue. Il n'est pas rare de voir survenir diverses complications communes aux infections diverses : méningite, néphrite, pneumonie, endocardite. L'estomac et l'intestin restent longtemps susceptibles.

La distinction entre la diarrhée cholériforme, le choléra nostras, le choléra asiatique n'offre aucun intérêt thérapeutique. Parmi les formes on doit mentionner 1° la forme foudroyante tuant en quelques heures, parfois quelques minutes, 2° la forme sèche où la mort survient sans vomissements, sans diarrhée, le liquide secrété n'étant pas expulsé hors de l'intestin paralysé.

Traitement. — En temps de choléra, toute diarrhée et trouble intestinal doivent être suspects et traités aussitôt. Toute personne fatiguée doit prendre des précautions spéciales en particulier contre les refroidissements. On se défiera chez les sujets atteints d'embarras gastrique des purgatifs trop énergiques et à doses immodérées. L'ipéca non stibié à doses vomitives, serait de beaucoup préférable (Fabre). Dès les premiers accidents, quatre indications se présentent : 1° combattre la diarrhée ; 2° arrêter les vomissements ; 3° réchauffer le malade ; 4° assurer l'antisepsie intestinale et par suite, entraver le développement intense des bacilles.

1° DIARRHÉE. — On peut donner tous les quarts d'heure trois cuillerées à soupe de la limonade suivante :

Acide lactique.	10 grammes.
Sirop de sucre.	90 —
Alcoolature d'orange	2 —

A verser dans un litre d'eau bouillie.

La formule du Dr Patin (de Boulogne-sur-Mer) où l'action diurétique de la lactose s'ajoute à l'effet antiseptique de l'acide lactique mérite aussi d'être connue :

Acide lactique	10 à 15 grammes.
Lactose.	50 —
Eau bouillante.	1 litre.

Si la diarrhée persiste, il sera bon de donner en plus, d'heure en heure une grande cuillerée de l'élixir suivant (Worms) mais sans trop insister sur son usage pour éviter l'effet stupéfiant de l'opium.

Alcool de Montpellier	100	grammes
Eau	85	—
Sirop simple	90	—
Teinture d'écorce d'oranges amères	10	—
Laudanum de Sydenham	6	—
Essence de badiane	IV	gouttes

Le talc à très hautes doses (50 à 180 grammes par jour) est aussi très utile pour épaissir les selles et modérer la diarrhée sans risquer de stupéfier le malade par de trop fortes doses d'opium.

VOMISSEMENTS. — En outre de la glace en très petits morceaux, de l'eau de Seltz, du Champagne glacé, de la potion de Rivière, on pourra donner toutes les heures vingt gouttes d'élixir parégorique. L'eau chloroformée rend également des services.

ALGIDITÉ. — Le café noir léger additionné de cognac, le thé au rhum, les grogs, les frictions sèches énergiques, l'enveloppement dans des couvertures, les boules d'eau chaude, les briques chauffées mises autour du malade constituent les principaux moyens. Les bains chauds à 38 et 40° sont un très bon moyen dans les formes sévères. Lesage donne systématiquement un de ces bains toutes les deux heures. Leur emploi est particulièrement indiqué en cas de crampes. Celles-ci sont également soulagées par les frictions, le massage des membres.

ANTISEPSIE INTESTINALE. — Parmi les moyens préconisés contre la diarrhée, la limonade lactique est en même temps un antiseptique intestinal. Lesage se contente de donner par jour un à deux litres de limonade lactique à 15 grammes pour 1000. Le talc rendant les selles plus épaisses serait également susceptible de diminuer la croissance du bacille qui aurait besoin de beaucoup de liquide (Mathieu).

La diète absolue est un bon moyen indirect d'assurer l'antisepsie de l'intestin. On ne saurait évidemment supprimer les boissons. La limonade lactique, le thé au rhum, l'eau de Seltz, le champagne pourront être seuls donnés pendant un à deux jours. Plus tard on préférera le lait stérilisé au lait ordinaire.

Fernet comme antiseptiques de l'intestin préfère l'eau chloroformée et surtout le benzonaphtol à l'acide lactique. Il donne par jour quatre à cinq grammes de benzonaphtol en huit à dix cachets de cinquante centigrammes chaque.

INJECTIONS INTRAVEINEUSES. INJECTIONS SOUS-CUTANÉES. — Tels sont les premiers soins mais la déperdition aqueuse peut devenir telle qu'il devient nécessaire de faire une injection intraveineuse. On injectera dans la veine céphalique au moyen d'un trocart bien aseptique et d'un simple réservoir, élevé pour obtenir une pression, 1500 à 2000 grammes du sérum artificiel d'Hayem.

```
Eau . . . . . . . . . . . . . . . . . . . . . 1000   grammes
Chlorure de sodium. . . . . . . . . .    6      —
Hydrate de soude . . . . . . . . . . .    0  gr. 05
```

Lesage répète au besoin ces injections plusieurs fois par jour, pour soutenir l'effet des injections intraveineuses dans les cas graves. Mathieu se contente d'injecter sous la peau 200 à 600 grammes du sérum précédent. Il emploie l'appareil de Burlureaux. L'aiguille est enfoncée très profondément. Pour injecter 200 grammes d'eau il recommande de mettre au moins vingt à vingt-cinq minutes.

Ces injections sous-cutanées peuvent suffire seules sans injections intraveineuses dans les formes modérément graves.

Injections de caféine. — L'affaiblissement du cœur, l'anurie peuvent être combattues par les injections intraveineuses et sous-cutanées de sérum artificiel. Mais les injections de caféine ont aussi une grande utilité. On injectera par jour de deux à quatre seringues de Pravaz de la solution suivante :

```
Caféine . . . . . . . . . . . . . . . . . .   4 grammes
Benzoate de soude. . . . . . . . . . .   4    —
Eau Q. S. pour vingt cent. cubes,
```

soit quarante à quatre-vingt centigr. de caféine.

Résumé général du traitement. — Les règles générales varient suivant la forme : 1° cas légers ; 2° cas moyens ; 3° cas très graves ; ces règles ont été remarquablement résumées par Mathieu [1].

1° Dans un *cas léger* : alimentation exclusive par le lait, et de préférence le lait stérilisé ; 3 à 4 grammes de benzonaphtol, en six ou huit cachets de 50 centigrammes ; ou bien solution lactique un à deux litres, 50 à 100 grammes de talc. Bains contre les crampes douloureuses.

2° Dans un *cas grave moyen* : diète absolue avec deux litres de solution lactique (Lesage), ou bien lait stérilisé, champagne et 4 à 5 grammes de benzonaphtol en huit ou dix cachets espacés dans la journée (Fernet) ; eau chloroformée saturée, 100 à 150 grammes de talc, injection hypodermique de 200 à 600 grammes d'eau et de 40 à 60 centigrammes de caféine (s'il y a tendance à l'anurie). Bains chauds contre les crampes et le refroidissement.

3° Cas *très graves* : déperditions aqueuses abondantes, pouls très petit ou insensible, refroidissement marqué, cyanose, dyspnée, anurie. Transfusion veineuse de 1500 à 2000 grammes de sérum d'Hayem, injection sous-cutanée de 600 grammes d'eau en trois fois (on pourrait certainement aller au delà de cette dose) et de 60 centigrammes à 1 gramme de caféine. Bains chauds. Le talc ici ne paraît pas avoir d'action. Diète absolue. Solution lactique ou benzonaphtol à la dose de 5 grammes.

Renouveler au besoin les transfusions veineuses ou faire des injections sous-cutanées de sérum d'Hayem. Dans un cas absolument désespéré on serait peut-être autorisé à essayer comme moyen suprême la strychnine préconisée par Abeille dans l'épidémie de 1853-1854. Abeille la donnait à la dose énorme de quinze à trente milligrammes dans soixante grammes de julep gommeux. Cette dose était prise en quatre heures, un quart de la potion toutes les heures. Marfan aurait dû à la strychnine de véritables résurrections. La réaction deviendrait parfois telle qu'il faudrait saigner le malade. Ce médica-

(1) A. MATHIEU. Le traitement du choléra, *Gazette des hôpitaux*, 1882, n° 105.

ment ne devant être employé qu'à la période ultime la voie hypodermique serait peut-être préférable à la voie buccale [1]. On emploierait alors la solution suivante :

Eau distillée . . . . 10 gr.
Sulfate de strychnine. . . . . 0 » 30 milligr.

Chaque seringue de Pravaz renferme trois milligrammes de strychnine, dose déjà considérable. — Les doses quotidiennes employées par Delpeuch dans la dernière épidémie en injections sous-cutanées ont varié de un demi à quatre milligrammes.

Convalescence. — La convalescence des cholériques sera très soigneusement surveillée, surtout dans les formes graves. Le moindre écart de régime, le moindre refroidissement peuvent déterminer une rechute. — Le lait stérilisé, les œufs, la poudre de viande seront les premiers aliments permis. Une première attaque de choléra étant loin de conférer l'immunité contre une atteinte ultérieure, les sujets atteints devront observer des précautions spéciales pendant tout le temps de l'épidémie.

Prophylaxie individuelle. — Vivez sobrement, évitez les excès, les refroidissements, la frayeur, répètent à l'envie les instructions sanitaires. « Au point de vue de l'alimentation, l'eau potable doit être l'objet d'une attention toute particulière ; l'eau récemment bouillie donne une sécurité absolue.

Cette eau doit seule servir à la fabrication du pain et au lavage des légumes.

Il faut ne manger que des aliments bien cuits et proscrire la salade et tous les fruits crus.

L'eau bouillie, dont on se servira exclusivement pour la table et les usages domestiques (cuisine et toilette et en particulier lavage de la bouche), pourra être mêlée aux repas, à du vin, à quelques gouttes d'eau-de-vie, de rhum, à du café, a du thé. La bière étant souvent fabriquée sur place avec

---

(1) MARFAN (de Castelnaudary). Traitement du choléra dans les diverses épidémies qui ont envahi la France. *Gazette des hôpitaux*, 1892, no 122.

de l'eau crue, il faut éviter d'en boire quand son origine est suspecte.

A défaut d'eau bouillie toujours un peu lourde, les eaux de table faiblement minéralisées peuvent être utile. On n'emploiera bien entendu que les eaux minérales naturelles.

On aura soin de se laver les mains au savon et à l'eau bouillie avant de manger .»

Prophylaxie générale. — L'épidémie de 1892 a montré que des mesures de désinfection rigoureuse pouvaient éteindre sur place les foyers cholériques. — Les mesures d'isolement : lazarets, cordons sanitaires, surveillance des voyageurs venant de pays infectés ne peuvent être que mentionnés. Mais il n'est pas inutile de reproduire les instructions mêmes du conseil d'hygiène pour la désinfection dans chaque cas en particulier.

« Dès qu'un cas de diarrhée cholériforme se produit, le malade doit être immédiatement isolé dans une chambre séparée où les personnes appelées à lui donner des soins doivent seules les pénétrer. Son lit sera placé au milieu de la chambre ; les tapis, tentures et grands rideaux seront enlevés.

Les personnes qui entourent le malade se laveront les mains avec une solution de sulfate de cuivre faible (à 12 grammes par litre d'eau), toutes les fois qu'elles auront touché le malade ou les linges souillés. Elles devront aussi se rincer la bouche avec de l'eau bouillie. Elles ne mangeront jamais dans la chambre du malade.

Il est de la plus haute importance que les déjections du malade (matières fécales et matières vomies), ainsi que les objets souillés par elles, soient immédiatement désinfectés.

La désinfection des déjections sera obtenue à l'aide d'une solution de sulfate de cuivre renfermant 50 grammes de sulfate de cuivre par litre. Pour désinfecter les matières, on versera dans le vase qui les reçoit un demi litre de la solution. On lavera avec cette même solution les cabinets d'aisance et tout endroit où ces injections auraient été jetées ou répandues.

Aucun des linges souillés ou non ne doit être lavé dans un cours d'eau. Le petit linge sera désinfecté par une immersion de 10 à 15 minutes dans l'eau bouillante ; cette immersion sera précédée, s'il y a des taches de sang ou de pus, d'un trempage dans une solution de potasse.

Toutes les fois qu'on le pourra, le mieux sera de faire brûler immédiatement les linges trop souillés. Les taches ou souillures des planchers, des tapis, des meubles seront immédiatement lavées avec une solution de sulfate de cuivre à 5 0/0.

Les vêtements ou objets de literie même non souillés, devront être soumis à la désinfection par l'étuve. A la fin de la maladie une désinfection générale de la chambre sera nécessaire. A défaut d'un service organisé de désinfection, le médecin prescrira de faire brûler dans la pièce bien close 25 grammes de soufre environ par mètre cube. Ce moyen est très simple et très efficace, mais a l'inconvénient de détériorer les objets métalliques et les dorures en particulier. »

La déclaration sanitaire est actuellement obligatoire pour le choléra et les diarrhées cholériformes.

CHAPITRE VI

Dysenteries.

RÉSUMÉ CLINIQUE : 1° Forme aiguë de nos climats. Ses causes. Diagnostic avec la diarrhée catarrhale ; 2° Forme chronique. Ses causes. Diagnostic avec les diarrhées chroniques, avec les abcès du foie, avec les vers intestinaux.

TRAITEMENT. — *Dysenterie aiguë*. — Régime. Vomitif ou purgatif du début. Salol, iodoforme. Décoction d'ipéca, calomel, sulfate de quinine. Lavements. Suppositoires contre le ténesme. PROPHYLAXIE individuelle, générale.

Résumé clinique. — La dysenterie dans nos climats est ordinairement bénigne. Elle se présente le plus souvent sous la forme aiguë et succède à un refroidissement, à une indigestion, à l'usage de mauvaise eau. A certains égards, ces attaques de dysenterie se rapprochent des attaques de diarrhée catarrhale. Mais elles s'en distinguent : 1° par l'intensité du ténesme rectal avec vives douleurs, envies incessantes d'aller à la garde-robe ; 2° par les selles fréquentes mais peu abondantes, constituées par un mucus mousseux jaunâtre renfermant parfois des débris membraneux.

La dysenterie chronique succède parfois à la dysenterie aiguë de nos climats mais elle s'observe surtout chez des sujets ayant séjourné dans les pays chauds et y ayant souffert de la dysenterie. Chez ces malades on devra rechercher avec soin si les accidents : fièvre, cachexie, diarrhée, ne sont pas en réalité liés à un abcès du foie. Les dysenteries chroniques se distingueront surtout des diarrhées chroniques par les selles glaireuses, muqueuses, renfermant des débris membraneux. Ces débris membraneux sont souvent pris par les malades pour des fragments de vers intestinaux. Cette erreur conduit assez fréquemment à l'emploi intempestif d'anthelmintiques.

Traitement. — ATTAQUE DE DYSENTERIE AIGUE. — *Régime.* — Le lait, le bouillon, la décoction de riz albumineuse seront les seuls aliments permis. Le malade gardera strictement le lit en prenant contre les refroidissements les mêmes précautions que dans la diarrhée.

Médicaments. — Au début, on prescrira chez les jeunes sujets et si l'état saburral est très marqué 1 gr. 50 de poudre d'ipéca. Chez les sujets plus âgés on préférera au vomitif un purgatif très léger : manne, huile de ricin, sulfate de soude (15 à 20 gr.). Ce purgatif amènera une grande amélioration surtout si le malade boit ensuite en abondance du bouillon de veau ou du bouillon aux herbes léger.

L'opium donné seul, les astringents réussissent mal dans la dysenterie aiguë et exaspèrent souvent le ténesme. Les poudres de sous-nitrate de bismuth, salicylate de bismuth, la poudre de talc à hautes doses sont préférables. Mais le vrai traitement consiste à assurer l'antisepsie intestinale soit par le salol, soit surtout par l'iodoforme.

Lardier et Pernet donnent le salol à dose de 3 à 4 grammes par jour de la façon suivante :

Salol.	3 grammes.
Teint. de Tolu	10 —
Sir. de coings.	30 —
Ext. thébaïque	0 gr. 10 cent.
Eau de gomme	150 grammes.

Par cuillerées à soupe d'heure en heure.

Pour l'iodoforme ils ont atteint la dose de 0,30 à 0 gr. 40 cent. par jour avec des effets excellents. Voici la manière dont ils l'administrent :

Iodoforme.	0,05 centigr.
Poudre d'opium.	0,03 —

Pour un cachet aussi petit que possible. De cinq à six cachets dans la journée, à intervalles égaux.

Peu de temps après l'administration de ces cachets les malades éprouvent un soulagement marqué, et lorsque, pour une raison ou pour une autre, on en suspend l'emploi, de leur chef ils en réclament la continuation.

Si ces moyens échouent on aura recours aux deux grands remèdes populaires dans les pays tropicaux, l'ipéca et le calomel.

L'ipéca paraît réussir surtout dans les dysenteries avec fièvre intense. — L'infusion de 2 à 6 grammes d'ipéca dans 250 grammes d'eau sera prise en deux fois dans les vingt-quatre heures. — Le second jour on fait une nouvelle infusion avec l'ipéca ayant servi la veille. — Le même ipéca est ainsi employé trois et même quatre jours de suite.

Le calomel réussit surtout dans les formes bilieuses avec vomissements verdâtres, langue jaunâtre, teinte subictérique. Haspel le donne à dose de 1 et même 2 grammes par jour.

Le sulfate de quinine sera toujours essayé chez les sujets ayant eu antérieurement des accidents palustres.

Les grands lavements offrent une utilité réelle. L'eau albumineuse, l'eau boriquée tiède, semblent aussi calmantes que les lavements émollients ou narcotiques (décoction de guimauve, de tête de pavots, lavement laudanisé). L'essentiel est d'injecter très lentement une grande quantité de liquide.

Contre le ténesme rectal le médicament qui a le mieux réuni à MM. Lardier et Pernet est la cocaïne en suppositoires. Ils la prescrivent ainsi :

Beurre de cacao.	2 gr.
Chlorhydr. de cocaïne.	0 — 10
Poudre d'opium	0 — 05

Pour un suppositoire : deux suppositoires par jour, matin et soir.

Sous l'influence de l'action topique de la cocaïne, les épreintes disparaissent comme par enchantement, les malades peuvent dormir ; mais souvent la dose de cocaïne doit être poussée jusqu'à 0,20 centigrammes pour obtenir un résultat durable.

Des soins minutieux de propreté ; des lavages fréquents avec la décoction chaude de coca, d'eucalyptus, diminueront beaucoup la cuisson périanale.

Dysenterie chronique. — Le *régime* est la partie principale du traitement. Le régime lacté réussit très bien mais, ainsi que Graves l'avait déjà remarqué, c'est surtout par une alimentation très fortifiante que s'obtiendra la guérison définitive. La viande crue, la poudre de viande, les poudres de légume, les œufs, le riz, les féculents seront recommandés. Le vin vieux, le thé chaud légèrement additionné de rhum conviendront comme boissons. Des précautions minutieuses seront prises contre le froid humide. Un changement d'habitation ou de climat sera souvent très utile.

Les principaux *médicaments* à conseiller seront le phosphate de chaux, le salicylate de bismuth, le salol et l'iodoforme. On ne négligera pas en cas d'antécédents palustres le sulfate de quinine et l'arsenic à faibles doses. Les lavements de nitrate d'argent sont aujourd'hui bien délaissés. Après un grand lavement simple mieux vaudrait employer les lavements iodés. Ceux-ci seront donnés au moyen d'une très longue sonde. On se contentera de la moins forte des solutions préconisées par Delioue.

Eau	250 grammes.
Teinture iode	10 —
Iodure de potassium	q. s. pour dissoudre.

Prophylaxie. — 1° *Individuelle*. — Les sages conseils d'éviter le froid et surtout le froid humide de la nuit, d'avoir une alimentation choisie ne comportant ni biscuits, ni conserves, ni salaisons, sont souvent assez ironiques quand ils s'adressent à des troupes en expédition, à des assiégés affamés. Mais on doit insister sur la nécessité de filtrer soigneusement et surtout de faire toujours bouillir l'eau de boisson.

2° *Générale*. — La désinfection des matières, des vases et des linges souillés devra être faite avec soin. Il n'est pas rare de voir des dysentériques, et même des dysentériques chroniques, arrivant dans un pays entièrement sain propager autour d'eux la maladie.

La déclaration sanitaire de la dysenterie est actuellement obligatoire.

CHAPITRE VII

Vers intestinaux.

Importance pathologique et thérapeutique des vers intestinaux.
Iº **Tœnia.** — RÉSUMÉ CLINIQUE : 1º Variétés. Tœnia solium, tœnia
inerme, tœnia large. Prophylaxie de chaque variété ; 2º Accidents
gastro-intestinaux et nerveux. TRAITEMENT : 1º chez l'adulte : pelletiérine, fougère mâle, kousso, racine de grenadier ; 2º chez l'enfant :
dangers de la pelletiérine. Fougère mâle, semences de courges ; 3º
précautions générales après l'emploi d'un tœnifuge.
IIº **Ascarides lombricoïdes.** — RÉSUMÉ CLINIQUE. Fréquence.
Accidents locaux. Troubles nerveux. Diagnostic. TRAITEMENT, Semen contra. Santonine. Mousse de Corse. Calomel. Dangers de l'a-
bus des vermifuges.
IIIº **Oxyures vermiculaires.** — RÉSUMÉ CLINIQUE. Accidents locaux : rectites ; vulvites. Accidents généraux. Diagnostic. TRAITE-
MENT : 1º Destruction des oxyures. Lavements. Suppositoires. Pommades. Vermifuges ; 2º Traitement des accidents inflammatoires.
Rectite. Vulvite. Erythème périanal.

Les accidents dus aux vers intestinaux ont été certainement
un peu exagérés par les médecins anciens. Ils sont certainement un peu méconnus par les médecins modernes. Rien n'est
moins rare que de voir des accidents nerveux ou gastriques
graves : attaques épileptiformes, hystériformes, convulsions,
vertiges, dyspepsie, entérite, céder par enchantement à l'emploi d'un vermifuge après avoir été inutilement traités par tous
les autres moyens. Ces faits sont surtout fréquents parmi les
malades de la campagne. Les accidents et le traitement variant suivant qu'il s'agit de tœnias, d'ascarides, d'oxyures, il
faut étudier séparément ces trois ordres de vers intestinaux.

I. — Tœnias.

Résumé clinique. — Le tœnia armé improprement appelé tœnia solium, le tœnia inerme, le tœnia large ou bothriocéphale provoquent les mêmes accidents et cèdent au même traitement. Au point de vue de la prophylaxie, on doit pourtant retenir que le tœnia armé est produit par l'ingestion de viande de porc mal cuite ou simplement salée et fumée, que le tœnia inerme est produit par l'ingestion de viande de bœuf peu cuite, que le bothriocéphale résulte surtout de l'ingestion de poissons mal cuits. Le bothriocéphale est fort rare en France. Le tœnia inerme plus rare autrefois que le tœnia solium devient de plus en plus fréquent. Il n'est pas rare de le voir survenir après un traitement par la viande crue. Aussi doit-on prescrire toujours comme viande crue la seule viande de mouton.

Les accidents sont très variables. Parfois ils sont nuls et tout se réduit à l'expulsion de fragments de tœnia dans les selles. — Dans d'autres cas on observe du côté de l'appareil digestif des vomissements, des coliques, de la diarrhée, du météorisme, parfois de véritables obstructions intestinales. L'appétit peut être nul, très capricieux. Dans d'autres cas, bien que mangeant beaucoup, les malades dépérissent et se cachectisent. Les accidents nerveux : vertiges, syncopes, attaques épileptiformes ou hystériformes, convulsions, contracture des extrémités, hémiplégie, amblyopie sont plus variables encore.

En présence de tous ces accidents on doit soupçonner le tœnia et recommander de faire l'examen minutieux des garde-robes. On prescrit au besoin à une ou deux reprises une dose de calomel. La présence de fragments blancs rubanés, en anneaux séparés, dans les garde-robes tranche le diagnostic.

Traitement. — Il varie absolument suivant qu'il s'agit d'un adulte ou d'un enfant.

1° ADULTE. — On peut employer la pelletiérine (Tanret) la fougère mâle, le kousso, l'écorce de grenadier.

Pelletiérine de Tanret. — C'est une préparation très efficace, très bien acceptée. La dose entière convient pour un adulte. Chez les femmes et les sujets délicats on se contentera des deux tiers de la dose. On évitera de donner la pelletiérine au-dessous de quatorze ans. Chez les enfants elle est souvent très mal supportée, détermine des accidents nerveux graves : syncopes, paraplégie, des coliques atroces.

A défaut de la pelletiérine de Tanret on peut prescrire :

Sulfate de pelletiérine et d'isopelletiérine.	0 gr. 40 à 0 gr. 25
Tannin.	1 gr. 50 à 1 gr.
Sirop simple.	q. s.

Les précautions pour assurer le succès de la pelletiérine étant très minutieuses, les instructions même de Tanret doivent être reproduites ici.

« La veille de l'administration du vermifuge le malade prendra un grand lavement, et ne mangera que du laitage au repas du soir. — Le lendemain matin on prendra la pelletiérine et aussitôt après un verre d'eau sucrée avec laquelle on aura rincé la fiole qui contenait la pelletiérine. — Une heure après, prendre une purgation, soit d'huile de ricin, soit de préférence d'eau-de-vie allemande. — La dose de l'eau-de-vie allemande sera de 30 grammes pour un homme et de 15 à 20 grammes pour une femme, versés dans un verre d'eau sucrée. — Aux enfants on donnera 10 à 15 grammes d'huile de ricin. — L'huile de ricin se prend de la manière qui déplaît le moins aux malades, dans du bouillon aux herbes, du thé léger, du café noir, etc.

Si quelques heures après l'ingestion du purgatif il n'y avait pas de selles, il serait nécessaire de prendre soit une nouvelle purgation, soit un ou plusieurs grands lavements. Il est essentiel que la purgation agisse rapidement, et si on la vomissait il faudrait quelques instants après en prendre une nouvelle. — Si au lieu d'être rendu en boule, le ver venait à se dérouler lentement, il faudrait bien se garder de tirer dessus. Un lavement donné avec précaution pour ne pas casser le tœnia provoquera généralement des contractions qui achèveront d'évacuer l'animal.

Le malade ira à la garde-robe sur un vase plein d'eau tiède. Il restera au besoin très longtemps sur le vase.

Quelques instants après avoir ingéré la pelletiérine, on éprouve quelques vertiges, et le tænia est rendu en moyenne de 2 à 4 heures après l'administration du remède. Dès que les vertiges apparaissent, il faut se tenir couché les yeux fermés. »

Fougère mâle. — La meilleure formule pour l'emploi de la fougère mâle est assurément celle du Dr Créquy.

> Extrait éthéré de fougère mâle . . . . . . 8 grammes
> Calomel. . . . . 0 gr. 80 c.
> (Mettre en seize capsules)

Le malade prend suivant son âge et sa force la moitié, les deux tiers ou la totalité de ces capsules. Il les prend deux par deux de dix minutes en dix minutes. Trois heures après la dernière dose, on prescrit un purgatif, si, fait assez rare, il n'y a pas de selles. Mêmes précautions que pour l'emploi de la pelletiérine.

Kousso. — Tœnifuge excellent mais malheureusement d'une saveur atroce. 15 à 20 grammes de poudre de kousso sont délayés dans 150 grammes d'eau bouillante, on laisse infuser une demi heure et on administre sans filtrer. Le malade boira d'un trait et se rincera ensuite la bouche avec quelques gouttes de rhum. Purgation deux ou trois heures après la prise du kousso.

Racine de grenadier. — La racine de grenadier, d'où s'extrait la pelletiérine, est d'un emploi difficile en nature en raison de sa saveur. Elle est de plus souvent falsifiée. On prescrira soixante grammes de racine de grenadier mis à bouillir pendant une heure dans Q. S. d'eau pour qu'il reste 500 grammes de décocté. La décoction passée sera prise en trois fois à une heure d'intervalle. Le jus de citron ou d'orange sont les meilleurs moyens d'aromatiser cette décoction.

2° ENFANT. — Chez l'enfant la pelletiérine est dangereuse, les décoctions de kousso ou de racine de grenadier ne sont pas acceptées en raison de leur saveur. On aura surtout recours à la fougère mâle, aux semences de courges.

Fougère mâle. — Chez les enfants un peu âgés on réussira parfois à faire avaler dans des confitures, du miel ou du potage, de quatre à huit des capsules de Crequy, soit deux à quatre grammes d'extrait éthéré de fougère mâle et vingt à quarante centigrammes de calomel. — L'émulsion d'extrait de fougère avec l'oléosaccharure d'orange ou de citron est ordinairement acceptée par les jeunes enfants. Au-dessous de sept ans on ne dépassera pas deux grammes d'extrait.

Semences de courges. — Les semences de courges mondées se donnent à la dose de vingt grammes (deux ans) à quarante grammes. On peut en faire une pâte avec du sucre, du miel, pâte qui est avalée en nature, ou mêlée à un looch, à du lait.

Chez l'enfant le purgatif qui réussit le mieux après l'administration des tœnifuges est l'huile de ricin. Les vertiges, les coliques assez fréquentes céderont à un peu de sirop d'éther, à quelques gouttes d'alcoolat de mélisse dans de l'eau sucrée.

Après l'emploi d'un tœnifuge on doit toujours chercher avec soin la tête du tœnia. Celle-ci se reconnaît facilement à sa forme effilée, arrondie. Les mamelons arrondis, les fossettes et chez le tœnia armé les crochets, sont visibles à un faible grossissement.

Alors même qu'on ne trouve pas la tête on attendra deux mois, ou même davantage s'il n'y a pas expulsion d'anneaux, avant de donner un nouveau vermifuge.

Alors même qu'une ou plusieurs têtes ont été certainement rendues on fera rechercher pendant un certain temps si les selles ne contiennent pas d'anneaux. Quelques malades ont en effet des tœnias multiples.

II. — Ascarides lombricoïdes.

Résumé clinique. — Ces vers sont très fréquents chez l'enfant. A Paris un enfant sur vingt en serait atteint et la proportion à la campagne serait encore plus forte. Ces vers sont contractés à la suite de l'emploi des eaux malpropres non filtrées. Le nombre des vers est parfois énorme, il peut dépasser cent et plus.

Les accidents locaux dus directement aux ascarides : perforation de l'intestin, obstruction, entérite, introduction dans le canal cholédoque, dyspnée par migration dans l'œsophage et même chute dans les voies aériennes, abcès vermineux sont rarissimes. Les troubles nerveux réflexes, sont beaucoup plus fréquents. Ils sont très variables : amblyopie, aphonie, catalepsie, vertiges, chorée, palpitations, paralysies, troubles intellectuels, mais surtout convulsions et pseudo-méningites. Le dépérissement peut être malgré un bon appétit, très marqué.

Les vers soupçonnés, comment faire le diagnostic ? La recherche des œufs dans les selles par l'examen microscopique est un assez bon moyen. Le nombre des œufs est ordinairement tel qu'il n'y a pas le moindre doute ; leur forme ovoïde, leur couleur blanchâtre sont assez caractéristiques. A défaut de cet examen on prescrira une dose de calomel ou d'huile de ricin, d'épreuve, dose qui manquera rarement d'amener l'expulsion d'un ou plusieurs vers. Ceux-ci sont très facilement reconnaissables à leur forme arrondie, allongée « en manche de porte-plume d'ivoire. » Le calomel ne pourrait d'ailleurs être qu'avantageux dans les cas les plus urgents d'accidents convulsifs ou pseudo-méningitiques.

Traitement. — Les vermifuges les moins infidèles sont le semen contra, la santonine, la mousse de Corse, le calomel.

Semen contra. — Le semen contra n'est guère accepté que sous forme de biscuit. Chaque biscuit du Codex renferme quinze centigrammes de semen contra. On donne ordinairement pendant trois jours un biscuit chaque soir ; on donne même un biscuit matin et soir chez les enfants de plus de cinq ans.

Santonine. — La santonine est le principe actif du semen contra. C'est le plus actif des vermifuges. On le donne très facilement dans du miel, des pastilles, des biscuits. Il ne faut pas confondre ces biscuits très actifs avec les biscuits au semen contra. Chaque pastille du Codex renferme un centigramme de santonine. Une dose de cinq pastilles ou cinq centigrammes est déjà forte pour un enfant de deux ans. A partir de six ans on peut aller jusqu'à dix centigrammes. La santonine sera comme le semen contra donnée trois jours de suite. On suspendra s'il survient des vertiges, des nausées, des maux de tête. Un des accidents les plus singuliers est la xanthopsie, vision en jaune des objets.

Mousse de Corse. — La mousse de Corse est un vermifuge moins actif mais plus maniable que les précédents. On donnera par exemple une cuillerée de sirop de mousse de Corse matin et soir. Dans quelques familles obsédées par la crainte des vers l'usage du sirop de mousse de Corse sera très utile pour éviter l'emploi des vermifuges plus dangereux.

Calomel. — Le calomel comme vermifuge sera proscrit à dose de 0 gr. 30 à 0 gr. 50 de calomel à la vapeur, pris en une fois à jeun dans l'eau pure. Faut-il rappeler les incompatibilités avec les chlorures, l'acide cyanhydrique, l'iode et les iodures ?

Le vermifuge une fois donné et ayant amené l'expulsion d'ascarides on ne le renouvellera que si des accidents et surtout la constatation d'œufs dans les selles prouvent l'existence de nouveaux ascarides. — L'abus des vermifuges chez les enfants est souvent désastreux. — Il n'est pas inutile pour éviter la formation de nouveaux ascarides de prescrire un régime tonique et surtout l'emploi d'une eau bonne et filtrée. Le volume des œufs d'ascarides est assez considérable pour que le filtrage donne une suffisante prophylaxie.

III. — Oxyures vermiculaires.

Résumé clinique. — Les oxyures constituent dans l'enfance une affection très fréquente, très tenace, souvent assez grave. Les accidents qu'ils déterminent sont surtout locaux. L'irritation de l'anus, du rectum amène des démangeaisons parfois insupportables. Ces démangeaisons sont surtout intenses vers le soir. Les vulvites, les vulvovaginites chez les petites filles peuvent être d'une acuité telle qu'elles font songer à un viol. Les désordres généraux sont plus rares ; les oxyures déterminent moins souvent que les autres vers des accidents réflexes graves. Mais il existe fréquemment de l'insomnie, des troubles dyspeptiques, de l'entérite entraînant bien vite un affaiblissement et un énervement marqués.

Toute irritation périanale quand les démangeaisons ont leur maximum le soir, doit chez l'enfant surtout faire craindre la présence d'oxyures. En faisant vers le soir des examens répétés de la région anale on finit souvent par apercevoir dans les plis radiés de petits vers filiformes d'un demi centimètre à peine ressemblant à des petits bouts de fil blanc coupé. Mais il est plus sûr, l'habitacle ordinaire des oxyures étant le gros intestin, de faire donner un grand lavement froid. Les oxyures se trouvent ordinairement en grand nombre sur les matières et surtout dans le mucus qui ressort avec l'eau.

Traitement. — Le traitement comporte deux indications : 1º détruire les oxyures ; 2º combattre les accidents inflammatoires qu'ils ont déterminé.

1º DESTRUCTION DES OXYURES. — Cette destruction exige beaucoup de patience et de persévérance. Les récidives sont très fréquentes et très rapides.

Moyens locaux. — Le traitement local devra être suivi quinze jours au moins. Il est bon de varier un peu les moyens. On a préconisé des lavements de toute espèce. Les lavements froids, les lavements à la glycérine, à l'eau sucrée sont très bons. Les lavements d'huile d'olive réussissent bien et calment aussitôt les démangeaisons. Voici quelques autres formules recommandées par Barthez et Monti.

1º Feuilles d'absinthe . . . .   8 à 16 grammes.
Faites infuser dans 100 grammes d'eau.

2º Bulbes d'ail frais . . . .   8 grammes.
Faites infuser dans 125 grammes d'eau bouillante et ajoutez. *Asa fœtida* délayée dans un jaune d'œuf 1 gramme.

3º Eau de chaux . . . .   90 grammes.
      Décoction de guimauve . . . .   30 —
(Monti) 4º Eau bouillie . . . .   1 litre.
      Savon médicinal . . . .   5 grammes.

Ces divers lavements médicamenteux seront donnés après un lavement ordinaire pour qu'ils puissent séjourner plus longtemps dans le rectum. Ils seront donnés le soir au moment où les oxyures gagnent la partie inférieure du gros intestin. En outre des petits lavements destinés à être gardés longtemps il est bon de donner de temps à autre de grands lavements d'un litre et plus remontant haut dans l'intestin.

Les suppositoires seront également mis le soir. Les suppositoires à la glycérine réussissent bien. Barthez conseille les suppositoires suivants.

<pre>
Onguent napolitain . . . . . 5 centigrammes
Beurre de cacao. . . . . . . Q. S. pour un suppositoire.
</pre>

Mettre chaque soir un de ces suppositoires pendant cinq à six jours de suite.

Comme pommade l'onguent mercuriel doit être employé avec quelques précautions et mélangé de moitié de vaseline. Des mèches enduites de vaseline boriquée, de vaseline iodoformée ou salolée à un pour trente peuvent être introduites dans l'anus.

Moyens internes. — Les toniques et surtout les toniques amers sont utiles, les oxyures se développant plus facilement chez les enfants chétifs. Les vermifuges agissent peu. Seuls les purgatifs et en particulier le calomel paraissent avoir quelque utilité contre les oxyures du gros intestin. Weil recommande de donner le matin à jeun pendant assez longtemps de cinquante à soixante-quinze centigrammes de fleur de soufre.

2° Accidents inflammatoires. — L'intensité de la rectite obligera parfois à n'employer au début que des lavements émollients ou glycérinés. Contre la vulvite des lotions simples suffisent souvent. Mais s'il existe de la vaginite il est indispensable de faire dans le vagin au moyen d'une sonde de Nélaton des injections avec la solution boriquée, la décoction de feuilles d'absinthe. Les bains sulfureux ou alcalins sont utiles. Contre l'érythème périanal la poudre suivante est excellente.

Poudre de talc . . . . 60 grammes
Poudre d'acide borique 10   —
Salicylate de bismuth 3   —
Camphre 1   —

D. — Maladies du foie.

CHAPITRE PREMIER.

Congestion du foie.

Résumé clinique *a*) Importance de la congestion prémonitoire des affections hépatiques : cirrhose, lithiase, abcès. — *b*) Marche chronique avec poussées subaiguës. — *c*) Symptômes : Inconstance de l'ictère, son importance pronostique.
Traitement. — I. — *Poussée aiguë*. — Révulsifs, irrigations chaudes. — Traitement de la douleur. Purgatifs. Ipéca. Régime lacté. II. — *Période chronique*. 1o Importance de l'hygiène : Régime alimentaire, refroidissements, constrictions sur le foie. 2o Moyens locaux. 3o Moyens internes : Purgatifs ; Traitement antisyphilitique ; Arsenic et sulfate de quinine chez les paludéens ; Chlorhydrate d'ammoniaque ; Alcalins. 4o Hydrothérapie.

Résumé clinique. — La congestion du foie qui accompagne ou suit les autres affections graves du foie (abcès, cirrhose) les affections du cœur doit seulement être signalée. La congestion prémonitoire, première menace d'une cirrhose au début chez un alcoolique, un paludéen offre au contraire une importance extrême. Il en est de même de la congestion qui souvent précède les accidents de lithiase chez les goutteux, les graveleux, les arthritiques.

La congestion du foie offre en général une marche chronique entrecoupée de poussées subaiguës. L'alcoolisme, l'impaludisme, les climats chauds, la syphilis sont les grandes causes de la congestion chronique. Les poussées subaiguës apparaissent à l'occasion d'un excès alcoolique ou alimentaire, d'une fatigue, d'une émotion ; assez souvent chez la femme les règles déterminent ces poussées.

Les congestions hépatiques qui accompagnent la ménopause, la disparition d'un flux hémorrhoïdaire doivent être aussi signalées.

Ordinairement le malade se plaint de mauvaises digestions, de palpitations, de toux bien plus que de son foie. Mais un examen attentif montre une certaine sensibilité locale ; le foie est gros mais cette augmentation qui porte surtout sur la partie supérieure est plus appréciable à la percussion qu'à la palpation. Il existe chez les sujets sanguins un teint rouge brique, chez les anémiques un teint pâle, terreux bien connu des médecins des pays chauds. La teinte subictérique est souvent peu marquée. Les urines sont rouges, chargées d'urate et d'urée.

Quand la congestion hépatique est accompagnée d'ictère, l'imprégnation biliaire peut déterminer comme dans tout ictère une série de complications: ralentissement du pouls, tendance aux hémorrhagies, prurit cutané insupportable et même accidents infectieux de l'ictère grave. L'ictère est toujours un élément de pronostic particulièrement sérieux.

Indications thérapeutiques. — Le traitement doit être étudié : 1° au moment des poussées aiguës ; 2° pendant la période de congestion chronique. Les indications auxquelles l'ictère peut donner lieu ne seront exposées que sommairement, leur étude devant être faite plus en détail à propos de l'ictère grave et à propos de la lithiase biliaire, la cause la plus fréquente des ictères bénins.

Traitement de la poussée aigue de congestion. — Comme moyen local les compresses d'eau très chaude recouvertes d'un taffetas et appliquées sur le foie suffisent souvent. Les ventouses scarifiées, les sangsues étaient jadis très en honneur. L'application de deux à trois sangsues au pourtour de l'anus était particulièrement recommandé chez les hémorrhoïdaires et les cardiaques atteints de congestion hépatique. On pourra recourir à ces moyens dans les congestions sans ictère mais chez les ictériques on devra se défier de la tendance aux hémorrhagies.

Les grands lavements avec deux à trois litres d'eau très chaude amèneraient souvent un soulagement marqué.

Comme *médicaments*, l'opium, la belladone, la jusquiame peuvent être indiqués par l'intensité de la douleur. Pour agir contre la congestion elle-même, les purgatifs salins déterminant une exhalation aqueuse abondante, constituent le meilleur moyen. On donnera des doses faibles, 10 à 20 grammes de sulfate de soude, de sulfate de magnésie et surtout de sel de Seignette.

Le calomel sera préféré s'il existe de l'ictère, mais à doses très faibles, très fractionnées, un demi-centigramme, un centigramme toutes les trois heures par exemple (Cyr).

Chez les sujets jeunes, quand l'état saburral est très marqué on prescrira l'ipéca à dose vomitive sans mélange de tartre stibié. On donnera 1 gr. 50 à 2 gr. de poudre d'ipéca en trois doses suivies de l'absorption de plusieurs verres d'eau tiède. Les efforts de vomissements semblent exercer une influence mécanique très favorable sur la congestion.

Le régime lacté exclusif est le seul qui convienne au moment de la poussée aiguë. Facile à donner par doses fragmentées, renfermant le minimum de toxines, le lait est pour le foie l'aliment le moins irritant. Le lait pourra être utilement additionné d'eaux minérales alcalines.

Traitement des périodes de rémission. — *Hygiène.* — Une poussée de congestion hépatique est toujours un avertissement grave. Le premier soin après cette poussée doit être de réformer minutieusement l'hygiène : alimentation surabondante, abus ou même simple usage de l'alcool, séjour dans un climat malsain. On se préoccupera de la constipation habituelle, on recherchera s'il n'existe pas d'antécédents syphilitiques. Le cœur sera examiné avec un soin minutieux.

Dans le traitement, le *régime* doit tenir la plus grande place. Le lait est encore l'aliment de choix; il s'impose en cas d'ictère. Sans s'exagérer la vertu de certains végétaux (carotte, jus d'herbe etc.) on conseillera un régime de préférence végétarien. Tous les aliments susceptibles de renfermer des toxines (aliments fermentés, choux, choucroute, conserves etc.) seront écartés avec soin.

Le port d'une ceinture de flanelle est très utile pour maintenir le ventre et prévenir les refroidissements. Par contre les constrictions locales (ceinture, corsets) seront supprimées.

Moyens locaux. — A côté des compresses chaudes, des lavements chauds, des onctions banales, on doit mentionner les frictions avec de très petites doses d'onguent mercuriel belladoné (1 gr. tous les deux jours). Chez les syphilitiques, ces doses seraient naturellement plus fortes.

Médication interne. — On s'attachera par des purgatifs doux à entretenir la liberté de l'intestin. Chez les ictériques, chez les syphilitiques, on prescrira fréquemment le calomel à doses très faibles et très fractionnées. Les doses fortes, l'emploi trop prolongé, bien que classiques aux Indes, semblent plus nuisibles qu'utiles.

Chez les syphilitiques seuls, l'iodure de potassium pourra être indiqué.

Chez les paludéens, le sulfate de quinine à doses très faibles et prolongées (0 gr. 10 cent. par jour), l'arsenic à doses très faibles (un milligramme d'arseniate de soude par jour) pourront être utiles. Mais c'est une règle absolue que lorsqu'il y a trouble hépatique, les médicaments actifs ne doivent être donnés qu'à doses très faibles et avec des période fréquentes de suspension.

Le chlorhydrate d'ammoniaque donné à la dose de 2 à 4 gr. par jour pris en trois fois dans une assez grande quantité de lait serait presque un spécifique de la congestion hépatique. (Stewart) et pourrait même amener la résorption d'abcès? Ce médicament mérite d'être essayé.

Les alcalins dont l'emploi est classique seront surtout donnés sous forme d'eaux minérales alcalines. La congestion du foie est une des indications principales de la cure thermale de Vichy. Pour le traitement à domicile on emploiera les eaux alcalines froides (Célestins, Hauterive, Vals, Souveraine). L'eau de la Grande Grille, si célèbre contre les affections du foie, peut encore être essayée à distance en la réchauffant préalablement au bain-marie et en la donnant à faibles doses (un verre environ).

Enfin l'hydrothérapie, justement vantée par Remy, constitue un moyen à la fois général et local. Les douches locales sur le foie ne seront au début données qu'avec prudence. L'action est particulièrement favorable sur les congestions d'origine palustre.

CHAPITRE II.

Les cirrhoses.

I. — Résumé clinique. — *a*) Types. 1° Cirrhose atrophique. 2° Cirrhose hypertrophique. 3° Formes mixtes. 4° Cirrhoses cardiaque, tuberculeuse, syphilitique, paludéenne. — *b*) Importance des symptômes frustes de la période prémonitoire. Curabilité des cirrhoses et surtout des cirrhoses alcooliques à gros foie.

II. — Traitement. — *a*) *Cirrhoses alcooliques.* 1° Hygiène, suppression complète de l'alcool. 2° Lait ; Régime de la convalescence. 3° Iodure de potasium. 4° Diurétiques et purgatifs. 5° Révulsifs et hydrothérapie. 6° Faradisation. 7° Paracentèse abdominale. — *b*) *Cirrhoses biliaires.* Antisepsie intestinale. Calomel. — *c*) *Cirrhoses cardiaques.* Indications spéciales à l'asystolie, à la cachexie. — *d*) *Cirrhoses paludéennes.* Sulfate de quinine, arsenic, hydrothérapie, cure de Vichy. Diagnostic avec les abcès du foie. — *e*) *Cirrhoses syphilitiques.* Lésions spécifiques et lésions banales. Importance du traitement précoce.

Résumé clinique. — Les cirrhoses se présentent sous des aspects cliniques très variés. Il est théoriquement facile d'opposer l'un à l'autre les deux grands types cliniques.

1° Dans la cirrhose atrophique les troubles abdominaux : ascite, développement de la circulation veineuse de l'abdomen, dyspepsie sont prédominants. Les épistaxis, parfois les hématémèses sont assez fréquentes. Le foie est petit, la rate est grosse, il y a peu ou pas d'ictère. Cette cirrhose est la cirrhose des buveurs d'alcool.

2° Dans la cirrhose hypertrophique, cirrhose des buveurs de vin, le foie est gros, régulièrement hypertrophié, la rate est grosse. L'ictère est très marqué. Il y a peu ou point d'ascite. La marche est beaucoup plus lente. La cirrhose atrophique tue en deux à trois ans, la cirrhose hypertrophique est compatible avec une survie de plusieurs années.

Mais en clinique ces deux types se mélangent et leurs accidents empiètent souvent les uns sur les autres. Bien des circonstances étiologiques viennent aussi créer des formes mixtes. Chez un cardiaque alcoolique pourront survenir des lésions complexes d'hypertrophie apparente par congestion et en réalité d'atrophie des éléments anatomiques. Chez un tuberculeux alcoolique la dégénérescence graisseuse pourra s'associer à la cirrhose. La syphilis, l'impaludisme plus intéressants encore en raison des indications directes qu'ils fournissent au traitement donnent également des formes mixtes.

Quelles que soient leurs causes les cirrhoses débutent toujours par une période simplement suspecte, période de congestion sans lésions anatomiques constituées. Les symptômes sont à ce moment peu tranchés : dyspepsie, douleur hépatique, épistaxis, teint terreux plutôt que subictérique. C'est plus sur les circonstances étiologiques et en particulier les habitudes alcooliques du malade que sur les accidents mêmes qu'il faut se fonder pour redouter la cirrhose. Mais c'est à cette période qu'il importe de réformer l'hygiène et d'instituer le traitement capable d'enrayer la maladie.

Actuellement pourtant on a reconnu que le pronostic de la cirrhose confirmée même dans sa forme atrophique était moins inexorable qu'on ne l'avait cru. Des malades ont pu guérir après avoir présenté une hypertrophie du foie marquée, une atrophie, de l'ascite. Les cirrhoses a gros foie même accompagnées d'ascite sont celles qui guérissent le mieux. Toutefois les récidives sont fréquentes (vingt récidives sur cinquante-deux malades suivis dans les observations de Willemin.) Le retour aux anciennes habitudes alcooliques, parfois l'influence du froid, sont les grandes causes de récidive.

Traitement. — I. — Cirrhoses alcooliques. — Il serait superflu d'insister sur les diverses règles hygiéniques indiquées déjà à propos de la congestion. Mais il faut rappeler avec Willemin « la nécessité absolue de supprimer toute ingestion d'alcool sous quelque forme que ce soit ! L'on partage volontiers l'étonnement de M. Millard quand il lit sur l'ordonnance faite par un de ses confrères à un malade [1] : Vin diurétique de Trousseau; cinq gouttes matin et soir de liqueur de Pearson dans le vin de chaque repas, vin de quinquina, puis mélange à parties égales des vins de Trousseau et de la Charité. On dirait un traitement des semblables par les semblables, mais à dose non homœopathique ». — Après la guérison l'usage du vin sera très surveillé, l'usage de l'alcool absolument interdit.

Les moyens thérapeutiques particulièrement cités dans les observations de guérison de cirrhoses sont : 1° le lait ; 2° l'iodure de potassium ; 3° les diurétiques et les purgatifs ; 4° les révulsifs et l'hydrothérapie ; 5° la faradisation ; 6° la paracentèse.

Lait. — Le lait doit être donné exclusivement. Une petite quantité de bouillon, d'œufs ou de viande suffit parfois à empêcher l'action favorable (Huchard). On le donnera à intervalles réguliers (toutes les heures ou toutes les deux heures) pour que les doses soient très fractionnées. Le minimum à atteindre est de deux litres et demi, le maximum de quatre litres. Pour faire accepter le lait on peut l'additionner d'eau de Vichy, d'eau de fleurs d'oranger, de cannelle, d'un peu de café ou de chocolat mais non d'alcool. Le lait fraîchement trait est d'ordinaire le mieux digéré.

La constipation opiniâtre que le lait détermine parfois sera combattue par les lavements froids ou les drastiques.

La diarrhée ne sera combattue que si elle est très abondante. Pour la faire cesser il suffit souvent de diminuer un peu la dose de lait.

Le régime lacté exclusif constituant la grande chance du succès dans la cirrhose, on doit au besoin donner le lait par la sonde œsophagienne. De cette façon il est souvent toléré par des malades qui vomissent le lait bu directement.

Au bout de deux mois en général on peut reprendre une alimentation soigneusement surveillée. Millard permet d'abord les féculents, les soupes et potages au lait, un peu de

(1) Dr WILLEMIN (de Vichy), *Ascite curable, cirrhose curable.* Thèse de 1890.

croûte de pain, puis les huîtres, quelques asperges, enfin la viande rôtie, les œufs, le poisson, le riz, les légumes, puis les fruits cuits ou très mûrs. Mais le malade doit s'abstenir toujours de boissons fermentées. Tardivement il prend un peu de café ou de thé léger. Mais parfois il faut continuer le lait presque indéfiniment. Les accidents reparaissent chaque fois qu'on suspend le lait. « Le lait ou la mort » a pu dire en pareil cas Chrétien.

A côté du régime lacté on doit mentionner la cure de raisin. Chez un malade de Gaucher atteint de cirrhose avec ascite considérable, cette cure amena à trois reprises différentes une amélioration extrême. L'ascite disparut en même temps que se produisait une diurèse abondante.

Iodure de potassium. — L'iodure de potassium semble très utile dans les cirrhoses au début, alors même qu'elles n'ont rien à faire avec la syphilis (Lancereaux). Les doses seront assez faibles (deux grammes par jour environ). L'association du lait et des diurétiques à l'iodure facilitera beaucoup la tolérance. Le médicament sera momentanément suspendu, s'il détermine de la diarrhée profuse. — Chez les ictériques on se défiera également de la tendance aux éruptions cutanées.

L'iodure pourra être donné en lavement en cas d'intolérance stomacale.

Diurétiques. — Le lait, le raisin constituent les diurétiques les meilleurs, les plus inoffensifs. Le lait peut être utilement additionné de quinze à trente grammes de lactose par litre.

Le calomel qui n'exerce pas d'action diurétique sur le sujet sain, serait diurétique chez les sujets atteints d'hydropisie. Sée ordonne pendant trois jours quarante centigrammes de calomel pris en deux fois. Bouchard se contente de vingt centigrammes par jour. Même à cette dose de vingt centigrammes il est fréquent de voir survenir la salivation. Bouchard donne souvent aussi le calomel à doses faibles et continues (un à deux centigrammes chaque jour ou trois centigrammes tous les deux jours). On doit encore surveiller la salivation. La caféine, la scille, la digitale, le nitrate de potasse ont été également

employés. Millard donne chaque jour la potion suivante prise
en quatre ou cinq fois.

Baies de genièvre	10 grammes
Eau bouillante infusée	200 —
Nitrate de potasse. . . . .⎫ àà 2	—
Acétate de potasse. . . . .⎭	—
Oxymel scillitique	50 —
Sp. des cinq racines . . :	30 —

Il suffit de mentionner les tisanes de queues de cerises, de
pariétaire, de chiendent, la décoction de café vert.

Purgatifs. — Les purgatifs sont particulièrement indiqués
quand il existe en même temps que l'insuffisance hépatique, de l'insuffisance rénale qui empêche la diurèse de s'établir. Les drastiques amènent sur l'intestin la dérivation maximum. Millard prescrit surtout l'eau-de-vie allemande (quinze
grammes une ou deux fois par semaine) la scammonée (un
gramme une fois par semaine) les pilules hydragogues du Codex (une à deux le soir tous les trois jours). La gomme gutte
a été très vantée par Leudet (cinq à dix centigrammes par
jour), Willemin cite particulièrement l'évonymine en raison
de son action cholagogue (une pilule de cinq centigrammes
d'évonymine, une tous les soirs, au besoin matin et soir).

Révulsifs. — *Hydrothérapie.* — *Faradisation.* — Si l'on croit
devoir pratiquer la révulsion, les ventouses sèches, les pointes de feu seront préférées aux vésicatoires.

L'hydrothérapie sera réservée aux cirrhoses d'origine palustre. La susceptibilité des cirrhotiques alcooliques au moindre refroidissement doit faire écarter chez eux l'hydrothérapie (Millard). Mais les frictions sèches, aromatiques, seront
utilement conseillées.

La faradisation faite avec un courant assez fort pour déterminer des contractions musculaires et en plaçant l'un des
pôles sur la région lombaire, tandis que l'autre pôle est promené sur le foie aurait donné de bons résultats (Tripier). Les
séances seront faites chaque jour, leur durée sera de dix
minutes environ. On peut même faire de deux à quatre séances par jour. L'effet sur la diurèse serait souvent très remarquable.

Paracentèse. — La paracentèse est souvent nécessaire en présence d'accidents trop menaçants (dyspnée, détresse cardiaque) pour attendre l'effet des autres traite.nents. Dans d'autres cas le régime lacté ne suffit pas à faire disparaître l'ascite. La disparition survient au contraire après une ponction de quelques litres seulement. Semmola, sauf nécessité absolue, impose une semaine de régime lacté, puis, si l'ascite tarde à diminuer, fait une ponction partielle de trois à quatre litres. Il renouvelle au besoin deux à trois fois ces ponctions partielles. Sa méthode paraît moins dangereuse que celle des ponctions complètes.

Si le liquide se reproduit rapidement malgré la ponction on ne doit pas trop se décourager. Un malade de Lyon finit par guérir après avoir subi 36 ponctions de 15 litres en 18 mois. Un malade de Duhamel subit 53 ponctions.

IIᵒ Cirrhoses biliaires. — La cirrhose hypertrophique avec ictère, les cirrhoses liées à la lithiase biliaire sont à peu de choses près justiciables du même traitement que les cirrhoses alcooliques. La rigueur de l'antisepsie intestinale par le régime lacté et surtout le salol (3 à 4 gr. par jour) est une condition importante de succès. Quand le lait est insuffisant pour l'alimentation on prescrira les aliments peu riches en toxines, œufs, viandes blanches très cuites, purées féculentes. Le médicament le plus efficace paraît être le calomel donné suivant la méthode de Bouchard à doses quotidiennes très faibles : 1 à 2 centigrammes par jour.

Dans les cirrhoses par calculs biliaires l'intervention chirurgicale est parfois un moyen direct de guérison.

IIIᵒ Cirrhose cardiaque. — Foie cardiaque. — Les accidents hépatiques chez les cardiaques sont très embarrassants pour le praticien. S'agit-il d'accidents de stase, d'asystolie hépatique (1)? S'agit-il au contraire d'une cirrhose chez un cardiaque ? Le point important pour la thérapeutique est de ne pas méconnaître la lésion cardiaque. A défaut de souffle au cœur les

. (1) Parmentier, *Foie cardiaque*, Th. de Paris, 1890.

palpitations, l'oppression légère, l'œdème malléolaire insignifiant qui ont précédé l'ascite, quelques râles sous-crépitants
fins aux deux bases, signes d'œdème pulmonaire (Hanot), prennent une grande importance. En pareil cas le lait, les purgatifs salins, l'eau-de-vie allemande, et surtout le calomel et la
digitale seront prescrits avec succès. Assez fréquemment la
digitale jusque-là inefficace agit énergiquement après un traitement mercuriel de deux à trois jours. Les saignées locales et
même la saignée générale peuvent enfin constituer un moyen
héroïque. Le foie cardiaque avec ictère comporte un pronostic réservé et contre-indique l'emploi des saignées,

La crise d'asystolie passée, on aura souvent à se préoccuper
dans le régime de l'affaiblissement du malade. La cachexie
peut même aller jusqu'à simuler la cachexie cancéreuse. La
viande crue, le jus de viande, la poudre de viande pourront
donc être de bonne heure indiqués. On se défiera des cures
thermales de Vichy chez les cirrhotiques cardiaques, surtout
dans le cas d'affaiblissement marqué (Hanot).

IV° CIRRHOSE PALUDÉENNE. — Le diagnostic repose tout entier
sur les commémoratifs d'impaludisme, de séjour dans les pays
tropicaux. Il y a ordinairement hypertrophie du foie et ictère.
Le traitement est le même que celui des cirrhoses ordinaires,
mais il faut mentionner particulièrement les bons résultats :
1° du sulfate de quinine et de l'arsenic à très faible dose ;
2° de l'hydrothérapie ; 3° des cures de Vichy. Si l'amélioration
tarde, on doit toujours se défier de la possibilité d'un abcès
du foie, surtout chez les malades venant des pays tropicaux
et ayant eu des accidents dysentériques. L'absence de tout signe d'abcès à la palpation ne suffit pas à faire écarter ce diagnostic. La douleur (point de côté hépatique), la gêne de la respiration, et surtout la fièvre irrégulière avec exacerbations,
frissons, sueur profuse suffiront pleinement à justifier une laparotomie exploratrice. On ne doit pas en effet oublier que les
guérisons sont d'autant plus nombreuses dans les abcès du
foie que l'intervention est plus précoce.

V° CIRRHOSES SYPHILITIQUES. — Là encore les antécédents seuls permettent de soupçonner le rôle de la syphilis. On ne négligera rien du traitement ordinaire de la cirrhose, mais on conçoit que le calomel, l'iodure de potassium, soient particulièrement indiqués parmi les moyens employés. Les frictions mercurielles sur la région du foie constituent le seul moyen spécial. Le traitement devra être aussi précoce que possible; plus qu'en aucun autre organe la syphilis du foie paraît en effet aboutir de bonne heure à des lésions de sclérose ordinaire, incurables par le traitement spécifique. Le mercure et l'iodure de potassium seront employés simultanément à hautes doses. Le traitement sera très prolongé.

CHAPITRE III

Ictères et ictères graves.

Résumé clinique. 1° Ictères graves secondaires (ictères aggravés). 2° Ictères graves primitifs. 3° Ictères graves toxiques (phosphore, arsenic, alcool). 4° Ictères graves consécutifs aux interventions chirurgicales.

Traitement : 1° *préventif* : a). Affections hépatiques diverses ; b) Ictères des nouveau-nés ; c) Ictères des jeunes enfants. 2° *curatif* : a) Difficulté de l'élimination des médicaments b) ; Indications générales des maladies infectieuses.

Résumé clinique. — L'ictère, si bénigne que paraisse sa cause (émotion, refroidissement, indigestion, coliques hépatiques), doit toujours éveiller la préoccupation. Si l'ictère se prolonge, s'il existe en même temps du ralentissement du pouls, des troubles digestifs marqués, un dépérissement graduel, du prurit cutané et surtout une tendance aux hémorragies même légères les préoccupations doivent être plus grandes encore. La fièvre enfin au cours d'un ictère doit toujours constituer un élément d'inquiétude grave. C'est qu'en effet au cours de tout ictère, quelles que soient sa cause, son ancienneté, sa bénignité apparentes peuvent survenir tout à coup des accidents infectieux redoutables.

Le pronostic de l'ictère sera d'autant plus sérieux qu'il sera lié à une lésion du foie (cirrhose hypertrophique, cirrhose biliaire). Il sera d'autant plus sérieux que l'élimination rénale sera plus défectueuse (brightiques, alcooliques, syphilitiques, femmes enceintes).

Les accidents infectieux des ictères graves sont surtout des hémorrhagies (hématémèses, melœna, épistaxis), des troubles nerveux (hoquet, trismus, tétanos, crampes, convulsions et coma). La sécheresse de la langue, les éruptions cutanées sont banales. L'ictère est souvent peu intense. Le foie est ordinairement mais non toujours très diminué de volume. L'urine est très peu abondante et renferme très peu d'urée. Rien de plus variable que le pouls qui peut passer de 50 à 120 et que la température qui peut sauter de 36° à 42° d'un jour à l'autre.

La mort est la terminaison la plus fréquente de l'ictère grave. Elle est souvent très rapide, survenant deux à trois jours après le début des accidents. Mais la maladie peut aussi se prolonger plusieurs semaines. La convalescence dans les cas de guérison est toujours longue et pénible.

Ces accidents infectieux secondaires constituent la forme la plus fréquente de l'ictère grave. Mosé a proposé de leur donner le nom d'ictères aggravés pour les distinguer des ictères infectieux primitifs où tout éclate à la fois : ictère et accidents infectieux. Ces ictères graves primitifs frappent souvent les sujets les plus robustes. Les émotions, les fatigues, la syphilis, l'alcoolisme, mais surtout la grossesse constituent des causes prédisposantes. Ces ictères sont parfois épidémiques.

On doit mentionner enfin les ictères graves qui peuvent survenir brusquement du fait d'une intoxication aiguë par le phosphore, l'arsenic, l'alcool. L'intensité des troubles digestifs, les commémoratifs les distinguent. Le traitement a été étudié aux intoxications.

Les opérations chirurgicales déterminent assez fréquemment chez les ictériques des accidents infectieux mal expliqués et qu'on doit rapprocher des ictères graves. La possibilité de ces accidents n'est cependant pas une contre-indication absolue. Mais on doit veiller avec un soin minutieux à l'antisepsie et aux doses de chloroforme employées.

Traitement. — 1° TRAITEMENT PRÉVENTIF. — Le traitement même de l'ictère dépend évidemment de sa cause (simple embarras gastrique, calcul biliaire, compression biliaire, cirrhose hypertrophique). Mais quelle que soit cette cause un repos absolu, de grandes précautions contre le froid seront toujours recommandés aux ictériques. Le régime général le plus fréquent sera le régime lacté, excellent pour diminuer les toxines ingérées et activer l'élimination rénale. On assurera l'élimination intestinale par les purgatifs, l'élimination cutanée par les frictions sèches, les bains alcalins tièdes.

L'ictère qui survient si fréquemment chez les nouveau-nés du fait du refroidissement aboutit rarement à l'ictère grave. Son traitement n'exige guère que des précautions hygiéniques. L'ictère des jeunes enfants et même la simple teinte bistrée subictérique doit toujours faire songer à la syphilis héréditaire.

2º TRAITEMENT CURATIF. — Dans le traitement de l'ictère grave déclaré on doit toujours songer aux difficultés de l'élimination. Le sulfate de quinine, le salicylate de soude, la digitale, l'iodure de potassium qui ont été préconisés ne seront donc donnés qu'avec prudence. Le lait, le café, l'alcool seront les principaux moyens de soutenir les forces. Au début un purgatif salin sera très utile. Un peu plus tard l'antiseptique le meilleur et le plus inoffensif paraît être le salol donné en cachets à doses de 3 et 4 grammes par jour. Les grands lavements boriqués froids donnés matin et soir sont utiles comme faiblement antiseptiques et surtout comme activant la diurèse.

CHAPITRE IV

Lithiase biliaire.

RÉSUMÉ CLINIQUE : *a*) : *Colique hépatique.* Forme aiguë. Formes frustes ; *b*) *Intervalle des accès* ; *c*) *Complications* : 1º de l'accès : troubles cardiaques, congestion pulmonaire, vomissements, occlusion
intestinale, ruptures ; 2º de la lithiase : dilatation de la vésicule,
cirrhose biliaire, angiocholite, accidents fébriles.

TRAITEMENT : *a*) *Accès de colique* : 1º Douleurs, les crises aiguës, les
crises à répétition ; 2º Expulsion des calculs ; 3º Complications : vomissements, détresse cardiaque, congestion pulmonaire ; *b*) *Intervalle*
des accès : 1º Evacuation des calculs : Moyens médicaux (dissolvants
alcalins, purgatifs). Moyens chirurgicaux (procédés divers, indications.) *Traitement spécial* des fistules biliaires, des ruptures biliaires, de l'occlusion intestinale ; 2º Moyens destinés à prévenir la formation de nouveaux calculs (hygiène, régime, alcalins, cures thermales, boldo, benzoate de soude, jus d'herbes.)

Résumé clinique. — Il est peu d'affections aussi fréquentes que la lithiase biliaire. Il en est peu qui soient aussi souvent méconnues. Sans doute l'accident aigu de la lithiase biliaire, l'accès franc de colique hépatique est ordinairement
diagnostiqué. La douleur subite, intense, avec ses points spéciaux à l'épigastre, dans l'hypochondre droit au niveau de la
vésicule, à l'extrémité inférieure de l'omoplate droite, avec
ses irradiations vers l'épaule et le bras droit, les vomissements,
l'ictère qui suit ordinairement l'accès, sont assez caractéristiques. Mais les formes frustes qui constitueraient d'après Senac
les quatre cinquièmes des cas sont singulièrement trompeuses.
Tout se réduit à des douleurs vagues dans l'épigastre, l'hypochondre, sans ictère et même sans vomissements. Si l'on ne
recherche pas par une palpation minutieuse la sensibilité au
niveau de la vésicule au-dessous des fausses côtes sur la ligne
verticale passant par le mamelon, et l'augmentation de volume
du foie, on croit à une gastralgie simple. Chez les femmes,

les crises si fréquentes aux époques menstruelles sont souvent prises pour de la dysménorrhée. Chez le vieillard il est une forme plus trompeuse encore. L'accès de colique est remplacé par un frisson intense sans douleur, sans vomissements.

Dans l'intervalle des accès, soit aigus et francs, soit atténués et frustes, persiste ordinairement un état de malaise qu'il est très important de rattacher à sa cause réelle, la lithiase biliaire. Les malades ne se plaignent que de pesanteur dans l'hypochondre droit et surtout de dyspepsie flatulente. Ils sont ordinairement constipés. A défaut de teinte subictérique ils offrent une teinte bistrée de la peau et des sclérotiques. Ce sont des migraineux. Ils ont souvent eu des accidents de goutte, de gravelle, d'eczéma. La palpation de la vésicule et du foie laissent parfois dans le doute. Aussi est-il très important quand les malades ont eu une crise plus douloureuse, une journée plus mauvaise de faire examiner les matières fécales. — En plaçant celles-ci sur un tamis fin et les diluant par un jet d'eau, on trouve souvent, le lendemain des crises, des calculs ou des débris de calculs qui tranchent le diagnostic.

Les complications de la lithiase biliaire sont nombreuses. Elles sont ordinairement tardives, survenant après des accès assez nombreux de coliques hépatiques. Elles sont parfois précoces et en ce cas ne sont pas toujours rattachées à leur véritable cause.

Au moment même de l'accès peuvent survenir des phénomènes réflexes graves: détresse cardiaque et syncope, congestion pulmonaire, vomissements incoercibles. — L'occlusion de l'intestin par la migration du calcul, la rupture de la vésicule ou des canaux biliaires sont plus rares.

Le calcul peut enfin s'enclaver soit dans le canal cystique, soit dans le canal cholédoque. Dans le premier cas peut survenir une dilatation considérable de la vésicule. Dans le second surviennent, soit des accidents de cirrhose, soit des accidents d'angiocholite suppurée avec formation de nombreux petits abcès. Le calcul enclavé peut même finir par être expulsé au dehors après formation d'une fistule cutanée.

Dans l'intervalle des crises apparaissent parfois des accès de fièvre survenant tous les trois, quatre, cinq, six jours, irrégulièrement périodiques, séparés par des périodes complètes d'apyrexie. Comme dans la fièvre intermittente, l'accès passe par les stades de frisson, chaleur et sueur, mais il débute le soir et non le matin. De plus il y a diminution de la quantité d'urée excrétée. — Ces accès pseudo-intermittents sont liés, soit à l'obstruction complète ou incomplète du canal cholédoque, soit à l'angiocholite biliaire. — Il est rare qu'il n'y ait pas au moins une teinte subictérique. Le pronostic doit toujours être très réservé.

Traitement. — Le traitement doit être étudié : 1° au moment même de l'accès de colique hépatique ; 2° dans l'intervalle des accès. Il a alors pour but soit de prévenir la formation de nouveaux calculs, soit d'assurer l'évacuation des calculs encore existants. Au traitement des complications se rattache la grosse question de l'intervention chirurgicale dans la lithiase biliaire.

I. — Traitement de l'accès de colique hépatique. — Calmer la douleur, faciliter l'expulsion du calcul, modérer les accidents réflexes, telles sont les principales indications.

1° *Douleur* : a) — La douleur est souvent atroce. Les cataplasmes laudanisés très chauds, les lavements laudanisés avec vingt ou trente gouttes de laudanum, les pilules renfermant un centigramme d'extrait de belladone et un centigramme d'extrait d'opium, et donnés de demi-heure en demi-heure constitueront les premiers moyens. Les injections de morphine augmentent parfois les vomissements. Mais on sera souvent forcé de passer outre à cet inconvénient. Les grands bains prolongés soulagent beaucoup, mais il faut veiller avec soin au refroidissement. Dans quelques cas force a été de recourir aux inhalations de chloroforme.

b) Dans d'autres cas les crises sont modérées mais reviennent presque chaque jour avec une opiniâtreté désespérante. On évitera en pareil cas l'emploi des narcotiques. La révulsion sur le foie par des sangsues (sujets vigoureux), par des pointes de feu (sujets débiles), le régime lacté intégral par doses très fragmentées, les bains prolongés suffiront souvent. Si ces moyens échouent on préférera à l'opium et surtout aux injections de morphine dont les malades abusent souvent, le chloral, soit en potion, soit en lavement.

L'antypirine a parfois offert de l'utilité.

II° EXPULSION DES CALCULS. — Le nombre des moyens proposés est considérable. Chauffard emploie l'éther amylvalérianique à dose de 4 et 6 capsules par jour. Le salicylate de soude à dose de 2 et 3 grammes paraît surtout utile dans les coliques hépatiques avec fièvre et angiocholite. Ferrand a beaucoup vanté la glycérine. A dose massive (20 à 30 grammes) la glycérine ferait souvent cesser l'accès de colique hépatique. A dose faible, 5 à 15 grammes, elle serait un bon moyen de prévenir de nouveaux accès, la glycérine peut être prise dans un peu d'eau alcaline. En outre de la glycérine, l'huile d'olive constitue le moyen le plus actif et le plus inoffensif. Une dose de 200 grammes de très bonne huile d'olive est ordinairement suffisante (on la donnera en deux fois à un quart d'heure d'intervalle. En cas de répugnance trop vive elle peut être administrée au moyen du tube de Debove). Elle est presque toujours remarquablement tolérée même par les malades ayant des vomissements. Le soulagement des douleurs est souvent presque immédiat (Willemin). Le malade après l'avoir pris restera couché 3 heures sur le côté droit. Dans les crises à répétition il est préférable de donner l'huile d'olive le soir.

Les purgatifs seront évités pendant la crise même. Ils peuvent en effet faciliter la rupture des canaux biliaires ou l'enclavement du calcul. La crise passée on préférera les laxatifs légers (manne, eaux minérales purgatives à faible dose).

COMPLICATIONS. — Les vomissements incoercibles seront combattus par la glace, le champagne, la potion de Rivière, au besoin le lavage de l'estomac.

La détresse cardiaque sera combattue par les ventouses sèches, le marteau de Mayor, les injections sous-cutanées d'éther ou de caféine.

Caféine . . . .
Benzoate de sonde . . . } ãã 2 gr. 50.
Eau . . . . q. s. pour 10 centimètres cubes.

Une à quatre injections dans les 24 heures.

La congestion pulmonaire sera combattue par les ventouses sèches, le décubitus latéral.

TRAITEMENT DANS L'INTERVALLE DES ACCÈS. — Ce traitement a pour but : 1° d'amener l'évacuation des calculs encore contenus dans la vésicule ; 2° d'empêcher la formation de nouveaux calculs.

1° Evacuation des calculs. a) Moyens médicaux.

L'huile d'olive constitue encore le meilleur des moyens à employer. Elle sera donnée à doses plus faibles qu'au moment de l'accès franc, un verre à Bordeaux chaque soir par exemple pendant sept à huit soirs de suite. On reprendra après huit jours de repos. La glycérine à faibles doses dans l'eau alcaline est aussi très utile (5 à 15 gr. par jour).

Le remède de Durande a joui longtemps d'une grande vogue. Ce remède est ainsi formulé :

Essence de térébenthine . . . . 10 grammes.
Ether. 15 —

Le malade prend chaque soir de 2 à 4 grammes de ce remède. C'est dans du bouillon dégraissé que sa saveur est le mieux supportée. Chez les sujets délicats on peut simplement donner le soir de 2 à 4 capsules d'essence de térébenthine, de 3 à 6 perles d'éther.

L'eau chloroformée est très utile contre la dyspepsie flalulente qui accompagne souvent la lithiase biliaire et semble utile contre la lithiase elle-même. Le malade prendra après les deux principaux repas une cuillerée à bouche de :

Eau chloroformée saturée. . . . .
Eau . . . . } ãã 120 grammes.

Les alcalins, bicarbonate de soude, magnésie seront souvent indiqués tant contre la dyspepsie que contre la lithiase. Le maximum d'efficacité des alcalins est atteint dans la cure thermale de Vichy. L'action des eaux de la Grande-Grille bûes sur place est telle que les doses doivent être surveillées avec soin pour éviter la production des coliques hépatiques. A distance les eaux !e la Grande-Grille peuvent être conseillées chaque matin à dose de un demi verre à un verre par jour (70 à 140 gr.) On aura soin de les réchauffer au bain-marie jusqu'à la température de 40° environ.

Dans tous les cas enfin où il existe de la fièvre, où l'on peut craindre l'angiocholite biliaire, on ne saurait trop recommander l'emploi du salol, le véritable antiseptique biliaire que possède la thérapeutique. Des doses de 4 à 5 grammes par jour, par cachets de 0 gr. 50 à 1 gramme sont très bien tolérées.

Le salicylate de soude (2 à 3 gr. par jour) rend aussi la bile plus fluide.

On s'attachera à combattre la constipation, mais les purgatifs seront toujours prescrits à doses modérées.

Moyens chirurgicaux. — Les quatre procédés qu'il faut surtout mentionner sont : 1° la cholécystotomie en laissant une fistule biliaire, la vésicule ouverte étant suturée à la paroi abdominale ; 2° la cholécystotomie sans fistule, les parois de la vésicule étant suturées ; 3° la cholécystectomie ou ablation de la vésicule ; 4° la cholécystentérostomie ou abouchement de la vésicule dans l'intestin. Ce n'est guère qu'au cours même de l'opération, d'après les adhérences, l'état des parois de la vésicule, le degré d'inflammation que le chirurgien peut se décider entre ces quatre grands procédés et leurs innombrables variantes opératoires. Le point important est de discuter les indications mêmes de l'intervention chirurgicale.

L'obstruction calculeuse est l'indication la plus générale. Cette obstruction peut se traduire par une dilatation de la vésicule dans laquelle on sent parfois les calculs frotter sous la main comme des noix. Elle peut se traduire par de l'ictère chronique, de la décoloration des matières fécales. Alors même qu'il n'y a pas de signes d'obstruction, des crises de coliques hépatiques violentes, répétées, prolongées pourraient justifier l'intervention.

Un point souvent embarrassant au point de vue des contre-indications est l'état général. L'angiocholite au début est plutôt une indication d'intervention. Mais plus tard les malades offrent souvent une fièvre intense par infection biliaire, ils sont profondément cachectiques. A côté de la tumeur de la vésicule biliaire existe une hypertrophie du foie par cirrhose. Ces sujets et surtout ceux qui offrent un ictère marqué, une tendance aux hémorrhagies, supportent mal les opérations. Pourtant s'il existe une tumeur biliaire, l'intervention doit être tentée chez eux. On s'attachera à donner le chloroforme d'une façon continue et à très faibles doses, l'emploi de fortes doses de chloroforme semblant être chez ces malades un des facteurs de la gravité des opérations.

Avant de se décider à l'intervention il sera toujours bon d'essayer une cure thermale à Vichy. En cas d'urgence cette cure peut être conseillée même l'hiver.

Les fistules biliaires qui se produisent parfois par ulcération due aux calculs enclavés ont été traitées avec succès par la cholécystectomie. L'épanchement de bile dans le péritoine par rupture des canaux ou de la vésicule n'est pas toujours suivie immédiatement d'une péritonite suraiguë. La laparotomie peut utilement intervenir. L'occlusion intestinale produite par l'arrêt d'un calcul dans l'intestin exigera rarement la laparotomie. Les moyens médicaux (massage, électricité, purgatifs) réussiront ordinairement.

TRAITEMENT DESTINÉ A PRÉVENIR LA FORMATION DE NOUVEAUX CALCULS. — *Hygiène*. — L'exercice et surtout l'exercice au grand air deux à trois heures après les repas constitue un bon moyen d'activer le cours de la bile. Les bains alcalins, les frictions cutanées, le massage seront très utiles. Le massage au niveau même de la vésicule peut être utile à la condition d'être fait avec prudence. L'hydrothérapie, très utile également, exige de grands ménagements.

Régime. — Les boissons seront, sauf la contre-indication de dilatation de l'estomac, un peu abondantes. Le vin de Bor-

______
(1) Voir *Congrès de chirurgie*, 1892, séance du 22 avril. Rapport de M. TERRIER.

deaux, léger et naturel, constitue coupé de moitié eau la boisson de choix. Les vins blancs seront parfois mieux supportés que le vin rouge. Il est important que l'eau consommée ordinairement renferme peu de sels de chaux. En pareil cas on conseillerait des eaux minérales faiblement alcalines et gazeuses : Renlaigue, Vals (Pauline ou St.-Jean) ou bien l'eau très digestive et à peine minéralisée d'Alet.

Le vin pur très vieux peut être permis en cas d'anémie marquée, mais on défendra le champagne, les vins alcooliques, l'alcool et les liqueurs, le cidre, la bière. Le thé et le café peuvent être permis avec modération. Le lait est trop riche en matières grasses pour être conseillé. Mais les cures de lait écrémé, de petit lait seront souvent utiles.

De l'alimentation solide on devra exclure autant que possible les corps gras (beurre, graisse, huile, bouillon non dégraissé) les féculents (pâtisserie, pâtes, carottes, pommes de terre et pain en trop grande abondance), les sucres (plats sucrés, fruits très sucrés).

Les viandes sont permises à condition d'éviter les viandes noires (gibier et surtout gibier faisandé), le boudin, la cervelle, les pâtés, le foie gras, les salaisons. Le poisson est permis mais on défendra les crustacés (crevettes, écrevisses, homards), les moules et les coquillages. Les huîtres sont bien tolérées. Les œufs ne seront pris qu'avec modération.

Les légumes verts, cuits au jus et non au beurre (salades cuites, asperges, haricots verts, pois très fins) devront être très recommandés. Les choux sont assez souvent mal digérés. Les salades crues, trop fortement assaisonnées de vinaigre, sont nuisibles. Mais on peut permettre les salades simplement assaisonnées de jus de rôti. Les artichauts, les légumes secs, le riz ne seront pris qu'avec modération. On évitera les tomates.

Les fruits frais sont excellents. Les cures de raisin peuvent être fort utiles. Les fruits secs, les confitures, seront défendus.

Médicaments. — Les alcalins ne seront jamais donnés d'une façon trop prolongée. Mieux vaut procéder par cures successives de huit jours avec interruption égale. Les doses ne seront pas excessives. On se contentera de deux à trois grammes de bicarbonate de soude, d'un à deux verres d'eau de Vals ou de Vichy dans la journée. Le sulfate de soude à faibles doses (cinq à six grammes) est utile comme laxatif et comme alcalin.

Comme cure thermale, Vichy est avant tout indiqué. Le malade sera prévenu qu'une cure faite sans direction médicale peut lui être extrêmement préjudiciable.

La constipation sera combattue avec grand soin. On tâchera même d'obtenir par la régularité des heures, par le massage, par les laxatifs, par le régime, deux selles par jour.

La poudre laxative dite de Vichy mérite d'être connue. Voici, d'après Cyr, sa formule :

Poudre de réglisse	àà 50 gr.
Poudre de feuille de sené.	
Semences de fenouil pulvérisé.	àà 25 gr.
Soufre sublimé et lavé	
Sucre pulvérisé.	150 gr.

Deux à quatre cuillerées à café le soir dans un demi-verre d'eau.

Le boldo a été très vanté et mérite peut-être d'être essayé dans les formes fébriles de la lithiase. On débutera par dix gouttes de teinture dans une tasse de centaurée. On peut aller graduellement à trente gouttes.

Le benzoate de soude également préconisé sera donné seulement à doses de 0 gr. 50 à 1 gramme. Des doses plus fortes pouvant être données dans la forme fébrile. Un très vieux remède, les sucs d'herbe (chicorée, cresson, pissenlit, oseille, trèfle d'eau), mérite d'être mentionné. Les doses seront de cinquante à cent grammes de suc préparé fraîchement chaque matin.

CHAPITRE V

Kystes hydatiques. — Abcès. — Cancer du foie.

Résumé clinique. — Les kystes et les abcès du foie. Difficultés du diagnostic. Confusions avec le cancer, les cirrhoses. Caractères du cancer, du kyste hydatique, des abcès.

Indications thérapeutiques. — Ponction et incision exploratrice. Ponctions intra-hépatiques. — Traitement du cancer du foie.

Résumé clinique. — Les abcès du foie, les kystes hydatiques du foie sont peut-être plus fréquemment confondus avec les affections de la plèvre et du poumon, avec les affections de l'abdomen qu'avec les affections mêmes du foie. Un cas se présente pourtant assez fréquemment en clinique. Chez un malade qui dépérit, se cachectise on constate une tumeur du foie. Il s'agit vraiment d'une tumeur et non d'une hypertrophie en masse comme en présentent la cirrhose hypertrophique, certaines cirrhoses cardiaques. La situation, l'évolution clinique permettent d'éliminer l'hypothèse d'une distension de la vésicule biliaire. Le problème qui se pose devient alors le suivant. S'agit-il d'un cancer du foie, affection incurable ? S'agit-il d'un kyste hydatique ou d'un abcès. Dans le premier cas, on se trouve réduit aux palliatifs étudiés à propos du cancer de l'estomac. Dans le second cas au contraire l'intervention chirurgicale peut encore réussir dans des cas en apparence désespérés.

Avant d'admettre le cancer du foie deux points doivent être minutieusement étudiés. 1° Le cancer primitif du foie est rarissime. S'il s'agit bien d'un cancer du foie presque toujours on trouvera un cancer primitif de l'estomac, du rectum, de l'utérus, de l'œil, cancer qui est parfois très peu développé alors que le cancer secondaire est énorme. 2° Le cancer du foie a un développement très rapide. En huit, quinze jours d'observation ses progrès sont manifestes. Toutes les fois qu'une maladie a débuté depuis plusieurs mois et surtout depuis un an on peut affirmer, à moins que le volume ne soit énorme, que les bosselures maronnées ne soient entièrement caractéristiques, qu'il ne s'agit pas d'un cancer du foie.

Le kyste hydatique est une affection qui semble devenir de plus en plus fréquente. Elle est très facilement méconnue. Certes on peut dire avec Cyr que « lorsqu'on rencontre une tumeur ayant une conformation régulière, ou globuleuse, ou ovoïde, de volume assez variable, depuis une mandarine jusqu'à une tête de fœtus à terme, à surface lisse, occupant la région de l'hypochondre droit, ou l'épigastre, même empiétant sur l'hypochondre gauche, descendant parfois jusqu'au-dessous de l'ombilic, suivant les mouvements du foie pendant l'inspiration et l'expiration, par conséquent faisant bien corps avec cet organe, dont le développement n'a pas été accompagné de douleurs très accentuées, et où la palpation n'en provoque pas davantage et enfin donnant la sensation de fluctuation, avec ou sans vibration c'est-à-dire avec présence ou absence de frémissement hydatique, il y aura de grandes chances pour qu'on ait affaire à une tumeur hydatique ». Mais il est des cas où la régularité de la tumeur fera songer à une cirrhose hypertrophique. Il en est d'autres où ces bosselures feront au contraire penser à un cancer. Il en est d'autres enfin où le kyste occupant la face supérieure du foie, on songera à une pleurésie. La lenteur de l'évolution est le principal moyen de diagnostic.

Les abcès du foie s'observent chez des sujets ayant séjourné dans les pays tropicaux et surtout y ayant souffert de la dysenterie. Les douleurs sont vives. Il existe de la fièvre à forme intermittente ou rémittente. Dans ces conditions, la moindre hypertrophie, la moindre voussure appréciable doit faire craindre un abcès du foie.

Indications thérapeutiques. — On vient de voir combien

le diagnostic sera rarement fixé d'une façon définitive. Pour le fixer, si la tuméfaction du foie paraît fluctuante, on pourrait avoir recours à la ponction exploratrice. Mais le plus souvent il faudra faire l'incision exploratrice. Parfois même, ce n'est, une fois l'incision faite, qu'après avoir pratiqué en tous sens des ponctions exploratrices à travers le tissu même du foie qu'on finit par découvrir un abcès ou un kyste profondément caché. Le traitement même de l'abcès ou du kyste appartient tout entier aujourd'hui à l'intervention chirurgicale. L'ouverture du foyer et sa suture à la paroi est le procédé le plus usuel depuis l'antisepsie. Mais il était indispensable de signaler ces deux affections si facilement confondues avec les affections incurables du foie. Bien des malades succombent du fait de ces erreurs de diagnostic que l'opération aurait pu sauver.

Le cancer du foie sera traité par les différents moyens palliatifs indiqués à l'étude du cancer de l'estomac. Murchison a vanté les pilules suivantes :

Noix vomique. . . . . }	ãã 15 milligrammes.
Chlorhydrate de morphine. . . }	
Créosote	1 goutte.

Pour une pilule. Une à trois chaque jour.

QUATRIÈME PARTIE

MALADIES DU SYSTÈME NERVEUX

CHAPITRE PREMIER

Affections cérébrales.

RÉSUMÉ CLINIQUE. — 1° Période prémonitoire; 2° Modes de début :
a) Apoplexie, *b*) Début lent ; 3° Accidents systématisés et diffus ;
4° Causes principales. Syphilis. Athérome. Les pseudo-apoplexies
urémiques, diabétiques, alcooliques, palustres, hystériques.

TRAITEMENT. — 1° *Période prémonitoire* : Les premiers signes d'a-
vertissement, les règles hygiéniques, indications de l'opium ou du
bromure. 2° *Apoplexie*. La saignée générale, les divers moyens de
révulsion et de dérivation, les sangsues, les injections d'éther, alimentation, traitement médicamenteux, indications spéciales à la
syphilis et à l'impaludisme. 3° *Ramollissement à marche chronique*.
Le séton à la nuque ; l'iodure. 4° *Traitement des accidents anciens* :
a) hygiène du gâteux : escharres, rétention d'urine, constipation,
alimentation; *b*) paralysies ; *c*) aphasie ; *d*) anesthésie ; *e*) athétose ;
f) traitement médical direct de la lésion ; les tentatives chirurgicales.

Résumé clinique. — En simplifiant leur histoire d'une
façon absolument artificielle en se plaçant au seul point de
vue thérapeutique on peut distinguer dans les diverses affections cérébrales trois périodes :

1° La période prémonitoire où tout se réduit à des troubles
simplement congestifs ;

2° La période de début tantôt brusque par une attaque apo-
plectique, tantôt lent et progressif ;

3° La période de lésions constituées, tantôt systématisées :

aphasie, monoplégie, hémiplégie, hémianesthésie ; tantôt diffuses : paralysies, obnubilation intellectuelle, gâtisme.

Certes cette division est très critiquable au point de vue
théorique. Le diagnostic entre l'hémorrhagie méningée, l'hémorrhagie cérébrale, le ramollissement par embolie ou par
thrombose, les tumeurs cérébrales, doit être précisé autant
que possible ; mais dans bien des cas où cette précision fera
défaut, force sera de rechercher seulement les grandes indications thérapeutiques.

Au point de vue étiologique, la syphilis est l'élément le plus
important à rechercher. L'athérome, bien que prêtant moins
au traitement, les lésions d'endocardite et en particulier les
lésions aortiques viennent en second lieu. Dans le diagnostic
de l'apoplexie on songera en particulier à la possibilité de l'u-
rémie (*coma urémique*), du diabète (*coma diabétique*), de l'alcoolisme aigu, de l'impaludisme, de l'hystérie.

Traitement. — Période prémonitoire. — Chez un sujet ayant
dépassé l'âge moyen de la vie, on doit toujours prendre au
sérieux les moindres troubles, soit d'anémie, soit de congestion cérébrale. L'anémie et la congestion ont bien des symptômes communs : vertiges, intermittences et inégalités du pouls,
nausées, vomissements, céphalées, insomnie nocturne contrastant avec des moments de somnolence et d'engourdissement
dans la journée. C'est la rougeur, la teinte bleuâtre du visage,
l'injection des conjonctives, les battements énergiques des carotides et des temporales qui différencient la congestion.

Quant aux causes mêmes elles seront entrêmement variées.
Ce seront les lésions artérielles déterminées par l'impaludisme, la syphilis, l'alcoolisme. Ce seront les fatigues et les chagrins. Ce seront les insolations, les refroidissements, les efforts
prolongés. Ce seront enfin les lésions cardiaques. Tous ces
malades à circulation cérébrale défectueuse doivent être soumis à une hygiène rigoureuse. Le repos s'impose dans l'anémie comme dans la congestion. Le malade évitera les veillées,
les repas copieux, les excès alcooliques, les excès sexuels,
les voyages. Si l'anémie prédomine, le décubitus la nuit sera

presque horizontal. La tête sera au contraire un peu élevée en cas de congestion, le malade couchera sur un oreiller de crin, il évitera de rester trop longtemps au lit la nuit et de dormir dans la journée.

Bien d'autres règles d'hygiène doivent être rappelées, quoi qu'un peu banales. Le séjour dans des pièces très froides ou très chauffées, la passage brusque du froid à la chaleur ou réciproquement, les marches au soleil, surtout au printemps et l'été, les émotions vives sont à redouter. Le froid aux pieds sera évité par des chaussures très chaudes et au besoin en saupoudrant l'intérieur des bas ou des chaussettes d'un peu de farine de moutarde. Le tabac, le thé, le café ne seront permis que modérément. Le séjour même dans une atmosphère remplie de fumée de tabac sera proscrit. On combattra avec soin la constipation. Il serait superflu d'insister sur le reste du traitement hygiénique qui peut se résumer en quatre mots « Vie calme et végétative ».

Au point de vue *médicamenteux*, l'opium, utile en cas d'anémie cérébrale, est dangereux dans le cas de congestion qu'il augmente. Si l'insomnie et la céphalée de la congestion nécessitent un traitement, c'est au bromure, c'est au chloral qu'il faut s'adresser.

Apoplexie. — Vient l'attaque même d'apoplexie. Quelle qu'en soit la cause, qu'il s'agisse d'une hémorrhagie cérébrale ou méningée, d'une embolie, d'une poussée congestive autour d'une tumeur cérébrale, d'œdème cérébral, d'urémie, d'hystérie, d'impaludisme, le tableau clinique : perte de connaissance, résolution, abolition ou diminution des réflexes, respiration bruyante et stertoreuse, cyanose, est à peu près le même. Les convulsions et les contractures précoces, liées d'ordinaire aux hémorrhagies ventriculaires ou méningées, sont d'un pronostic particulièrement grave.

La saignée générale, ce moyen trop délaissé aujourd'hui, constitue le seul moyen d'agir et d'agir vite. Dans les apoplexies par congestion, par œdème, par urémie, l'effet est parfois immédiat et merveilleux. La connaissance revient, la respiration stertoreuse et la cyanose disparaissent. La saignée générale ne saurait d'ailleurs être nuisible ? En admettant même qu'il y ait erreur de diagnostic qu'il s'agisse d'ivresse aiguë, d'un empoisonnement, d'une asphyxie avec phénomènes apoplectiques, la saignée resterait utile contre la congestion cérébrale. Quant aux anémies cérébrales brusques, elles succèdent ordinairement aux grandes hémorrhagies, elles sont accompagnées de pâleur, de refroidissement. L'intelligence est relativement conservée, ce qui les distingue de l'apoplexie.

Les sinapismes, les frictions stimulantes sur les membres inférieurs viennent en seconde ligne comme moyens immédiats. La dérivation sur l'intestin est également utile. La préparation d'un lavement purgatif demandant un certain temps on se contentera d'abord de lavements d'eau salée (60 gr. de sel commun pour un litre d'eau). Mais on peut ensuite prescrire des lavements de décoction de séné (12 gr. de feuilles pour un litre) additionnés de 30 grammes de miel de mercuriale ou de 30 gr. de sulfate de soude.

L'application de sangsues constitue un moyen moins rapide que la saignée, mais son action peut être longtemps prolongée par le procédé dit de la sangsue permanente. Le mieux est, si les phénomènes congestifs persistent ou reparaissent après la saignée générale, d'appliquer une sangsue derrière chaque apophyse mastoïde. Quand la sangsue gorgée tombe, elle est aussitôt remplacée par une autre et cela à quatre, cinq ou six reprises. Exceptionnellement chez des sujets très âgés, très faibles, très anémiques, à pouls filiforme on se contentera d'appliquer des sangsues sans faire de saignée.

On appliquera sur le front des compresses d'eau fraîche qu'on peut additionner d'un peu d'alcool camphré, d'éther, de glace. Les vessies de glace sont inutiles et d'application difficile. Dans l'emploi de l'alcool camphré, de l'éther, on évitera avec soin que le liquide s'écoule dans les yeux où il déterminerait des conjonctivites tenaces et douloureuses.

L'emploi des injections sous-cutanées d'éther est rarement très utile. On aura soin de les faire profondes pour éviter les escharres. Quand malgré l'apoplexie on pourra déterminer le côté paralysé (résolution plus complète, chute plus rapide et plus brusque des membres soulevés) on fera les injections du côté sain.

Le malade une fois capable d'avaler ne prendra pendant deux ou trois jours que du lait, un peu de café et, si l'on a fait une saignée abondante, des grogs légers, du vin vieux coupé d'eau.

Le traitement médicamenteux se réduira ordinairement à peu de choses ; quelques cuillerées à café de sirop d'éther, 2 à 3 grammes d'acétate d'ammoniaque dans 125 grammes de julep gommeux. Il n'est que deux cas, la syphilis et l'impaludisme, qui nécessitent un traitement énergique. En cas de syphilis on insistera sur les frictions mercurielles faites avec 4 et 6 grammes d'onguent chaque jour, longtemps prolongées. Si le malade ne peut avaler on donnera des lavements avec 6 et 8 grammes d'iodure de potassium. En cas d'impaludisme on emploiera les lavements et surtout les injections sous-cutanées de quinine (Voir IMPALUDISME).

Dans le cas de ramollissement à marche chronique avec attaques apoplectiformes légères et même sans attaques, mais avec déchéance cérébrale, paralysie progressive, un très vieux moyen, le séton à la nuque, ne sera pas à dédaigner. L'iodure de potassium sera prescrit à faibles doses, longtemps continuées. Des purgatifs seront fréquemment prescrits.

TRAITEMENT APRÈS L'ATTAQUE D'APOPLEXIE. — Après l'attaque, tantôt le malade revient assez vite à la santé après des troubles d'ictus cérébral, de parésie passagère. Tantôt au contraire les troubles persistent. C'est la paralysie, l'hémiplégie, l'aphasie qui appellent surtout l'attention. Ce sont les troubles plus latents, rétention d'urine, eschares, congestion pulmonaire de décubitus, difficultés de l'alimentation qui mettent surtout la vie du malade en danger.

Alors même que le malade paraît s'être rétabli vite on insistera avec plus de rigueur que jamais, sur les précautions hygiéniques de la période prémonitoire. En général, une attaque d'apoplexie grave, immédiatement mortelle ou laissant des lésions durables a été précédée d'attaques légères, passagères qui auraient dû servir d'avertissement. On recherchera toujours les trois grandes sources d'indications thérapeutiques : la syphilis, l'impaludisme, l'urémie.

Dans le cas de lésions durables en prenant pour type l'hémiplégique ordinaire, on s'attachera avant tout, au traitement hygiénique. Le mode de décubitus a une importance capitale. Le matelas d'eau, ou tout au moins un coussin perforé seront indispensables, pour éviter l'eschare fessière. Encore ne l'évitera-t-on pas toujours dans quelques cas de troubles trophiques précoces. On veillera à la propreté minutieuse du lit. Le matelas d'eau sera, si le malade gâte, recouvert d'alèses très fréquemment changées. Pour laver le malade on se servira avantageusement de décoction de camomille ou de feuilles d'eucalyptus, d'eau boriquée. Le drap au niveau du siège sera saupoudré d'un mélange de poudre d'amidon et d'acide borique. Si les eschares se produisent, on les pansera avec de la vaseline renfermant, pour 30 gr., 2 gr. de salol et 6 gr. de poudre de quinquina. Les lotions au vin aromatique constituent un assez bon moyen.

Le malade sera laissé le moins possible dans le décubitus dorsal, qui entraînerait des congestions pulmonaires hypostatiques. On veillera à ce qu'il soit le plus possible couché demi-assis, à ce qu'il soit au moins placé tantôt sur un côté tantôt sur l'autre. On le lèvera aussitôt qu'on le pourra quelques heures sur une chaise longue ou un fauteuil.

La rétention d'urine est fréquente, souvent méconnue. L'incontinence si ordinaire chez les malades paralysés, est due presque toujours à la miction par regorgement. En cas de rétention, le cathétérisme sera fait quatre fois par jour avec une sonde en caoutchouc rouge parfaitement aseptique, séjournant en permanence dans l'eau boriquée. Les lavages de la vessie à l'eau boriquée tiède seront faits si l'urine est trouble ou fétide.

La constipation est non moins fréquente que la rétention d'urine. Parfois tout échoue, lavements, purgatifs, et l'on est forcé d'enlever avec une curette ou une cuiller les matières dures accumulées dans le rectum. L'électrisation des parois abdominales et de l'intestin peut avoir une utilité réelle contre cette complication.

L'alimentation des malades sera surveillée avec soin ; leur voracité les conduit souvent à avaler des bouchées de pain ou de viande trop grosses, qui peuvent déterminer en s'arrêtant dans le pharynx des accidents graves d'asphyxie. Les indigestions sont chez eux fréquentes et graves, les aliments seront donc très divisés, faciles à digérer, peu abondants. Le lait constitue au début le meilleur aliment.

Contre la *paralysie* même, les moyens d'action que l'on possède sont bien limités. Les membres seront chaudement enveloppés pour lutter contre le refroidissement. Le massage prudent des membres paralysés, des frictions stimulantes avec le baume nerval, l'huile de camomille, l'eau de Cologne sont inoffensives. Il n'en est pas de même de l'électricité ; certains malades la supportent très mal ; on s'en défiera surtout dans le cas d'exagération des réflexes et de contractures. En règle générale le courant galvanique faible avec quelques intermittences pour déterminer des contractions musculaires, sera mieux supporté que la faradisation. On placera le pôle négatif sur les muscles paralysés.

Quand les mouvements commencent à revenir, que toute contracture a disparu, la faradisation très légère, les exercices gymnastiques modérés et très prudents combinés avec les frictions et le massage constituent le meilleur moyen.

Certaines stations thermales ont une réputation depuis longtemps établie dans le traitement des paralysies d'origine cérébrale. On préférera Bourbonne et surtout Bourbon l'Archambault dans les paralysies récentes. Bourbon-Lancy, Plombières, Néris seront réservés aux paralysies plus anciennes et sans aucun trouble congestif.

Contre l'*aphasie*, source de cruelles préoccupations pour les malades la thérapeutique se trouve encore plus désarmée. Ce n'est que par une série de leçons, une éducation patiente permettant la suppléance de l'hémisphère cérébral gauche par l'hémisphère droit qu'on peut arriver à une guérison partielle. Plus le sujet est jeune, plus cette suppléance a chance de s'établir.

Contre les *anesthésies* on essaiera la faradisation et l'application d'aimants. En cas d'hémianesthésie on songera toujours à l'hystérie possible.

Contre le *tremblement*, les mouvements de reptation si singulière (athétose) qui frappent parfois les membres paralysés, on tentera l'emploi des courants continus et du bromure de potassium. L'hyoscine préconisée par Erb ne serait donnée qu'avec beaucoup de prudence et par granules d'un quart de milligramme.

Peut-on quelque chose contre le *foyer* même d'hémorrhagie ou de ramollissement ? On a préconisé la galvanisation d'un côté à l'autre de la tête avec des courants très faibles (un à trois milliampères).

On a donné l'iodure de potassium à faible dose, la vératrine à dose d'un à deux milligrammes par jour. Tous ces moyens sont peu efficaces et ne sont pas toujours inoffensifs. En cas de syphilis on emploierait bien entendu les frictions mercurielles et l'iodure de potassium à hautes doses, mais l'emploi banal de l'iodure doit être rejeté.

Bien que la trépanation soit aujourd'hui relativement inoffensive, les cas où on croira devoir la pratiquer pour des affections cérébrales sans traumatisme antérieur, ou sans une raison telle qu'une otite suppurée, une phlébite de la faciale faisant soupçonner la présence d'un abcès, seront bien exceptionnels.

CHAPITRE II

Les méningites.

Résumé clinique. — Les méningites confirmées sont absolument incurables. Heureusement pour la thérapeutique bien des malades et surtout bien des enfants offrant tous les symptômes d'une méningite soit aiguë, soit tuberculeuse sont en réalité atteints de simples congestions cérébrales. Il ne sera pas moins important d'intervenir dès le début de ces congestions, de cette phase en quelque sorte prémonitoire de la méningite.

Chez l'enfant les causes de pseudo-méningites sont nombreuses. Chez tout enfant se plaignant de céphalées M. Simon[1] a bien montré qu'avant d'admettre le début de la méningite même on devait rechercher sept ordres principaux de causes : 1° la croissance ; 2° la fatigue et le surmenage intellectuel ; 3° les troubles digestifs ; 4° les névroses diverses ; 5° la diathèse rhumatismale ; 6° les anémies et les intoxications ; 7° les lésions du nez, du pharynx, de l'oreille et de l'œil.

La céphalée de croissance survient surtout vers la fin de l'enfance ; si elle s'accompagne de fièvre, de congestion cérébrale,

(1) *Gazette des hôpitaux*, 1891, n°° 36 et 37.

il existe du côté des épiphyses, en particulier des genoux, un peu de gonflement, de sensibilité. La fatigue et le surmenage intellectuel s'observent surtout à l'occasion des examens, des concours. Il est rare que la céphalée aille jusqu'à simuler la méningite. Il n'en est plus de même dans certains troubles digestifs ; dyspepsie, constipation et surtout helminthiase. Il est assez fréquent de voir des accidents graves céder comme par enchantement à l'expulsion de vers intestinaux ou même d'un simple amas de matières fécales.

Parmi les névroses il en est deux d'importance capitale : l'épilepsie et l'hystérie naissante. Avant que l'attaque ne soit régulière il y a souvent au début de l'épilepsie chez l'enfant, une période de mal de tête, de torpeur entrecoupée deux ou trois fois par jour par des crises convulsives mal définies. Il importe de reconnaître de bonne heure l'épilepsie, le bromure étant très puissant contre cette affection à son début. Dans l'hystérie naissante, en dehors de la diversité des douleurs et de l'hyperesthésie, le caractère même des petits malades, comédiens d'instinct, menteurs fieffés, voulant à tout prix se rendre intéressants, suffirait presque au diagnostic. Toutefois ce diagnostic d'hystérie naissante, d'irritation cérébrale n'est pas complètement rassurant pour l'avenir. Sans s'exagérer l'opinion vulgaire il est certain que les enfants précoces, nerveux, sont prédisposés à la méningite. L'hygiène morale, l'éducation, l'isolement dans un milieu calme et raisonnable, s'imposeront souvent.

Les congestions arthritiques s'observent parfois chez des enfants de souches rhumatismale ou goutteuse. Elles s'accompagnent d'autres accidents de rhumatisme et de goutte.

Les céphalées par anémie souvent très tenaces et très rebelles simulent rarement la méningite. Il n'en est pas de même des céphalées par intoxication. L'intoxication palustre joue en particulier, même à Paris, un rôle considérable. Les accidents qu'elle provoque sont loin d'avoir toujours le caractère intermittent. La quinine à fortes doses, 50 centigrammes et plus dans les 24 heures, est souvent le seul moyen de diagnostic. Les accidents cérébraux de l'urémie sont particulièrement fréquents dans l'enfance ; ils passent souvent par une longue période prémonitoire avant d'arriver à l'attaque d'éclampsie. L'examen de l'urine est donc toujours indispensable. Enfin M. Simon insiste sur l'intoxication par l'oxyde de carbone et par divers médicaments : iode, opium, digitale et surtout belladone.

Du côté des organes des sens, les lésions les plus variées, kératites, conjonctivites, polypes, hypertrophie de la muqueuse des cornets et de la cloison, végétations adénoïdes peuvent donner des céphalées. Mais les lésions qui vont le plus fréquemment jusqu'à simuler la méningite sont les corps étrangers du nez et de l'oreille, le glaucome et surtout les otites. Depuis l'influenza, les otites sont devenues particulièrement fréquentes. On doit toujours les rechercher avec soin ; les accidents les plus graves cèdent parfois comme par enchantement à la ponction du tympan, à une incision suivie ou non de trépanation au niveau de l'apophyse mastoïde.

Enfin en cas d'otite avec accidents méningitiques, on doit toujours discuter la possibilité d'un abcès cérébral justiciable de la trépanation.

Sans doute, hélas, la recherche de ces diverses causes sera le plus souvent infructueuse. Alors même que telle ou telle d'entre elles paraîtra possible, le traitement essayé restera sans résultat. Mais avant d'admettre la méningite elle-même, il reste un dernier espoir, c'est qu'il s'agisse de lésions dues à la syphilis héréditaire.

Chez l'adulte, on retrouve la plus grande partie des causes qui viennent d'être signalées chez l'enfant. Il suffit de rappeler brièvement les plus importantes au point de vue des confusions de diagnostic : syphilis, impaludisme, urémie, constipation et helminthiase, état de mal épileptique, intoxications diverses comme causes d'ordre médical ; — glaucome, otites, abcès cérébral comme causes d'ordre chirurgical.

Relativement aux méningites confirmées, il suffira de signaler la rémission trompeuse qui s'observe au déclin de la méningite tuberculeuse et qui est une source si fréquente d'illusion.

Assez souvent les méningites aiguës s'observent sous forme épidémique. Peut-être ces méningites épidémiques dues à une infection encore mal connue laissent-elles quelque espoir de guérison.

Traitement. — Si le diagnostic de méningite paraît malheureusement confirmé, la première indication du traitement est tout d'abord de lutter contre la congestion cérébrale. Comme moyens externes on emploiera les vessies de glace appliquées sur la tête préalablement rasée, plus rarement les applications de sangsues au niveau des apophyses mastoïdes. Les moyens trop douloureux : grands vésicatoires, frictions à l'huile de croton, à la pommade stibiée seront évités.

Comme moyens internes on emploiera d'une part les purgatifs, de l'autre les calmants. Le meilleur des purgatifs est le *calomel*, on en donnera de 0 gr. 20 à 0 gr. 50 par jour, par doses fractionnées de 0 gr. 05 chacune. Comme calmants c'est surtout au *chloral* et aux *bromures* donnés au besoin en lavement qu'il faut avoir recours ; l'opium est plus nuisible qu'utile au moins dans la méningite tuberculeuse.

Si la syphilis peut être soupçonnée on ferait sur le cuir chevelu des onctions avec la pommade mercurielle, on insisterait sur le calomel, on donnerait l'iodure à hautes doses. En cas d'impaludisme on aurait recours au quinine administré au besoin en lavements ou en injections sous-cutanées. En cas de tuberculose les onctions sur le cuir chevelu avec une pommade iodoformée à 4 pour 30 ont quelquefois paru utiles.

On veillera à ce que le malade soit placé dans une chambre obscure, tranquille et entouré du calme le plus absolu. Les grands bains de tilleul tièdes combinés ou non avec les ablutions froides sur la tête calment parfois assez bien l'agitation. On les évitera chez d'autres malades qui ne les prennent qu'avec grandes difficultés. Si violent que soit le délire, on évitera le plus longtemps possible d'attacher les malades dans leur lit. Mieux vaut, suivant le conseil de Picot et d'Espine, les faire au besoin coucher sur un matelas posé à terre.

L'alimentation est toujours très difficile, en raison de la résistance du malade et des vomissements. Hirt a bien insisté sur son importance. Il conseille le lait, le champagne frappé, le bouillon, le thé de viande, le vin même. Cette importance de l'alimentation doit être d'autant plus signalée que le vieux préjugé de la diète disparu pour les autres maladies fébriles subsiste encore pour les méningites.

L'intervention chirurgicale ne paraît indiquée que lorsqu'on peut soupçonner un abcès du cerveau. La trépanation et le drainage des ventricules latéraux ont été proposés en cas d'hydrocéphalie excessive. Il ne semble pas que ce moyen offre la moindre chance de succès.

Alors même que la guérison semble obtenue des précautions extrêmes seront recommandées. L'hygiène sera plus rigoureuse encore pour ces convalescents que pour les sujets nerveux simplement prédisposés à la méningite. On prescrira le régime à la campagne, le calme absolu. On combattra avec un soin particulier la constipation. Les études seront longtemps différées. Les éruptions cutanées (gourmes) qui peuvent survenir à la face ou au cuir chevelu seront respectées. Les cheveux seront maintenus ras. C'est surtout dans les familles qui ont déjà perdu un ou plusieurs enfants de méningites que ces précautions seront rigoureusement observées, si satisfaisante que puisse sembler la santé des enfants survivants.

CHAPITRE III

Convulsions.

RÉSUMÉ CLINIQUE. — Importance dans l'étiologie des troubles digestifs, de la dentition, des causes chirurgicales, de la syphilis héréditaire, de l'impaludisme. Importance dans les accidents de la
congestion cérébrale, de l'asphyxie, de la syncope. Importance pronostique de l'oligurie relativement à la continuation de l'attaque.
Troubles nerveux consécutifs aux convulsions.
TRAITEMENT : 1° Chercher la cause. Utilité presque constante de l'é-
vacuation du tube digestif. Incisions gingivales. — 2° Moyens hygiéniques. Révulsion cutanée. — 3° Antispasmodiques : chloral, bromures,
chloroforme. Indications dans le collapsus, la congestion cérébrale.
— 4° Précautions dans la convalescence.

Résumé clinique. — Les convulsions ne sont chez le jeune
enfant qu'un symptôme commun à un assez grand nombre
d'affections : affections générales, affections du tube digestif,
affections du système nerveux, affections chirurgicales même.
Mais la brusquerie du début des convulsions, leur intensité,
leur gravité propre, leur dénouement souvent rapidement
mortel oblige à les étudier comme une affection distincte.

Le jeune âge de l'enfant qui, le plus souvent n'a pas deux
ans et même est au-dessous de dix-huit mois, l'urgence de
l'intervention rendent d'ailleurs le diagnostic complet bien
difficile. Il est cependant quelques causes, sources d'indications thérapeutiques importantes, auxquelles il faut toujours
songer.

C'est d'abord, fait assez pararadoxal, du côté de l'appareil
digestif qu'il faut chercher la cause. Très souvent on appren-
dra que l'enfant a mangé des aliments un peu lourds, qu'il est
constipé depuis plusieurs jours et parfois l'évacuation des matières indigérées ou des matières fécales accumulées par un
vomitif, un lavement purgatif suffiront à faire cesser les con-

vulsions. Quoiqu'on en ait pu dire, la dentition joue dans les convulsions un rôle important. Les gencives seront minutieusement examinées et palpées. Si sur quelque point existe une saillie dure, tendue, semblant enflammée, il ne faut pas hésiter à l'inciser d'un coup de lancette. C'est par douzaines qu'on pourrait citer les observations où cette incision a fait cesser l'attaque convulsive.

D'autres affections plus rares de l'appareil digestif ont été signalées. Les abcès rétropharyngiens, les hernies engouées, l'invagination intestinale, les vers intestinaux, les polypes du rectum, peuvent déterminer des convulsions. Dans un cas une attaque d'éclampsie des plus graves était due à l'arrêt à l'origine du rectum de corps étrangers (huit noyaux de cerises). Je pus faire l'extraction de ces corps étrangers, extraction qui fut suivie d'une véritable débâcle de matières fécales accumulées. La guérison fut immédiate.

Les affections générales les plus importantes à rechercher sont la syphilis héréditaire, et chez les enfants déjà un peu âgés, l'impaludisme. Enfin les convulsions sont souvent un accident du début des fièvres éruptives, de la rougeole en particulier. Ces convulsions sont rarement graves. Il n'en est pas de même de celles qui surviennent au cours de la maladie, surtout quand elles coïncident avec une rétrocession de la poussée éruptive. Après la rougeole viennent par ordre de fréquence les angines et les broncho-pneumonies.

Les affections du système nerveux les plus importantes pour le traitement sont l'hydrocéphalie où l'on peut parfois songer à la ponction cérébrale, les traumatismes de la tête où très exceptionnellement pourra se discuter la trépanation.

Il suffit de mentionner quelques causes chirurgicales : les corps étrangers de l'œil, du nez, de l'oreille, l'irritation produite par la pointe d'une des épingles du maillot, par un maillot trop serré, la rétention d'urine qui s'observe parfois chez les enfants atteints de phimosis très marqué.

L'influence de la chaleur excessive, des temps orageux, des grands froids est bien connue. Celle des voyages doit être signalée au point de vue prophylactique.

Pendant l'attaque de convulsions, en dehors des mouvements convulsifs, on doit dans le traitement se préoccuper de la congestion cérébrale et de l'asphyxie souvent très marquées Il est bien difficile de prévoir la durée de l'attaque composée d'une série de crises convulsives plus ou moins espacées. M. Simon indique un signe excellent : tant que l'enfant n'a pas uriné abondamment, très abondamment, que l'oligurie persiste, la convulsion n'est pas terminée.

Les convulsions peuvent parfois s'accompagner de syncope et de mort apparente. Bouchut rapporte qu'un jeune enfant fut placé dans son cercueil et exposé dans une chapelle. Quand on vint le lendemain pour fermer sa bière on l'aurait trouvé tranquillement assis. A côté de ces faits exceptionnels, il est fréquent de voir guérir des convulsions très graves ayant amené une situation presque désespérée.

Les attaques de convulsions graves, même guéries laissent souvent à leur suite des troubles nerveux : parésie intellectuelle, contractures, attaques épileptiques. Alors même que la guérison est complète, l'attaque convulsive ayant malgré tout indiqué une certaine irritabilité cérébrale, l'enfant sera soumis à une hygiène rigoureuse.

Traitement. — Avant tout il faut chercher la cause probable de l'attaque de convulsion. Il est une cause, l'indigestion, qu'on retrouvera chez presque tous les malades soit que l'indigestion ait été la cause première de l'attaque convulsive, soit qu'elle soit survenue secondairement, l'attaque convulsive ayant troublé la digestion commencée.

On évacuera donc le contenu de l'estomac et le mieux sera de chatouiller simplement l'arrière-gorge. On évacuera l'intestin en donnant simplement suivant le conseil d'Henoch un grand lavement d'eau fraîche. Si ces moyens semblent insuffisants, on ferait prendre quelques cuillerées de sirop d'ipéca additionné de un gramme de poudre par 30 grammes, au cas où la surcharge stomacale est prédominante. Si la constipation est opiniâtre, les lavements additionnés soit de 30 grammes de chlorure de sodium, soit de 20 grammes de sulfate de soude, soit de 10 grammes de miel de mercuriale pourront être donnés après le lavement simple.

Il va sans dire que si la convulsion était l'épisode ultime d'une diarrhée prolongée, d'une attaque de choléra infantile, on s'attacherait au contraire à calmer l'entérite. Mais en ce cas encore les grands lavements d'eau bouillie, d'eau boriquée seront souvent utiles.

Après avoir songé à l'indigestion, on recherchera les difficultés de la dentition. Un simple débridement de la gencive avec une lancette, ou même avec la pointe de l'ongle à parfois suffi à faire cesser miraculeusement une attaque convulsive. C'est surtout pour les molaires et les canines que le débridement a paru utile.

Parfois tout tiendra à de mauvaises conditions hygiéniques. Dans un cas, Blache et Guersant n'eurent qu'à ouvrir la fenêtre et à renouveler l'air pour arrêter les convulsions. Cette précaution sera surtout utile par les temps chauds et orageux. Marotte et Ferrand ont de même rapporté l'histoire d'un nouveau-né, chez qui les convulsions avaient été produites par le nombre exagéré de boules d'eau chaudes accumulées autour de lui. Il sera toujours utile de faire relâcher les vêtements trop serrés et surtout de s'assurer qu'aucune épingle ne pique l'enfant.

La suppression des éruptions cutanées, quand elle survient au cours de la dentition, présente une importance réelle. On n'emploiera pas les révulsifs trop énergiques, les onctions avec la pommade stibiée qui peuvent être nuisibles. Mais on insistera en pareil cas sur un moyen souvent utile dans les convulsions en général et particulièrement indiqué dans ce cas particulier, les bains tièdes sinapisés.

Il serait superflu d'insister sur les causes innombrables qui peuvent produire les convulsions. Pour montrer l'importance d'un examen complet rappelons seulement les faits où l'attaque convulsive a guéri immédiatement après l'incision d'un abcès rétropharyngien (Henoch), la réduction d'une luxation du coude (Barier), l'évacuation de la vessie distendue (Barier), l'extraction d'un corps étranger de l'oreille (Giraldès), l'extirpation d'un polype du rectum (Henoch), l'évacuation de corps étrangers du rectum.

Médicaments. — Les indications étiologiques remplies aussi bien que possible, les antispasmodiques sont-ils utiles ? La tendance générale est plutôt de faire trop que pas assez de thérapeutique. Pourtant si l'excitation est vive le chloral pourra être donné à dose de 1 à 2 grammes, le bromure à dose de 1 à 3 grammes par jour en trois fois. Si l'enfant avale difficilement on prescrira un lavement renfermant pour 100 grammes d'eau additionnée d'un jaune d'œuf émulsionné, un gramme de chloral.

Les inhalations de chloroforme ont été très vantées par Henoch. Il les a employées même chez de très jeunes enfants, même chez des enfants atteints de broncho-pneumonies et profondément cyanosés. Il n'hésite pas à recourir au chloroforme chaque fois que l'accès dure cinq minutes. Mais il fait les inhalations par gouttes, ne dépensant que très peu de chloroforme. Comme contre-indications principales des inhalations il signale le collapsus, le pouls très rapide, le refroidissement du nez et des extrémités.

En cas de collapsus, les frictions alcooliques, les bains tièdes additionnés d'une à deux poignées de farine de moutarde, les lavements salés sont les meilleurs moyens. L'enfant sera laissé dans le bain une à deux minutes, moins même s'il se ranime et se débat. Les bains devront parfois être répétés toutes les heures, toutes les demi-heures même.

Quelquefois la congestion cérébrale est intense, le visage est violacé. Chez des enfants âgés de plus d'un an on pourrait en pareil cas appliquer une ou deux sangsues aux apophyses mastoïdes. Ce moyen a été particulièrement recommandé par Holmes dans les convulsions qui surviennent à la suite de brûlures profondes ou étendues. L'urémie convulsive s'observe surtout chez des enfants un peu âgés et après la scarlatine. Dans cette forme spéciale d'éclampsie on sait qu'il n'y a qu'un traitement efficace, la saignée.

On voit donc combien peuvent être variées les indications

thérapeutiques dans les convulsions. Elles peuvent changer d'un moment à l'autre suivant que viennent prédominer l'agitation, le collapsus, la congestion cérébrale. Livrées à elles-mêmes, les familles affolées emploieront intempestivement ou trop brutalement les moyens qu'on leur a conseillés. Aussi ne saurait-on trop répéter avec M. Simon que le médecin appelé près d'un enfant en convulsions doit rester près de lui jusqu'à l'acalmie complète. Lui seul pourra indiquer les mille petits soins nécessaires, lui seul pourra empêcher les traitements dangereux.

La convalescence d'un enfant guéri de convulsions doit toujours être très surveillée surtout au point de vue du calme et du régime. Graves pendant plusieurs jours veut qu'on se contente de bouillon de poulet, d'eau d'orge, de petit lait. Le lait même lui paraît trop indigeste. Cette défense ne s'appliquerait pas bien entendu aux enfants nourris au sein, mais on s'attachera soigneusement à espacer les tétées. On veillera à la régularité des garde-robes. Enfin tout enfant ayant eu des convulsions rentre dans la classe des irrités cérébraux pour qui s'impose pendant des années une sage discipline nerveuse.

CHAPITRE IV
Ataxie et myélites diverses.

Ataxie. — Résumé clinique. — Importance du diagnostic précoce.
Signes du début : les crises douloureuses, les troubles génito-urinaires ; les troubles oculaires, les troubles moteurs, la perte du réflexe
rotulien, les troubles trophiques. Marche de la maladie. Les causes
de mort ; le moral des ataxiques. — Etude des causes : la syphilis, les
excès sexuels, précautions hygiéniques diverses, le pseudotabes.
Traitement. — Indications symptomatiques : douleurs, anesthésies
et paresthésies, anorexie, troubles visuels, troubles génito-urinaires,
incoordination motrice. Médications plus générales : suspension, hydrothérapie, électricité, injections de Brown-Sequard ; révulsion ;
traitement spécifique ; traitement moral.
Myélites diverses. — Importance de la syphilis, du mal de Pott,
des intoxications. Pseudomyélites hystériques et neurasthéniques.
Traitement par la révulsion, l'hydrothérapie, l'électricité. Le traitement hydrominéral dans l'ataxie et les myélites.

I. — Ataxie.

Résumé clinique. — Le point important pour le traitement de l'ataxie est de dépister la maladie dès le début. Les
crises douloureuses, un des premiers accidents qui éveillent
la préoccupation des malades sont en particulier la cause
d'erreurs fréquentes de diagnostic. Les crises laryngées avec
accès de suffocation font penser à l'asthme ; les crises gastrique aux diverses dyspepsies, les crises hépatiques et rénales
aux coliques hépatiques et néphrétiques. Les crises vésicales
et rénales font croire à une cystite, à un calcul, à une fissure anale. Les douleurs en ceinture, en étau, les douleurs
en éclairs des membres exposent moins aux confusions.

Les troubles génito-urinaires ont, pour le diagnostic précoce, une grande importance. Il y a tantôt augmentation mer-

veilleuse, tantôt diminution de la puissance virile. L'éjaculation peut être retardée, douloureuse. Elle peut ne pas être perçue, ne s'accompagner d'aucune sensation au moment où elle se produit. La miction est souvent fréquente, difficile, incomplète, retardée, interrompue (bégaiement vésical).

Les troubles oculaires les plus faciles à constater sont l'achromatopsie, en particulier pour le vert et le rouge, l'affaiblissement visuel, la dilatation ou le rétrécissement de la pupille, la paralysie des muscles de l'œil.

Les troubles moteurs sont plus tardifs. Fournier a bien précisé les principaux moyens de les constater aussitôt que possible. Souvent tel malade, de démarche en apparence assurée, vacille les yeux fermés, heurte en descendant un escalier, est incapable quand il marche de faire brusquement demi tour au commandement.

L'abolition du réflexe rotulien est presque pathognomonique. Les troubles trophiques: arthropathies, fractures spontanées, chute des ongles sont parfois précoces.

L'évolution de l'ataxie est très variable, parfois très rapide, parfois très lente, durant des années avec de longues accalmies. La mort survient du fait d'une paralysie labio-glossolaryngée, la sclérose gagnant les noyaux bulbaires, du fait des complications ordinaires aux paraplégies finales : escharres, pneumonie, déglutition de corps étrangers, cystite purulente. La tuberculose, la morphinomanie activent souvent le dénouement.

Les ataxiques supportent ordinairement leurs souffrances avec une énergie remarquable. Ils sont à cet égard bien différents des pseudo-ataxiques, hypochondriaques se tourmentant et se lamentant bien plus que les ataxiques vrais. Chez la femme surtout on n'oubliera pas le diagnostic avec l'hystérie.

Le diagnostic de la cause a une importance extrême. La syphilis sera recherchée tout particulièrement. Le malade devra se défier des excès sexuels fréquents à la première période et surtout des excès contre nature (masturbation, coït *ab ore*). Il se défiera des refroidissements, des fatigues, du décubitus dorsal trop prolongé. Les trépidations (machine à coudre, station debout sur des plates-formes de voiture en marche) sont très mal supportées.

Les intoxications par l'arsenic ou l'alcool, le diabète, la neurasthénie surtout peuvent donner lieu à des symptômes fort analogues à ceux de l'ataxie. On comprend quelle importance pour le pronostic et le traitement il y a à rechercher ces diverses causes de pseudotabes.

Traitement. — Le traitement a été remarquablement décrit par M. Raymond[1]. Tout en montrant que la curabilité complète du tabes reste douteuse, que la plupart des prétendues guérisons se rapportent soit à des confusions de diagnostic (pseudotabes d'origine périphérique, pseudotabes syphilitiques), soit à de simples arrêts dans la marche du tabes vrai, il a bien indiqué les moyens de remplir les nombreuses indications symptomatiques et d'enrayer, s'il se peut, la marche de la maladie.

INDICATIONS SYMPTOMATIQUES. — *Manifestations douloureuses.* — Comme moyens internes, on essaiera, avant les injections de morphine qui exposent à la morphinomanie, l'antipyrine, le chloral, le salicylate de soude en variant l'emploi de ces médicaments dont l'effet s'épuise vite. L'antifébrine à dose de 0 gr. 25 à 0 gr. 75 cent. en cachets calme bien. Mais elle produit une teinte bleue des téguments qui inquiète les malades. Les injections sous-cutanées d'antipyrine ne seront, en raison de leurs dangers toxiques d'accumulation, employées qu'exceptionnellement. Malgré tous ces moyens, force sera souvent de pratiquer, si nuisibles qu'elles soient pour l'état général, des injections de morphine, en particulier contre les douleurs fulgurantes et les crises viscérales. On différera du moins ces injections le plus longtemps possible. Le sous-nitrate de bismuth et la pepsine à dose de 0 gr. 75 à 1 gramme par jour auraient réussi à Hammond contre les crises gastriques.

Comme moyens externes, on emploiera les bains sulfureux,

---

(1) *Revue internationale de thérapeutique,* 1893, p. 41 et 69.

le massage, le frictions au liniment chloroformé le chlorure
de méthyle en pulvérisation et en stypage, la compression méthodique des membres atteints par une bande de flanelle rou-
lée. On se défiera du froid (sac de glace) appliqué le long de
la colonne vertébrale. Les pointes de feu, la suspension soulagent bien les douleurs. La faradisation énergique au pinceau
pendant dix minutes a parfois réussi. Les bains statiques (une
à deux minutes seulement) ont été aussi vantés. L'élongation
des nerfs un moment en vogue doit être absolument condam-
née.

Anesthésies et paresthésies. — La faradisation énergique avec
le pinceau négatif, le pôle positif étant constitué par une simple plaque sternale réussit bien. Durée des séances 5 à 10 minutes. — On a aussi vanté les bains chargés d'acide carbonique. — Contre l'*anorexie* si tenace qui survient parfois chez
les ataxiques, par anesthésie de la muqueuse stomacale, Raymond a utilement employé les amers.

Troubles visuels. — Contre les crises optiques, contre les progrès de l'atrophie papillaire, en dehors des pointes de feu à
la nuque le seul traitement efficace parait être celui de Gale-
zowski. En cas de syphilis on emploiera avec beaucoup de persévérance les frictions mercurielles quotidiennes avec 2 grammes de pommade mercurielle. En cas d'échec on fera des
injections sous-cutanées avec une des trois solutions suivantes :

 1º Cyanure d'or et potassium . . . . 0 gr. 25
 Eau distillée . . . . 10 —

VI gouttes au début. Aller graduellement à X et même XX
gouttes ; redescendre progressivement.

 2º Cyanure de mercure . . . . 0 gr. 20
 Eau distillée . . . . 10 —

Mêmes doses VI, X, XX, puis redescendre à VI gouttes.

 3º Peptonate mercuro sodique . . . . 0 gr. 10
 Eau distillée . . . . 10 —

X gouttes, puis XX gouttes.

Raymond remarque que c'est dans le cas de paralysie des

muscles de l'œil que le traitement mixte par les frictions mercurielles et l'iodure de potassium semble donner le plus de résultats. Duchenne avait employé contre ces paralysies la faradisation.

Troubles génito-urinaires. — Contre la parésie vésicale Raymond préfère aux préparations de strychnine dangereuses la faradisation. Un des pôles est introduit dans le rectum, l'autre placé à la région sus-pubienne. Contre le ténesme et les crises vésicales on emploiera la belladone. Il faut éviter autant que possible le cathétérisme.

Contre l'excitation génitale et la spermatorrhée on emploiera le bromure de potassium, le bromure de camphre, le lupulin. L'impuissance est très améliorée par la suspension.

Incoordination motrice. — Vulpian a beaucoup vanté les pilules de nitrate d'argent de 0 gr. 01 dans de la mie de pain (une à cinq par jour). L'efficacité de ces pilules est douteuse. Leur emploi prolongé donne à la peau une teinte bronzée indélébile. La gymnastique raisonnée d'après les méthodes suédoises compterait des améliorations. La suspension a souvent une efficacité remarquable.

Bien loin de laisser les malades au lit comme le recommande Weir Mitchell, on tâchera qu'ils marchent tant que l'incoordination motrice ne s'y opposera pas absolument. Pour les aider à la période avancée. Marie recommande beaucoup une sorte de chariot roulant, employé depuis de longues années à l'hospice de Bicêtre. Ce chariot assez analogue au chariot destiné à faciliter les premiers pas des bébés, entoure de tous côtés le malade formant une sorte de barrière mobile. Se déplaçant avec le malade il constitue un point d'appui toujours présent. Une banquette située à l'une des extrémités, permet au malade de se reposer dès qu'il sent la fatigue. On voit qu'il s'agit d'un appareil bien simple qui pourra partout être construit assez facilement.

MOYENS RÉPONDANT A DES INDICATIONS SYMPTOMATIQUES MULTIPLES. — *Suspension.* — La suspension, écrit très justement Raymond, n'est pas une médication curative du tabès. Mais elle améliore beaucoup les douleurs fulgurantes, l'incoordination motrice, les troubles génito-urinaires. En raison des accidents qu'elle peut produire, la suspension est contre-indiquée : 1° en cas de lésions cardiaques et surtout d'insuffisance aortique et d'artério-sclérose ; 2° en cas de tuberculose pulmonaire ou d'emphysème ; 3° en cas d'attaques apoplectiformes ou épileptiformes ; 4° en cas d'anémie avec tendance aux vertiges, aux syncopes ; 5° en cas d'obésité.

Dans la technique, mentionnons surtout : 1° l'utilité de plaques de ouate interposées pour que les pièces de l'appareil maintiennent le cou sans trop le serrer ; 2° le réglage minutieux de la longueur des courroies axillaires ; 3° la nécessité d'une élévation lente, progressive, le malade étant maintenu par un aide. La suspension une fois commencée, le malade élèvera doucement les bras pour augmenter peu à peu la traction cervicale. Les séances, réglées sur la tolérance, dureront une à deux minutes au début. Elles ne dépasseront pas sept minutes. Repos sur un fauteuil après chaque séance.

Hydrothérapie. — Elle est parfois très mal supportée. On se défiera surtout de l'emploi de l'eau froide. L'eau chaude (bains, drap mouillé) a des effets plus sûrs et plus marqués. Comme stations thermales on doit citer surtout Balaruc, Néris, Bourbonne, Lamalou. Les cures thermales seront faites pendant les périodes d'accalmie.

Electricité. — La galvanisation de la moelle d'après la méthode de Erb sera essayée. Les séances quotidiennes dureront trois à cinq minutes. Elles seront faites pendant des semaines et des mois. Les électrodes employées auront un décimètre carré. L'une sera placée à la nuque, l'autre aux lombes. La nature des pôles est indifférente pour Erb. Onimus recommande de prendre le pôle positif comme pôle inférieur. Pendant la séance, on rapproche en faisant glisser par étapes successives l'électrode supérieure au voisinage de l'électrode inférieure. On la remonte par étapes. On rapproche et éloigne de la même façon l'électrode inférieure.

Erb a également conseillé la galvanisation du grand sympathique. Une électrode de dimension moyenne est appliquée à

la partie supérieure et latérale du cou. L'autre électrode beaucoup plus grande est appliquée sur le côté opposé de la nuque. Après une minute, on fait passer par glissement chaque
électrode de l'un des côtés du cou et de la nuque au côté opposé.

L'intensité du courant sera dans les deux cas très faible
(5 à 10 milliampères).

MÉDICATIONS PRÉTENDUES CURATIVES. — Le nitrate d'argent est
aujourd'hui abandonné. Le seigle ergoté est dangereux. Les
injections sous-cutanées de liquide testiculaire donnent des
résultats qui semblent très encourageants.

Les pointes de feu sont très utiles, mais purement palliatives. Le traitement antisyphilitique a parfois donné des guérisons dans des tabes au début. Il a agi comme palliatif dans
des tabes plus avancés. Mais ce traitement est nuisible dans
le tabes non syphilitique. On n'insistera donc pas trop sur son
emploi et en particulier sur l'emploi du mercure souvent mal
supporté.

Les frictions mercurielles seront réservées aux tabes récents
chez des sujets syphilitiques. Elles ne seront employées en
cas de tabes ancien que si l'ataxie n'offre pas un tableau clinique grave, présente des symptômes surajoutés faisant con-
clure à une syphilis non systématisée des centres nerveux.
L'iodure de potassium n'a pas les inconvénients du mercure.
Il pourra être essayé et longtemps continué. Mais il n'a pas
non plus l'efficacité des frictions dans le tabes syphilitique
au début. On le donnera à doses de 3 grammes au moins.

En terminant son beau travail, M. Raymond insiste à juste
titre sur le *traitement moral* de l'ataxie, sur le rôle du médecin
pour conseiller et soutenir le malade dans ses décourage-
ments.

II. — Myélites.

Dans les myélites d'origines et de localisations diverses, le
point important pour le traitement est encore de rechercher
toujours et avant tout la syphilis. Dans la plupart des cas,

alors même que l'origine syphilitique ne pourrait même être soupçonnée, le traitement par l'iodure de potassium et les frictions mercurielles reste le plus efficace. C'est ainsi que dans la sclérose en plaques, Marie recommande à titre de résolutif de la sclérose l'iodure de potassium ou l'iodure de sodium donnés à petites doses et de façon continue. Contre l'élément infectieux qui parait jouer un rôle si fréquent dans la production des myélites et surtout de la sclérose en plaques, le mercure est peut-être encore le moins mauvais des médicaments. Plus rarement on songera à l'impaludisme et au sulfate de quinine. Il va sans dire qu'en cas de syphilis probable c'est le traitement intensif qui doit être prescrit.

Une erreur de diagnostic assez fréquente est la suivante. Dans beaucoup de maux de Pott, surtout dans ceux qui surviennent chez des sujets déjà un peu âgés les accidents de paraplégie attirent trop exclusivement l'attention. La lésion vertébrale est méconnue. On conçoit l'importance de cette erreur qui peut conduire à permettre la marche, à ne pas pratiquer suffisamment l'immobilisation et la révulsion.

Les intoxications constituent une des autres causes de myélite particulièrement importantes pour le traitement. On recherchera en particulier les intoxications par le plomb, l'alcool, l'oxyde de carbone, le sulfure de carbone, l'arsenic et le mercure.

Exceptionnellement les paraplégies d'origine traumatique dues à une luxation, à une fracture de la colonne vertébrale pourront être justiciables d'une intervention chirurgicale. En dehors de ces paraplégies traumatiques à grosses lésions on doit citer ces myélites beaucoup plus obscures qui surviennent à la suite d'une contusion, d'une simple entorse du rachis. Ces myélites ont été surtout observées après les chocs violents produits par les accidents de chemin de fer et sont souvent décrites sous le nom de railway-spine. Rien de plus difficile que leur diagnostic et leur pronostic. La simulation, le désir d'obtenir une grosse indemnité ont parfois dans les symptômes un rôle important. Souvent aussi les accidents rentrent dans le cadre de l'hystérie traumatique.

Les paraplégies d'origine hystérique, les pseudomyélites neurasthéniques sont également pour le diagnostic et le pronostic une source d'incessantes difficultés. Le seul conseil général qu'on puisse donner est de ne pas admettre trop facilement cette origine hystérique ou neurasthénique. Quand une paraplégie hystérique a été prise pour une myélite vraie tout au plus est-on exposé à la surprise, au fond agréable, de la voir guérir subitement d'un jour à l'autre. La déconvenue qui résulterait pour le pronostic de l'erreur inverse serait singulièrement plus fâcheuse.

Traitement. — En dehors des indications étiologiques, le traitement général des myélites consistera dans la révulsion, l'hydrothérapie, l'électricité. La révulsion par les pointes de feu constitue l'agent le plus commode et le plus efficace. Pour l'hydrothérapie on se défiera des douches trop violentes et froides. Hirt a employé avec avantage les bains tièdes d'une température de 23 à 25°, d'une durée de 15 à 30 minutes pris de préférence dans la matinée, trois ou quatre fois par semaine. On peut ajouter à l'eau du bain, du sel gemme, du sel marin, du carbonate de potasse. Dans l'électrisation on emploiera des courants continus très faibles (4 à 5 milliampères) et assez prolongés. Le pôle positif sera appliqué au point le plus douloureux de la colonne vertébrale. S'il n'y a pas de point douloureux on appliquera le pôle positif à la nuque, le pôle négatif sera promené sur toute la colonne vertébrale en commençant à cinq centimètres au-dessous du pôle positif. La faradisation des membres paralysés avec un courant assez fort, produisant une révulsion énergique, a parfois paru utile.

Il suffit de mentionner les soins nécessaires pour éviter les eschares du décubitus, pour éviter l'équinisme des pieds produit à la longue par le poids des couvertures. S'il y a rétention d'urine le cathétérisme sera fait d'une façon minutieusement aseptique.

Les malades tant qu'ils pourront marcher devront le faire mais en évitant toutes fatigues. De grandes précautions seront prises contre les refroidissements.

Certaines stations thermales pourront être très utiles dans le traitement de l'ataxie et des myélites. Une condition essentielle est que les malades y évitent le surmenage mondain si fréquent dans les villes d'eau. Lamalou et Balaruc sont surtout prescrits dans l'ataxie, Bourbonne, Bourbon l'Archambault, Bagnères de Bigorre dans les myélites. Ce traitement thermal ne sera conseillé que quand la période aiguë aura disparu, et en particulier, quand il n'y aura ni douleurs rachidiennes trop pénibles, ni crises fulgurantes de l'ataxie.

CHAPITRE V

Paralysie infantile.

Résumé clinique. — Période aiguë infectieuse. Période chronique :
1º de paralysies étendues ; 2º de paralysies plus limitées et d'atrophies ; 3º de difformités consécutives. Paralysie spinale aiguë de
l'adulte.

Traitement. — 1º Période aiguë du début : révulsion, purgatifs,
calmants, quinine, injections d'ergotine, iodure de potassium, précautions hygiéniques ; 2º Période paralytique : électricité, bain ;,
massages, noix vomique et arsenic ; 3º Période des infirmités définitives : moyens orthopédiques et chirurgicaux.

Appendice. — Traitement électrique de l'atrophie musculaire progressive et de la paralysie pseudohypertrophique.

Résumé clinique. — L'évolution de la paralysie infantile
passe par deux périodes distinctes, une période aiguë très
courte, si courte qu'elle est souvent méconnue, une période
chronique qui peut laisser des lésions, des infirmités se pro-
longeant toute la vie. La période aiguë a les allures ordinaires
des maladies infectieuses, parfois même les paralysies infantiles surviennent sous forme épidémique ; mais la fièvre ne
dure que deux jours, quelquefois moins encore. Elle laisse à sa
suite des paralysies variées, souvent très étendues, dont le type
le plus commun est la paraplégie.

La période chronique arrive. Le plus souvent au début la
paralysie qui subsistait guérit dans certaines régions qu'elle
abandonne : mais elle guérit très rarement partout ; elle finit
par se localiser dans un segment de membre (cuisse), un muscle même. L'atrophie des parties atteintes augmente peu à peu ;
elle porte non seulement sur les muscles, mais sur les os. Cette
atrophie entraîne à sa suite toute une série de difformités :
pieds-bots paralytiques, jambe de polichinelle, lordose du
rachis, omoplates ailées, longuement étudiées en orthopédie ;

mais le malade malgré son infirmité recouvre une bonne santé générale, et son intelligence est le plus souvent absolument normale.

La paralysie infantile se développe presque toujours au cours de la seconde année de la vie ; son origine *infectieuse* semble certaine. Les causes occasionnelles, froid, dentition sont absolument banales. Rarement cette paralysie survient chez l'adulte ; son évolution est absolument la même, mais en raison de l'âge, les accidents aigus du début sont beaucoup plus remarqués.

Traitement. — Le traitement de la paralysie infantile doit être étudié à trois périodes : la période aiguë de début, la période moyenne où l'atrophie s'installe, la période orthopédique des lésions définitives.

Au début la révulsion sur le rachis constitue un moyen à peu près admis par tous. Les ventouses, sèches et scarifiées, les pointes de feu seront préférées aux vésicatoires. On fera le maximum de révulsion au niveau du segment de moelle qui paraît le plus atteint, région lombaire en cas de paralysie des membres inférieurs, région de la nuque en cas de prédominance de la paralysie aux membres supérieurs. Dans quelques cas d'hyperesthésie très vive, force sera pour cette révulsion de se contenter d'huile de croton mitigée de cinq à dix parties d'huile d'olive et même de cataplasmes sinapisés, les ventouses et les pointes de feu produisant une révolte trop vive. Les sangsues seront surtout employées chez les enfants un peu âgés et chez l'adulte. On les a souvent appliquées à l'anus ; le mieux est de les appliquer à la nuque ou aux lombes comme les agents révulsifs.

La dérivation sur le tube intestinal par le calomel à doses fractionnées (voir *Méningites*) est souvent utile.

Pour calmer l'excitation nerveuse, le chloral, l'aconit sont, d'après M. Simon, les moyens les moins infidèles. Si la fièvre persistait et même dans tous les cas à titre d'agent antiseptique P. Marie préconise le sulfate de quinine. Althaus a recommandé les injections sous-cutanées d'ergotine au niveau des membres paralysés ; les doses d'ergotine varient de 1 à 2 centigrammes suivant l'âge. On ne suspend les injections que quand survient du myosis. L'utilité de ce moyen ne semble pas démontrée. Dans le seul cas que j'ai observé à la période fébrile, l'iodure de potassium à dose de 0 gr. 50 par jour prolongé pendant un mois m'a paru, bien qu'il n'y eut pas soupçon de syphilis, de quelque utilité.

Pendant toute cette période aiguë et même pendant les jours qui suivront la disparition de la fièvre, l'enfant sera laissé dans une chambre obscure et calme ; l'alimentation sera surtout liquide et consistera principalement en une grande quantité de lait. Les bains de tilleul tièdes sont utiles ; s'ils sont difficilement acceptés, on donnera dans le lit même quelques bains de vapeur.

Au milieu de la période paralytique, *l'électricité* constitue le principal moyen de traitement. Quand faut-il commencer l'électrisation ? Aussi près que possible du début, diront la plupart des électriciens. Une foi la période de régression nettement établie, pour ne pas soumettre à des excitations intempestives la moelle en plein état d'inflammation, répond P. Marie. Entre ces deux opinions extrêmes, l'opinion de M. Simon qui commence l'électricité une huitaine de jours après la cessation de la fièvre, paraît la meilleure ligne de conduite.

Au début, on n'emploiera que les courants galvaniques faibles, de 2 à 4 milliampères seulement. Les séances seront courtes, d'un quart d'heure à vingt minutes. Les courants seront descendants. La plaque positive sera placée à la nuque par exemple, et la main du bras où s'est localisée la paralysie sera immergée dans une cuvette d'eau salée où plongera le pôle négatif. Pour les membres inférieurs, la plaque positive serait à la région lombaire, la plaque négative au pied.

Plus la maladie vieillira, plus il sera possible de localiser les courants sur telle ou telle région, plus les séances pourront être longues. Bouchut les faisait souvent durer plusieurs heures ; mais une surveillance très active sera toujours nécessaire pour prévenir les eschares. Il est inutile de dépasser comme

intensité quatre à cinq milliampères. Au début on évitera
avec soin toute secousse, toute interruption brusque du courant ; mais plus tard on peut, suivant le conseil de Erb, faire
à la fin de chaque séance quelques intermittences et même
des renversements du courant

De temps en temps aussi à une période avancée, on recherchera si le courant faradique provoque des contractions musculaires ; ce retour de la contractilité faradique est d'un excellent pronostic. A titre d'exercice gymnastique, on pourra
faire à chaque séance quelques minutes de courant faradique
sur les muscles qui réagissent à ce mode d'électrisation.

A cette période un peu ancienne, les bains salés, les bains
sulfureux, les eaux minérales salines ou sulfureuses pourront
être conseillés. — A une époque plus rapprochée du début,
on commencera les frictions stimulantes, les massages locaux.
— Les bains de mer ne seront permis qu'un à deux ans après
le début des accidents ; la durée de chaque bain sera très
courte (deux à trois minutes). On choisira une plage tempérée.

Comme *médicaments*, M. Simon recommande l'usage alterné
de la noix vomique et de l'arsenic. Il commence par donner à
chaque repas dix gouttes du mélange suivant, soit une goutte
de teinture de noix vomique :

    Teinture de colombo . . . . 9 grammes.
    Teinture de noix vomique. 1   —

Au bout de huit à dix jours et même avant, pour peu qu'apparaissent de l'insomnie, de l'agitation, des secousses musculaires, il remplace la noix vomique par l'arsenic à faible
dose (1 milligramme d'arséniate de soude à chaque repas).
Au bout de dix jours, le médicament est suspendu et l'enfant
est laissé une huitaine de jours sans traitement interne.

Le traitement médicamenteux devra être suivi pendant des
mois. Le traitement par l'électrisation et les moyens externes
devra être prolongé pendant des années. « A cette condition,
écrit M. Simon, il est bien rare qu'on ne finisse pas par obtenir un résultat infiniment plus favorable que celui sur lequel
on croyait tout d'abord pouvoir compter. La tendance qu'ont

parfois les familles à s'abandonner au désespoir, à renoncer trop vite à la lutte, ne saurait donc être trop énergiquement combattue. »

A la période d'*infirmités constituées*, les appareils orthopédiques peuvent avoir une grande utilité pour compenser le raccourcissement d'un membre inférieur atrophié, pour soutenir une articulation ballante, mais il faut éviter d'appliquer ces appareils trop tôt. Il faut rejeter les appareils exerçant une constriction trop énergique, ce qui achèverait l'atrophie du membre ; de même, les appareils trop lourds, trop compliqués, véritables engins de torture, qui sont proposés parfois. A une période rapprochée du début, mieux vaudra faire marcher l'enfant au moyen de béquilles, d'un chariot de suspension, que d'appliquer un appareil de soutien exerçant une pression nuisible.

Diverses opérations chirurgicales ont été proposées pour remédier aux difformités laissées par la paralysie infantile. Les ténotomies ont eu autrefois une véritable vogue pour remédier à la rétraction qui atteint les muscles antagonistes des muscles atrophiés. Elles corrigent la difformité, mais augmentent souvent la faiblesse du membre. Leur résultat est d'ailleurs rarement durable. L'arthrodèse destinée à provoquer l'ankylose des articulations ballantes donne de bons résultats à l'articulation tibio-tarsienne. Dans quelques cas l'amputation d'un membre inférieur atrophié, complètement inutile, douloureux et gênant par les ulcérations et les troubles trophiques qu'il présente, rendra un service réel.

L'atrophie musculaire progressive, la *paralysie pseudo-hypertrophique* semblent rebelles à toute médication. Dans l'atrophie musculaire progressive, l'électricité longtemps continuée a parfois donné à Onimus des succès inespérés ; le pôle positif est placé à la nuque, le pôle négatif est successivement placé à la partie supérieure, puis à la partie inférieure de la région affectée. Le courant sera intense, 15 milliampères ; sa durée sera de dix minutes. On essaierait le même traitement dans la paralysie pseudo-hypertrophique.

CHAPITRE VI

Paralysies des nerfs périphériques.

1º **Paralysie faciale**. Résumé clinique. Causes diverses : *a*) Lésions cérébrales ; *b*) Lésions intratemporales ; *c*) Paralysies périphériques a frigore. Diagnostic de la variété et du côté de la paralysie. Éléments du pronostic. — Traitement. — L'électricité et sa technique. Moyens divers.

2º **Paralysie du plexus brachial**. Nerf radial. Causes diverses de ses paralysies. Nerf du grand dentelé. Nerf cubital. Nerf médian. Nerf circonflexe. Paralysies combinées de Erb. — Traitement : Indications étiologiques ; massage ; électrisation.

I. — Paralysie faciale.

Résumé clinique. — Les causes des paralysies faciales sont extrêmement variées. Nombre de ces paralysies ne sont qu'un épiphénomène au cours de lésions cérébrales. La paralysie faciale associée à l'hémiplégie dans l'hémorrhagie ou le ramollissement cérébral est d'un diagnostic étiologique facile. Les paralysies faciales isolées, dues à un foyer de ramollissement limité, à une plaque de méningite, à une tumeur au niveau de la deuxième frontale s'accompagneront de symptômes : céphalée, vomissements, obnubilation intellectuelle, qui manquent dans les paralysies périphériques.

La variété décrite par Gubler sous le nom de *paralysie faciale alterne* et où des lésions bulboprotubérantielles déterminent une paralysie faciale d'un côté, une hémiplégie de l'autre, doit être simplement mentionnée.

Dans toutes ces paralysies centrales il y a au début exagération des réflexes et non abolition comme dans les paralysies périphériques ; l'orbiculaire des paupières n'est jamais pris dans les lésions cérébrales ; il peut l'être dans les lésions protubérantielles.

Les paralysies liées à des lésions intratemporales : fractures, carie et surtout otites d'origines diverses sont facilement rapportées à leur véritable cause. Il en est de même des paralysies traumatiques (compression du facial dans les applications de forceps, section dans les ablations de tumeur de la parotide, les incisions de parotidites).

Au point de vue *pronostique* rappelons qu'après les ablations de tumeurs parotidiennes il n'est pas rare de constater des paralysies par contusion du facial, par compression du nerf dans l'exsudat inflammatoire. Ces paralysies guérissent facilement au contraire des paralysies par section.

Les paralysies si fréquentes attribuées au refroidissement, au rhumatisme, ont été beaucoup plus discutées. Despaigne a bien montré que le froid n'agissait souvent que comme cause occasionnelle, qu'on trouve souvent une tare nerveuse (arthritisme, hystérie). Parfois aussi la paralysie faciale est un symptôme prodromique de l'ataxie (Fournier).

Le *diagnostic* de l'existence même de la paralysie faciale n'offre pas de difficulté. A une période tardive une curieuse cause d'erreur a été signalée par Larat. La contracture consécutive des muscles paralysés peut dévier de ce côté la face et à première vue c'est le côté sain qui semble paralysé. Si l'interrogatoire laissait le moindre doute, Larat indique un caractère pathognomonique à l'examen électrique : existence de la réaction de dégénérescence ou tout au moins accroissement de l'excitabilité galvanique du côté malade.

Le *pronostic* des paralysies d'origine centrale est avant tout subordonnée à la lésion qui les a produites. Pour la durée des paralysies *a frigore*, Larat distingue trois formes. Si les réactions électrique et faradique sont conservées, la guérison s'obtient en 15 jours à six semaines. Si la réaction faradique a disparu, des mois seront nécessaires ; il faudra plus de temps encore s'il y a réaction de dégénérescence. Enfin l'existence de contractures rend le pronostic très sombre.

Traitement. — L'électrisation constitue le traitement principal de la paralysie faciale. C'est le courant continu qui doit être employé ; le pôle positif indifférent sera constitué par une large plaque appliquée au bras. Le pôle négatif constitué par un tampon olivaire sera promené successivement en avant du conduit auditif externe (tronc du facial), sur les trous mentonniers, sous-orbitaires, sus-orbitaire (points d'émergence), sur les différents muscles. L'intensité sera de 2 à 4 milliampères ; la durée du courant sur chaque point d'une minute, les séances seront si possible quotidiennes.

La faradisation, si banalement employée, est souvent plus nuisible qu'utile (Larat). C'est une des grandes causes de contractures. Exceptionnellement la faradisation superficielle avec le pinceau peut de temps en temps être utile dans les cas rebelles et à progrès lents.

Les massages légers, les frictions avec un corps gras ont parfois quelque utilité. Le traitement général dépend avant tout de la cause. Les excitants (strychnine, noix vomique, etc.) sont inutiles et dangereux.

II. — Paralysies du plexus brachial.

La paralysie du radial est de beaucoup la plus fréquente. Sa cause ordinaire est la compression et surtout la compression pendant le sommeil (individus endormis sur un banc, une chaise). La compression peut être aussi exercée par une corde, une bretelle, chez les porteurs de fardeaux. Une cause fréquente et souvent méconnue est la compression par béquilles, parfois par appareils orthopédiques (corsets), et chez les nourrissons par des maillots remontant trop haut. Il suffit de mentionner les paralysies traumatiques : plaies, cals hypertrophiques, angulaires, vicieux après les fractures de l'humérus. Des injections sous-cutanées d'éther faites au dos de l'avant-bras ont parfois déterminé une parésie passagère. Comme causes générales, on recherchera surtout la syphilis et le saturnisme.

La *paralysie du nerf du grand dentelé* s'observe parfois par suite de compressions chez des sujets ayant porté de lourds fardeaux sur l'épaule ou après des fatigues excessives du muscle (faucheurs, cordonniers). Le soulèvement de l'omoplate (omoplate ailée) quand le bras se porte en avant est caractéristique.

Les paralysies *du médian et du cubital* sont rarement isolées. Quelques paralysies du cubital s'observent à la suite de compressions en arrière de l'épitrochlée, ou dans les professions qui exposent à des chocs répétés sur l'éminence hypothénar.

Les paralysies *du circonflexe* sont très fréquentes à la suite des entorses, des contusions, des arthrites de l'épaule, un peu moins fréquentes après les luxations. L'atrophie du deltoïde est souvent très marquée et très rebelle. Parfois même le biceps, le brachial antérieur, le long supinateur finissent par se prendre (*paralysies combinées* de Erb). Ces paralysies combinées s'observent surtout chez les nouveau-nés après les accouchements difficiles. L'importance du diagnostic de ces paralysies avec les pseudo-paralysies syphilitiques est très grande.

Dans toutes ces paralysies, on cherchera d'abord les indications étiologiques, soit locales (ablation d'une esquille, d'une exostose, d'un cal exubérant, etc., réduction d'une luxation), soit générales (saturnisme, syphilis). Les frictions stimulantes (baume nerval, alcool, lie de vin, fleur de soufre), le massage méthodique des muscles atrophiés, les exercices gymnastiques passifs destinés à s'opposer à la rétraction des antagonistes seront très utiles. Mais le grand traitement est l'électricité. On emploiera tout d'abord les courants *faradiques*. Si ce courant n'amène pas de contraction (réaction de dégénérescence) ou s'il existe une atrophie très marquée on aura recours aux courants continus.

CHAPITRE VII

Neurasthénie.

Résumé clinique. — Parentés. Stigmates. Formes. Débuts. Causes. Pronostic.

Traitement. — Moyens psychiques. Hydrothérapie. Climatothérapie. Massage. Cures de repos absolu. Aérothérapie. Électrothérapie. Électricité statique, faradisation générale, électrisation localisée. Injections de Brown-Séquard. Médicaments, pharmacomanie des neurasthéniques.

La neurasthénie désigne une affection assez mal définie, parente de l'hypochondrie d'autrefois, de l'hystérie, du nervosisme, de la spermatorrhée, de l'arthritisme, du surmenage. Comme stigmates neurasthéniques essentiels, Levillain dans son remarquable livre[1] indique sept groupes de symptômes :

1º La *céphalée*, souvent en forme de casque, avec plaques pesantes, occipitales et frontales, hyperesthésie du cuir chevelu ;

2º L'*insomnie nocturne* et le *sommeil agité*, entrecoupé de cauchemars coexistant souvent avec une *somnolence diurne* ;

3º La *rachialgie* et l'hyperesthésie spinale ;

4º La sensation de *fatigue* et de courbature douloureuse ;

5º Les *troubles gastro-intestinaux* très fréquents, très importants, consistant surtout en dyspepsie flatulente, dilatation stomacale, constipation ;

6º Les *troubles génitaux* : hyperexcitabilité, impuissance, spermatorrhée chez l'homme ; leucorrhée, dysménorrhée, névralgies utéro-ovariennes chez la femme ;

7º L'*état mental*: difficulté du travail et de l'attention, amnésie, hypochondrie, irascibilité, phobies diverses.

---

(1) *La neurasthénie*, Paris, 1801.

PLICQUE

A ces stigmates principaux ajoutez la nuée des troubles accessoires : vertiges, éblouissements, bourdonnements, prurit, douleurs articulaires, musculaires, névralgies, dysphagie, palpitations, accès de fièvre, asthme de foin, tics et crampes professionnelles, et l'on voit qu'au fond la neurasthénie englobe toutes les souffrances *sine materia* survenant chez des sujets nerveux. Sur cent Parisiens il y a quatre-vingts neurasthéniques.

La prédominance de tel ou tel trouble a conduit à décrire un certain nombre de formes : cérébro-spinale, cérébrale, rhumatoïdale, gastrique, cérébro-cardiaque, sexuelle, qu'il suffit de mentionner.

La neurasthénie a parfois un début brusque à l'occasion d'un traumatisme, d'une émotion morale vive, d'une maladie aiguë: fièvre typhoïde, grippe. Elle succède souvent aux maladies chroniques, en particulier à la syphilis, à la blennorrhagie, aux affections utéro-ovariennes ; mais sa grande cause est le surmenage moral, intellectuel, physique, si fréquent dans les grandes villes, souvent aggravé par l'abus des excitants : thé, café, alcool, tabac, morphine.

Dans la production de la neurasthénie, Glénard a fait jouer un grand rôle à l'entéroptose, aux troubles de l'équilibre abdominal. Le port d'une ceinture hypogastrique munie d'une pelote mobile maintenant bien l'abdomen, soulage beaucoup de neurasthéniques, en guérit complètement quelques-uns, échoue tout à fait chez quelques autres. Bouchard a de même montré que la dilatation de l'estomac, par l'intoxication chronique qu'elle entraîne, est une grande cause de neurasthénie ; on recherchera et traitera cette dilatation. On recherchera également les autres causes possibles d'intoxication intrinsèques : stomatites, constipation, rétrécissement uréthral, et extrinsèques : air confiné, oxyde de carbone, plomb, mercure.

Le pronostic des neurasthénies traumatique et héréditaire est particulièrement grave.

Traitement. — MOYENS PSYCHIQUES. — L'hygiène morale,

l'absence de préoccupations, de fatigues, la distraction sont d'excellents moyens qui n'ont que le défaut d'être souvent impraticables. Les voyages, les saisons thermales constituent un des moyens les moins défectueux de les réaliser. — Parfois l'isolement, la séparation du milieu habituel réussira très bien (Mathieu). L'influence morale du médecin est capitale dans le traitement de la neurasthénie ; mais on doit à tout prix éviter l'hypnotisme.

HYDROTHÉRAPIE. — Les bains tièdes, les affusions tièdes, le drap mouillé seront souvent mieux supportés et plus calmants que les douches froides. Celles-ci ne seront instituées que progressivement et non d'emblée. Les bains de tilleul, les bains de sel de Pennès, les bains sulfureux seront conseillés aux sujets qui ne supportent pas l'hydrothérapie. Les compresses humides sur le front, sur la tête réussissent parfois bien contre l'insomnie.

CLIMATOTHÉRAPIE. — Les stations d'altitude modérée semblent convenir plus généralement que le bord de la mer. Comme stations thermales il suffit de citer Néris, Luxeuil, Plombières, Bagnères de Bigorre, Royat.

MASSAGE. — Le massage général, surtout combiné avec une gymnastique rationnelle sera excellent. Le massage de l'abdomen pourra être très utile contre la dilatation de l'estomac et la constipation. Le massage de l'utérus et de ses annexes contre les névralgies utéro-ovariennes ne sera employé qu'avec la plus grande réserve.

REPOS ABSOLU. — Dans les neurasthénies graves avec vertige permanent, anémie profonde, Weir Mitchell impose souvent avec succès le repos absolu au lit. Ce n'est parfois qu'au bout de quelques jours qu'il permet au malade de s'asseoir dans son lit. Ce repos complet est souvent combiné avec la diète lactée intégrale. Puis graduellement le malade prend par petits repas nombreux des aliments de plus en plus nourrissants de façon à amener à une véritable suralimentation.

AÉROTHÉRAPIE. — Les bains d'air comprimé ont compté

quelques succès ainsi que les inhalations d'oxygène et celles d'ozone. L'ozone respiré entre peut-être pour une part dans l'efficacité de l'électricité statique.

ELECTROTHÉRAPIE. — C'est le moyen le plus puissant et le plus rapide qu'on possède contre la neurasthénie. M. Vigouroux dans une leçon clinique a donné un excellent résumé de ce mode de traitement [1].

L'électricité dans la neurasthénie peut être employée sous deux formes principales : 1° l'électricité statique, la plus efficace, mais qui, malheureusement, par suite de l'instrumentation complexe qu'elle exige, n'est pas toujours possible ; 2° la faradisation généralisée, le seul des moyens électrothérapiques qui, à côté de l'électricité statique, ait donné quelques succès. La faradisation localisée, les courants continus peuvent avoir une utilité contre tel ou tel symptôme isolé : faiblesse des parois abdominales, céphalée, congestion cérébrale, mais ils n'ont pas cet effet d'ensemble sur l'innervation et la nutrition que possèdent la faradisation généralisée, et, à un degré plus marqué encore, l'électricité statique.

Le traitement par l'électricité statique, a pour moyen principal le bain électrique. Voici en quoi consiste le bain. Le malade est placé sur un tabouret isolant en communication avec le pôle négatif de la machine. Il se trouve donc chargé d'électricité négative à un très haut potentiel, en même temps qu'il offre la voie à une déperdition constante de l'électricité par toutes les saillies de son corps et de ses vêtements, déperdition qui est incessamment réparée par la production continue de la machine. La durée de ces bains ne sera tout d'abord que de cinq minutes et l'augmentation de durée ne sera que très graduelle. Ils seront donnés tous les deux jours. Leur effet calmant est très net au bout de quelques séances.

Quand le malade est bien habitué au bain électrique, qu'il n'a plus l'appréhension du début, vous pouvez employer les divers autres moyens de la franklinisation : souffle électrique, étincelles, friction électrique. Le souffle électrique s'obtient

(1) *Gazette des hôpitaux*, 1891, n° 107.

en dirigeant vers le malade, et à 10 ou 15 centimètres de distance, la pointe d'une tige métallique communiquant avec le sol. Il se produit ainsi, par un phénomène d'influence, une sorte de souffle, de vent électrique, dont l'action sédative est des plus remarquables, en particulier contre les céphalées. La sensation de tension, de lourdeur, de casque, si commune et si pénible chez les neurasthéniques, disparaît en quelques minutes. Les étincelles s'obtiennent en approchant suffisamment du corps du malade une tige métallique mousse, ou mieux une boule non isolée. Elles sont employées surtout pour produire des contractions musculaires. L'action d'une série d'étincelles tirées de la fosse iliaque gauche est un des procédés les plus efficaces pour combattre la constipation. Elles peuvent servir également comme agent d'excitation réflexe sur une région douloureuse ou comme moyen de faire disparaître la sensation de fatigue, d'accablement de ces malades. La friction électrique, enfin, s'effectue en passant plus ou moins rapidement une tige métallique non isolée sur les vêtements du patient en ayant soin d'appuyer. Il se produit ainsi une multitude de petites étincelles, dont la longueur est mesurée par l'épaisseur des étoffes interposées. Ces étoffes doivent, de préférence, être en laine. La friction électrique détermine une sensation de cuisson assez vive. Pratiquée sur une grande étendue du corps, elle produit une stimulation générale. Employée localement sur la moitié inférieure du corps, elle est également très utile pour atténuer et dissiper les symptômes de congestion spinale : spasmes, crampes, exagération des réflexes, pertes séminales. Il est quelquefois utile de la pratiquer sur la tête, recouverte d'une étoffe, dans les céphalées rebelles.

La faradisation généralisée, qui constitue le second mode de traitement électrique applicable à la neurasthénie, a l'avantage d'exiger une instrumentation moins complexe que la franklinisation. Les effets d'excitation se rapprochent, sous certains rapports, de ceux de la friction électrique. Mais son efficacité semble moindre que celle de la franklinisation.

Son emploi est assez complexe et offre quelques difficultés. L'une des électrodes est constituée par une large plaque métallique, sur laquelle le malade s'assied le siège à nu, ou pose ses pieds nus. Cette électrode est positive. L'autre électrode, négative, est constituée par un tampon arrondi de 10 à 20 centimètres carrés ou bien par un pinceau. Il est successivement promené, pendant une ou deux minutes environ, sur chaque bras, sur le cou, la poitrine, le dos, le ventre, les jambes. La durée totale de la séance n'est d'abord que de dix minutes, elle atteint vingt minutes par la suite. L'intensité du courant sera assez grande pour provoquer de légères contractions musculaires. Au cou, cette intensité sera très modérée et la pression de l'électrode très faible et transmis non directement par le tampon, mais médiatement par la main de l'opérateur, suivant le procédé de Duchenne, main électrique. La faradisation céphalique a d'ailleurs été depuis à peu près abandonnée. On peut très utilement remplacer le tampon de l'électrode mobile par un rouleau, qui fait en même temps une sorte de massage (Stein).

La faradisation généralisée est un moyen utile à connaître à défaut des appareils nécessaires pour la franklinisation. Mais toutes les fois que la chose est possible, ce dernier procédé, plus efficace et ayant l'avantage d'être moins long, moins laborieux dans son application, de ne pas forcer le malade à se dévêtir complètement, doit être préféré.

Le traitement électrique, quel que soit le procédé, doit toujours être employé d'une façon très mesurée, très graduelle, très prudente. Chez les malades hypochondriaques, il suffit souvent de la moindre sensation désagréable éprouvée dans l'une des premières séances, au cours de l'application ou consécutivement à l'application, pour faire abandonner la cure. Un peu plus tard, quand l'habitude est acquise, quand le premier soulagement est obtenu, la thérapeutique peut devenir très énergique. Il faut, toutefois, que les malades, pour ne point se décourager, soient prévenus de la marche de l'amélioration. Il est bien rare que celle-ci soit continue, presque toujours elle est entrecoupée par une ou plusieurs rechutes. La durée totale du traitement est assez longue, elle atteint un à quatre mois. Mais ce traitement oblige moins que les autres le malade à modifier ses habitudes ou ses occupations. Il est utile de veiller à ce que le malade ne prenne aucun médicament au cours du traitement, toute médication pharmaceutique surajoutée semblant plutôt défavorable à l'action de l'électricité. Ce n'est pas à dire pourtant que, dans les cas graves, l'hygiène puisse être négligée. En première ligne surtout, si la cause occasionnelle est un excès de travail, le repos est la première indication à remplir, ce repos doit être observé par toutes les fonctions. Les fonctions digestives ne doivent pour être exceptées, lors même qu'il n'y a pas de symptômes dyspeptiques. L'alimentation doit, par conséquent, être réduite proportionnellement à l'activité physique et mentale actuelle du malade. C'est une véritable erreur que de donner à un homme au repos, sous prétexte de le fortifier, la ration alimentaire d'un travailleur. L'entourage des malades et les malades eux-mêmes ont une grande tendance à commettre cette erreur. Bien souvent, il n'y a pas d'autre obstacle à l'amélioration que l'on est en droit d'attendre du traitement électrique. Les neurasthéniques, au point de vue du régime alimentaire, doivent être traités comme des arthritiques, qu'ils sont, du reste, pour la plupart.

Chez les femmes, pendant la période menstruelle, il est enfin bon de suspendre momentanément les séances d'électrisation.

L'action de l'électricité paraît porter surtout sur les fonctions d'innervation et de nutrition. L'insomnie, la fatigue cessent souvent très vite dès les premiers bains électriques. L'appétit, aussitôt après la séance d'électrisation est souvent très impérieux. Les analyses d'urine sont, d'ordinaire, la preuve frappante de l'influence sur la nutrition. On voit, au fur et à mesure du traitement, l'urée augmenter, l'acide urique diminuer. On peut observer également la diminution, parfois même la disparition d'éléments anormaux: indican, albumine, glycose même. La dyspepsie flatulente, si commune chez les neurasthéniques, s'améliore rapidement. Vigouroux signale même ce fait, que les malades qui en sont atteints paraissent plus susceptibles encore que les autres neurasthéniques de retirer un bénéfice rapide du traitement électrique. Au point de vue de l'effet à attendre de la thérapeutique, cette complication serait donc un signe plutôt favorable. La constipation est facilement combattue par le procédé des étincelles tirées de la fosse iliaque gauche, procédé indiqué plus haut. Le relâchement des parois abdominales — si marqué dans quelques cas — est aussi très favorablement modifié par l'électrisation de ces parois. Ce n'est pas, en effet, le moindre avantage de l'électrisation d'être une méthode de traitement à la fois générale et locale. En dehors de son effet général, on peut, par des applications localisées, combattre particulièrement telle ou telle complication plus pénible, casque neurasthénique, céphalée, constipation, relâchement des parois abdominales, névralgies utéro-ovariennes, impuissance génitale, pertes séminales. Ce dernier symptôme, auquel on a fait jouer jadis un si grand rôle dans l'étiologie de la neurasthénie, est particulièrement tenace. Les frictions électriques constituent le moyen le plus efficace et presque le seul efficace ; les étincelles, au contraire, sont, en ce cas particulier, plutôt nuisibles qu'utiles.

Mais, quelle que puisse être l'utilité des applications localisées de l'électricité, il faut savoir que cette utilité ne sera obtenue qu'à la condition qu'elles soient toujours combinées avec le traitement électrique général. Si l'électrisation donne de beaux succès dans la neurasthénie, c'est parce que c'est l'agent modificateur de l'innervation et de la nutrition, le plus puissant, le plus étendu d'action de la thérapeutique. Comme toujours, le traitement dépend, avant tout, du diagnostic exact et complet. Si l'on méconnait la maladie générale, la neurasthénie qui produit tel ou tel symptôme local, dyspepsie flatulente, constipation, céphalées, névralgies ovariennes, on risque de s'attarder sans grand succès, au traitement isolé de ce symptôme. Si, au contraire, l'on sait remonter à son origine, on réussira souvent à le faire disparaître, sans l'avoir attaqué directement.

Injections de Brown-Séquard. — Ce procédé, quel que soit

son mode d'action, action directe ou suggestion pure et simple, est d'une grande efficacité. Les injections seront faites tous les jours ou tous les deux jours, à doses de un à quatre centimètres cubes par séries de six à huit injections. Les injections de cérébrine ont donné aussi à Constantin Paul de très bons résultats.

Médicaments. — L'indication capitale est plus souvent de lutter contre la *pharmacomanie* des neurasthéniques (Vigouroux) que de leur prescrire des médicaments multipliés. La thérapeutique sera très sobre, sauf indications bien nettes, fournies par l'arthritisme, la scrofule, le diabète, la syphilis, la chloro-anémie, la dyspepsie. Contre l'élément nerveux même on se défiera de tous les médicaments calmants et surtout des injections de morphine. La teinture de noix vomique à doses de IV à VIII gouttes, le quassia et la quassine par granules de un milligramme, l'arsenic, enfin les phosphates pourront être essayés. Yvon donne une bonne formule de vin phosphaté.

Phosphate de soude.	}	āā 20 grammes
— de potasse.		
Sp. écorces d'oranges.	100	—
Vin de Malaga.	Q. S. pour un litre	

Les alcalins sont très souvent indiqués en raison de l'hyperacidité des urines. Vigouroux[1] donne ordinairement le bicarbonate de soude à dose de 3 à 4 grammes par jour. Des doses plus fortes sont parfois nécessaires en cas d'extrême acidité.

Enfin tous les médicaments nouveaux et à la mode réussiront chez les neurasthéniques. Si ces médicaments sont inoffensifs surtout pour l'estomac on peut les essayer à titre suggestif.

(1) *Neurasthénie et arthritisme*, Paris, 1893.

CHAPITRE VIII

Hystérie.

Résumé clinique. — L'hystérie soit légère, soit intense domine toute la pathologie de la femme. Son rôle est bien plus grand qu'on ne saurait le supposer dans la pathologie de l'homme et dans celle de l'enfant.

Dans son évolution elle comporte :

1° Une série de crises convulsives d'attaques plus ou moins rapprochées ;

2° Un état chronique avec troubles divers.

L'attaque hystérique ordinaire s'annonce quelques heures, parfois quelques jours à l'avance par des prodromes : palpitations, battements, lassitude, pleurs et rires sans motifs et surtout par la sensation de boule œsophagienne. L'aura se montre sous forme de douleur ovarienne, de constriction épigastrique, de boule, de strangulation. La malade éprouve une sensation d'éblouissements, de sifflements ; elle tombe, mais sans se faire mal, sans perdre connaissance, en choisissant le lieu de sa chute. Elle vocifère, sanglotte, paraît suffoquer ; les mouvements sont ordinairement désordonnés, parfois rhytmiques (mouvements érotiques du bassin, mouvements de salutation).

La malade finit par perdre connaissance ; son visage exprime tantôt la peur, tantôt la volupté. La fin de l'attaque s'annonce par du météorisme abdominal, des urines nerveuses, des larmes abondantes ; parfois la détente ne survient pas et l'on a une série d'attaques successives.

Dans les attaques *légères* tout peut se réduire à l'aura ; on sait qu'il est souvent possible de faire avorter une attaque d'hystérie par la compression énergique des ovaires faite avec les poings. Les aspersions fraîches, et en particulier la projection d'un jet d'eau de Seltz sur la figure et la nuque peuvent aussi enrayer l'attaque.

L'hystérie *grave*, la *grande hystérie* est beaucoup plus rare. Le début des attaques ressemble par le cri initial, la perte de connaissance, à l'épilepsie ; mais à la fin on retrouve les attitudes passionnelles, le clownisme, les hallucinations avec visions effrayantes propres à l'hystérie.

La succession des attaques peut constituer un véritable *état de mal hystérique* ; mais il n'y a pas d'élévation de la température, la compression des ovaires enraye ordinairement l'attaque. Parfois cet état de mal se termine par syncope, catalepsie, léthargie.

L'hystérie non convulsive a des manifestations très nombreuses et d'un diagnostic extrêmement délicat.

Les paralysies, tantôt mobiles et tantôt persistantes, peuvent affecter toutes les formes : monoplégiques, paraplégiques, hémiplégiques. Elles surviennent tantôt spontanément, tantôt à la suite d'une attaque convulsive, souvent à la suite d'un traumatisme. Elles atteignent exceptionnellement la face.

Les contractures atteignent un membre, un côté du corps, parfois un ou plusieurs muscles ; elles apparaissent et disparaissent brusquement, mais leur durée est parfois très longue. Elles peuvent simuler la coxalgie, le trismus, la tétanie, le pied-bot, etc. Comme les paralysies, elles succèdent souvent aux attaques convulsives, aux traumatismes ; elles persistent pendant le sommeil, mais disparaissent sous le chloroforme.

Les troubles de la sensibilité comprennent :

1° Des zones d'anesthésie, soit disséminées en plaques, soit systématisées (hémianesthésie).

2° Des zones d'hyperesthésie souvent spontanément douloureuses et simulant la migraine, les névralgies, la rachialgie du mal de Pott, diverses affections viscérales (gastralgie, hépatalgie, ovarite, péritonite).

Les troubles organiques sont très nombreux. Du côté des organes *digestifs* on trouve la gastralgie, la dyspepsie, l'anorexie absolue, les hématémèses même, le rétrécissement spasmodique de l'œsophage, la constipation avec météorisme. Du côté des organes *respiratoires*, en outre du hoquet, de l'aphonie, il est fréquent d'observer des congestions 'pulmonaires avec toux sèche et hémoptysies, simulant la tuberculose. Les troubles *urinaires*, très importants, sont la rétention d'urine, l'oligurie, l'anurie même, qui peut être complète sans accidents d'urémie. Du côté des organes *génitaux* on observera le vaginisme, la dysménorrhée, les fausses grossesses nerveuses. Les troubles *visuels*, très importants pour le diagnostic, sont l'amblyopie, l'amaurose même, le rétrécissement du champ visuel.

Enfin la fièvre apparaît parfois sans cause chez les hystériques ; cette fièvre simule l'impaludisme, la fièvre typhoïde.

En outre des hématémèses, des hémoptysies congestives déjà signalées, on peut observer des hémorrhagies plus singulières encore (sueurs et larmes de sang).

Il est superflu d'insister sur les troubles du caractère ; si touchées que soient les malades il est bien rare qu'elles arrivent à la folie vraie, à la démence ou au suicide.

Au point de vue pratique on n'oubliera pas que les intoxications (plomb, mercure, tabac, absinthe, alcool) jouent un rôle assez fréquent dans l'hystérie ; on se défiera également de l'oxyde de carbone (chaufferettes, poêles, etc.). On recherchera comme toujours la syphilis.

Traitement. — Ce traitement a été remarquablement résumé par E. Blocq qui divise les agents du traitement en trois ordres : traitement psychique, externe, interne. Il étudie en-

suite le traitement suivant la forme, les accidents, les causes
de la névrose, les sujets atteints. Il discute enfin le traitement
chirurgical.

TRAITEMENT PSYCHIQUE. — Il comprend deux agents : 1° l'isolement ; 2° l'hypnotisme.

L'isolement est le remède par excellence dans l'hystérie
grave, dans l'hystérie à forme maniaque. Il faut soustraire la
malade à son milieu habituel qui s'occupe d'elle, l'énerve, la
contrarie. L'isolement dans une chambre, à la campagne,
chez des parents sans autorité est donc insuffisant. C'est l'isolement à l'hôpital, dans un établissement d'hydrothérapie
qui sera « le souverain baume de l'hystérie » suivant l'expression de Gilles de la Tourette.

L'hypnotisation est admise avec beaucoup de réserve par
Blocq. Plus absolu que lui nous condamnons absolument ce
moyen. Très propre à faire disparaître momentanément par
suggestion tel ou tel accident, il exaspère le fond même de la
maladie, le tempérament nerveux. La suggestion trop directe
même à l'état de veille est également à rejeter. En revanche,
les suggestions indirectes, la suggestion par l'influence du
médecin doivent intervenir presque constamment dans l'hystérie.

Le mariage, contrairement à l'opinion du public, est plutôt
contre-indiqué dans l'hystérie.

TRAITEMENT EXTERNE. — L'application d'aimants, de plaques
métalliques est souvent utile dans les anesthésies, les paralysies, les contractures.

La faradisation est parfois profitable, mais le traitement de
choix est l'électricité statique appliquée à doses très faibles
avec de grands ménagements au début. Le massage a une action directe sur certains troubles locaux. La gymnastique a
plutôt une action générale.

L'hydrothérapie est l'élément le plus important du traitement
externe. Blocq conseille les douches générales froides (13 à
18°) d'une durée n'excédant pas quinze à vingt secondes. Elles
sont données en jet fort sur le tronc, terminé par un jet sur

les pieds. Elles sont suivies ou non selon la réaction des frictions sur le corps. Ces douches sont quotidiennes et même biquotidiennes.

Si les douches ne sont pas tolérées on essaiera l'enveloppement dans le drap mouillé et à défaut les ablutions avec une grosse éponge.

Le séjour au bord de la mer, sauf dans certains climats très tempérés, les bains de mer, seront presque toujours nuisibles aux hystériques.

Les climats d'altitudes modérées leur conviendront ordinairement. Comme stations thermales on pourra conseiller Royat, Divonne, Néris, Plombières.

TRAITEMENT INTERNE. — Le traitement interne doit être très restreint. Les bromures sont tellement inefficaces dans l'hystérie que cette inefficacité est pour Charcot un élément de diagnostic avec l'épilepsie. L'opium est mal toléré. Les injections de morphine conduisent fatalement les malades à la morphinomanie. On se défiera de la cocaïne.

En cas d'agitation extrême et d'excitation mentale, Blocq conseille la formule suivante :

> Camphre monobromé. . . . . 3 grammes.
> Extrait de quassia. . . . . 2 —
> Sirop de belladone . . . . Q. S.

Pour 30 pilules. Une à trois par jour.

La valériane et ses composés mérite également d'être essayées. Elle peut être donnée en teinture à dose de 2 à 6 grammes. Le valérianate d'ammoniaque sera donné à dose de 1 à 15 grammes. Le valérianate de zinc peut être donné par pilules de 0 gr. 05 cent. (une à trois par jour). Le valérianate de quinine par pilules de 0 gr. 10 cent. (une à cinq par jour) convient surtout dans les névralgies, la fièvre hystérique. Les pilules de Meglin renfermant chacune 0 gr. 05 cent. d'extrait alcoolique de jusquiame, de valériane et d'oxyde de zinc seront données à dose d'une à deux par jour.

Contre l'insomnie, le chloral (1 à 4 gr.) le sulfonal (1 à 4 gr.) constituent les meilleurs agents.

La chlorose, si fréquente chez les hystériques, sera combattue par le fer (sans exagération) ; l'anémie, la teinture de coca et de kola, l'hydrothérapie.

TRAITEMENT SUIVANT LES FORMES. — *Hystérie latente.* — Certains enfants nés de parents hystériques, élevés dans un milieu nerveux éprouvent de bonne heure des troubles divers : somnambulisme, terreurs nocturnes, colères excessives. Ces « candidats à l'hystérie » doivent être soumis à un traitement prophylactique : éducation ferme et régulière, souvent par l'internat en dehors de la famille, gymnastique, hydrothérapie.

Forme grave. — L'isolement s'impose ; à l'extrême rigueur l'hypnotisme serait parfois admissible contre un accident sérieux consécutif à une attaque : paralysie, contracture, amaurose.

TRAITEMENT DES ACCIDENTS. — *Attaques.* — On peut souvent arrêter l'attaque par la compression des ovaires, les aspersions brusques d'eau fraîche. La pression des yeux, la suggestion verbale par des ordres impératifs peut être aussi utile. Dans les attaques légères, le plus sage est souvent de s'occuper le moins possible de la malade, de ne pas trop paraître la prendre au sérieux. Dans les attaques très prolongées à répétition on pourrait essayer les inhalations d'éther, de bromure d'éthyle, mais non le chloroforme.

Dans les paralysies, on emploiera la faradisation, l'exercice très léger et quotidien. Dans les monoplégies brachiales, Charcot fait serrer plusieurs fois par jour par la malade un dynamomètre et noter le progrès obtenu.

Contre les contractures, on emploiera le massage par effleurement, les métaux et surtout l'aimant. Les opérations, le redressement forcé, les appareils de contention sont plus nuisibles qu'utiles.

Contre l'anorexie, il faut à tout prix passer la sonde œsophagienne : l'appétit revient souvent merveilleusement après plusieurs séances de gavage.

Les interventions chirurgicales ne seront pratiquées qu'en

cas d'indications évidentes. On a peine à comprendre qu'on ait pu proposer la clitoridectomie, la castration en dehors de toute lésion des ovaires. La castration ovarienne est aussi peu justifiée que le serait la castration testiculaire chez l'homme hystérique.

CHAPITRE IX

Épilepsie.

Résumé clinique. 1° Causes de l'épilepsie. Lésions du crâne et du cerveau justiciables de l'intervention. Affections des voies digestives, vers intestinaux, névromes, affections des organes des sens ; phimosis. Accidents épileptiformes des cardiaques, des urémiques, des acétonémiques. Les épilepsies toxiques. 2° Causes occasionnelles de l'attaque. Indigestion, émotions, imitation.
TRAITEMENT. 1° Indications étiologiques. La trépanation comme traitement en général de l'épilepsie. 2° Hygiène des épileptiques. 3° Traitement des attaques. Traitement médicamenteux. Bromure. Belladone. Hydrate d'amyle. Borax etc.

Résumé clinique. — Les causes de l'épilepsie sont extrêmement complexes. La cause dominante, celle sur laquelle on a malheureusement le moins de prise, sauf par l'hygiène et l'éducation, est la dégénérescence héréditaire (enfants d'alcooliques, de nerveux, enfants du siège). Mais parfois un certain nombre de causes servent de point de départ, de prétexte en quelque sorte à l'épilepsie. Une cicatrice même minime de la peau du crâne, une cicatrice adhérente à l'os surtout peut suffire et les attaques peuvent céder à son ablation. Les exostoses, les esquilles résultant d'anciennes fractures, les abcès sont aussi accessibles à l'intervention. Les tumeurs cérébrales ne le sont qu'exceptionnellement, bien que dans un cas, M. Péan ait pu guérir un épileptique en enlevant une tumeur circonscrite et énucléable.

Dans le cas de tumeurs cérébrales, d'exostoses, il est une cause à laquelle il faut toujours songer, surtout si l'épilepsie a débuté après 25 ans, c'est la syphilis. Le traitement d'attaque préconisé par Charcot (8 à 10 gr. d'onguent mercuriel en frictions par jour, 4 à 8 gr. d'iodure de potassium) sera souvent efficace.

Ces diverses causes, avec lésions grossières des centres nerveux, de même que quelques autres moins importantes pour la thérapeutique (foyers de thrombose, plaque de méningite) déterminent souvent un type particulier d'épilepsie ou les convulsions sont partielles, limitées à la partie du membre correspondant aux circonvolutions cérébrales atteintes, ou la perte de connaissance ne survient pas dès le début de l'attaque. Cette forme débute souvent à un âge plus avancé que l'épilepsie commune. Elle doit être distinguée de celle-ci, car plus que cette dernière elle justifie, comme on le verra, les tentatives de trépanation.

Dans l'épilepsie commune, les causes occasionnelles sont très variables. Au premier rang, il faut placer les affections de l'estomac, de l'intestin et surtout les vers intestinaux, en particulier les tœnias. Les cicatrices diverses, les cals douloureux surtout quand ils compriment des nerfs, les névromes seront recherchés avec soin. On sera souvent guidé par ce fait qu'ils servent de point de départ à l'aura qui précède l'attaque. Souvent aussi la compression sur un point très limité fait éclater les accidents ; mais cette recherche devra être faite avec soin. Dans un cas de névrome de la région scapulaire observé par M. Labbé, et où l'ablation amena la guérison complète, le point était si petit qu'il dût être recherché centimètre carré par centimètre carré avec le bout d'un crayon. Les lésions dentaires sont fréquentes et plus banales chez les épileptiques. Elles ne doivent pourtant pas être négligées. Les polypes des oreilles et du nez, les grosses altérations des cornets et de la cloison, les végétations adénoïdes du pharynx seront traités quoique constituant une cause bien plus rare. Chez les enfants enfin on songera aux corps étrangers de l'oreille et du nez. Comme dernière cause, mentionnons le phimosis. La circoncision pourra être indiquée surtout en raison des habitudes de masturbation si fréquentes chez les épileptiques.

Les accidents épileptiformes qui s'observent chez les car-

(1) G. BALLET. De l'épilepsie envisagée au point de vue de sa nature et de son traitement. *Gazette des hôpitaux*, 1800, n° 85.

diaques, les urémiques, les diabétiques acétonémiques, doivent être surtout rappelés pour montrer les difficultés du diagnostic étiologique de l'épilepsie. Les accidents épileptiformes d'origine toxique doivent être également séparés de l'épilepsie vraie. L'absinthe occupe le premier rang des toxiques épileptogènes. Le plomb et surtout la cocaïne et l'antipyrine récemment incriminés (Hirt) sont d'une importance extrême à connaître. A titre de curiosité, rappelons le poivre de Cayenne.

D'autres causes sont plutôt des causes occasionnelles de l'attaque même. Telles sont les indigestions, les aliments trop lourds mangés peu avant de se coucher, les excès de coït, la masturbation, les fatigues excessives. Le sommeil trop prolongé le matin, peut être aussi très nuisible. Souvent c'est à l'occasion d'une émotion morale, d'une frayeur que survient la première attaque et dès lors celles-ci se répètent sans nouvelle cause. La frayeur causée par la morsure d'un chien, où la crainte de la rage possible s'ajoutant à l'émotion momentanée, agit très fréquemment. L'imitation, la vue d'une attaque d'épilepsie, créent souvent aussi, en particulier dans les pensionnats et les prisons, de véritables épidémies d'épilepsie. Cette épilepsie d'imitation est particulièrement passagère et curable ; elle est beaucoup moins tenace que l'épilepsie par frayeur.

Traitement. — INDICATIONS ÉTIOLOGIQUES. — Les principales des indications ont été déjà mentionnées. Parmi les indications d'ordre spécial, les plus importantes sont : la syphilis, l'helminthiase, les intoxications par l'absinthe, par le plomb, par la cocaïne, par l'antipyrine, l'urémie, l'acétonémie. Parmi les indications d'ordre chirurgical en dehors des diverses lésions du crâne et du cerveau, des affections du nez et de l'oreille, on trouve les névromes, les cicatrices et les affections utérines.

A propos des indications chirurgicales une question doit être discutée. La trépanation du crâne, alors même qu'après l'opération on n'a trouvé aucune lésion apparente, esquille, exostose, abcès, alors même qu'on n'a trouvé qu'une lésion non justiciable d'une intervention suivie plus avant, comme une plaque de méningite ou une tumeur inopérable, a parfois donné une rémission dans les attaques et même une guérison complète. La trépanation agit-elle en diminuant la tension intracrânienne par l'écoulement du liquide céphalorachidien? Agit-elle par la plaie formée, comme les autres agents révulsifs étudiés plus loin? Quoi qu'il en soit, cette opération est aujourd'hui avec l'antisepsie tellement inoffensive, qu'elle pourra dans bien des cas être proposée.

HYGIÈNE DES ÉPILEPTIQUES. — C'est l'hygiène générale des sujets nerveux : hydrothérapie prudente, séjour à la campagne, exercice, distraction. On se souviendra de l'influence que les excès sexuels, les excès de table exercent sur la production des attaques. L'éducation des épileptiques, souvent fort intelligents, sera dirigée avec un soin particulier et surtout une grande patience, chaque attaque faisant perdre par l'amnésie qui la suit une bonne partie du terrain gagné. Chez les adultes, pour lutter contre le découragement que produit la conscience de leur état morbide, il ne sera pas inutile de rappeler les exemples bien connus de grands hommes épileptiques, Rousseau, Mahomet, Napoléon.

Cette hygiène devra être suivie non seulement dans la grande épilepsie avec attaques convulsives, mais dans le petit mal, où tout consiste en absences momentanées, vertiges, convulsions partielles. Le traitement hygiénique est d'autant plus important dans le petit mal que les médicaments ont sur cet état peu de prise et que plus souvent que la grande épilepsie le petit mal aboutit à la manie.

Le traitement hygiénique sera plus important encore à la phase prodromique de l'épilepsie chez les enfants irrités cérébralement. M. Ollivier dans ses *Leçons cliniques* a bien mis en relief les trois principaux stigmates de la débilité nerveuse héréditaire : les terreurs nocturnes, l'incontinence nocturne d'urine, le grincement de dents et les bons effets de l' « orthopédie nerveuse générale ».

Une question fort délicate et souvent posée dans la pratique est celle de la possibilité du mariage pour un épileptique Si l'épileptique a des attaques, la réponse doit être, bien entendu, absolument négative ; mais alors même que la rémission semble complète, qu'elle est de longue date, l'abstention sera presque toujours le parti le plus sage.

TRAITEMENT DE L'ATTAQUE. — Au moment où prélude l'attaque, il est parfois possible de la faire avorter par la ligature du membre, point de départ de l'aura, par la compression des carotides, par les inhalations d'éther, de nitrite d'amyle. Chez les enfants surtout on pourra faire avorter une attaque en leur parlant vivement dès le début. Mais ces attaques avortées laissent souvent à leur suite du malaise, de la stupeur, une instabilité excessive. Le seul moyen abortif tenté sera donc, dans les cas où elle sera possible, la ligature des membres.

Au moment de l'attaque confirmée tout se réduit à empêcher l'épileptique de se blesser dans ses mouvements désordonnés. On déserrera ses vêtements. On le placera sur un matelas, on l'entourera d'oreillers. On refoulera doucement la langue dans la bouche pour éviter qu'elle ne soit lacérée entre les dents. On empêchera surtout l'entourage de prodiguer les révulsifs énergiques, les applications de vinaigre, d'eau sédative qui déterminent parfois de graves inflammations. Au moment où l'attaque se calme on veillera à ce que le sommeil naturel de la fin de l'attaque soit respecté, dût-il durer plusieurs heures. Il est, au point de vue de l'intelligence, très nuisible de troubler ce sommeil.

Exceptionnellement l'intensité de la congestion cérébrale nécessitera l'emploi de révulsifs, de sangsues, de la saignée. Mais ce n'est guère que dans l'état de mal où les attaques se succèdent sans rémission que ces moyens deviendront nécessaires.

TRAITEMENT MÉDICAMENTEUX. — Deux médicaments sont classiques dans le traitement de l'épilepsie, le bromure et la belladone. Leur mode d'emploi, leurs doses, leurs effets, leur tolérance doivent être longuement étudiés. Il suffira de mentionner plus brièvement les autres médicaments proposés : valériane et ses composés, sels de zinc, borax, sulfonal, hydrate d'amyle.

Parmi les moyens externes, les onctions sur la tête rasée avec la pommade stibiée d'Autenrieth, les applications de pointes de feu sur le cuir chevelu méritent peut-être d'être citées. L'électricité, malgré de nombreuses tentatives, paraît sans action.

Le bromure de potassium est le grand médicament de l'épilepsie. Son action est telle qu'elle peut presque servir de critérium pour le diagnostic avec l'hystérie. Le bromure agirait même sur les troubles épileptiques larvés : petit mal, manie, migraine, migraine ophtalmique.

Le mode d'administration préconisé par M. Charcot permet d'arriver à déterminer par tâtonnements, la dose efficace et à assurer l'immunité sans maintenir une dose trop élevée. Voici de quelle façon il est résumé par M. Ballet.

« Chaque jour, pendant une semaine, on donne la même quantité de médicament, 4 grammes par exemple. La semaine suivante, on administre 5 grammes par jour ; la semaine d'après, 6 grammes, puis 7 grammes. Arrivé à la fin du mois, on se guide sur le nombre des accès pendant les quatre semaines écoulées, pour augmenter ou diminuer les doses du mois suivant. S'il n'y a pas eu de crises, au lieu de reprendre à 4, on recommence par 3, puis 4, puis 5, puis 6 grammes par jour. Au contraire, si les attaques ont été nombreuses, cela indique que la dose du mois précédent était insuffisante et on reprend, après quatre semaines écoulées, à 5 au lieu de 4 pour donner successivement 5, 6, 7 et 8 grammes par jour.

Il est bien rare de réussir sans être obligé de dépasser 4 grammes ».

Le bromure donné à ces doses élevées et même plus fortes encore, puisqu'on a atteint jusqu'à 15 grammes chez l'adulte peut entraîner une série d'accidents. Les principaux sont les accidents cutanés, buccaux, digestifs, intellectuels. Du côté de la peau, l'acné bromique sera évité par de grands soins de propreté, des bains fréquents, parfois par l'association de l'arsenic au bromure. Du côté de la bouche, la fétidité de l'haleine, la carie dentaire, l'état saburral de la langue nécessiteront encore de très grands soins de propreté. Les troubles digestifs seront diminués si l'on a soin de faire prendre le bromure au moment des repas, d'employer du bromure parfaitement pur, de ne jamais donner plus de 3 grammes en une seule dose. Si le bromure doit être donné le soir à jeun, Ballet recommande d'administrer ensuite une tasse d'infusion aromatique, en particulier d'infusion de feuilles d'oranger. Mendel conseille le thé de valériane. Tant que les accidents intellectuels ne consistent qu'en un peu de stupeur, d'amnésie, ils doivent être regardés comme un effet presque forcé de l'action du médicament ; mais s'il survient une sorte d'ivresse avec lenteur de la circulation et du pouls (bromisme aigu), s'il survient un véritable état de gâtisme (bromisme chronique), il faut bien entendu suspendre le bromure. Contre ces états les toniques, les purgatifs, les diurétiques seront les moyens les plus efficaces. D'après Hirt la proportion des malades chez qui l'intolérance serait absolue est de 2 à 3 0/0. La proportion des malades que le bromure améliore est de 90 0/0.

La *belladone* si vantée par Trousseau conviendra tout d'abord aux cas où le bromure a échoué. Elle conviendra encore aux cas où l'effet du bromure s'épuise à la longue. Elle sera employée tantôt seule, tantôt associée au bromure.

Trousseau employait des pilules renfermant un centigramme d'extrait, un centigramme de poudre de feuilles. Il commençait par une pilule, donnée soit le matin, soit le soir, suivant la prédominance diurne ou nocturne des attaques.

Si l'effet tardait, il donnait deux pilules le second mois, trois le troisième, etc., arrivant parfois jusqu'à quinze et vingt pilules, mais toujours prises au même moment. Les symptômes d'intolérance sont la dilatation pupillaire excessive, la sécheresse de la langue et du gosier. Parfois l'intolérance est telle que ce n'est que tous les trois mois et non tous les mois qu'il est possible d'augmenter les doses.

On peut aussi associer les médicaments. D'après Hirt en donnant chaque soir 2 centigrammes de belladone en pilule, et 2 grammes de bromure on arriverait au même résultat qu'avec 8 grammes de bromure seul.

Si le bromure et la belladone sont mal tolérés, Hirt recommande l'hydrate d'amyle en solution aqueuse au dixième ; on donne, bien mêlée à de la bière, 20 à 40 grammes de cette solution (2 à 4 gr. du médicament). La tolérance établie, on donne au besoin une seconde dose dans la journée.

Les pilules de Meglin réunissant l'action de l'extrait de jusquiame, de l'extrait de valériane, et de l'oxyde de zinc (ââ 0 gr. 05 cent.) doivent être mentionnées. Il sera ordinairement difficile de dépasser deux pilules par jour. Employé seul l'oxyde de zinc peut être au contraire donné à doses beaucoup plus fortes, 1 gramme et plus, Herpin le donnait en poudre mélangée de deux parties de sucre. On surveillera la tolérance digestive.

Il serait fastidieux d'énumérer les innombrables médicaments qui, après un moment de vogue, sont tombés dans l'oubli. Le sulfonal est encore à l'étude. Entre tous les autres le borate de soude paraît avoir peut-être quelques chances de succès. Il doit être très pur ; la dose moyenne sera de 4 grammes par jour dans un simple julep gommeux. Au-dessus de 4 grammes il sera bon d'ajouter 1 gramme de glycérine par gramme de borate excédent.

Outre l'intolérance gastrique le borate de soude détermine parfois des éruptions cutanées. Il semble réussir surtout dans les épilepsies symptomatiques et serait inférieur au bromure dans les épilepsies névroses (Mairet).

CHAPITRE X

Névralgies.

Résumé clinique. — Causes communes aux diverses névralgies : syphilis, impaludisme, diabète, neurasthénie, intoxication. Causes locales propres aux névralgies faciale, intercostale, sciatique, à la coccygodynie. Crampes professionnelles. Erreurs dans le diagnostic des névralgies. Névralgies et névrites.

TRAITEMENT. — Indications étiologiques. Médicaments internes contre la douleur. Le chlorure de méthyle en pulvérisations et en stypage. Électricité. Révulsion. Traitement des névralgies faciales tenaces par l'aconitine, le sulfate de cuivre, l'électropuncture, les interventions chirurgicales.

Résumé clinique. — Les diverses névralgies, quel que soit leur siège, ont des causes générales presque communes. Il est rare qu'une névralgie se développe sur un terrain absolument sain. La syphilis devra être recherchée en première ligne ; l'impaludisme agit fréquemment alors même que les douleurs ne prennent pas le type intermittent ; le diabète est assez souvent en cause surtout dans les névralgies symétriques. Il suffit de mentionner la chloro-anémie, l'hystérie, la neurasthénie. On songera aux intoxications par l'alcool, le tabac, le plomb, le mercure, l'oxyde de carbone.

Chaque névralgie a de plus ses causes locales, spéciales. Celles-ci doivent être minutieusement recherchées, car elles modifient souvent du tout au tout le pronostic, le traitement et même le diagnostic. Dans la *névralgie faciale*, on recherchera tout d'abord les lésions dentaires : carie dentaire, racines cassées, cachées sous la gencive, éruption vicieuse ou gênée de la dent de sagesse. Duplay a même décrit sous le nom de *névralgie des édentés*, des névralgies dues à la compression d'un filet nerveux par le petit cal formé au niveau de l'alvéole après l'avulsion d'une dent ; la pression en ce point est très douloureuse ; la résection du bord alvéolaire est le seul traitement efficace.

On se préoccupera de l'état des os maxillaires et du sinus. Bien des névralgies faciales ne sont qu'un symptôme d'une tumeur des maxillaires, d'un abcès du sinus. On se préoccupera de l'état de l'œil. Les poussées de glaucome sont souvent prises pour de simples névralgies, bien que dans le glau_come la dureté du globe oculaire, la dilatation de la pupille rendent le diagnostic facile.

La *névralgie intercostale* n'est parfois que le symptôme d'une carie costale, d'un abcès froid, d'une exostose, d'un point de pleurésie sèche. Elle est parfois le signe du début d'un mal de Pott ou d'un cancer du sein.

Enfin certaines névralgies tiennent uniquement à la constriction produite par un corset trop serré.

La *sciatique* peut être produite mécaniquement par toutes les tumeurs du bassin d'origine osseuse, ganglionnaire, viscérale. Le rôle des varices est également bien démontré et peut devenir la source d'indications opératoires. On songera à la possibilité de tumeurs du nerf sciatique. Enfin il est une cause d'ordre général qu'on rencontrera avec une fréquence particulière, c'est la blennorrhagie.

La *coccygodynie*, cette névralgie si tenace et si singulière, limitée au coccyx, parait souvent liée aux diverses affections utérines, aux hémorroïdes, à la fissure anale et elle cède à leur traitement. D'autres fois elle est due à la carie de l'os et nécessite la résection du coccyx.

Les névralgies survenant sous forme de crampes professionnelles chez les écrivains, les pianistes, les télégraphistes sont plus gênantes par l'impotence fonctionnelle qu'elles entraînent que vraiment douloureuses.

Ces différents exemples montrent avec quelle réserve il faut admettre le diagnostic de névralgie, diagnostic qui n'est en lui-même guère plus satisfaisant que ne le serait le diagnostic de toux. Hutchinson a soutenu cette opinion paradoxale que sur vingt cas de diagnostic de sciatique, il y avait dix-neuf erreurs. Si cette opinion est exagérée, il n'en est pas moins vrai que bien des arthrites, des exostoses, des caries, des abcès sont souvent au début regardés comme de simples névralgies.

Au point de vue du pronostic, on tiendra grand compte des troubles vaso-moteurs (refroidissement, teinte bleuâtre) et trophiques du côté de la peau, des ongles, des poils. Quand ces troubles existent, il y a ordinairement non une simple névralgie, mais une névrite tenace. Les éruptions d'herpès, qui accompagneront certaines névralgies (zona ophtalmique, intercostal, sacré) sont également importantes pour le pronostic. On connaît la gravité des ulcérations cornéennes que peut entrainer le zona ophtalmique. Les cicatrices cutanées des autres formes de zona restent souvent longtemps douloureuses. Enfin les malades atteints antérieurement de zona seraient très prédisposés à la tuberculose.

Traitement. — Un certain nombre d'indications thérapeutiques sont communes à toutes les névralgies. Ce sera dans bien des cas le traitement de l'anémie, de l'hystérie, du diabète, du saturnisme, de l'alcoolisme, qu'il faudra d'abord instituer. En cas de syphilis, la règle sera de combiner l'iodure de potassium à l'intérieur avec les frictions mercurielles faites sur le trajet du nerf. En cas d'impaludisme, si le sulfate de quinine donné à l'intérieur échoue, on pratiquera sur la région atteinte des injections sous-cutanées de quinine (voir *Impaludisme*) quand cette région le permettra. A la face, force sera de se contenter de frictions avec une pommade aux bromhydrate de quinine à 4 grammes pour 20.

Contre la douleur même, l'antipyrine à fortes doses (4 à 6 gr.), l'exalgine à doses de 0 gr. 50 à 1 gramme par cachets de 0 gr. 25 seront autant que possible préférées à la morphine. La morphine semble rendre les névralgies particulièrement rebelles à tous les autres modes de traitement. Les injections de morphine ne seront employées que dans les crises très aiguës et très violentes. Dans les névralgies à marche moins aiguë, et où cependant le sommeil est impossible, on préférera à la morphine et à l'opium, le chloral et surtout le sulfonal (1 à 4 gr.). Le sulfonal est presque toujours très bien toléré et l'accoutumance se fait moins vite.

L'acétanilide a été employée avec succès, en particulier dans la sciatique; on peut la donner en cachets de 0 gr. 25, un toutes les quatre ou cinq heures, en suspendant s'il survient de la cyanose ou du collapsus. On peut aussi la donner en solution alcoolique.

> Acétanilide. . . . .   2 grammes
> Elixir de Garus   150   »

Une cuillerée à bouche toutes les trois heures en surveillant l'effet.

Parmi les moyens d'ordre externe, le chlorure de méthyle occupe le premier rang. Pour les névralgies des membres, on emploiera le procédé de la pulvérisation directe. Celle-ci sera faite sur une très large étendue, sans s'attacher outre mesure à suivre le trajet du nerf. Le jet sera dirigé obliquement et non perpendiculairement à la peau. Les cupules, les dépressions que produit le jet direct sont le point de départ de phlyctènes et parfois d'eschares. Le jet, si facile à régler avec les siphons actuels, sera petit, presque filiforme pour ne pas produire de congélations trop profondes.

Pour la face, la région intercostale, on emploiera le stypage. Un simple tampon de ouate hydrophile enveloppé de tarlatane et tenu au bout d'une pince hémostatique constitue un stype suffisant. Ce tampon bien chargé de chlorure de méthyle sera promené sur toute la région douloureuse et appliqué plus longtemps, de façon à former une congélation superficielle, sur les points les plus douloureux. Dans le zona, c'est au niveau des vésicules d'herpès que M. Bailly (de Chambly) insiste surtout sur le stypage.

L'électricité vient en seconde ligne. Le procédé de la faradisation énergique dû à Duchesne de Boulogne est très efficace dans les névralgies aiguës, mais il est très douloureux. La peau est préalablement bien desséchée: on emploie un courant aussi intense que possible de la bobine à fil fin pendant deux à trois minutes. Les étincelles statiques agissent de même et sont un peu moins pénibles. Mais la principale application de l'électricité, est dans les névralgies tenaces anciennes et les névrites. Larat recommande d'essayer d'abord le courant descendant : allant de l'origine du nerf à la périphérie, pour la sciatique, le pôle positif sera par exemple à la fesse, le pôle négatif sera promené alternativement au-dessous de chaque point douloureux. La durée de chaque séance sera de dix minutes. L'intensité peut atteindre 10 milliampères pour la sciatique ; elle ne dépassera pas 6 milliampères dans la névralgie intercostale et 3 dans la névralgie faciale. On évitera avec soin les secousses et les interruptions brusques du courant.

Il y a parfois avantage à se servir pour mouiller la plaque positive d'une solution d'antipyrine ou de cocaïne à 2 0/0. En ce point, en effet, se fait une légère absorption.

Quand le courant descendant échoue on essaiera le courant ascendant.

La révulsion a trouvé dans le chlorure de méthyle son meilleur agent. Dans quelques cas tenaces on emploiera encore les vésicatoires. Ceux-ci pourront même être pansés avec des paquets renfermant un centigramme de morphine pour dix centigrammes d'acide borique pulvérisé. Dans la sciatique en particulier, Charcot a conseillé assez souvent un vésicatoire formant une longue bandelette large de deux travers de doigt seulement, et appliquée à la cuisse sur tout le trajet du sciatique.

Dans les formes prolongées, les ventouses, les pointes de feu, trouveront leur application. Aux côtés, aux membres, la chaleur sous forme de sachets de sable chaud, de briques très chaudes réussit souvent bien. Les bains et douches de vapeur, le bain thermorésineux, le massage réussissent également bien. Les diverses frictions proposées ont été innombrables. Les unes sont excitantes (liniment térébenthiné, ammoniacal, chloroformé) Les autres ont la prétention d'être calmantes (huile de jusquiame, de belladone, de ciguë). Les frictions sèches à la fleur de soufre réussissent quelquefois. Barthel aurait obtenu des succès dans la sciatique en appliquant le long du sciatique une large bande saupoudrée de fleur de soufre et fixée par une bande circulaire. Grellety enfin a beaucoup vanté l'application de compresses légèrement imbibées de chloroforme. Ces compresses produisent une vive rubéfaction.

Dans la *névralgie faciale* l'intensité des douleurs justifie l'emploi des médicaments internes les plus énergiques. L'aconitine peut être essayée dans les cas rebelles. On la donnera par granules d'un dixième de milligramme sans dépasser dans les vingt-quatre heures un milligramme et en surveillant son action (torpeur, parésie linguale, arythmie cardiaque). Féréol a préconisé dans les névralgies avec tic douloureux épileptiforme, le sulfate de cuivre ammoniacal. La potion suivante sera prise dans les vingt-quatre heures. Pour assurer la tolérance stomacale, on la fera surtout prendre au moment des repas.

Eau distillée.	100 grammes
Sp. fleurs d'oranger	30 —
Sulfate cuivre ammoniacal	0 gr. 15 cent.

Parmi les moyens externes, en dehors des mouches d'opium, des mouches de Milan, on doit surtout citer le stypage. L'électricité a dans certains cas tenaces été employée sous forme d'électropuncture en enfonçant au voisinage des filets nerveux et même dans ces filets des aiguilles analogues à celles qui servent au traitement des nœvi. Hirt vante particulièrement la faradisation énergique de la peau.

Comme indications étiologiques on doit rappeler en première ligne au point de vue général, l'impaludisme ; au point de vue local, les affections dentaires.

Des affections dentaires très minimes peuvent entraîner de violentes névralgies.

Bien des *opérations chirurgicales* ont été tentées contre les névralgies rebelles. La règle sera d'essayer d'abord les autres moyens thérapeutiques et parmi ces interventions, de choisir d'abord les plus bénignes. Sans doute les sections du susorbitaire, du sous-orbitaire, du dentaire inférieur, du nerf buccal sont souvent suivies de récidive. Mais elles seront essayées d'abord ; les opérations plus complexes, résection du nerf maxillaire supérieur et du ganglion de Meckel, résection même du ganglion de Gasser pourront être proposés dans certaines formes à douleurs atroces et particulièrement tenaces.

CHAPITRE XI

Migraine.

Résumé clinique. — La migraine par l'intensité qu'offrent
parfois ses accès, par leur fréquence désespérante peut constituer une affection d'une réelle gravité.

L'accès intense de migraine débute ordinairement le matin
après un sommeil lourd et prolongé. Quelquefois il s'est an-
noncé plusieurs jours à l'avance par des troubles gastriques,
renvois, bâillements, constipation ; par du malaise ou au contraire par une gaîté, une sensation de bien-être peu habi-
tuelles. L'accès comporte une douleur de tête unilatérale, très
pénible, avec alternative de pâleur et rougeur de la face. Il
entraîne de plus des vertiges, et surtout un état de malaise
stomacal avec nausées, vomissements aqueux, déterminant
une extrême fatigue. L'accès se prolonge de six heures à quarante-huit heures ; il se termine par un véritable anéantisse-
ment, un sommeil invincible. Ce n'est qu'au réveil, quand le
malade a mangé, qu'il se sent vraiment débarrassé de son accès.

Ordinairement l'accès intense de migraine laisse à sa suite
une période de quelques jours ou de quelques semaines d'en-
train et de bonne santé.

Dans la migraine dite de l'œil, l'accès s'accompagne de troubles visuels très pénibles, mais sans gravité. Le malade voit
double ou trouble ; il aperçoit des éclairs. Ces accès peuvent

faire penser à une attaque de glaucome ; ils s'en distinguent par l'absence de dilatation de la pupille et de dureté du globe de l'œil.

Les accès intenses de migraine ne constituent pas le côté le plus pénible de la maladie ; les petits accès, simple mal de tête, mais mal de tête accompagné de vertiges et de nausées sont beaucoup plus pénibles car ils peuvent revenir cl.aque jour, constituer un état migraineux presque permanent.

Les *causes* de la migraine ont pour le traitement une importance prépondérante. Quelques-unes de ces causes sont purement occasionnelles, les malades les connaissent bien et cherchent d'eux-mêmes à les éviter. Ce seront les veilles inaccoutumées, le séjour au lit trop prolongé le matin, le séjour dans une atmosphère confinée, les odeurs, le travail à une lumière vive et en particulier à la lumière artificielle pendant le jour. D'autres causes sont plus importantes encore. Chez tout migraineux on recherchera avec soin la dyspepsie et plus encore la constipation ; on recherchera les excès de tabac et d'alcool. Certaines migraines périodiques semblent dues à l'impaludisme et cèdent au sulfate de quinine, l'arthritisme et la goutte jouent aussi un rôle bien connu dans la migraine.

Une cause très fréquente et souvent méconnue de la migraine, consiste dans les anomalies de la réfraction. Il suffira parfois du port de lunettes appropriées, pour guérir le malade d'accès incessamment répétés. On recherchera en particulier l'astigmatisme.

La migraine doit être surtout distinguée de la céphalée si fréquente dans la syphilis, en particulier dans la syphilis au début. Dans les cas douteux, on rechercherait au besoin l'effet de petites doses (0 gr. 25 à 0 gr. 30) d'iodure de potassium. Le diagnostic avec la céphalée de la méningite et des tumeurs cérébrales, avec la névralgie faciale n'offre pas de difficultés.

Traitement. — On doit étudier 1º le traitement de l'accès de migraine, 2º le traitement de l'état migraineux, 3º le traitement général dans l'intervalle des accès.

Au début de l'accès de migraine, certains médicaments peuvent être employés comme abortifs. Le bromure de potassium à la dose de 2 grammes, le chloral à la dose de 2 à 4 grammes, l'antipyrine surtout à la dose de 3 grammes, peuvent être conseillés, l'infusion de café très forte réussit à quelques malades, quelques-uns l'additionnent de 10 à 15 gouttes de laudanum de Sydenham.

Mais si l'on réussit par ces différents moyens à empêcher l'accès intense, c'est souvent pour jeter le malade dans un état demi-migraineux, somnolent, presque aussi pénible et plus prolongé. De plus quand on ainsi empêché un accès de migraine le malade, au lieu d'avoir une période d'accalmie de quelque durée, a souvent à bref délai un nouvel accès.

Ordinairement donc on se contentera au début de l'accès de moyens plus simples : applications fraîches sur le front, distraction, promenade au grand air, café. Si ces moyens ne réussissent pas, le malade se mettra le plus tôt possible au lit.

Le lit constitue le vrai traitement de l'accès intense de migraine. Le malade couchera dans une chambre obscure et sera entouré du calme le plus absolu. Contre la céphalée on emploiera les applications fraîches, les frictions avec le crayon de menthol, le stypage. Contre les nausées on fera sucer un peu d'orange ou de citron. Le malade boira en abondance du thé léger, de la décoction de tilleul ou de fleurs d'oranger, ce qui rendra les vomissements beaucoup moins pénibles.

Si l'accès se prolonge, on conseillera l'antipyrine à faibles doses, 1 à 2 grammes; tout à fait exceptionnellement on ferait une demi piqûre de morphine, mais la morphine ne doit jamais être employée comme moyen abortif, les migraineux ayant comme tous les neurasthéniques grande tendance à devenir morphinomanes.

Dans la migraine de l'œil la compression légère du globe de l'œil avec de l'ouate et une bande de flanelle, l'instillation de quelques gouttes d'un collyre à la cocaïne au 20ᵉ constitueront les meilleurs palliatifs.

Contre l'état migraineux, on essayera tout d'abord de combattre l'embarras gastrique qui existe presque toujours, on prescrira un purgatif salin ; si le sujet est jeune, un vomitif est souvent encore plus efficace que le purgatif. On recherchera avec soin si cet état n'est pas dû à quelque intoxication, en particulier à l'oxyde de carbone. Le reste du traitement se confond avec le traitement général entre les accès.

En dehors des indications bien nettes dues à l'impaludisme, à la syphilis, aux diverses intoxications, le traitement des migraineux entre les accès sera celui de l'arthritique et du neurasthénique. Le seul médicament qui semble avoir une efficacité spéciale est l'arsenic. On s'attachera surtout à traiter les troubles digestifs et intestinaux.

CHAPITRE XII

Chorée.

Résumé clinique. — La chorée survient rarement avant six ans et rarement après quinze ans. Ses rapports avec le rhumatisme et surtout le nervosisme sont incontestables. Comme cause occasionnelle possible on doit songer aux helminthes. La chorée chez l'enfant, quelle que soit son intensité, se termine toujours par la guérison. Mais sa durée est souvent longue, deux mois et plus. Au moment où la convalescence semble commencer, les récidives sont fréquentes.

Les affections cardiaques constituent une complication très commune de la chorée, mais elles sont rarement graves et sont presque toujours passagères. L'anémie, les troubles gastriques sont souvent très marqués et se prolongent après la convalescence ; c'est de cette façon que les choréiques guéris deviennent parfois tuberculeux. Enfin après la guérison, le choréique reste souvent nerveux, capricieux, il conserve des tics divers.

Si la mort dans la chorée est exceptionnelle chez l'enfant, elle l'est un peu moins chez l'adulte ; le malade peut succomber du fait des escharres produites par les mouvements incessants, du fait du collapsus produit par l'insomnie. Ces chorées de l'adulte s'observent parfois chez les femmes enceintes, en particulier au moment de la première grossesse.

Traitement. — « Il n'existe point de médication spécifique de la chorée, dit M. Ollivier[1] dans une clinique qui est un modèle de critique thérapeutique. Les succès attribués à tel ou tel médicament sont attribuables presque toujours à l'évolution naturelle de la maladie vers la guérison.

« Le traitement de la chorée repose tout entier sur des indications individuelles. Sans ériger le découragement en principe, sans parodier un précepte biblique et dire que l'*initium sapientiæ* est dans l'espèce le *timor medicamenti*, on doit surtout se défier des médicaments par trop toxiques et dangereux ».

La première indication est de calmer les mouvements convulsifs.

La strychnine préconisée par Trou--eau, le curare préconisé par Drumond, l'ésérine vantée par Bouchut seront abandonnés comme dangereux. Le tartre stibié recommandé par Gilette n'agit que par la dépression, l'affaissement qu'il entraîne. Malgré sa réelle efficacité on évitera son emploi dans une affection qui se complique si souvent d'anémie et de troubles intestinaux. Si on l'essaye dans les cas graves et rebelles, chez des enfants vigoureux, on commencera par 0 gr. 20 par jour, on augmentera de la même quantité toutes les 24 heures, et l'on s'arrêtera au bout de trois jours. Si l'amélioration cherchée n'est pas obtenue on recommence au bout de trois jours, en élevant un peu la dose. Dans la forme spéciale de chorée, dite *chorée électrique*, le tartre stibié a donné à M. Bergeron de bons résultats.

Le sulfate de zinc a été de même préconisé à doses progressives par West. Il en donne successivement 0 gr. 15 cent. par jour cette quantité étant prise en trois fois. La dose quotidienne est graduellement élevée à 0 gr. 20, 0 gr. 25, 0 gr. 30 et atteint parfois un gramme.

Le chloral, la belladone, l'opium, peuvent être avantageux pour procurer un sommeil momentané. On se défiera de l'action déprimante du bromure.

L'antipyrine préconisée par Legroux paraît être le meil-

(1) Voir OLLIVIER, *Cliniques*, p. 169.

leur médicament que nous ayions contre la chorée ; mais les doses doivent être assez élevées, 3 grammes par jour donnés en trois fois, aux trois repas. L'amélioration survient d'ordinaire au bout de cinq à six jours. Le plus jeune enfant à qui cette dose de 3 grammes ait été donnée avait huit ans. Exceptionnellement Legroux observa à ces doses élevées quelques éruptions antipyriques, une gastralgie non persistante, des douleurs lombaires, des sueurs des extrémités et dans un seul cas de l'abaissement thermique.

Au point de vue de l'*état général*, on doit se préoccuper du rhumatisme, du nervosisme, de la scrofule, de l'anémie. Il est un médicament qui semble répondre à toutes ces indications diverses, c'est l'arséniate de soude longtemps prolongé à doses de 2 à 10 milligrammes par jour. Le fer est mal toléré par les nerveux. L'hydrothérapie doit être très prudente pour ne pas nuire aux rhumatisants. On se contentera souvent de bains sulfureux. Le quinquina, la coca peuvent être donnés comme toniques, mais ils seront donnés au milieu des repas pour ne pas faciliter la production des troubles gastriques.

Les endopéricardites qui peuvent survenir seront traitées par les moyens ordinaires et en particulier la révulsion longtemps continuée.

Comme *moyens externes* on peut employer la révulsion sur la colonne vertébrale. Les pulvérisations d'éther sont à peu près abandonnées et remplacées par les pulvérisations de chlorure de méthyle. Si celles-ci étaient mal tolérées on aurait recours au stypage suivant le conseil d'Ollivier. M. Simon emploie avec succès les ventouses sèches. Les pointes de feu, les vésicatoires sont à éviter. La gymnastique et surtout la gymnastique en musique, bien réglée, a paru donner d'excellents résultats.

Le traitement moral, les encouragements, l'affirmation relative à l'efficacité de tel ou tel médicament auront eux aussi un rôle d'autant plus grand que le choréique est toujours nerveux, inquiet, attristé. L'enfant sera placé à la campagne ou au moins dans un milieu calme. On évitera toute fatigue intellectuelle. Le changement d'air, l'isolement hors de la famille ont souvent réussi à Hirt dans les chorées rebelles.

L'efficacité de l'électrisation a été assez discutée. Dans la chorée électrique M. Cadet de Gassicourt a employé avec succès la faradisation. Dans la chorée ordinaire les bains statiques quotidiens d'une durée de dix minutes sans excitation autre que le souffle constituent le meilleur moyen (Larat). Onimus a employé avec succès les courants continus faibles (six à huit milliampères) et ascendants. Le pôle positif sera donc placé au pied ou à la main. Le pôle négatif sera placé à la racine du membre. La durée du courant sera pour chaque membre de quatre à cinq minutes.

CINQUIEME PARTIE

MALADIES DU CŒUR

CHAPITRE PREMIER

Endocardites et péricardites.

RÉSUMÉ CLINIQUE. — Causes des endopéricardites. Modes de début. Symptômes. Complications : compression du cœur dans les épanchements ; paralysie du cœur, formes infectieuses ; embolies. Mort dans les endopéricardites. Lésions chroniques. Péricardites chroniques d'emblée.

TRAITEMENT. — Début. Antiphlogistiques, digitale. — Formes infectieuses : lait, alcool, quinine, acide salicylique. — Traitement de la douleur, du collapsus cardiaque. — Hygiène. — Indications et technique de la paracentèse du péricarde. Pyopéricardites. — Traitement de la convalescence. — Hygiène générale des sujets menacés de lésions cardiaques. Accidents gravidocardiaques.

Résumé clinique. — Les endopéricardites primitives causées par le froid, par un traumatisme sont rares. Elles apparaissent le plus souvent secondairement au cours d'une autre affection. C'est dans le rhumatisme articulaire aigu généralisé qu'il faut avant tout se défier de cette complication, si fréquente, presque constante chez les jeunes sujets. Dans le rhumatisme blennorrhagique, elle est déjà plus rare. Elle est plus rare encore dans l'érythème noueux, dans l'érysipèle, la fièvre typhoïde, la scarlatine, la variole, la diphtérie. Enfin quelques variétés exceptionnelles de péricardite, semblent dues à des lésions de voisinage : pleurésie, pneumonie, tuberculose, anévrysme de l'aorte, cancer de l'œsophage, abcès du médiastin. Telles sont les principales affections où il faut rechercher avec soin l'endopéricardite. Cette recherche doit, dans le rhumatisme en particulier, être une préoccupation constante. Dans la chorée, l'endocardite est assez fréquente, la péricardite est au contraire très rare.

Exceptionnellement les endopéricardites auront un début bruyant, avec douleurs, frissons, dysphagie, dyspnée, détresse cardiaque. Presque toujours les troubles fonctionnels resteront absolument latents. Pour faire soupçonner les lésions cardiaques, le grand guide restera l'examen du pouls ; son irrégularité, sa faiblesse, sa lenteur doivent toujours donner l'éveil. La douleur à la pression au niveau de la région précordiale, dans l'interstice des scalènes est aussi un signe utile. L'examen minutieux par la palpation, la percussion, l'auscultation trancheront enfin le diagnostic. L'interprétation des signes constatés est souvent délicate ; en pratique la meilleure règle est dans toutes les affections à lésions cardiaques de se défier beaucoup de tout bruit anormal, de ne pas croire trop facilement qu'il s'agit d'un simple souffle anémique ou extracardiaque.

Parmi les accidents immédiats des endopéricardites, on a surtout à redouter : 1° l'abondance de l'épanchement ; 2° la parésie cardiaque ; 3° l'infection concomitante. L'abondance de l'épanchement dans certaines péricardites constitue un danger permanent de syncope. C'est la recherche du choc de la pointe, l'étendue de la matité précordiale qui feront, plus que les troubles fonctionnels souvent latents jusqu'au moment de la syncope finale, soupçonner cette abondance de l'épanchement.

La forme paralytique des endopéricardites, forme liée sans doute à des altérations concomitantes du myocarde, expose, elle aussi, à la mort par syncope. Elle sera soupçonnée par la détresse cardiaque et les altérations du pouls. Enfin bien des endocardites s'accompagnent d'accidents infectieux graves ; souvent même l'intensité de ces accidents fait croire à une infection purulente, à une fièvre typhoïde. Ce sont les signes stéthoscopiques seuls qui font le diagnostic d'endocardite infectieuse. Ces endocardites infectieuses sont surtout consécutives à la puerpéralité, aux fièvres graves, à la diphtérie. L'alcoolisme, le surmenage, la misère y prédisposent. En outre de leurs accidents généraux graves, elles exposent à de nombreuses complications locales, produites par les embolies dont les ulcérations et végétations de l'endocarde deviennent la source ; c'est ainsi que l'embolie cérébrale est une complication assez fréquente. Les embolies rénales, hépatiques, intestinales passent souvent inaperçues.

La mort est fréquente dans les endocardites infectieuses ; elle est ordinairement causée par les accidents généraux ou les embolies. Dans les formes ordinaires d'endopéricardites, la mort est beaucoup plus rare, sauf le cas d'épanchement très abondant et de paralysie du myocarde. Le plus souvent même la guérison survient assez rapidement, et paraît complète. Il y a là un fait bien trompeur au point de vue du pronostic. Peu à peu chez ce malade en apparence guéri apparaîtront les accidents de lésions valvulaires, de symphyse cardiaque, d'asystolie. Ainsi le traitement doit-il toujours être continué longtemps après la crise aiguë, après la guérison apparente.

Certaines péricardites ont d'emblée une marche chronique ; l'épanchement est abondant, il est souvent hémorrhagique. On doit toujours, en pareil cas, songer à la tuberculose ou au cancer du péricarde ; on conçoit toute la gravité du pronostic.

Traitement. — Au début de l'endopéricardite, la méthode antiphlogistique s'impose, quelle que soit l'anémie et la faiblesse du sujet. C'est surtout s'il y a de la douleur locale, de la dysphagie, de l'angoisse précordiale que l'application de sept à huit ventouses scarifiées, d'une dizaine de sangsues sera utile. Les vésicatoires viendront ensuite et ce moyen, dont on a trop abusé en thérapeutique, mérite de garder sa place dans le traitement de l'endopéricardite. Les vésicatoires devront être très larges, dix centimètres sur douze au moins, très fortement camphrés ; il suffit de les laisser cinq à six heures. On pourra de la sorte répéter plus tôt l'application d'un second vésicatoire. Exceptionnellement chez des rhumatisants très affaiblis, très anémiques, on se contentera de l'application des vésicatoires et l'on renoncera aux ventouses scarifiées et aux sangsues.

A cette période aiguë, la digitale paraît le médicament interne le plus utile. Les doses seront faibles ; on donnera par exemple dans les 24 heures, l'infusion de 0 gr. 30 cent. de feuilles, ou bien vingt à quarante gouttes de teinture.

Dans les formes infectieuses, le sulfate de quinine à hautes doses, 0 gr. 80 à 1 gramme par jour est un médicament utile. Les frictions mercurielles sur la région précordiale semblent en pareil cas être plus utiles que la révulsion.

Jaccoud préconise surtout : 1° le régime lacté ; 2° l'alcool à hautes doses et sous toutes ses formes ; 3° l'acide salicylique, qui lui semble plus efficace encore que le sulfate de quinine.

Dans une forme grave il faut dès le début donner de fortes doses d'acide salicylique, 2 grammes chez un malade robuste, 1 gr. 50 au moins chez un malade moins résistant. Ces fortes doses sont maintenues deux, trois, quatre jours. Puis pour assurer la tolérance, on réduit, sans suspendre complètement le médicament, la dose quotidienne à 0 gr. 50. En cas de nouvelle poussée, de recrudescence de la fièvre, on reprend pour trois à quatre jours les doses élevées.

Si la douleur est vive, atroce, si elle résiste à la révulsion et à la déplétion sanguine, on peut être forcé de donner du chloral, soit par la bouche, soit en lavements et même de pratiquer des injections de morphine. Gendrin, dans ces formes très douloureuses avec hyperthermie, fréquence excessive du pouls, employait souvent des vessies de glace, appliquées pendant une heure ou deux sur la région précordiale. Il n'hésitait pas à les conseiller même dans les cas compliqués de pleurésie, mais regardait la pneumonie comme une contre-indication.

En cas de collapsus, de détresse cardiaque, on doit insister sur la digitale ; on doit de plus prescrire l'alcool sous forme de potion de Todd, de cognac, de vin de Champagne. On conseillera également le café. Les inhalations d'oxygèn seront très utiles, surtout si le collapsus cardiaque s'accompagne d'accidents infectieux. M. Jaccoud fait en pareil cas inhaler par jour jusqu'à cent litres et plus d'oxygène. En cas d'accidents menaçants de syncope, on aurait recours aux injections sous-cutanées d'éther, de caféine (Voyez *Formulaire*), aux applications de marteau de Mayor, à la faradisation énergique de la région précordiale. S'il s'agissait d'une compression produite par un épanchement péricardique très abondant, la ponction du péricarde qui sera étudiée plus loin, pourrait être indiquée; mais le fait sera bien exceptionnel.

L'*hygiène* des malades atteints d'endopéricardites sera très sévère. Ils éviteront le moindre refroidissement, la moindre fatigue, la moindre émotion. Les visites, les conversations prolongées seront défendues. Comme régime, le lait pris en abondance constitue le meilleur des aliments.

Il est tout à fait exceptionnel que les péricardites aiguës laissent après elle un épanchement nécessitant la paracentèse du péricarde. La révulsion, les frictions mercurielles, les diurétiques, les purgatifs, seront employés contre les épanchements à résolution un peu traînante, et la dyspnée qui en résulte. Il est rare que l'abondance de l'épanchement pendant la période aiguë de la maladie force à la paracentèse. C'est surtout dans des péricardites subaiguës ou chroniques d'emblée que cette opération peut devenir nécessaire. La ponction sera faite dans le cinquième espace intercostal gauche, à quatre ou six centimètres du bord gauche du sternum. Mais assez fréquemment la disposition spéciale de la matité, l'empiètement du poumon dans le cas d'emphysème pulmonaire, empêcheront de choisir le lieu d'élection. L'essentiel est de toujours ponctionner sur un point où n'existe aucun battement cardiaque. La ponction a été en effet faite quelquefois par erreur dans des myocardites qui par suite de l'étalement et de la dilatation du cœur simulaient un épanchement péricardique (Peter). On emploiera le plus petit des trocarts de l'aspirateur, et on évacuera le liquide avec une lenteur extrême ; une évacuation trop rapide peut en effet amener la mort par syncope, par convulsions même. Ces péricardites avec épanchement chronique sont liées presque toujours à la tuberculose ou au cancer. Si le liquide est hémorrhagique on peut presque affirmer l'une ou l'autre de ces deux affections ; c'est dire le peu de chances de guérison que donne la paracentèse du péricarde.

TRAITEMENT DE LA CONVALESCENCE. — Même quand est survenue la convalescence apparente, que le malade semble rétabli, il faut empêcher l'installation de lésions durables. La révulsion longtemps continuée, pendant des mois, par la teinture d'iode et surtout les pointes de feu, constitue le meilleur des moyens. Les onctions mercurielles semblent de quelque utilité. A l'intérieur, en dehors des indications fournies par l'anémie, la neurasthénie de la convalescence c'est l'iodure de potassium à faibles doses (0 gr. 20 cent.) par jour qui paraît avoir le plus d'efficacité. On doit de plus insister pour que le malade observe une hygiène rigoureuse. C'est à cette période surtout qu'on peut attendre la guérison de l'hygiène. Indispensable aux périodes avancées des affections du cœur, l'hygiène ne l'est pas moins à cette période sournoise et de transition.

Voici les règles fondamentales de l'hygiène des sujets menacés ou atteints d'affection cardiaque. L'air pur constitue pour eux une nécessité ; la campagne conviendra mieux que la mer ou les montagnes. Le bord de la mer ne pourra être toléré qu'à condition d'éviter les bains, et d'habiter une des plages tempérées. Dans le séjour des montagnes, on se défiera en particulier des ascensions. Les climats trop froids, trop chauds, trop brusquement variables (littoral méditerranéen), exposés à des vents trop violents, devront être proscrits. Le calme enfin constitue une des conditions les plus indispensables d'un séjour à conseiller. Les vêtements devront bien protéger contre le froid et l'humidité ; ils ne devront exercer aucune compression au cou, à la taille, aux membres. L'exercice sera modéré, sans fatigue ; l'équitation, les promenades en voiture bien suspendue, le massage constitueront en général les plus avorables des exercices. Il s'agit souvent d'adolescents et l'on doit dès la première atteinte leur déconseiller certaines professions dangereuses par les fatigues, les intempéries, les émotions auxquelles elles exposent. Ce serait folie pour un cardiaque même atteint légèrement, de se faire soldat, marin, grand commerçant, médecin surtout. Les professions à poussières, à air vicié seront également très dangereuses. Le régime offre peu d'indications spéciales ; l'utilité des cures de lait, de petit lait, de raisin s'impose particulièrement en cas d'asystolie chronique à congestions passives. A la période de début que nous étudions, le régime doit être avant tout calculé pour éviter l'obésité. Il comprendra peu de boissons, peu de corps gras, peu de féculents, peu de pain. — La constipation sera combattue avec soin. Les malades lutteront contre la tendance qui les porte souvent à rester très tard au lit le matin. Le café pur sans excès n'est pas nuisible ; l'alcool et le tabac doivent être au contraire sévèrement proscrits.

Pour assurer l'activité fonctionnelle de la peau, on se contentera de frictions sèches ou alcooliques. Les bains seront tièdes et très courts (quatre à cinq minutes). Ils seront même défendus chez les cardiaques avancés. Les douches sont très dangereuses. Les cures thermales sont souvent aussi très nuisibles.

Chez l'homme les rapports sexuels pourront être permis à condition d'être rares et modérés. Chez la femme cardiaque, il faut autant que possible déconseiller le mariage. La grossesse surtout exerce une influence néfaste sur l'évolution des maladies de cœur ; souvent même elle se complique d'accidents gravidocardiaques mortels ; les enfants survivent rarement. Dans une statistique de Duroziez, sur 41 grossesses chez des cardiaques, on nota 21 fausses couches, 16 enfants morts avant un an. Quand une cardiaque devient enceinte, le régime lacté intégral paraît constituer le meilleur moyen de diminuer et de prévenir les accidents. L'allaitement sera toujours défendu aux femmes atteintes de lésions cardiaques.

En présence d'accidents gravidocardiaques graves, il peut-être indiqué de pratiquer l'accouchement prématuré artificiel, et même l'avortement. Le chloroforme est parfois nécessaire au cours de ces manœuvres ou au cours de l'accouchement. Il est assez bien toléré à condition d'être donné avec beaucoup de prudence (Leyden).

CHAPITRE II

Asystolie.

Résumé clinique. — Quelle que soit la nature des affections du cœur : symphyse péricardique, dégénérescence du myocarde, rétrécissement ou insuffisance des orifices valvulaires,
il y a toujours une période de compensation plus ou moins
longue. Pendant cette période l'hygiène minutieuse étudiée
plus haut constitue la partie principale du traitement ; mais
peu à peu et surtout si cette hygiène est mal observée, des
troubles circulatoires apparaissent ; légers d'abord et passagers
ils deviennent de plus en plus profonds et durables. Le malade a des palpitations, des tendances à la syncope ; le pouls
est petit, faible, irrégulier ; les extrémités périphériques sont
froides, violacées, elles sont le siège d'un œdème parfois
énorme. Cet œdème prédispose singulièrement aux érythèmes, à l'érysipèle.

L'appareil pulmonaire est lui aussi un des premiers et des
plus touchés ; au simple catarrhe bronchique succèdent la
congestion, l'œdème, l'apoplexie pulmonaire. Souvent aussi
en même temps que les autres œdèmes surviennent des épanchements pleuraux, hydrothorax d'origine passive et non
inflammatoire. Toutes ces lésions entraînent des accidents de

dyspnée intense; qui sont assez souvent pris pour de l'asthme. Souvent aussi ils sont confondus avec la dyspnée urémique.

Du côté de l'abdomen, les deux grands accidents sont la congestion passive du foie, qui finit souvent par entraîner une forme spéciale de cirrhose avec ictère, épistaxis et ascite. Celle-ci peut devenir très considérable et contribue à augmenter la dyspnée. Les malades sont tourmentés aussi par des indigestions fréquentes avec vomissements, diarrhée. Du côté des reins surviennent souvent des congestions et de l'albuminurie; peu à peu se produit une véritable néphrite qui aggrave encore les accidents de dyspnée. Enfin, du côté du cerveau, la congestion explique l'insomnie, l'agitation nocturne, souvent aussi les troubles profonds du caractère pouvant aller jusqu'à la folie cardiaque.

On voit combien sont variés les accidents de l'asystolie. Tout d'abord ces accidents n'apparaissent qu'après une cause occasionnelle, fatigue, émotion; puis ils persistent en permanence. Une des causes des accidents les plus graves est, chez la femme, la grossesse. Les accidents de dyspnée compromettent souvent la vie de la mère et de l'enfant. Ils peuvent parfois obliger à pratiquer l'accouchement prématuré.

A la dernière période des accidents cardiaques, il est important pour le pronostic de distinguer ce qui appartient: 1° à l'insuffisance circulatoire, à l'asystolie; 2° aux troubles organiques entraînés à la longue par la congestion dans les divers organes, à la cachexie cardiaque. C'est par ces lésions définitivement constituées, cirrhose, néphrites, bronchite chronique, que s'explique l'impuissance de traitements ayant réussi dans les accès antérieurs; c'est par la cachexie, bien plus que par l'asystolie aiguë, que succombent un grand nombre de cardiaques. Souvent aussi la mort est le fait d'une affection intercurrente, grippe, bronchite, érysipèle qui prend toujours chez eux la plus grande gravité.

Traitement. — En dehors des règles hygiéniques données dans le chapitre précédent et qui devront être imposées avec une rigueur extrême, deux indications générales se présentent chez le cardiaque asystolique. La première est d'abaisser la tension veineuse; la seconde est de relever la tension artérielle. Mais, en dehors de ces indications générales, bien des indications spéciales seront fournies par les palpitations, la tendance aux syncopes, la dyspnée, les troubles digestifs, la cirrhose, l'ascite, les hydropisies diverses. Souvent au début, les troubles asystoliques seront encore limités à un seul organe; le foie, le poumon seront plus faibles, plus vulnérables chez le malade du fait de l'alcoolisme, de bronchites anciennes, de pneumoconioses. Ils seront les premiers frappés, et seront profondément atteints avant que la compensation générale n'ait disparu. C'est alors telle ou telle indication spéciale qui occupera le premier rang.

1° Pour abaisser la tension veineuse, on peut employer trois ordres de moyens: les déplétifs, les purgatifs, les diurétiques. S'il faut agir vite, si le malade est suffocant, cyanosé, c'est au plus énergique des déplétifs, à *la saignée*, qu'il faut s'adresser tout d'abord. La saignée sera peu abondante, 2 à 300 grammes au plus. Le soulagement qu'elle donne sera souvent merveilleux; chez les cardiaques elle produit de véritables résurrections. Aussi si en théorie il faut chercher à distinguer soigneusement les dyspnées d'origine cardiaque et d'origine urémique, en pratique il faut faire d'emblée dans les cas douteux le même traitement, la saignée.

Les *sangsues* sont beaucoup moins efficaces que la saignée. Ce n'est guère que lorsqu'existent des accidents prédominants de congestion cérébrale qu'elles peuvent être indiquées.

Les *ventouses* constitueront au contraire un des moyens les plus utiles pour les cardiaques; elles ont cet avantage précieux qu'on peut en répéter chaque jour et même plusieurs fois par jour l'application. Rien n'est plus utile que d'apprendre à une personne de l'entourage du cardiaque à poser les ventouses. En les mettant en quantité au premier indice d'aggravation de la dyspnée et des palpitations, on réussira souvent à enrayer l'attaque. Si les ventouses sèches doivent être d'un emploi très fréquent, on mettra beaucoup plus de réserve dans l'emploi des ventouses scarifiées. Les moindres plaies chez les cardiaques peuvent devenir l'origine de complications. Les vésicatoires, les sinapismes ne seront aussi employés qu'avec prudence.

Un dernier moyen inoffensif et assez utile a été indiqué par Morgagni pour dégager le système veineux central ; ce moyen consistait dans l'immersion prolongée et répétée des mains et des pieds dans l'eau très chaude. L'immersion des mains est en particulier un moyen assez pratique et donnant de bons résultats.

Les *diurétiques* sont d'autant plus utiles que les urines sont presque toujours très rares et très chargées. Le lait est l'un des meilleures diurétiques. Il offre de plus cet avantage de ne renfermer que très peu de toxines, toxines qui augmenteraient singulièrement la dyspnée. Il peut enfin être donné à doses très fractionnées ce qui permet d'éviter la poussée congestive qui accompagne toujours la plénitude de l'estomac. Le mieux est de donner des quantites égales à intervalles égaux, 200 grammes par exemple toutes les deux heures. On peut augmenter beaucoup le pouvoir diurétique du lait en ajoutant par litre de vingt à trente grammes de lactose. Le café au lait très faible, qui plait à certains malades peut être également prescrit. Les tisanes diverses : queue de cerises, chiendent, *uva ursi*, stigmates de maïs, pariétaire doivent être simplement mentionnées. On peut les sucrer avec le sirop des cinq racines, assez bon diurétique et inoffensif. Mieux vaut au contraire éviter de les additionner de nitre dangereux au point de vue toxique, comme tous les sels de potasse. Les doses de nitre ne dépasseraient pas, en tous cas, deux grammes par jour.

Comme eaux minérales on peut prescrire utilement l'eau de Vittel et l'eau d'Evian.

La scille est souvent donnée sous forme d'oxymel scillitique, de vin amer scillitique. L'oxymel scillitique se donne à doses de 10 à 50 grammes dans une tisane quelconque. Le vin amer scillitique se donne à dose de 60 à 100 grammes pris le matin en une fois. Le terme de *vin amer scillitique* sera préféré au terme de *vin diurétique de la Charité* ; en effet ce nom est facilement confondu avec le vin diurétique de l'Hôtel-Dieu, ou vin de Trousseau, très riche en digitale, le vin de Trousseau ne peut être pris qu'à dose de 2 à 3 cuillerées par jour.

On facilitera souvent beaucoup l'action de ces divers diurétiques en décongestionnant le rein par des applications fréquentes de ventouses au niveau de la région lombaire. Mais dans bien des cas les diurétiques resteront sans effet, tant qu'on n'aura pas relevé la tension artérielle. C'est en relevant la tension artérielle que la digitale constitue le meilleur des diurétiques ; c'est surtout sous forme de macération qu'elle possède une action diurétique puissante ; ses divers modes d'administration seront d'ailleurs étudiés plus loin.

Les *purgatifs* les plus utiles seront les purgatifs salins et les drastiques. Les doses seront toujours faibles ; on prescrira par exemple 25 grammes de sulfate de soude ou de sulfate de magnésie, un verre d'eau de Seidlitz, de Birmenstorff, un verre et demi d'eau de Chatel-Guyon. L'eau-de-vie allemande ne sera donnée en général qu'à dose de 10 grammes mélangée de partie égale de sirop de nerprun. Ce n'est qu'exceptionnellement, chez des malades très constipés, quand il s'agit d'obtenir une action violente, qu'on dépassera cette dose.

Le soulagement assez marqué qui suit l'emploi des purgatifs conduit souvent les cardiaques à répéter fréquemment leur administration ; cet abus produit vite une constipation opiniâtre. Les purgatifs ne seront donc regardés que comme des moyens accidentels. C'est par le régime, les laxatifs légers, les grands lavements qu'on cherchera à obtenir la fréquence des garde-robes, très nécessaire chez les cardiaques.

Un mot suffit pour les *sudorifiques*, en particulier le jaborandi et la pilocarpine. Leurs avantages sont nuls ; leur emploi est des plus dangereux.

Les principaux médicaments susceptibles d'élever la tension artérielle sont la digitale, la spartéine, la caféine.

Dans cette liste la *digitale* occupe une place analogue à celle qu'occupait la saignée dans les moyens d'abaisser la tension veineuse. C'est le médicament des situations graves, des grandes crises d'asystolie. Les autres médicaments peuvent être essayés pour remplacer la digitale, quand son action s'est épuisée à la longue, pour la suppléer momentanément, quand on craint les effets toxiques de son accumulation mais aucun d'eux n'a sa puissance thérapeutique.

Le mode d'administration de la digitale est dominé par ce fait physiologique qu'elle ne donne pas d'emblée toute son action, qu'elle s'accumule dans l'économie. La méthode des doses fortes le premier jour, puis très rapidement décroissantes est donc la plus logique. Souvent même MM. Huchard et Potain donnent une seule dose massive, laissant à l'organisme le soin de fractionner en quelque sorte le médicament.

Comme préparation, celle qui paraît donner le maximum d'effet diurétique est la macération de digitale. Elle sera donnée pendant quatre jours à doses successives de 0 gr. 25, 0 gr. 20, 0 gr. 15, 0 gr. 10 dans 120 grammes d'eau.

La macération durera douze heures ; on la filtrera soigneusement pour qu'il ne reste pas de particules solides irritant l'estomac. Elle sera bue en trois fois dans les 24 heures avant les trois repas.

L'infusion, moins active, a cet avantage d'être préparée plus vite que la macération. On peut dans un cas pressant débuter par donner l'infusion de 0 gr. 40 de poudre de feuille de digitale dans 150 grammes d'eau. L'infusion durera une demi heure. Elle sera filtrée. Jaccoud la sucre assez souvent avec 30 grammes de sirop de digitale.— L'infusion sera bue comme la macération en trois fois.

La poudre de feuilles a été aussi donnée en nature à doses décroissantes de 0 gr. 25, 0 gr. 20, 0 gr. 15, 0 gr. 10 cent. par jour. Son action sur le cœur est énergique, mais il est rare qu'elle n'irrite pas l'estomac.

L'inconvénient de toutes ces préparations est d'avoir suivant la conservation plus ou moins parfaite des feuilles, les conditions même où elles ont été récoltées, une activité très variable. Aussi de nombreuses tentatives ont-elles été faites pour employer la *digitaline*. L'emploi de la solution de digitaline cristallisée au millième dans l'eau distillée est préférable comme dosage exact et facilité de fractionnement, à l'emploi des granules. Cinquante gouttes équivalent à la dose maximum à donner, un milligramme de digitaline. Huchard donne souvent ces cinquante gouttes en une fois. — Cette dose unique suffit à assurer l'effet thérapeutique pendant une huitaine de jours. Par prudence on peut aussi fractionner ces cinquante gouttes en cinq doses de dix gouttes chacune, prises dans les 24 heures.

Pour que la digitale agisse bien, un certain nombre de précautions préliminaires sont fort utiles. Parfois la dilatation énorme du cœur, l'intensité de l'œdème périphérique, la congestion du foie, la congestion du rein, sont telles qu'elles opposeraient un véritable barrage ; la digitaline donnée échoue. Mais qu'on fasse précéder son emploi d'une saignée dans le cas de dilatation du cœur, de mouchetures dans le cas d'œdème périphérique, de calomel et de ventouses scarifiées dans le cas de congestion hépatique, de ventouses dans le cas de congestion rénale, une nouvelle dose de digitale produira, les voies ainsi préparées, un effet excellent.

L'emploi du *régime lacté absolu* doit toujours précéder l'administration de la digitale. Bien des dyspnées chez les cardiaques sont en effet d'origine alimentaire et toxique. Le régime lacté les fera disparaître à lui seul avec une facilité surprenante. Si la dyspnée est vraiment d'origine cardiaque, son action ne s'en ajoutera pas moins utilement à l'action de la digitale.

De même dans le cas de troubles digestifs marqués, il sera souvent utile de traiter d'abord ces troubles digestifs par un purgatif, par l'administration d'acide chlorhydrique. M. Potain a en effet bien montré les troubles circulatoires réflexes qui peuvent résulter de simples dyspepsies.

Pendant la période d'administration de la digitale, le malade devra être très attentivement surveillé, vu deux et même trois fois par jour. Les doses qui ont été indiquées plus haut n'ont rien d'absolu. On peut les diminuer plus vite, si l'effet diurétique apparaît rapidement, si le deuxième ou le troisième jour le malade urine en abondance. On doit supprimer tout à coup la digitale quand apparaissent des vomissements porracés, de la diarrhée, un ralentissement exagéré du pouls. Cependant Constantin Paul croit qu'on peut continuer la digitale tant que le pouls n'est pas tombé au-dessous de 60 pulsations. On admet aujourd'hui que l'indication de la digitale est avant tout l'asystolie, qu'elle est donnée par l'état de la fibre cardiaque et non le siège des lésions. Et pourtant chez les aortiques, dans toutes les cardiopathies d'origine artérielle on surveillera avec un soin tout spécial la tolérance pour le médicament. On se défiera surtout de la digitaline.

L'administration de la digitale terminée, un purgatif sera ordinairement utile contre l'embarras gastrique qui s'est presque toujours produit. Pendant une huitaine de jours, où l'action se continue, on insistera sur le lait. Pendant cette période, suivant le conseil d'Huchard, on évitera de donner les divers médicaments antagonistes de la digitale : morphine, belladone, antipyrine, ergot de seigle, trinitrine, nitrite d'amyle, iodures.

La *spartéine*, alcaloïde extrait du genêt, régularise assez bien les troubles circulatoires, mais n'a pas pour élever la tension artérielle un effet aussi puissant que la digitale. Les principaux avantages de ce médicament, avantages bien mis en relief par MM. Laborde et Germain Sée, sont d'une part la rapidité, d'autre part la durée de son action. Le sulfate de spartéine est donné à doses de 0 gr. 05 à 0 gr. 10 par jour, soit en pilules, soit en potion. La spartéine mérite d'être essayée dans les crises d'asystolie légères, chez les malades déjà traités à diverses reprises par la digitale et chez qui on ne veut pas trop épuiser l'effet de ce médicament.

La *caféine*, beaucoup moins efficace que la digitale et la spartéine, offre le grand avantage de pouvoir être facilement administrée en injections sous-cutanées (Voir *Formulaire*). Ces injections seront souvent d'un grand secours comme tonique momentané, quand l'effet de la digitale ou de la spartéine tarde un peu. La macération de café vert procède des propriétés diurétiques assez marquées ; on commence par faire infuser 80 grains entiers dans un litre d'eau bouillante puis on laisse l'infusion macérer toute la nuit.

Le *muguet* a été très justement préconisé par M. Germain Sée. C'est un tonique du cœur peu puissant, mais fort utile dans les périodes prolongées d'hyposystolie faible et légère. L'extrait de muguet ou de convallaria maialis peut être donné à dose de 2 à 3 grammes par jour. Le mieux est de l'administrer en pilules, renfermant chacune 0 gr. 10 d'extrait, et 0 gr. 10 de poudre de feuilles de muguet.

TRAITEMENT DES COMPLICATIONS. — Ces indications générales remplies, reste à parer aux accidents les plus urgents : tendance à la syncope, dyspnée, troubles digestifs, ascite, hydropisies. On a vu plus haut les indications fournies par les accidents gravido-cardiaques.

La tendance à la *syncope* sera combattue par des applications répétées du marteau de Mayor, de ventouses, de sinapismes sur la région précordiale, au besoin par la faradisation en employant le procédé de la main électrique. — Les inhalations de vinaigre anglais, d'éther et surtout les inhalations d'iodure d'éthyle et de nitrite d'amyle (dix gouttes sur un mouchoir ou dans la paume de la main) seront très utiles. Le sirop d'éther sera donné par cuillerées à café fréquemment répétées. Le soulagement rapide qu'il produit s'épuise en effet assez vite. — On n'abusera pas du thé, du café, de l'eau de mélisse, mais l'alcool sous forme de vin vieux, de bon cognac, en grogs, offre une réelle utilité. Les injections sous-cutanées de caféine sont un des meilleurs moyens. Les injections d'éther ont parfois l'inconvénient de déterminer une inflammation aiguë.

Contre la *dyspnée*, les applications répétées de ventouses sèches constituent un des meilleurs moyens. On évitera toujours d'appliquer les ventouses sur des tissus œdématiés. Dans les cas graves, la saignée est, on l'a vu plus haut, le remède héroïque. L'oxygène réussit à condition d'être inhalé à doses de soixante litres et plus par jour. Bien souvent, il sera impossible au malade de rester couché dans le décubitus dorsal, il ne peut dormir que dans un fauteuil, ou assis sur son lit. On lui facilitera souvent beaucoup le sommeil en plaçant devant lui, soit sur le lit, soit adapté au bras du fauteuil une sorte de pupitre garni d'un oreiller sur lequel il s'appuiera.

Chez tout cardiaque dyspnéique on instituera le régime lacté intégral, les toxines alimentaires étant une des causes importantes et souvent une des causes prépondérantes de dyspnée. Quand la crise sera un peu passée, on ne permettra que les viandes blanches, les poissons très frais, les légumes verts très cuits, les fruits cuits, le raisin. Le malade évitera le bouillon, le café, l'alcool, les vins généreux, tous les aliments fermentés ou conservés.

Les indications dans un cas de dyspnée cardiaque résultent en outre : 1° du fonctionnement du rein ; 2° des hydropisies diverses ; 3° des lésions pulmonaires concomitantes.

S'il existe de l'oligurie, comme c'est la règle, c'est aux diurétiques et surtout à la digitale, qu'il faudra s'adresser. La ponction d'un épanchement ascitique, d'un hydrothorax s'imposera parfois. Les mouchetures sur les membres inférieurs pourront aussi être nécessaires. Chez un cardiaque dyspnéique, il est souvent utile de placer les membres inférieurs dans une situation déclive, les jambes pendantes, pour que la sérosité s'y accumule.

Contre la congestion et l'apoplexie pulmonaire, le grand remède est la saignée. Les ventouses, l'alcool, la caféine, seront utiles. Les vésicatoires sont très dangereux et, si soigneusement pansés qu'ils soient, ils exposent à l'érysipèle.

Quand les *troubles digestifs* chez les cardiaques ne sont pas liés à une cirrhose du foie, ils cèdent assez facilement aux purgatifs salins légers, au régime lacté. L'administration de l'acide chlorhydrique est souvent utile, l'hypochlorhydrie étant fréquente dans les dyspepsies cardiaques. La cirrhose cardiaque constitue une des complications les plus graves. Au début l'eau-de-vie allemande à faibles doses, le calomel, les ventouses sèches fréquemment appliquées lutteront assez bien contre la congestion ; on instituera bien entendu le régime lacté intégral. Plus tard si les tissus ne sont pas œdématiés, il sera parfois utile d'avoir recours aux applications de sangsues ou de ventouses scarifiées.

Quand les *épanchements ascitiques* d'origine cardiaque sont peu abondants, on peut attendre l'effet de la digitale, des diurétiques. Les purgatifs cholagogues semblent avoir une utilité spéciale ; mais l'abondance de l'ascite peut, par la dyspnée qui en résulte, forcer à la ponction. Cette ponction est parfois rendue un peu difficile par l'œdème considérable de la paroi. Le liquide sera évacué très lentement ; on évitera de faire faire des mouvements au malade soit pendant, soit après la ponction, les syncopes étant particulièrement fréquentes dans les ponctions d'ascite cardiaque. Il sera donc bon de passer à l'avance le bandage de corps qui doit servir à faire la compression ouatée après la ponction. Cette compression ouatée légère offre une utilité réelle. Mais un bandage par trop serré augmenterait, bien entendu, la dyspnée.

En général le retour de l'ascite se fait rapidement, si au moment de la ponction existe des œdèmes périphériques. Mais une deuxième ponction faite après le dégorgement de ces œdèmes, donne un délai beaucoup plus durable.

Contre les *œdèmes périphériques* et en particulier les œdèmes des membres inférieurs, le plus sage est d'attendre l'action de la digitale et des autres toniques cardiaques. Des massages légers et prudents faits dans le sens de la circulation veineuse sont aussi utiles ; mais souvent l'œdème sera si considérable que force sera de faire des mouchetures. On se servira d'une aiguille un peu grosse, soigneusement flambée. Le malade sera assis, les jambes pendantes. L'aiguille sera enfoncée de deux centimètres au plus. La place de chaque piqûre sera préalablement lavée avec un peu de ouate hydrophile et de solution boriquée tiède. Les piqûres seront faites à la face interne de la jambe ; leur limite inférieure sera le bas du mollet, car plus bas le tissu cellulaire est trop serré. On en fera quelques-unes au niveau de la jarretière, à la partie inférieure des cuisses. Sur le scrotum, les piqûres ne seront faites qu'en cas de nécessité absolue. On les fera sur les côtés du raphé et très en avant pour éviter les irritations. Aussitôt après les piqûres, le premier suintement est très abondant. Quand il semble s'arrêter, il sera bon d'envelopper le membre d'une mince couche de ouate boriquée avant de recoucher le malade. Rien n'est plus fréquent en effet que de voir après ces piqûres des érysipèles.

CHAPITRE III
Angines de poitrine et aortites.

RÉSUMÉ CLINIQUE. — Les angines qui torturent et les angines qui
tuent.
TRAITEMENT. — I° Au moment de l'accès : inhalations de nitrite d'a-
myle ; trinitrine par la voie stomacale ou la voie hypodermique ;
morphine ; sachet de glace ; les moyens infidèles ou dangéreux. —
II° Dans l'intervalle des accès : hygiène, régime, dangers du tabac,
traitement de l'aortite par la révulsion, par l'iodure. Technique de
l'emploi de l'iodure. — III° Complications : insuffisance rénale,
état syncopal, parésie du cœur, état de mal angineux, intervention
chirurgicale chez les angineux.

Résumé clinique. — Il existe deux formes cliniques différentes d'angine de poitrine. L'une est l'angine à grands accès, douloureux, angoissants ; ces accès surviennent sous
l'influence d'une émotion, d'une fatigue, d'une marche contre
le vent, d'abus de tabac, ou d'usage de tabac fort, d'abus de
café. Ils sont très effrayants en apparence ; le malade, serré
comme dans un étau qui lui étreint le thorax et tout le bras
gauche, croit qu'il va succomber d'un moment à l'autre. L'accès disparu laisse souvent de la prostration, une sensation de
dysphagie, un impérieux besoin d'uriner. Les accès deviennent de plus en plus intenses, et de plus en plus longs ; le
malade finit parfois par succomber dans un accès à l'excès
de ses douleurs, mais la mort est assez rare.

La seconde forme est plus bénigne en apparence. Les accès
sont moins brusques, moins intenses, moins complets, mais
ils sont plus fréquents, plus durables. Ils surviennent non pas
au milieu de la nuit, non pas après plusieurs heures de fatigue, mais à l'occasion d'un effort insignifiant, d'une légère
montée par exemple. Cette forme est beaucoup plus fréquente

que la précédente ; elle est beaucoup plus trompeuse pour le pronostic. C'est la forme due à l'aortite, au rétrécissement des artères coronaires du cœur. C'est dans cette forme que la mort survient brusquement par syncope. L'histoire de cette forme trompeuse de l'angine de poitrine se confond en partie avec celle des aortites. Son traitement est avant tout le traitement même de l'affection artérielle qui la cause.

Traitement. — Le traitement doit être étudié : 1° au moment même de l'accès ; 2° dans l'intervalle des accès ; 3° dans les diverses complications.

1° *Au moment même de l'accès*, les inhalations de nitrite d'amyle donnent de très bons résultats contre la douleur, l'angoisse et les dangers de syncope ; Huchard [1] recommande de débuter toujours par IV gouttes seulement, et de n'arriver qu'ensuite à VI et VIII gouttes. Plus tard en raison de l'accoutumance, on sera forcé de dépasser ces doses, et Huchard a vu un malade qui était arrivé à inhaler chaque jour jusqu'à LXXX gouttes. L'effet des inhalations étant assez passager, on devra souvent les répéter deux ou trois fois et plus dans un accès prolongé.

Pour qu'on puisse agir aussi rapidement que possible, le mieux est que tout angineux ait toujours sur lui quelques ampoules renfermant une quantité connue de gouttes de nitrite d'amyle. Renfermé dans un flacon bouché à l'émeri, le médicament s'altère en effet très vite et devient rapidement inactif ; on veillera bien entendu à ce que les malades n'abusent pas de ce moyen. Chez des malades qui à chaque instant faisaient des inhalations, Huchard a vu survenir une véritable intoxication amylique avec somnolence, hallucinations et même délire.

La trinitrine ou nitroglycérine a une action moins rapide que le nitrite d'amyle ; toutefois dans les accès prolongés elle peut être utile pour éviter de répéter indéfiniment les inhalations de nitrite d'amyle, dont l'effet est très fugace, s'il est instan-

(1) Voir Huchard, *Gazette des Hôpitaux*, 1892, n° 100.

tané. On donne alors dans un peu d'eau par la voie stomacale III gouttes de la solution alcoolique de trinitrine au centième. Chez des malades déjà habitués au médicament on peut donner IV, V, VI gouttes. C'est au bout de cinq à dix minutes que l'action se produit. En cas d'extrême urgence, soit qu'on manque de nitrite d'amyle, soit qu'il cesse d'agir, on pourrait faire une injection sous-cutanée avec la moitié d'une seringue de Pravaz. La solution injectée sera composée de quarante gouttes de la solution alcoolique au 100ᵉ dans dix grammes d'eau.

Les injections sous-cutanées de morphine seront, malgré l'emploi du nitrite d'amyle, souvent nécessaires, surtout dans certaines formes atrocement douloureuses. On peut en injecter un centigramme, deux centigrammes et plus, la douleur constituant alors, suivant la remarque d'Huchard, le véritable contre-poison de l'opium. Les injections de morphine réussissent infiniment mieux que l'opium sous ses autres formes, que le chloral et que le bromure.

Dans certaines formes à douleurs très vives ou très prolongées, l'application d'un sachet de glace sur la région précordiale amène souvent un grand soulagement.

Un certain nombre d'autres moyens sont au contraire rejetés par Huchard comme infidèles ou dangereux ; tels sont l'électricité et surtout la faradisation, la cocaïne, les émissions sanguines, les anesthésiques divers : chloral, sulfonal, éther, chloroforme, antipyrine, exalgine, belladone, aconit, inhalations d'oxygène.

Dans l'intervalle des accès, les précautions hygiéniques doivent particulièrement porter sur les efforts de toute nature, les émotions, le régime, le tabac. Parmi les efforts physiques, les plus nuisibles sont les efforts violents du bras gauche, la montée des étages, les marches précipitées, surtout sous l'influence d'une préoccupation (par exemple pour ne pas manquer un train), les marches au froid ou contre le vent, les marches après le repas, les excès vénériens. En revanche les marches modérées, les massages, les frictions sont utiles pour lutter contre l'obésité et les troubles circulatoires périphériques.

Les émotions, les soucis, le surmenage intellectuel, les grandes affaires ne sont pas moins dangereuses que les fatigues physiques ; mais le difficile est souvent d'obtenir le repos sans l'ennui et l'hypocondrie.

Le régime doit s'attacher à prévenir les troubles dyspeptiques dont Huchard a bien montré l'importance dans quelques angines, l'obésité, la constipation dangereuse par les efforts qu'elle entraîne. Une grande sobriété sera nécessaire, surtout au repas du soir. Le malade évitera comme tous les autres cardiaques, les boissons fortes, le café, les aliments fermentés, conservés, les aliments indigestes. Aux repas Huchard conseille soit l'eau pure, soit le vin blanc léger, coupé de deux tiers d'eau, très utile comme diurétique. Le régime lacté est souvent précieux, et bien des malades se trouveront bien de ne boire que du lait au repas du soir.

Le tabac est tellement nuisible que non seulement le malade ne doit pas fumer, mais qu'il ne doit jamais rester dans une chambre des fumeurs. Pour Huchard, l'atmosphère enfumée de tabac est plus nuisible que deux cigares fumés directement.

Comme traitement, les indications principales résultent de l'aortite et de l'artério-sclérose. Elles seront combattues par les révulsifs, le lait, l'iodure. Comme révulsifs on préférera contre l'aortite les vésicatoires et surtout les cautères aux pointes de feu un peu dangereuses par la secousse qu'elles entraînent chez les malades pusillanimes.

Le régime lacté intégral sera imposé pendant quelque temps dans tous les cas d'accès très fréquemment répétés.

L'iodure enfin constitue, ainsi que l'ont montré les recherches de Germain Sée, Huchard, Potain le médicament de fond dans l'angine de poitrine. Il semble en effet résulter des expériences physiologiques de Huchard que l'iodure a le précieux effet d'abaisser la tension artérielle.

L'usage de l'iodure doit être prolongé pendant des années. M. Potain donne de petites doses d'iodure de potassium 0 gr. 50 au plus ; M. Huchard donne des doses de 1 à 3 grammes. Pendant un mois, il prescrit ainsi l'iodure de potassium, pendant deux mois il donna l'iodure de sodium, car on ne saurait indéfiniment continuer sans danger d'intoxication le sel potassique. Pour assurer la tolérance de doses aussi fortes et aussi prolongées voici les principales règles pratiques qu'il indique :

1° Pureté parfaite du médicament ; 2° surveillance de la diurèse ; 3° prise de l'iodure au milieu du repas ; 4° association de l'iodure à l'extrait thébaïque ou à l'arsenic. Voici les deux formules que M. Huchard emploie le plus souvent.

I° Eau distillée.	300 grammes
Iodure de sodium.	10 à 20
Extrait thébaïque.	0 gr. 10

Deux à trois cuillerées à soupe par jour.

II° Eau distillée	150 grammes
Iodure de sodium.	5 à 10
Arséniate de soude	0 gr. 05

Deux à trois cuillerées à café par jour.

L'amaigrissement produit par l'iodure est plutôt favorable. Les éruptions cutanées pourront être atténuées par l'emploi de bains fréquents. Les troubles gastro-intestinaux seront atténués par l'emploi du lait, par l'association de l'opium et de l'arsenic ; mais malgré tout il sera souvent bon de suspendre l'iodure cinq à dix jours par mois. — Quant aux poussées de grippe iodique avec coryza, laryngite, conjonctivite, parfois gonflement pseudo-érysipélateux de la face, elles surviennent parfois brusquement chez les malades les plus tolérants, les plus habitués, et obligent naturellement au repos médicamenteux.

Quand l'intolérance pour l'iodure est absolue ou pendant la période du mois où l'iodure est suspendu, Huchard le remplace par la trinitrine. Trois ou quatre fois par jour, il donne trois gouttes de la solution alcoolique de trinitrine au centième dans une grande cuillerée d'eau.

Les principales complications signalées par Huchard comme entraînant des indications thérapeutiques particulières sont : 1° l'insuffisance rénale ; 2° l'état syncopal ; 3° la parésie du

cœur ; 4° l'état de mal angineux ; 5° les interventions chirurgicales.

L'insuffisance rénale due à la sclérose du rein et qui sera
plus longuement étudiée avec les néphrites est la grande source des accidents de dyspnée qui compliquent parfois l'angine.
Le régime lacté absolu est alors une nécessité. Les ventouses
sur la région lombaire sont souvent utiles. C'est en pareil cas,
dans ces angines de poitrine compliquées de troubles respiratoires que Peter recommande parfois une petite saignée.
Quand on suspend le régime lacté intégral, l'indication capitale
est de supprimer tous les aliments susceptibles de renfermer
des ptomaïnes et de se borner longtemps au régime végétarien,
aux œufs, aux viandes bien cuites, en continuant le lait comme
boisson.

L'état syncopal ou demi-syncopal peut survenir soit pendant les accès soit à leur suite. Pendant l'accès on insistera
surtout sur les inhalations de nitrite d'amyle et les injections
hypodermiques de trinitrine. Les applications de marteau de
Mayor, les frictions stimulantes sur les membres sont toujours
utiles. Si la syncope survient après l'accès, on emploiera plus
particulièrement les injections d'éther, de caféine, de camphre. (Une seringue de Pravaz, de la solution suivante : Huile
d'olives stérilisée, 10 gr. Camphre, 2 gr.).

Huchard rejette la pilocarpine et la cocaïne comme prédis-
posant à la syncope.

En cas de *parésie du cœur* avec dilatation, affaiblissement
des contractions, œdème pulmonaire aigu par abaissement
brusque de la tension artérielle, Huchard, en dehors des frictions excitantes, de la trinitrine, du nitrite d'amyle, des injections d'éther, de caféine, de camphre, emploie la digitaline.
Il donne en une fois et une seule fois trente à quarante gouttes de la solution de digitaline cristallisée au millième.

Dans *l'état de mal angineux* avec accès répétés presque
subintrants, le malade doit garder un repos absolu, sur un
fauteuil ou assis sur son lit, il sera bien entendu soutenu
par des oreillers. Il évitera tout mouvement même pour boire.

La position couchée ou demi couchée aggraverait plutôt les accès.

Les *interventions chirurgicales* chez les angineux sont graves par la douleur et l'émotion si l'on ne pratique pas l'anesthésie, par l'emploi du chloroforme si on la pratique. Pour toutes les opérations de quelque importance, le mieux est de recourir au chloroforme. Le chloroforme devra être très pur. Il sera donné très lentement, très progressivement par la méthode des doses faibles et continues, mais jusqu'à l'anesthésie complète. Rien de plus dangereux par crainte du chloroforme que d'opérer trop tôt dans la demi-anesthésie.

CHAPITRE IV

Goître exophtalmique.

Résumé clinique. — Symptômes : palpitations ; exophtalmie ; goître ; troubles du caractère ; troubles digestifs ; affections cutanées. Cachexie et lésions cardiaques comme cause de mort.

Traitement. — *Indications spéciales* : Goître. Palpitations. Exophtalmie. Nervosisme. *Indications générales* : Hydrothérapie. Electricité. Technique de la faradisation par le procédé de Vigouroux.

Résumé clinique. — Le goître exophtalmique devrait peut-être être rangé plutôt dans les névroses générales que dans les névroses du cœur; toutefois les palpitations constituent un des symptômes les plus constants de la maladie, plus constant que le goître et l'exophtalmie. Elles sont souvent très intenses, très pénibles ; elles amènent assez fréquemment à leur suite de l'hypertrophie cardiaque et des lésions valvulaires. Leur traitement, qui permettra d'ailleurs d'étudier le traitement général des palpitations nerveuses, a donc une importance spéciale.

L'exophtalmie se complique souvent de blépharospasme, de battements douloureux avec sensation d'expulsion de l'œil, de conjonctivites et même de kératites. L'exophtalmie est parfois assez peu marquée.

Le goître est d'ordinaire indolent ; il est très rare qu'il entraîne des accidents de suffocation. Ces accidents, quand ils surviennent, sont dus comme dans le goître ordinaire à la compression des vaisseaux ou de la trachée.

En outre de cette triade caractéristique, mais qui n'est pas toujours complète : palpitations, exophtalmie, goître, les malades présentent des accidents nerveux très variés. Le caractère est triste, colère. Les nuits sont mauvaises, sans sommeil. Les fonctions digestives sont profondément troublées ;

tantôt l'anorexie est complète, tantôt il y a véritable boulimie. Les vomissements, la diarrhée sont des accidents fréquents et peuvent entraîner rapidement une cachexie profonde. Du côté de la peau, les poussées de vitiligo, d'urticaire sont fréquentes. Les malades se plaignent surtout de chaleurs, d'ardeur, de prurit extrêmement pénibles. Mais parfois comme chez tous les nerveux l'amélioration est rapide, les malades se relèvent rapidement d'états cachectiques graves. Le retour des règles et de l'embonpoint constituent des signes de pronostic favorable. La mort, quand elle se produit, survient du fait des lésions cardiaques ou de la cachexie. Le suicide chez ces malades est assez fréquent.

Traitement. — Parmi les médications proposées contre le goitre exophtalmique, les unes s'attaquent spécialement à tel ou tel symptôme isolé, les autres sont dirigées contre l'ensemble de la maladie.

Contre le *goitre*, c'est l'iode qui a donné les meilleurs résultats. Guéneau de Mussy donnait chaque jour dans un peu d'eau de riz, trois à six gouttes de teinture d'iode. Ce traitement interne peut être combiné avec des frictions externes au savon iodé.

Le traitement chirurgical du goitre a même été tenté. Lamke en particulier a signalé deux cas de goitre exophtalmique où il obtint une guérison complète et une amélioration considérable par l'ablation unilatérale du corps thyroïde. Cette ablation est une opération grave et difficile. Elle pourrait néanmoins être tentée surtout s'il existe d'autres troubles mécaniques causés par le goitre (goitres compresseurs ou plongeants).

Contre les *palpitations*, c'est comme dans toutes les palpitations nerveuses à la digitale et à la valériane qu'il faut surtout recourir. On donnera par exemple dans les 24 heures l'une des potions suivantes :

Eau de tilleul	100	grammes
Sp d'éther.	25	—
Eau de laurier cerise.	4	—
Teinture de digitale	XXX	gouttes

ou bien

> Julep gommeux . . . . 125 grammes
> Valérianate d'ammoniaque. 2   —

Si les crises de palpitations surviennent au moment de l'époque mensuelle et que celle-ci tarde, les pilules suivantes seront utilement prescrites.

> Poudre d'aloès. . . . .) àà 0 gr. 05
> Extrait de safran. . . . .)

Prendre une pilule chaque matin.

Comme moyens externes, en dehors des mouches d'opium, des révulsifs légers, l'application de vessie de glace sur la région précordiale est souvent un très bon calmant.

Contre l'*exophtalmie* on se trouve à peu près réduit à une compression légère faite le soir et surtout à des soins de propreté minutieux du globe oculaire. Les lotions boriquées tièdes, la pommade au précipité rouge seront les meilleurs moyens préventifs des kératites et conjonctivites.

Contre le *nervosisme* on préférera la valériane au bromure, trop débilitant. La belladone donnée en pilules renfermant chacune un centigramme de poudre de feuilles, un centigramme de poudre d'extrait, les préparations de zinc, les pilules de Méglin peuvent être aussi conseillées. Contre l'ardeur de la peau, une mention spéciale doit être faite du valérianate de quinine à faibles doses, un à deux cachets de 0 gr. 10 par jour. Le fer a paru bien plus nuisible qu'utile.

L'hydrothérapie et l'électrothérapie constituent les deux grands moyens généraux de traitement. L'hydrothérapie sera maniée avec précaution, la douche écossaise réussira souvent mieux que la douche froide ; la durée des douches devra être très courte. — Les règles du traitement électrique dû à M. Vigouroux[1] sont assez minutieuses. Chaque détail ayant son importance, voici aussi résumée que possible la leçon même que M. Vigouroux a consacrée à cette importante médication.

« Le courant faradique ou courant d'induction est celui qui m'a le mieux réussi dans le traitement du goître exophthal-

____

(1) *Gazette des Hôpitaux*, 1891, n° 53.

mique. Ses effets se traduisent souvent immédiatement par une sensation d'allègement, une diminution de l'exophthalmie, une vascularisation moins prononcée de la face. Le courant continu, que j'ai souvent mis en usage dans cette affection, et que j'ai aujourd'hui abandonné, n'agit qu'avec une rapidité beaucoup moins grande. Quant à l'électricité statique, si utile dans d'autres névroses, elle est très mal supportée, par ces malades. C'est qu'en effet, chez eux, la résistance électrique est très diminuée ; elle tombe souvent au quart du chiffre normal. Par suite, la malade, placée sur le tabouret relié à la machine statique, prend trois à quatre fois plus d'électricité qu'un sujet hystérique ou neurasthénique, dont la résistance est normale et le plus souvent même accrue. Cette intolérance spéciale à la maladie de Basedow s'explique donc bien par la diminution de la résistance électrique, et cette diminution de la résistance, signe précieux pour le diagnostic, est aussi une indication très utile du traitement.

« Pour pratiquer l'électrisation, une plaque large de 7 à 8 centimètres est tout d'abord fixée au moyen d'une bande à la partie postéro-inférieure du cou, où elle constitue l'électrode indifférente. Cette plaque, bien mouillée, n'est plus changée pendant toute la séance. Le seul changement au cours de la séance est le suivant : tandis que la plaque est reliée au pôle positif de la bobine induite pour l'électrisation des carotides, des yeux, du corps thyroïde, on change le pôle et on la relie au pôle négatif, quand on arrive à l'électrisation de la région précordiale.

« Pour l'électrisation des carotides, le pôle actif est constitué par un petit tampon en forme d'olive ou de bouton plat relié au pôle négatif de la bobine induite, bobine à fil moyen. Ce tampon est appliqué en dedans du sterno-mastoïdien, au niveau de l'angle de la mâchoire. La pression doit être assez énergique pour percevoir les battements de l'artère. L'intensité du courant sera suffisante pour être capable, si on déplace un moment l'électrode pour la placer à la partie moyenne du sterno-mastoïdien, de produire une contraction musculaire énergique. Mais elle ne doit jamais être telle qu'elle devienne insupportable au malade. Le tampon olivaire est successivement appliqué pendant une minute, une minute et demie sur chaque carotide. Il est très fréquent, du côté électrisé, de constater un aspect marbré, une paleur de la face, avec abaissement de température de près de 1 degré, qui indique bien l'effet intense produit sur la vascularisation.

« Pour l'électrisation des régions oculaires, le tampon olivaire est placé tout d'abord sur le rebord externe de l'orbite pour exciter l'orbiculaire des paupières ; on le promène ensuite légèrement sur les paupières elles-mêmes, sur tout le pourtour de l'orbite, en évitant les nerfs sus et sous-orbitaires. Il est souvent difficile d'obtenir des contractions musculaires. L'intensité du courant sera donc surtout réglée sur la sensibilité du malade. Le fait le plus important dans cette électrisation est le suivant. Il existe, à 1 centimètre en arrière et au-dessous de la queue du sourcil, un point spécial, dont l'excitation amène, chez les malades atteints d'exophthalmie très marquée, un mouvement brusque et assez inquiétant du globe de l'œil en avant. On évitera donc d'appliquer l'électrode en ce point. La durée de l'électrisation est, pour chaque œil, d'une à deux minutes environ.

« Pour l'électrisation de la tumeur thyroïdienne, on emploie un tampon plat de 3 à 4 centimètres, relié au pôle négatif. Ce tampon est successivement appliqué au-dessus de la fourchette sternale, sur les parties saillantes de la tumeur thyroïdienne, sur les muscles sterno-hyoïdiens et sterno-thyroïdiens, en tout deux à trois minutes. On peut employer un courant intense, pour obtenir une forte contraction musculaire. Deux fois seulement, sur un nombre considérable d'applications j'ai vu, dans l'électrisation de cette région, des troubles : pâleur, tendance à la lipothymie, dus à une excitation du pneumogastrique et qui se dissipèrent rapidement. On doit aussi se rappeler que l'électrisation, faite directement sur l'os, est douloureuse et éviter de toucher la poignée du sternum dans l'électrisation du creux sus-sternal.

« Pour l'électrisation de la région précordiale, la plaque de la nuque est reliée au pôle négatif. L'électrode plate de 4 centimètres de diamètre est, au contraire, mise en communication avec le pôle positif, l'application de ce pôle semblant avoir un effet sédatif particulier. Cette électrode est appliquée sur le troisième espace intercostal gauche, près du sternum. Le courant est faible, juste suffisant pour provoquer quelques légères contractions fibrillaires du grand pectoral. Durée deux à trois minutes.

« La durée totale de la séance d'électrisation a donc été de dix à douze minutes. Les séances seront faites au moins tous les deux jours; mieux vaut encore, quand la chose est possible, qu'elles soient quotidiennes. Enfin il nous semble qu'il y a avantage à employer le traitement électrique seul, sans lui associer d'autres médications. Les bromures, la digitale, l'ergotine nous ont paru sans effet utile; l'iode et les iodures, le fer, l'arsenic semblent plutôt nuisibles. L'hydrothérapie, qu'il pourrait sembler naturel d'associer à l'électricité, devient souvent une cause d'affaiblissement.

« Les résultats thérapeutiques paraissent plus rapides et plus certains, quand le traitement électrique est employé exclusivement et sans association d'autre médication.

« L'amélioration est d'ordinaire très prompte. L'inquiétude, l'agitation sont les premiers symptômes pénibles qui disparaissent. Le tremblement, le goitre sont ensuite modifiés. L'exophthalmie, un peu plus tenace, s'amende elle-même à la longue; parfois même, elle cède relativement vite. De tous les symptômes, le plus lent à s'amender est la tachycardie. Mais si l'amélioration est rapide, la durée totale du traitement est longue, dès qu'on veut arriver à la disparition complète de tous les symptômes. Elle atteint six mois, un an et plus. Bien souvent les malades, satisfaits de l'amélioration obtenue, abandonnent le traitement avant la disparition complète des palpitations et de l'exophthalmie. »

SIXIÈME PARTIE

AFFECTIONS MÉDICALES DU REIN

CHAPITRE PREMIER
Néphrites aiguës et chroniques.

Iᵒ Résumé clinique. — Causes des néphrites. Leur évolution. Néphrites aiguës. Néphrites chroniques, parenchymateuses, interstitielles, mixtes. Néphrites latentes.

IIᵒ Traitement. — 1ᵒ *Néphrites aiguës.* — Lait, hygiène, révulsion, sulfate de quinine. Indications fournies par les vomissements, la diarrhée, la céphalée, l'urémie ; traitement de la convalescence ; 2ᵒ *Néphrites chroniques.* — Régime, hygiène, quinquina, chlorures, iodure de potassium ; 3ᵒ Traitement des hémorrhagies, des hydropisies ; traitement préventif, curatif et palliatif des accidents d'urémie.

Résumé clinique. — Les néphrites aiguës ou chroniques peuvent être, au point de vue de leurs *causes*, rangées en trois grands groupes : 1ᵒ néphrites infectieuses et toxiques ; 2ᵒ néphrites réflexes ; 3ᵒ néphrites d'origine urinaire.

Parmi les maladies infectieuses, la scarlatine occupe le premier rang, et la prophylaxie de la néphrite constitue l'indication principale du traitement. Viennent ensuite la fièvre typhoïde, la diphtérie, la fièvre puerpérale et toutes les pyohémies, la syphilis, l'impaludisme, l'érysipèle. La tuberculose agit surtout par l'intermédiaire des suppurations prolongées. D'ailleurs toutes les maladies infectieuses, même les plus bénignes, varicelle, oreillons, peuvent occasionnellement se compliquer de néphrites. On distinguera bien entendu les néphrites vraies de la simple albuminurie passagère, si fréquente au début de toutes les infections.

Parmi les intoxications, le saturnisme et l'alcoolisme sont les plus fréquentes. Olivier a également démontré le rôle des intoxications mercurielles, et surtout des intoxications mercurielles aiguës. Certains médicaments: térébenthine, copahu, santal, salicylate à haute dose, sels de potasse, peuvent également irriter le rein ; mais c'est surtout après l'application de vésicatoires trop étendus, laissés trop longtemps qu'on observe des accidents d'inflammation rénale. La néphrite cantharidienne est le type des néphrites aiguës. Labadie-Lagrave rapproche à juste. titre des néphrites par intoxication : 1° la néphrite des goutteux, due partie à l'artério-sclérose généralisée, partie à l'élimination de l'acide urique ; 2° la néphrite des diabétiques due à l'élimination du sucre ; 3° la néphrite de l'ictère grave due à l'élimination des poisons biliaires ; 4° la néphrite des catarrhes gastriques et intestinaux, et surtout la néphrite du choléra dues à la résorption des toxines intestinales.

Au premier rang des causes réflexes agissant sur le tégument externe, puis sur le rein, il faut placer le froid. Le froid produit-il la néphrite? Agit-il au contraire en aggravant et révélant une néphrite jusque-là latente ? Quoi qu'il en soit l'action soit des grands refroidissements, soit du froid humide prolongé se retrouve dans de nombreuses observations. L'action des brûlures étendues est complexe; elle est due à l'irritation réflexe de la peau, à la suppression d'une partie de l'émonctoire cutanée, à la suppuration. Les dermatoses étendues agissent aussi tantôt par l'irritation, tantôt par la suppression de la dépuration cutanée, tantôt par la suppuration.

Les néphrites enfin peuvent compliquer toutes les maladies des voies urinaires ; on sait la fréquence des néphrites ascendantes dans toutes les stagnations vésicales (lésions prostatiques, paralysies, rétrécissements de l'urèthre, compression par tumeur). Une cause moins connue et assez fréquente est la blennorrhagie. Enfin c'est à cette classe qu'appartient l'intéressante variété des néphrites de la grossesse, dues à la compression qu'exerce l'utérus gravide sur les uretères.

La *marche* des néphrites est aiguë ou chronique. Les néphrites infectieuses ou toxiques, les néphrites *à frigore* réalisent le type par excellence des *néphrites aiguës*. Le début brusque s'annonce par de la fièvre, des frissons, des douleurs lombaires, des vomissements. Puis surviennent les accidents d'anasarque généralisé ou d'urémie à forme nerveuse, dyspnéique ou gastro-intestinale. Parfois même les accidents d'anasarque ou d'urémie éclatent les premiers. L'urine est rare, dense, foncée, souvent sanglante, renfermant des quantités énormes d'albumine, 10 à 20 grammes par litre. La mort est assez fréquente, surtout dans les néphrites infectieuses. Alors même que le malade guérit, il persiste bien souvent des lésions chroniques.

Dans les néphrites chroniques on peut distinguer trois grands types : 1° néphrites parenchymateuses (mal de Bright proprement dit) ; 2° néphrites interstitielles ; 3° néphrites latentes.

1° La *néphrite parenchymateuse chronique* a souvent des causes assez vagues. On a invoqué le froid, l'impaludisme, la syphilis, les intoxications. C'est surtout une maladie de l'adolescence et de l'âge adulte. Elle succède très souvent aux néphrites aiguës. Ses principaux accidents sont les œdèmes soit limités aux paupières et aux malléoles, soit étendus, les troubles digestifs, l'anémie. L'urine est rare, couleur de bouillon, elle renferme des flots d'albumine, les mictions sont très fréquentes ; il est rare que la maladie dure plus de deux à trois ans après les premiers accidents. Les malades succombent surtout à l'œdème pulmonaire, à la cachexie, à l'anasarque, à la myocardite, à l'œdème de la glotte, aux pneumonies et aux érysipèles secondaires. Rarement ils meurent d'accidents urémiques.

2° La *néphrite interstitielle* est la néphrite des artérioscléreux, des saturnins, des alcooliques, des goutteux ; son début est lent, insidieux ; sa durée très longue. Les premiers accidents sont vagues : vomissements, vertiges, hystérie, sensibilité ex-

trême au froid, sensation de doigt mort, crampes et soubresauts des mollets le soir, migraines, névralgies, laryngites
chroniques, dyspnée pseudo-asthmatique, palpitations, demi-
surdité, troubles visuels, épistaxis, impuissance génitale, prurigo. Le malade urine beaucoup, trois, quatre litres et plus
par jour; il urine souvent, la nuit surtout. L'urine est pâle, limpide ; elle ne renferme que peu ou point d'albumine, surtout
si on n'a pas la précaution de l'examiner après les repas, mais
il existe des œdèmes erratiques. Enfin, symptôme capital, le
cœur est hypertrophié, on y entend souvent un bruit de ga-
lop ; le pouls est plein et bondissant.

La maladie dure des années ; puis un jour éclatent les accidents d'urémie. L'urémie cérébrale s'annonce par divers
prodromes : céphalée, troubles de la vue et de l'ouïe, vomissements, somnolence ; puis apparaissent soit les convulsions, simulant l'épilepsie, la méningite, le tétanos, soit le
délire, soit le coma. Souvent aussi les malades succombent
à une hémorrhagie cérébrale. Dans d'autres cas l'urémie
est surtout gastro-intestinale ; elle s'accompagne de vomissements, d'anorexie, de diarrhée profuse. Le malade se cachectise ; il offre souvent des hémorrhagies diverses. Souvent
enfin l'urémie est dyspnéique ; les accidents sont pris pour
un accès d'asthme, de laryngite aiguë. Le malade succombe
fréquemment à l'œdème pulmonaire, à l'hydrothorax,

Entre les deux formes, néphrite parenchymateuse pure avec
anasarque, néphrite interstitielle avec troubles circulatoires
et urémie, on trouve bien entendu des formes mixtes, où les
accidents se trouvent plus ou moins associés. Ces formes mixtes sont particulièrement fréquentes dans les néphrites qui
succèdent aux néphrites infectieuses, dans les néphrites ascendantes d'origine urinaire, dans les néphrites gravidiques.

3° La *forme latente* est particulièrement importante à connaître parce qu'elle peut amener les accidents urémiques les plus
graves sans qu'il y ait eu ni albuminurie, ni œdèmes. Diculas-
foy résume ainsi les accidents qui malgré l'absence d'albuminurie permettent de soupçonner le brightisme latent. Un certain

nombre d'entre eux ont été déjà indiqués à propos de la néphrite interstitielle.

Ce sont : 1° la dureté de l'ouïe, la surdité, le vertige de Ménière, très souvent d'origine urémique ; 2° les démangeaisons ; 3° la pollakiurie, bien distincte de la polyurie ; 4° la susceptibilité exagérée au froid, surtout pour les genoux, les mollets, les pieds ; 5° les flexuosités saillantes de la temporale dues à l'exagération de la tension sanguine si bien étudiée par Potain et qui font souvent croire à l'artério-sclérose ; 6° les crampes, les secousses électriques dans les mollets, le cou, secousses qui réveillent le malade ; 7° les épistaxis peu abondantes survenant quotidiennement le matin pendant plusieurs jours, plusieurs semaines. Tous ces accidents disparaissent par le régime lacté, excellent critérium thérapeutique. Les expériences physiologiques montrent une diminution considérable de la toxicité urinaire. Cette insuffisance de la dépuration urinaire est bien plus que l'albuminurie la caractéristique des néphrites. L'albuminurie ne peut servir de guide ni pour le diagnostic, ni pour le pronostic, ni pour le traitement du brightisme.

Ce brightisme latent peut présenter des associations morbides : 1° avec la goutte, 2° avec les maladies infectieuses, 3° avec la syphilis, 4° avec la chlorose.

Les goutteux brightiques se divisent en deux grandes catégories. Les uns ont de l'albumine, souvent depuis longtemps, et en quantité notable. Mais ils n'ont aucun autre symptôme. Leur urine a la toxicité normale. Ils ne sont pas menacés. Les autres, sans albuminurie, ont tous les petits accidents du brightisme. Chez ceux-là, comme chez les goutteux albuminuriques qui les présentent, ces petits accidents, dès qu'ils surviennent, sont d'un pronostic grave. Ils annoncent à bref délai l'urémie. Ils imposent une hygiène sévère.

Les maladies infectieuses, la pneumonie, la scarlatine surtout, sont tantôt suivies d'albuminurie simple sans brightisme vrai, tantôt de brightisme sans albuminurie. Là encore on retrouve l'importance pronostique de tous les accidents de la petite urémie. Dans la syphilis il en est de même. Bien de prétendues céphalées syphilitiques sont en réalité de nature urémique.

Le chlorobrightisme est plus important encore. Il est des chloroses vraies avec teinte spéciale, souffle, aglobulie que le traitement ordinaire ne guérit pas. Mais ces chlorotiques ont de plus de la céphalée, de la dyspnée, de la bouffissure des paupières, des crampes, etc., indices de brightisme. Les unes sont albuminuriques, les autres n'ont pas d'albumine, mais, chez toutes, le rein est en cause. Les viandes saignantes, le quinquina, les vins généreux leur sont funestes. Le régime lacté intégral les guérit rapidement. Mais elles doivent être traitées et surtout surveillées des années, en particulier plus tard au moment des grossesses. Elles sont en effet, à ce moment, fréquemment atteintes d'éclampsie.

Traitement. — Le traitement doit être successivement étudié : 1° dans les néphrites aiguës ; 2° dans les néphrites chroniques ; 3° dans les complications des néphrites.

Néphrites aiguës. — Dans les néphrites aiguës, le régime lacté intégral constitue la première des indications. Le lait à cet avantage d'augmenter la quantité des urines considérablement diminuées, sans faire passer par le rein aucun principe irritant ni toxique. Tous les autres diurétiques, sauf quelques tisanes inoffensives (queue de cerises, stigmates de maïs) seront évités. Les sels de potasse, de caféine, la lactose en particulier irritent le rein, la digitale est dangereuse en raison de son accumulation.

Le malade gardera bien entendu le lit, et cela jusqu'à la convalescence complète. Les sudorifiques, les bains de vapeur, la pilocarpine n'ont donné que de très médiocres résultats ; mais il y a une grande utilité à entretenir par des boules chaudes, d'épaisses couvertures, une douce moiteur de la peau.

Comme *traitement local*, l'application de douze à quinze sangsues à la région lombaire, d'une dizaine de ventouses scarifiées est un des meilleurs moyens de calmer les douleurs rénales, souvent aussi d'augmenter la diurèse en diminuant la congestion du rein. Après cette première application on pourra en général se contenter d'applications répétées de ventouses sèches. On rejettera l'emploi des vésicatoires et de toutes les préparations à base de cantharides. Les liniments divers sont sans utilité et ont l'inconvénient d'exposer la région lombaire au froid pendant leur application. Si la révulsion par les ventouses sèches paraissait insuffisante on ferait des pointes de feu.

Les *médicaments* internes sont sans utilité et nuisent souvent en irritant le rein ; peut-être faut-il excepter de cette condamnation le sulfate de quinine à faibles doses (0 gr. 20 à 0 gr. 30) dans les néphrites infectieuses, mais en général le traitement doit être très modéré et purement symptomatique, se bornant à combattre les vomissements, la céphalée, l'éclampsie, le coma.

Les œdèmes disparaissent sitôt que la diurèse est rétablie par le lait et les émissions sanguines locales. Ces émissions sanguines locales suffisent également, on l'a vu, contre les douleurs lombaires.

Les vomissements et surtout la diarrhée qui accompagnent les néphrites aiguës sont pénibles, mais très utiles pour suppléer à l'insuffisance rénale ; on ne les combattra pas trop énergiquement et l'on se contentera de quelques cuillerées de potion de Rivière, d'infusions aromatiques, de café glacé. Quant à la diarrhée on aura bien plus souvent à la provoquer et à l'entretenir par les drastiques (eau-de-vie allemande en particulier à très faibles doses, de 5 à 10 gr.) qu'à la combattre.

La céphalée est toujours d'un mauvais présage et doit faire craindre l'urémie. Comme moyens palliatifs on se contentera de compresses fraîches, de stypage au chlorure de méthyle sur le front et pour tous médicaments de bromure de potassium ou de chloral.

Le traitement de l'urémie sera étudié plus loin en détail. Un seul point est spécial à l'urémie des néphrites aiguës. La débilitation produite par ces maladies est considérable et la saignée devra être employée avec plus de réserve que dans l'urémie des néphrites chroniques. Encore trouvera-t-elle souvent son indication surtout dans les néphrites aiguës scarlatineuses.

La convalescence des néphrites aiguës exige toujours de grandes précautions au point de vue du froid, de l'alimentation. Il importe d'autre part de combattre le plus tôt possible l'anémie presque cachectique qui suit ces néphrites par les ferrugineux, les toniques, une alimentation substantielle, des vins généreux. Ces deux indications contradictoires : 1º ménager le rein ; 2º combattre l'anémie, exigent beaucoup de prudence et d'attention.

Néphrites chroniques. — Le traitement hygiénique est à peu près le même dans les deux formes de néphrite chronique. Le fonctionnement de la peau doit être excité par les frictions sèches ou alcooliques tièdes, les massages, les bains tièdes et même un peu chauds. Le massage convient surtout aux malades torpides et débilités. Le massage généralisé augmente assez souvent la diurèse. Les bains ne seront pas très fréquents. On rejettera les bains froids et les douches.

Pendant les frictions, les massages, le brightique doit éviter avec soin les refroidissements. Le froid est d'ailleurs son grand ennemi. Le port de vêtements chauds, d'une ceinture de flanelle autour des reins, le séjour dans une chambre au Midi, bien chauffée l'hiver, s'imposent. Le séjour dans les climats secs et chauds du littoral Méditerranéen est aussi excellent l'hiver[1].

L'exercice doit être modéré surtout en cas d'œdèmes marqués et d'hypertrophie du cœur. Il sera pris de préférence au grand air, l'air pur étant fort utile pour diminuer la toxicité urinaire. Les inhalations d'oxygène, les bains d'air comprimés ont souvent donné de bons résultats.

Le lait est le régime idéal de l'albuminurique. Le régime lacté intégral est indiqué au début du traitement comme première tentative thérapeutique. Il est indiqué au cours du

---

[1]. P. Cheron, Traitement hygiénique du mal de Bright, *Union médicale*, 1891, nᵒˢ 74 et 75.

traitement en cas de diminution des urines, d'augmentation
des œdèmes ou de l'albuminurie, de menace d'urémie, enfin
dans toutes les poussées aiguës. On ne doit pas prolonger
outre mesure ce régime qui, quelle que soit la quantité prise,
est débilitant, ne permet guère l'exercice. On reprendra, sitôt le premier effet obtenu, un régime mixte ; on surveillera avec soin l'influence des aliments adjoints au lait sur
la quantité d'urine et la proportion d'albumine. Chez quelques malades enfin, le lait provoque des troubles dyspeptiques très marqués sans diminuer l'albumine, sans augmenter la quantité d'urine. Ce serait une faute de s'y opiniâtrer. On peut en pareil cas essayer de remplacer les cures de
lait par les cures de petit lait (500 gr. par jour en quatre ou
cinq fois, avec d'autres aliments), de raisin (on arrivera peu à
peu jusqu'à trois livres et plus par jour prises en trois fois
dans la journée). Le malade ne doit pas manger la pellicule
du raisin.

Pour faire tolérer le mieux possible le régime lacté exclusif, Cheron indique les précautions suivantes : le lait, qu'il
faut naturellement choisir avec autant de soin que s'il s'agissait de l'alimentation d'un nouveau-né, doit être bu par doses égales toutes les deux ou trois heures. Le malade, s'il se
réveille la nuit, doit en boire, afin de maintenir toujours la
sécrétion urinaire sous son influence (Jaccoud). Lorsque l'estomac est intolérant, on peut, à l'exemple de Gaillard, faire prendre, tous les quarts d'heure, un quart de verre. Ce n'est que
rarement que l'on pourra instituer d'emblée la diète lactée absolue ; le plus généralement, on y arrivera en quelques jours
en diminuant peu à peu la quantité des aliments ordinaires.
La tolérance prolongée sera rendue plus facile en donnant le
lait tantôt cru, tantôt bouilli, chaud ou froid, et par l'addition
de différentes substances, sucre, sel, eau gazeuse, eau de
fleur d'oranger, eau de laurier-cerise, café noir. Ce dernier
convient surtout quand il y a un peu de constipation ; on
peut combattre cette constipation, quand elle est plus intense, par des lavements laxatifs, de la rhubarbe, par l'usage
des pruneaux et des pommes cuites. La constipation s'ac-

compagne souvent d'un enduit saburral de la langue qui donne un goût désagréable dans la bouche (G. Sée). Des lavages fréquents avec une eau minérale alcaline seront alors nécessaires. L'addition de la moitié ou du tiers d'eau de chaux rend le lait bouilli beaucoup plus digestible. S'il y a de la diarrhée, ce qui indique l'intolérance, il faut couper le liquide avec de l'eau de Vichy, de Vals, etc., et diminuer la quantité journalière.

Quelquefois la diète mitigée est seule tolérée ; on prescrit alors un ou deux litres de lait et l'on donne, de plus, des potages au lait et aux pâtes, des crèmes, des fromages à la crème frais. Enfin, dans la diète mixte, on adjoint à l'alimentation ordinaire une certaine quantité de lait qui tantôt est donné dans l'intervalle des repas dans la soirée et la nuit, tantôt forme un repas à lui seul. Ces deux dernières diètes servent de transition entre le régime lacté intégral et le régime ordinaire. Plusieurs médecins n'emploient que rarement le régime lacté absolu. C'est ainsi que Grainger Stewart donne de préférence une alimentation composée en grande partie de lait auquel il ajoute un peu de pudding, des fruits et un peu de viandes blanches. De même, Senator professe que, dans une cure de lait, il n'y a aucun inconvénient à autoriser, selon les besoins de l'alimentation, le pain blanc avec ou sans beurre, les soupes à la crème et à la farine.

Quels sont les aliments qu'on peut adjoindre au lait ? La règle générale est d'éviter tous les aliments irritants, tous ceux qui sont susceptibles de renfermer des toxines. On proscrira donc comme irritants du rein, l'alcool, le vin, la bière, le cidre. Si le malade est trop affaibli, on permettra seulement le vin blanc léger, le vin rouge de Bordeaux, coupés d'une eau alcaline faible, les bières de table légères, les grogs au très bon cognac. Le thé, le café ne seront permis qu'avec modération. On défendra aussi les radis, raves, oseille, épinards, tomates, asperges. Comme aliments suspects au point de vue des toxines, on défendra le bouillon gras, surtout s'il n'est pas du jour même, les viandes avancées, les viandes peu cuites, le gibier, les salaisons, les extraits de viande, les poissons, à moins qu'ils ne soient très frais, les mollusques, les crustacés, les fromages forts. On recommandera les viandes blanches (porc, veau, volailles), très fraîches et très cuites, les féculents en purée (haricots, pommes de terre, lentilles, marrons, racahout, chocolat, riz, pâtes alimentaires), les légumes frais (artichauts, salades cuites), les fruits bien mûrs sans être avancés, les fruits cuits. Serres avait attribué à l'oignon des propriétés thérapeutiques spéciales (?). Les œufs ne seront autorisés qu'avec prudence ; ils devront être très frais, très cuits (omelettes, crèmes, œufs brouillés), M. Lépine recommande même de ne donner que les jaunes.

On doit du reste, en dehors de ces règles générales, tâter la susceptibilité pour chaque aliment. Il est utile de faire des repas peu abondants et fréquents. Le principal repas sera pris vers onze heures, le repas du soir sera très léger (Lecorché).

Dans la *néphrite parenchymateuse chronique* on a parfois résumé le traitement en deux mots « *lait et lit* ». Le régime lacté est indispensable dans toutes les périodes d'exacerbation. Bright, Bartels ont insisté sur l'utilité du lit. Bartels condamnait même ses malades au repos au lit pendant des mois, des années, ne les laissant se lever qu'aux heures les plus chaudes des chaudes journées d'été. Chaque jour il faisait prendre un bain à 40° pour provoquer la diaphorèse. Les bains d'air chaud à l'étuve seraient peut-être plus salutaires encore. Ce traitement rigoureux aurait donné des guérisons.

Comme médicaments proprement dits, il n'y a guère à mentionner que le quinquina, le fer, les chlorures. Le quinquina est utile comme tonique et par le tannin qu'il renferme (On donnera le vin de quinquina coupé d'eau, l'extrait mou de quinquina à dose de 1 à 2 grammes par jour). Parmi les préparations ferrugineuses, G. Sée recommande surtout le sirop de tartrate de fer ; on en donnera une à deux cuillerées par jour. Voici enfin la formule de la solution dite antibrightique de Semmola.

Iodure de potassium. . . . .   1 gramme
Phosphate de soude. . . , ...   2   —
Chlorure de sodium.   6   —
Bonne eau potable . . . .   un litre

A boire dans les 24 heures. Le mélange salin peut être aussi très bien donné dans un litre de lait.

Bien d'autres médicaments, ergotine, cantharides ont été proposés ; leur action est puissante, mais bien dangereuse, bien impossible à graduer et à diriger.

Dans la *néphrite chronique interstitielle*, Bartels a recommandé l'usage de l'iodure de potassium continué pendant des semaines et des mois, à dose de 1 à 2 grammes par jour. L'iodure de sodium serait préférable à l'iodure de potassium dans les néphrites saturnines (Labadie-Lagrave). Le régim e lacté pourra, s'il y a polyurie et peu d'albumine, être moins sévère que dans la néphrite parenchymateuse ; il s'impose au contraire et intégralement à la moindre menace d'urémie.

On a souvent dans cette forme de néphrite besoin de calmer et de soutenir le cœur. Le repos au lit sera le meilleur moyen. La teinture de digitale peut être donnée avec prudence (X à XXX gouttes) s'il y a polyurie en même temps que la défaillance cardiaque. Chez les sujets âgés, Labadie-Lagrave a obtenu de bons effets du sulfate de spartéine (2 à 5 pilules d'un centigr. avec extrait de quinquina comme excipient par jour) et de la caféine (0 gr. 30 et même 0 gr. 40 par jour).

TRAITEMENT DES COMPLICATIONS DES NÉPHRITES. — *Hémorrhagies.* — Les hémorrhagies et en particulier l'épistaxis qui surviennent souvent au cours du mal de Bright dépendent souvent du traitement ioduré (Barth). On devra donc suspendre ce traitement ou tout au moins l'associer au bromure, utile comme calmant et décongestionnant. Barth donne en moyenne par jour 2 grammes de bromure de potassium ou de sodium ; il va souvent à 4 grammes.

Hydropisies. — Les hydropisies seront combattues par les diurétiques (lait, eau de Vittel, d'Evian), les purgatifs salins ou drastiques, les bains d'air sec et chaud, les frictions stimulantes. La digitale, la pilocarpine, les bains très chauds sont dangereux. On ne fera les mouchetures cutanées qu'avec plus de réserve encore que dans les hydropisies cardiaques (Voir la technique, page 411).

Urémie. — Pour prévenir l'urémie il importe avant tout, que le brightique évite les fatigues, les excès de régime, les refroidissements, les émotions morales vives, causes occasionnelles fréquentes de l'attaque. Labadie-Lagrave signale également le danger des drastiques et des diaphorétiques trop énergiques, qui privant brusquement l'économie d'une certaine quantité d'eau, abaissent la tension sanguine. Le mercure, l'opium, la digitale sont également dangereux. Parfois aussi l'urémie éclate à l'occasion d'une bronchite, d'un ictère, d'une guérison d'eczéma.

Avant l'attaque de grande urémie on observe presque toujours comme prodrômes des accidents de petite urémie : céphalée, apathie, insomnie, amblyopie, bourdonnement et dureté d'oreille, hémorrhagies diverses, dyspnée légère, vomissements, diarrhée, pollakiurie, phénomène du doigt mort, névralgies, prurit, urticaire, purpura. Ces accidents, légers en eux-mêmes, doivent toujours être regardés comme un avertissement sérieux. C'est en mettant, dès qu'ils apparaissent, le malade au repos, au régime lacté absolu, qu'on instituera le vrai traitement prophylactique de l'urémie.

L'urémie déclarée et quelle qu'en soit la forme : cérébrale, gastro-intestinale, dyspnéique, la première indication est de diminuer la congestion rénale par les ventouses sèches (appliquées chaque jour et même deux fois par jour sur la région lombaire), les ventouses scarifiées, les sangsues. Pour activer la diurèse, on donnera avant tout le lait. On peut prescrire la caféine (Voir *formulaire*), le muguet. La scille sous forme d'oxymel scillitique (une à quatre cuillerées à café dans de la tisane) réussirait assez bien surtout chez l'enfant ; mais Labadie-Lagrave recommande avec raison une grande réserve dans l'emploi de la digitale. Il préfère pour relever la tension artérielle, le sulfate de spartéine. On donne matin et soir une cuillerée à café de la solution suivante :

Eau distillée. . . . . 100 grammes
Sulfate de spartéine   2   —

Les frictions cutanées, le massage, les grands lavements à peine tièdes sont des moyens indirectes d'activer la diurèse.

Pour éliminer les toxines de sang, on a conseillé les bains d'air chaud et sec, les bains de vapeur. Les drastiques maniés avec prudence rendront des services. On donnera par exemple chaque matin une à trois cuillerées à café du mélange suivant :

Sirop de nerprun . . . .⎫
Eau-de-vie allemande. . . . .⎭ āā 30 gr.

Mais le grand remède, le remède héroïque, amenant de véritables résurrections aussi bien chez l'enfant que chez l'adulte et le vieillard est la saignée. On voit cesser parfois comme par enchantement, les accidents convulsifs ou comateux, les dyspnées les plus graves. Labadie-Lagrave conseille par jour deux petites saignées de 200 à 250 grammes chacune. Dans les cas graves on pourra faire d'emblée une grande saignée de 400 grammes. Ces grandes saignées conviendront surtout dans les urémies aiguës de la scarlatine, de la grossesse.

Comme indications palliatives, on combattra les accidents cérébraux par les sangsues aux apophyses mastoïdes, les compresses fraîches (rarement la glace) sur le front. A l'intérieur on donnera du chloral ou du bromure de sodium. L'opium, la morphine, le bromure de potassium sont dangereux. Quand les accidents comateux dominent on insistera sur les inhalations d'oxygène, les injections sous-cutanées d'éther, de caféine, le thé, le café.

Contre la dyspnée, on emploiera surtout outre la saignée générale, les ventouses sèches sur la poitrine, les inhalations d'oxygène, d'iodure d'éthyle ou de nitrite d'amyle.

Les vomissements doivent être jusqu'à un certain point respectés. S'ils deviennent par trop violents on donnera la glace, les boissons gazeuses. Guéneau de Mussy prescrivait la teinture d'iode (une goutte dans une cuillerée d'eau de riz prise quand surviennent les nausées). Bartels a conseillé la créosote (une goutte dans une cuillerée d'eau). Labadie-Lagrave a souvent triomphé de vomissements rebelles par des lavages de l'estomac faits à l'eau de Vichy.

CHAPITRE II

Gravelles.

Résumé clinique. — Les graviers et calculs du rein, quelle
que soit leur composition chimique, produisent des accidents
à peu près analogues ; la composition chimique est d'ailleurs
souvent complexe. Au point de vue des indications, on doit
cependant distinguer quatre variétés de lithiase : urique, oxalique, calcaire, ammoniacale.

La gravelle *urique*, la plus fréquente et la plus importante,
est la gravelle des goutteux, des arthritiques. C'est la gravelle
de ceux qui ont eu des recettes surabondantes, par l'excès
d'aliments choisis, de vins généreux, en même temps qu'ils
n'avaient qu'un exercice insuffisant. L'alcool, le thé, le café,
dont on retrouve souvent aussi le rôle, agissent comme aliments
d'épargne en modérant les combustions. Enfin l'hérédité peut
produire la lithiase comme les autres affections goutteuses
chez des sujets suffisamment sobres et actifs.

La gravelle *oxalique* est plus fréquente à la campagne qu'à
la ville. Elle est surtout d'origine alimentaire, produite par
l'usage fréquent d'oseille, d'épinards, de tomates, de rhubarbe, de groseilles. L'abus des eaux gazeuses, et en particulier
de l'eau de Seltz, pourrait jouer un rôle. A côté de la gravelle
oxalique, Cantani a décrit l'*oxalurie* ; l'excès d'oxalate de
chaux dans le sang déterminerait toute une série de troubles

nerveux chroniques. L'oxalurie coexisterait fréquemment avec le diabète et la tuberculose qu'elle aggraverait beaucoup.

Dans la lithiase *calcaire* il s'agit plutôt d'un dépôt, d'une boue de phosphates de chaux et de magnésie que de gravier. Cette lithiase calcaire s'observe surtout au cours des affections osseuses (ostéite, carie, rachitisme). Elle serait favorisée par l'insuffisance de l'alimentation en phosphates. Elle résulte de l'alcalinité permanente de l'urine.

Dans la lithiase *ammoniacale*, l'urine est non seulement alcaline mais ammoniacale par décomposition. Aussi se forme-t-il une boue abondante composée de mucus, de phosphate ammoniaco-magnésien. La lithiase ammoniacale s'observe surtout dans les affections vésicales, les stagnations et infections urinaires ; elle vient fréquemment compliquer les autres gravelles.

COLIQUE NÉPHRÉTIQUE. — Le premier accident de la gravelle est d'ordinaire la colique néphrétique ; elle s'observe surtout avec les graviers durs et volumineux d'acide urique et d'acide oxalique. L'attaque aiguë provoque une douleur lombaire atroce, s'irradiant vers le testicule chez l'homme, vers la grande lèvre chez la femme. Cette douleur s'accompagne d'envies incessantes d'uriner, de tentatives fausses et vaines pour aller à la selle, de frissons, de sueurs, parfois de convulsions et de délire. Le pouls est déprimé, filiforme, mais il n'y a pas de fièvre. Le faciès est pâle, grippé, abdominal ; le malade est tourmenté par des nausées, des vomissements ; on pense parfois à une péritonite. Ordinairement l'arrivée du gravier dans la vessie amène au bout de quelques heures la guérison avec une sensation de bien-être extrême. Bientôt après le malade urine abondamment, l'urine est ordinairement trouble, muqueuse, parfois claire et nerveuse. L'urine est assez souvent mêlée de sang ; on ne prendra pas bien entendu pour du sang le dépôt rouge d'acide urique. Le gravier entraîné par le flot d'urine passe avec quelques douleurs par l'urèthre. Parfois il s'arrête sur un des points de l'urèthre, parfois il séjourne un peu plus longtemps dans la vessie. Assez fréquemment même, il peut y rester définitivement et devenir le noyau d'un calcul. On verra plus loin les accidents que peut déterminer l'arrêt du gravier dans l'uretère. Ces grandes attaques de coliques néphrétiques reviennent tous les six mois, tous les ans, rarement plus souvent.

A côté de ces grandes attaques, on rencontre bien plus fréquemment des formes frustes dont le diagnostic est souvent méconnu. Le malade ne se plaint que de troubles digestifs, de malaise, de vagues douleurs lombaires, de névralgies vésicales. Il ne signale pas le plus souvent l'expulsion d'urine un peu boueuse, un peu chargée formant un dépôt où se rencontrent quelques parcelles plus volumineuses, qui suit chacun de ces accès. Ces coliques frustes sont souvent prises pour un lumbago, une névralgie iléolombaire, une dyspepsie, une colique hépatique, une métrite, une salpingite. Elles font souvent craindre aux malades hypocondriaques une maladie de la moelle.

Dans les formes complètes comme dans les formes frustes de la colique néphrétique, le calcul peut séjourner dans l'uretère. Tantôt l'arrêt de l'urine est complet. En arrière de l'obstacle le calice et le bassinet se dilatent formant une tumeur rénale parfois énorme (hydronéphrose). Souvent aussi cet obstacle mécanique se complique d'infection amenant la pyélite et la pyélonéphrite. Les accidents infectieux sont tantôt aigus, tantôt lents, chroniques. Ces pyélites par gravier constituent une des formes fréquentes de l'empoisonnement urineux. La mort survient parfois brusquement par perforation de l'uretère et péritonite, plus souvent lentement par pyohémie chronique.

Les graviers peuvent aussi avant de s'engager dans l'uretère, s'arrêter au niveau du rein. Il n'y a pas alors de coliques néphrétiques vraies, mais des douleurs assez fortes à la région lombaire, presque continues, calmées par le décubitus dorsal ou latéral, réveillées par la marche, l'équitation, les pressions. De temps à autre ces douleurs s'exaspèrent avec troubles gastriques, ténesme vésical. La palpation peut assez souvent reconnaître que le rein est volumineux. L'urine renferme ordi-

nairement des poussières, de fines particules sinon des graviers, souvent aussi du sang. Ces hématuries auront une grande
importance pour le diagnostic de calcul rénal.

Traitement. — L'étude du traitement comporte successivement : 1° le traitement de la colique néphrétique ; 2° le traitement de la lithiase entre les accès ; 3° le traitement des
complications de la lithiase. Ce traitement qui est devenu
aujourd'hui entièrement chirurgical ne pourra qu'être brièvement indiqué.

1° COLIQUE NÉPHRÉTIQUE. — Au moment de la colique néphrétique, les moyens externes pour calmer la douleur, cataplasmes laudanisés, frictions de baume tranquille ou opodeldoch restent souvent sans effet. Les compresses, imbibées de
chloroforme et recouvertes d'un taffetas qu'on applique à la
région lombaire calment parfois un peu mieux. Les grands
bains un peu chauds et prolongés sont excellents quand le
malade n'est pas trop défaillant, trop syncopal.

A l'intérieur les pilules d'opium et de belladone, de jusquiame, le chloral, les gouttes de morphine restent ordinairement sans action. Les suppositoires de cocaïne et de belladone
réussissent assez bien mais seulement contre le ténesme vésical et rectal. On est souvent forcé de pratiquer une injection de morphine. Les doses seront toujours faibles (un centigramme, un demi centigramme même chez les malades non
accoutumés). Bien que l'intensité de la douleur, ce contrepoi-
son de l'opium, semble devoir amener la tolérance pour la
morphine, on n'oubliera pas que dans la colique néphrétique, la dépuration urinaire et par suite l'élimination de la
morphine sont profondément troublées. Les débuts d'intoxication sont plus fréquents dans la colique néphrétique que
dans les autres affections. Mieux vaut donc employer des doses faibles, au besoin répétées.

Pour faciliter la migration du calcul, les frictions et massages sur la région lombaire, les promenades à petits pas à
travers la chambre qu'on recommande au malade servent
surtout à lui faire prendre patience. Les boissons diurétiques :.

lait, café, eau de Vittel (moins lourde sur l'estomac que l'eau de Contrexéville), tisane de queues de cerises, de chiendent, de stigmates de maïs, sont utiles, mais elles ne sont pas toujours tolérées par suite des vomissements. En ce cas, le café froid et même glacé, le champagne, l'eau de Seltz additionnée de sirop de cerises sont les boissons les mieux tolérées. Les vomissements sont d'ailleurs souvent calmés par l'ingestion de quelques gouttes de morphine, ou, fait singulier, par une piqûre de morphine.

Au cours des crises violentes, le malade est souvent pâle, glacé, il sera parfois nécessaire de le réchauffer par des frictions générales, des boules chaudes. Les boissons froides seraient alors évitées.

Afin d'assurer l'antisepsie urinaire il est très utile de faire prendre dès le début de la crise du borate de soude, mieux toléré que le salol par l'estomac. On donnera un paquet de 3 grammes en plusieurs fois dans un litre de boisson. La crise terminée, une petite dose de sulfate de quinine (0 gr. 40 à 0 gr. 60) est également utile. Le malade gardera le lit ou au moins la chambre et évitera de s'exposer aux refroidissements.

Intervalle des accès. — Dans l'intervalle des crises, les indications varient suivant qu'il s'agit de gravelle urique, oxalique, phosphatique, magnésienne. L'analyse des urines, des sédiments et des graviers est donc toujours indispensable.

L'hygiène de la gravelle urique et oxalique est à peu près celle de la goutte (voir page 99) : 1° exercice sous toutes les formes, mais en se défiant de la voiture et de l'équitation ; 2° excitation de la peau par des frictions, des massages, des bains ; 3° cures de grand air ; 4° alimentation sobre et régulière, mais en évitant les viandes noires, les œufs, les crustacés, les mollusques, les graisses, les choux, choux-fleurs, légumes acides, la bière, les liqueurs, le vin pur, le thé. Dans la gravelle oxalique on évitera surtout l'oseille, les tomates, les épinards, le pain de son, le cacao, les groseilles, les pruneaux, les figues sèches, les vins et boissons mousseuses, le thé, le café. Comme boisson, le vin blanc léger, coupé d'eau de Pougues ou de Vittel, le cidre, seront particulièrement recommandés. Le malade devra aller à la selle tous les jours et même deux fois par jour. Les cures de fraises, de raisin, de petit lait, seront à cet égard utiles.

Dans l'hygiène de la gravelle phosphatique et ammoniacale on insistera surtout sur le lait, diurétique et réduisant au minimum la toxicité urinaire. On évitera avec plus de soin encore que dans la gravelle urique, tous les aliments fermentés susceptibles de renfermer des toxines. Les fonctions de la peau seront soigneusement entretenues; le malade se déflera beaucoup des refroidissements.

Dans certaines lithiases phosphatiques liées à des maladies osseuses, les toniques, le grand air, la suralimentation seront la véritable indication.

Dans les lithiases ammoniacales, le régime servira peu si l'on ne triomphe pas de la stagnation urinaire (parésies vésicales, rétrécissement de l'urèthre, hypertrophie prostatique).

Les médicaments proposés contre la gravelle sont nombreux. Dans la gravelle urique et oxalique on donnera surtout pour éviter l'excès d'acidité de l'urine les alcalins sous forme d'eaux minérales alcalines (Vittel, Pougues, Vichy), le carbonate de lithine (0 gr. 10 à 0 gr. 50 cent. par jour dans l'eau de Seltz), le phosphate de soude (1 à 5 gr. par jour dans du lait ou de l'infusion de stigmates de maïs). Le bicarbonate de soude peut être donné à la dose de 2 à 4 grammes par jour ; à la longue, il fatigue plus que les eaux alcalines. Pour favoriser l'expulsion des graviers, pour faire un véritable lavage du rein, on s'adressera aux diurétiques : lait, infusion de stigmates de maïs (20 gr. pour un litre d'eau), décoction d'arénaria rubra (30 gr. pour 1200 gr. réduit à 1000 gr. par décoction), vin blanc léger. C'est ici qu'apparaît l'indication classique et si importante des cures de Contrexéville. Les eaux de Contrexéville, un peu lourdes quand elles sont transportées, sont supportées à doses de deux, trois, quatre litres et plus par jour, quand elles sont prises à la source. Outre une action laxative utile contre la diathèse urique elle-même, cette masse d'eau prise pendant trois semaines constitue le lavage du rein par excellence. La saison se termine bien rarement sans expulsion de sable ou de graviers. Ces cures doivent être répétées pendant deux ou trois ans de suite. Chez les malades fatigués par les eaux ou le séjour de Contrexéville, on peut alterner avec les eaux d'Évian.

En cas de *gravelle oxalique* pure, fait assez rare, les alcalins seraient sans utilité. Les diurétiques et en particulier le lait, gardent leur action toute mécanique. La médication par les acides puissants a été souvent proposée, surtout en Angleterre. On a employé la limonade chlorhydrique, la limonade sulfurique (trois à quatre verres à Bordeaux par jour), l'eau régale même ! (II à V gouttes dans l'infusion d'anis ou de feuilles de mélisse). En général les graviers ꞏnt mixtes, on pourra se contenter du traitement alcalin q   es désagrège en dissolvant l'acide urique.

Dans la *gravelle ammoniacale*, et en cas de fermentation ammoniacale de l'urine venant compliquer les gravelles acides, l'indication principale est, on l'a vu, d'éviter toute stagnation urinaire. On peut de plus rendre les urines moins fermentescibles en les diluant par les diurétiques, et surtout en donnant le borate de soude (3 à 4 gr. par jour, en solution dans du lait), le benzoate de soude (2 à 4 gr. en solution), le salol (2 à 4 gr. en cachets).

L'infusion de baies de genévrier (15 gr. pour 1000 gr.), l'huile de Harlem extraite du genévrier par distillation, sont depuis longtemps connues en pareil cas. L'huile de Harlem se donne à dose de II à VI gouttes par jour, soit en pilules associée au goudron, soit dans une potion gommeuse. Dujardin-Beaumetz recommande aussi les pilules suivantes :

<pre>
Térébenthine de Venise. . . . . ⎫
                                            ⎬ āā 0 gr. 10
Extrait mou de quinquina . . . . ⎭
</pre>

Pour une pilule. En faire trente ; on prend successivement au déjeuner et au dîner une, deux, puis trois de ces pilules.

Dans les *complications chirurgicales* de la lithiase, l'utilité du régime lacté, des antiseptiques urinaires (salol, borate, benzoate de soude), des diurétiques, des cures de Contrexéville est souvent réelle. En cas d'hématuries, le santal à dose de six à huit capsules par jour, donnerait de bons effets ; mais les résultats de la chirurgie rénale sont aujourd'hui tels, qu'on ne doit pas s'attarder longtemps à ces moyens. Dans les calculs du rein en particulier, les résultats sont fort beaux. Dès les débuts en quelque sorte de l'opération, la statistique de Brodeur donnait 23 guérisons pour 2 morts. Chaque fois que de violentes douleurs, des hématuries, des accidents généraux graves font soupçonner un calcul rénal, on doit, écrit-il, « ouvrir largement la région lombaire, mettre le rein à nu, rechercher le calcul par la palpation et l'acupuncture, sectionner le tissu rénal ou le bassinet et en extraire le calcul » Dans un cas même de Le Dentu où l'on ne put trouver le calcul, le simple débridement de la capsule fibreuse du rein au thermocautère amena la cessation de phénomènes douloureux très intenses. Pour la pyélonéphrite calculeuse la statistique de Brodeur donne : a) 44 néphrectomies dont 34 lombaires avec 19 guérisons et 10 abdominales avec 5 guérisons (55,88 et 50 de guérisons 0/0) ; b) 16 néphrolithotomies dont 13 lombaires avec 6 guérisons (46,15 0/0) et 3 abdominales avec 3 morts ; c) 6 néphrotomies lombaires avec 4 guérisons (66,66 0/0). En général on se contentera de la néphrotomie. L'ablation du rein ne doit être pratiquée que si le rein est tout à fait désorganisé, farci de calculs multiples et surtout si l'on est sûr de l'intégrité du rein opposé. Dans l'hydronéphrose au contraire, la néphrectomie soit lombaire, soit abdominale paraît être la méthode de choix. Dans la chirurgie rénale, comme dans toute la chirurgie abdominale, ce n'est le plus souvent qu'au cours même de l'intervention qu'apparaissent le diagnostic et les indications précises.

SEPTIÈME PARTIE

MALADIES DES VOIES RESPIRATOIRES

CHAPITRE PREMIER

Coryzas aigus et chroniques.

RÉSUMÉ CLINIQUE : *Coryzas aigus* : Importance chez le nouveau-né et chez l'enfant ; 2° *Coryzas chroniques*. Leurs causes générales (syphilis héréditaire, scrofule) et leurs causes locales. Accidents réflexes entraînés par les lésions chroniques de la pituitaire.
TRAITEMENT : 1° *Coryza aigu* : a) chez le jeune enfant ; moyens de permettre les tétées ; b) chez l'adulte, moyens de faire avorter le coryza ; 2° *Rhinites chroniques* : Irrigations nasales et leur technique ; insufflations, badigeonnages, cautérisations ; Traitement hydrominéral ; Traitement médical et chirurgical de l'ozène.

Résumé clinique. — Le coryza aigu n'a de réelle importance que chez l'enfant. Chez le nouveau-né, il peut apporter une grande gêne à l'allaitement. Chez tous les enfants au-dessous de trois ans, il peut être suivi, fautes de précautions hygiéniques suffisantes, de bronchites graves et de broncho-pneumonies. Souvent aussi le coryza aigu est le premier symptôme d'une rougeole.

Le coryza chronique et les rhinites ont une importance beaucoup plus grande. Chez l'enfant, tout coryza chronique doit faire songer en première ligne à la syphilis héréditaire, en seconde ligne à la scrofule. L'examen direct des fosses nasales sera toujours pratiqué pour ne pas méconnaître des polypes, des corps étrangers, des séquestres qui peuvent être la cause du coryza.

Chez l'adulte on recherchera également les déviations de la cloison, les exostoses ou épines de la cloison, les hypertrophies de la muqueuse, des cornets, l'état congestif ou variqueux de la pituitaire. L'ozène, cette affection si pénible et si répugnante se reconnaît de suite. Les trois causes à rechercher surtout sont : l'atrophie de la muqueuse et des cornets, les séquestres, les amas de matière caséeuse. Les abcès du sinus maxillaire sont parfois pris pour de l'ozène.

Les rhinites même légères sont souvent la cause d'enrouements, d'amygdalites, d'accès de suffocation pseudo-asthmatiques, de céphalées très tenaces. Le rôle des réflexes d'origine nasale a été exagéré. « Le nez, comme l'a écrit Lermoyez, devenait immense, envahissait toute la pathologie. On allait jusqu'à chercher au fond des fosses nasales le remède à la céphalée urémique ou à la dyspnée cardiaque ». Mais en apportant dans les opérations intra-nasales, la réserve nécessaire, on pourra, sans danger, modifier beaucoup de ces accidents réflexes.

Traitement. — *Coryza aigu chez le jeune enfant.* — Le séjour à la chambre doit être rigoureusement prescrit, quelle que soit la saison. La tête sera couverte d'un bonnet, les jambes et les pieds enveloppés de ouate et d'un taffetas gommé. Les difficultés dans la tétée sont parfois atténuées en détachant les croûtes et graissant le nez avec l'huile d'amandes douces tiède. On a proposé, dans les cas particulièrement graves, d'introduire dans chaque narine pendant la tétée deux petits morceaux de sonde en caoutchouc rouge longs de 3 à 4 centimètres et assurant le passage de l'air. Au besoin pendant un ou deux jours on donnerait le lait de la nourrice à la petite cuiller.

Coryza aigu chez l'adulte. — On est parfois consulté sur les moyens de faire avorter un coryza aigu chez un adulte. Un des meilleurs moyens reste encore l'infusion très chaude de bourrache, additionnée de punch, prise le soir en se couchant dans un lit bien couvert et bien chauffé. La tête sera chaudement enveloppée. Les granules d'un quart de milligramme d'atropine, pris au nombre de un à quatre dans la journée, peuvent également réussir au début. Enfin Hayem indique le mélange suivant :

Acide phénique pur	5 grammes.
Ammoniaque liquide.	5 —
Alcool.	10 —
Eau distillée.	15 —
M.	

On en verse quelques gouttes sur du papier buvard et o n en respire les vapeurs pendant quelques secondes.

Traitement des rhinites chroniques. — On recherchera tout d'abord les causes hygiéniques, usage du tabac à priser, professions exposant à des poussières ou des vapeurs irritan-tes, en particulier les professions où l'on manie soit l'arseni c soit les chromates. Au point de vue des indications générales on recherchera surtout la syphilis et la scrofule.

Au premier rang des moyens locaux, on doit placer les ir-rigations nasales. Celles-ci doivent être faites tièdes. L'eau bo-riquée, l'eau salée (deux cuillerées à café pour un litre), la décoction de camomille additionnée d'une ou deux cuillerées de glycérine par litre, sont très bien supportées. L'eau simple détermine au contraire une vive irritation. Le jet sera très doux. Il sera dirigé non verticalement vers les cellules éth-moïdales, mais horizontalement, parallèlement au plancher des fosses nasales. Faute de cette précaution, les irrigations nasales détermineraient de violentes céphalées. L'embout, de forme demi-ovalaire, devra remplir exactement l'orifice de la narine. Pendant l'irrigation, on recommandera au malade de ne pas parler, crier, de ne pas faire de mouvement de déglu-tition, de ne pas remuer, de garder la bouche demi-ouverte et de respirer par la bouche. L'oubli de ces précautions ex-pose en effet à la chute du liquide dans la gorge et, accident un peu plus fâcheux, à la pénétration du liquide dans la trom-pe d'Eustache.

L'irrigation terminée, les malades ne se moucheront pas avec force, mais feront de simples mouvements d'expiration avec les narines ouvertes. Ils ne s'exposeront à l'air extérieur, surtout par un temps froid, qu'une heure après la douche (Duplay). Grâce à ces précautions, les irrigations seront bien tolérées. Continuées longtemps, elles guériront beaucoup de rhinites. Elles amélioreront suffisamment l'ozène pour que la maladie puisse passer presque inaperçue.

Les insufflations de poudres diverses, acide borique, salol, salicylate de bismuth, ne sont utiles qu'à condition d'avoir été précédées par l'irrigation.

Dans le cas de congestion, les badigeonnages avec la solution aqueuse de cocaïne ou d'antipyrine au dixième, avec la solution alcoolique de menthol à 30 pour cent sont utiles. Ces badigeonnages servent aussi à anesthésier la muqueuse avant les cautérisations. L'application de la cocaïne, pour avoir une anesthésie d'un quart d'heure, doit être prolongée environ dix minutes.

Les simples cautérisations des portions ulcérées de la pituitaire avec la teinture d'iode, la solution de nitrate d'argent au cinquième peuvent se faire sans anesthésie. Les cautérisations faites au galvanocautère pour réduire les hypertrophies de la muqueuse sont au contraire fort douloureuses. Celles-ci ne seront pratiquées que dans le cas d'une indication locale bien évidente. Lermoyez a montré qu'elles sont en effet assez souvent suivies d'accidents infectieux (érysipèle, angines aiguës, otites moyennes) et accidents nerveux (migraines, syncope, spasme laryngé, dépression générale) ou mécaniques (hémorrhagies, rougeur permanente du nez).

Les stations thermales qui doivent être surtout citées dans le traitement des rhinites sont Enghien et Pierrefonds (rhinites scrofuleuses), Royat, la Bourboule, le Mont-Dore (rhinites arthritiques), Luchon et Cauterets (rhinites syphilitiques).

Traitement de l'ozène. — La première indication est de détacher les croûtes qui sont la cause principale de la fétidité. On y réussira en faisant précéder l'irrigation d'une fumigation un peu chaude. Les irrigations devront être faites matin et soir et très longtemps continuées. Les décoctions de camomille, d'eucalyptus, de coca, le lait tiède constituent d'assez bons désinfectants.

Après l'irrigation on peut faire une pulvérisation avec la poudre de calomel mélangée de neuf parties de sous-nitrate de bismuth ; mais on fera surtout des badigeonnages au naphtol camphré, un des meilleurs topiques contre l'ozène. Si l'ozène est lié à une atrophie des cornets, on se trouvera souvent bien de faire un pansement permanent avec un petit rouleau de gaze salolée, très légèrement imprégné de naphtol camphré. Ce pansement sera enlevé chaque soir, et remis le matin seulement.

Le traitement *chirurgical* de l'ozène (ablation de séquestres, de masses fongueuses ou caséeuses, après la mobilisation du nez) ne peut être que mentionné ici.

Comme station thermale, Challes doit être surtout cité, que l'origine de l'ozène soit scrofuleuse ou syphilitique.

CHAPITRE II

Laryngites aiguës.

Résumé clinique : 1° *Chez l'adulte*; laryngite catarrhale du rhume ; laryngites infectieuses. Accidents de nécrose. Accidents d'œdème aigu de la glotte. Œdème hydropique de la glotte ; 2° *Chez l'enfant* ; laryngite catharrale, œdème de la glotte. Variétés spéciales à l'enfance : spasmes de la glotte, laryngite striduleuse.

Traitement : 1° *Laryngites catarrhales* : révulsion, hygiène, tisanes et fumigation, aconit ; traitement spécial à l'enfant ; 2° *Laryngites œdémateuses*. Dans l'œdème inflammatoire, sangsues, révulsion, vaporisation et fumigations ; indications chirurgicales, indications de la trachéotomie ; 3° *Spasmes de la glotte*, traitement pendant l'accès et après l'accès ; 4° *Laryngite striduleuse*, traitement pendant l'accès et après l'accès.

Résumé clinique. — Chez l'adulte la variété de laryngite aiguë la plus fréquente est la laryngotrachéite, le rhume ordinaire. Parfois au cours de la fièvre typhoïde, de la variole, apparaissent des laryngites aiguës avec abcès et nécrose. Dans les angines, les érysipèles du pharynx, les phlegmons amygdaliens, l'inflammation gagne parfois l'épiglotte et les replis aryténo-épiglottiques, déterminant l'œdème aigu de la glotte. Cet œdème aigu doit être distingué de l'œdème hydropique non inflammatoire, qui survient au cours du mal de Bright ; mais cet œdème hydropique peut lui-même survenir d'une façon aiguë à la suite d'un refroidissement. Toutes les fois qu'il y a œdème de la glotte, aux symptômes ordinaires des laryngites, douleurs, toux, enrouement, s'ajoute la dyspnée spéciale aux obstacles laryngés. Le tirage sus-sternal et abdominal, la difficulté de l'inspiration contrastant avec la facilité relative de l'expiration indiquent l'obstacle laryngé.

Chez l'enfant on peut observer la simple laryngite catarrhale. La laryngite nécrosique est chez lui rare après la fièvre typhoïde, un peu moins rare après la variole. L'œdème de la glotte n'est pas exceptionnel après la scarlatine, les angines.

Plus souvent que l'adulte l'enfant a la gorge brûlée par des liquides trop chauds et il y a là une cause spéciale d'œdème ; mais les deux affections vraiment propres à l'enfance sont le spasme de la glotte, et la laryngite striduleuse.

Le *spasme de la glotte* est une névrose plutôt qu'une laryngite ; il s'observe de quatre à dix mois, rarement après un an. Brusquement l'enfant, souvent un peu tourmenté déjà par les dents, la diarrhée, est pris d'un malaise intense. L'inspiration devient sifflante, une expiration se produit, avec un cri perçant, aiguë, puis la deuxième inspiration manque. L'enfant asphyxié, se débat souvent avec des convulsions. Cette crise terrible dure une à deux minutes, puis survient une inspiration sonore, sifflante. La respiration se rétablit bruyante d'abord, puis calme. Souvent d'autres accès surviennent dans la même journée ; on en a vu jusqu'à vingt-cinq en 24 heures. Souvent aussi ils surviennent après plusieurs jours de rémission.

Le pronostic est très grave surtout si les accès sont longs et répétés, s'ils déterminent de la cyanose, si l'enfant est rachitique.

La *laryngite striduleuse*, le *faux croup*, s'observe surtout de 2 à 7 ans chez des enfants lymphatiques, à grosses amygdales. L'enfant s'est couché avec un rhume léger ; à deux heures du matin, il se réveille anxieux, étouffant. La voix, la toux sont sonores, stridentes. L'air ne passe qu'avec un sifflement. Le tirage abdominal n'est pas rare. L'inspiration est pénible, l'expiration facile. La dyspnée peut durer une heure et plus. Bien qu'il n'y ait rien dans la gorge, que le début ait été brusque, que la voix ne soit pas éteinte, que la toux ne soit pas rauque, il est difficile de ne pas songer au croup.

Le diagnostic doit rester un peu sur la réserve, la laryngite striduleuse étant parfois un mode de début du croup d'emblée. Souvent aussi c'est un mode de début de la rougeole. Mais en général au bout d'une demi-heure, une heure, tout finit par se calmer. L'enfant a souvent les jours suivants, soit la nuit, soit le jour, d'autres crises, mais moins violentes que la première, surtout les crises diurnes. La guérison est la règle, mais parfois après plusieurs mois survient, à l'occasion d'un nouveau rhume, une nouvelle atteinte de la maladie.

Traitement. — L'étude du traitement doit comprendre : 1° le traitement des laryngites catarrhales ; 2° le traitement des laryngites inflammatoires (œdèmes aigus de la glotte), des laryngites aiguës hydropiques (infiltrations séreuses de la glotte) ; 3° le traitement du spasme de la glotte ; 4° le traitement de la laryngite striduleuse.

Traitement des laryngites catarrhales. — Contre la douleur et la toux, les cataplasmes de farine de graine de lin sinapisés, les badigeonnages iodés, les applications de ouate hydrophile recouverte d'un taffetas imperméable en avant du larynx, réussissent assez bien. La cravate de glace, le mouchoir mouillé d'eau froide, populaires en Amérique dans toutes les angines et laryngites seraient en France difficilement acceptés.

Tout à fait au début, les infusions chaudes (bourrache, punch) combinées avec le repos dans un lit bien couvert font souvent avorter la laryngite. Les bains de pieds sinapisés donnent aussi un grand soulagement.

La laryngite confirmée, la précaution essentielle est d'éviter le froid, les atmosphères irritantes, la fatigue de la voix ; les voyages sont particulièrement nuisibles. Au cours de la laryngite, le malade cesse de lui-même de fumer, mais souvent il reprend trop tôt le tabac lors de la convalescence.

Comme traitement, on prescrira les tisanes de mauve, violettes, espèces émollientes, fleurs pectorales, sucrées soit avec du miel, soit avec du sirop d'érysimum composé. Quelques pastilles de kermès, quelques pastilles de cocaïne sont utiles, surtout si le malade doit sortir. Les fumigations d'eucalyptus, de bourgeons de sapin, de goudron, calment assez bien, mais le seul médicament vraiment actif à citer est l'aconit. Tous les chanteurs connaissent l'efficacité de dix gouttes de teinture de racines d'aconit prises dans un lait de poule contre un enrouement au début. Le mieux est de prescrire dans 125 grammes de potion, vingt gouttes de teinture d'aconit. Cette potion sera prise par cuillerées à bouche.

· Dans les laryngites aiguës de l'enfance, l'ipéca produira une décongestion marquée. Jules Simon, outre la révulsion sur le cou, les bottes de ouate, prescrit la potion suivante où il associe l'aconit à la belladone :

Teinture de belladone . . . . | àà X gouttes.
Alcoolature de racines d'aconit . . . . . |
Eau de laurier cerise. . . . . } àà 10 grammes.
Eau de fleurs d'oranger . . . . |
Sirop de lactucacium. . . . .   30 —
Eau de tilleul. . . . .   60 —

A donner par cuillerées à café.

Traitement des laryngites œdémateuses. — Que l'œdème soit inflammatoire ou hydropique, l'application de sangsues de chaque côté, en arrière de l'angle des mâchoires procurera d'ordinaire une détente marquée. Ce moyen est supérieur à l'emploi des révulsifs. Au moment des crises, l'application de compresses très chaudes en avant du cou peut aussi donner une rémission. Il en est de même des inhalations d'oxygène. Le malade séjournera dans une atmosphère tiède, humide, où l'on fera des fumigations et des vaporisations d'eucalyptus.. L'alimentation sera liquide et composée uniquement de boissons tièdes. Dans les laryngites inflammatoires, on conseillera les pédiluves sinapisés. Le malade sera placé les jambes pendantes et déclives dans les laryngites brightiques.

La gorge sera examinée minutieusement; l'incision d'un abcès de l'amygdale suffit parfois à faire cesser tous les accidents.

Chez les jeunes enfants, c'est par le toucher plus que par la vue qu'on recherchera les abcès rétropharyngiens, dont l'incision présente tant d'importance. Souvent même les laryngologistes ont obtenu sans trachéotomie, par la ponction d'un abcès intra-laryngé, la scarification des replis aryténo-épiglottiques, infiltrés de sérosité, la cessation des accidents de dyspnée ; mais ces opérations exigent en raison des difficultés de l'examen chez ces malades asphyxiants une habileté toute spéciale.

Une question toujours difficile est l'indication de la trachéotomie. Celle-ci devra être aussi tardive que possible, pratiquée seulement quand elle est inévitable. Elle sera différée surtout dans les laryngites hydropiques où l'on parvient en général à l'éviter par les émissions sanguines locales, les drastiques, le régime lacté, les inhalations d'oxygène, la scarification des replis aryténo-épiglottiques. Dans les inflammations graves du pharynx et du larynx (laryngites de la variole, de la fièvre typhoïde, de l'érysipèle, des brûlures) les chances d'éviter la trachéotomie seront beaucoup moindres, les malades sont moins résistants, plus affaiblis, la trachéotomie pourra être plus précoce.

Enfin les laryngites chroniques, tuberculeuses, syphilitiques, cancéreuses se compliquent souvent d'accidents d'œdème aigu de la glotte. Sauf dans les laryngites syphilitiques, il n'y a que peu d'intérêt à essayer d'éviter la trachéotomie, qui doit s'imposer tôt ou tard.

Chez l'enfant, en raison de la facilité des spasmes et du peu de largeur de l'espace inter-aryténoïdien, il est plus difficile d'éviter la trachéotomie. On essaiera néanmoins tous les autres modes de traitement avant de se résoudre à l'opération. Le rétrécissement ultérieur de la trachée est chez l'enfant dont il trouble toute la croissance, bien plus grave que chez l'adulte.

Traitement du spasme de la glotte. — La courte durée de la crise dans le spasme de la glotte ne permet guère aux médecins d'intervenir au moment même de la crise. Il doit donc indiquer tout d'abord les soins à donner au cas où la première crise se renouvellerait : 1° air frais ; 2° maintenir l'enfant assis ; 3° application en avant du larynx d'une éponge trempée dans l'eau bouillante et bien exprimée ; 4° bain sinapisé en cas de convulsions à la fin de la crise ; 5° respiration artificielle longtemps prolongée, sinapismes et même marteau de Mayor sur le cœur en cas de syncope.

Pour prévenir le retour des crises, on veillera à la pureté de l'air, à la régularité et à la nature de l'alimentation, aux troubles digestifs. La dentition donnera lieu aux mêmes soins (lavages émollients, à l'eau de Vichy, scarifications gingivales) que pour les convulsions.

Entre tous les médicaments le seul utile est le bromure. On le prescrira de la façon suivante chez un enfant de huit mois.

> Bromure de potassium . . . . 0 gr. 20 cent.
> Looch blanc . . . . 60 gr.
> A donner par cuillerées à café.

Souvent aussi, en même temps que celui du spasme de la glotte, on aura à faire tout le traitement des attaques d'éclampsie (voir page 332). Enfin au point de vue de l'hygiène ultérieure, on n'oubliera pas que le spasme de la glotte indique une réelle prédisposition nerveuse.

Traitement de la laryngite striduleuse. — Dans la laryngite striduleuse au moment même de l'accès le premier soin sera d'appliquer, en avant même du larynx, une éponge trempée dans l'eau très chaude et bien exprimée. On fera des fumigations de guimauve, de tilleul, additionnées d'un peu de teinture de benjoin ou de goudron. Gouguenheim a même employé avec succès, dans les cas graves, les inhalations de chloroforme. Il recommande aussi le pansement direct intra-laryngé avec la solution de cocaïne au vingtième et même au dixième. Il suffirait de badigeonner l'épiglotte et l'entrée du larynx. A défaut de ce pansement toujours difficile, on pourrait essayer si l'enfant s'y prête, les pulvérisations avec la solution de cocaïne au centième.

La trachéotomie sera rarement nécessaire dans la laryngite striduleuse ; on ne doit s'y résoudre qu'à la dernière extrémité. L'intubation mériterait d'être essayée tout d'abord, car ici les deux inconvénients qu'elle offre dans la diphtérie n'existent pas. Il n'y a pas de fausses membranes, dont on

puisse craindre le refoulement. Le tube intralaryngé peut être
enlevé au bout d'une heure ou deux, tandis que lorsqu'il doit
séjourner plusieurs jours on a toujours à craindre son expulsion. Gouguenheim avant de se résoudre à la trachéotomie,
pratique la dilatation forcée du larynx, dilatation qui fait ordinairement cesser le spasme.

L'accès passé, pour prévenir le retour de nouveaux accès,
on imposera le séjour au lit pendant quelques jours ; on appliquera de la ouate et un taffetas gommé en avant du cou.
Jules Simon conseille la potion suivante :

Kermès minéral	0 gr. 05 à 0 gr. 10
Alcoolature de racines d'aconit . .	} àà V à X gouttes.
Teinture de belladone	
Sirop de fleurs d'orangers	30 grammes
Eau de tilleul	120 —

Une cuillerée à café pour les enfants de un à deux ans, une
cuillerée à dessert pour les enfants plus âgés, d'heure en heure, ou de demi-heure en demi-heure.

Au bout de quelques jours, quand la crise est tout à fait
terminée, il est indispensable d'examiner avec soin la gorge
et le larynx. Souvent en effet des attaques successives de laryngite striduleuse sont dues à l'hypertrophie des amygdales,
à des végétations adénoïdes, à des polypes du pharynx, et
même à des polypes du larynx.

CHAPITRE III

Laryngites chroniques.

Résumé clinique : Quatre variétés : 1° inflammatoire ; 2° syphilitique ; 3° tuberculeuse ; 4° cancéreuse. Les symptômes particulièrement pénibles : douleur, toux, enrouement, dyspnée. Diagnostic.
Traitement : 1° *Laryngites chroniques inflammatoires* : causes générales et locales, cures thermales, iodure de potassium, fumigations, pansements et opérations intra-laryngées ; 2° *Laryngites syphilitiques*. Traitement à la période secondaire, surtout local. Traitement à la période tertiaire, surtout général. Précautions dans
l'emploi de l'iodure ; interventions diverses ; 3° *Cancer du larynx* :
traitement palliatif ; 4° *Phtisie laryngée* (voir la *tuberculose*).

Résumé clinique. — Les laryngites chroniques peuvent
être de quatre natures différentes : 1° simplement inflammatoires ; 2° syphilitiques ; 3° tuberculeuses ; 4° cancéreuses. —
Les laryngites chroniques simplement inflammatoires sont
loin d'être rares, chez les sujets alcooliques, fumant beaucoup,
exposés aux intempéries fréquentes, à des fatigues de la voix.
Elles sont souvent associées à l'hypertrophie de la luette et à
l'angine glandulaire. Souvent aussi elles se rattachent aux rhinites atrophique ou hypertrophique. La syphilis frappe très
souvent le larynx. Elle l'atteint à la période secondaire,
produisant surtout du catarrhe, de l'érythème laryngé, rarement des plaques muqueuses (Cuvillier). Elle l'atteint à la
période tertiaire où elle détermine des gommes, des ulcérations, des périchondrites. On doit toujours songer à la syphilis avant d'admettre la tuberculose ou le cancer.

La tuberculose laryngée est très fréquente. Elle est beaucoup plus souvent secondaire à une tuberculose pulmonaire
que primitive, et lorsqu'elle est primitive le poumon finit
toujours par être atteint.

Le cancer ne se voit guère que dans l'âge adulte après quarante ans. Son début est très insidieux. Le diagnostic avec la syphilis offre des difficultés telles qu'un traitement d'épreuve doit toujours être tenté.

Au point de vue des indications thérapeutiques, les symptômes les plus importants sont : la douleur, la toux, l'enrouement, la dyspnée. Médiocre dans la laryngite catarrhale et dans la syphilis, la douleur est souvent très vive dans le cancer, et surtout dans la phtisie laryngée. Au moment de la déglutition, les douleurs d'oreille sont parfois atroces. La toux est souvent même très fatigante, très pénible, incessante. L'enrouement peut, dans les laryngites chroniques simples, être très gênant au point de vue des occupations professionnelles. On aura parfois à faire le diagnostic de l'enrouement et d'une aphonie hystérique. Enfin la dyspnée peut être telle qu'elle oblige à pratiquer la trachéotomie. La dyspnée mécanique des laryngites a été parfois confondue avec une dyspnée asthmatique, urémique, cardiaque et même avec l'angine de poitrine.

Au point de vue du diagnostic, les symptômes fournis par le laryngoscope occupent le premier rang. Seul le laryngoscope permet de différencier les laryngites des autres affections du larynx : polypes, corps étrangers. Si le diagnostic différentiel des diverses variétés est parfois soupçonné par l'état général, par les commémoratifs, par l'examen bactériologique des crachats, le laryngoscope confirme ce diagnostic différentiel. Seul enfin il permet d'apprécier le degré des lésions. L'examen du pharynx et du nez est également toujours indispensable.

Traitement. — LARYNGITES CHRONIQUES CATARRHALES. — La règle absolue doit être de rechercher d'abord la cause productrice, poussières, fatigue de la voix, alcool, tabac. La seconde règle doit être de traiter avant tout les lésions du nez, du nasopharynx et du pharynx qui sont souvent la seule cause de la laryngite.

Les cures d'eaux sulfureuses (Challes, Pierrefonds, Enghien, Cauterets) ont souvent une très grande efficacité ; l'usage de ces eaux loin des sources en boisson et en pulvérisations, quoique moins puissant, est aussi un des premiers moyens à essayer. On fera des fumigations de goudron ou d'eucalyptus. L'iodure de potassium à faibles doses, a parfois paru utile, alors même qu'il n'y a pas soupçon de syphilis.

Pour les pansements intralaryngés le meilleur topique paraît être le naphtol camphré (Tissier). Il faut avoir soin d'exercer une friction assez énergique. L'application est peu douloureuse, et ne détermine un léger spasme que lors des premiers pansements ; l'attouchement sera répété deux fois par semaine. Dans les formes rebelles on peut employer la solution glycérinée de chlorure de zinc au vingtième, mais le spasme est beaucoup plus violent.

Si le laryngoscope montre un point de la muqueuse nettement hypertrophié surtout à la région postérieure des coudes, l'incision avec la pince coupante de Gouguenheim aurait souvent donné à Tissier des résultats inespérés.

LARYNGITES SYPHILITIQUES. — A la période secondaire les accidents sont souvent aigus ou subaigus. La révulsion locale, la révulsion générale produite par les bains de vapeur, les pédiluves sinapisés pourront avoir leurs indications. L'alcool, le tabac, seront défendus. Le malade évitera les fatigues de la voix et les refroidissements ; on emploiera les fumigations émollientes, les inhalations de goudron, les pansements intralaryngés au menthol et à la cocaïne.

S'il s'agit d'accidents chroniques, Cuvillier indique surtout les pansements intralaryngés avec la solution de chlorure de zinc à 1/30, de nitrate d'argent à 1/50. On prescrira le traitement mercuriel ; mais il en est des lésions secondaires du larynx comme des plaques muqueuses buccales ; employé seul le traitement mercuriel ne suffirait pas contre elles.

A la période tertiaire, il faut agir rapidement par les frictions mercurielles et l'iodure, d'un jour à l'autre la syphilis tertiaire du larynx peut être cause d'accidents de suffocation nécessitant la trachéotomie. En dehors de cette complication elle expose si le traitement intervient trop tard à des sténoses cicatricielles. Ces sténoses sont plus fréquentes que dans les autres laryngites.

L'iodure doit être donné à hautes doses, 4 grammes au moins. Le malade prendra en même temps un à deux litres de lait. Il sera surveillé de très près pendant les premiers jours du traitement. En effet l'iodure peut être cause d'un œdème aigu du larynx, se greffant sur les lésions spécifiques. Des scarifications intralaryngées, des applications de sangsues à la région sus-hyoïdienne suffiront parfois contre cet œdème; mais d'autres fois il faudra faire la trachéotomie.

Comme moyens locaux contre les ulcérations tertiaires on emploiera les insufflations d'iodoforme, les badigeonnages au naphtol camphré. Cuvillier fait inhaler deux à trois fois par jour vingt à quarante grammes de la solution suivante :

Sublimé . . . . 0 gr. 20
Alcool rectifié . . . . 50 »
Eau distillée . . . . 200 »

Il sera parfois nécessaire de procéder à l'excision de végétations, à l'incision de brides cicatricielles, à l'ablation de séquestres. La révulsion en avant du cou par les pointes de feu, si abandonnée aujourd'hui, a été si chaleureusement défendue par Cusco qu'elle doit être signalée.

Contre les sténoses cicatricielles consécutives à la syphilis tertiaire du larynx, il pourra être nécessaire de faire, après la trachéotomie, la dilatation avec les tubes de Schrœtter. Ces sténoses, alors même qu'elles n'entraînent pas des accidents aigus de dyspnée, conduisent rapidement à la cachexie par anoxémie.

Challes parait être la station la plus efficace dans les laryngites syphilitiques.

Cancer du larynx. — Les nombreuses opérations proposées ne paraissent pas donner comme survie des résultats bien supérieurs à ceux de leur simple trachéotomie. A moins d'un siège, d'une localisation spéciale du cancer, on se contentera donc du traitement palliatif. Contre les douleurs, les fumigations et pulvérisations émollientes, les pulvérisations phéniquées, les pulvérisations de solution de bromure au quarantième, de solution de chloral au centième, suffiront parfois. Si ces moyens simples échouent, on essaiera les pansements avec la glycérine additionnée d'un dixième à un vingtième de morphine ou de cocaïne. Ce moyen est supérieur aux insufflations de poudre de morphine. Krishaber a montré l'utilité de la sonde œsophagienne à demeure contre les douleurs liées à la dysphagie.

Pнтнisie laryngée. — Ce traitement sera étudié, comme celui des autres localisations tuberculeuses, au chapitre de la phthisie pulmonaire. Bien souvent en effet si les accidents laryngés sont ceux qui préoccupent le plus le malade, ils n'ont qu'une importance secondaire à côté des lésions pulmonaires et de l'état général.

CHAPITRE IV

Bronchites aiguës et chroniques.

RÉSUMÉ CLINIQUE : 1° *Bronchites aiguës* : le rhume, la bronchite capillaire ; la bronchite de l'enfant et du vieillard ; la bronchite de la grippe ; 2° *Bronchites chroniques* : Symptômes, complications, causes hygiéniques et causes générales ; diagnostic et pronostic.

TRAITEMENT : 1° *Bronchites aiguës simples* : Hygiène, révulsifs, tisanes, calmants au début ; traitement de la convalescence ; 2° *Bronchites chroniques* : Hygiène, révulsion, aérothérapie, inhalations. Médicaments internes. Traitement hydrominéral.

Résumé clinique. — La bronchite aiguë simple, le rhume vulgaire débute par une période particulièrement pénible de fièvre, de frissonnement, de malaise, de céphalée. Les premiers symptômes locaux sont souvent le coryza ou un peu d'angine. Puis la toux apparaît, sèche, quinteuse, pénible, la douleur est souvent assez vive dans la région sternale et dans les côtés. Deux ou trois jours après, l'expectoration commence, la fièvre cesse, le rhume est, comme on dit, mûri.

La guérison complète est la règle, mais chez les vieillards, chez les arthritiques, les scrofuleux, la bronchite aiguë passe souvent à l'état chronique. Souvent aussi au cours de cet état chronique apparaissent des recrudescences. Dans toutes ces bronchites qui se prolongent, il est une question qui doit toujours se poser, celle de la tuberculose. Outre la localisation des lésions aux sommets, l'état général, l'amaigrissement, la fièvre persistante, un des meilleurs moyens de la trancher est l'examen bactériologique des crachats.

Chez les enfants, chez les vieillards surtout, chez les adultes mal soignés s'exposant au froid, aux poussières, la bronchite peut gagner les petites bronches. La fièvre qui avait un moment cédé reparaît, il se produit de l'agitation et même du délire dans les cas graves ; mais surtout il existe une dyspnée intense. Le malade, assis sur son lit, la figure violacée, les narines dilatées, respire trente, quarante fois et plus encore par minute : toute la poitrine est pleine d'une véritable tempête de râles fins. Il est rare qu'en même temps ne se forme pas des noyaux de broncho-pneumonie. La mort est fréquente par les progrès de l'asphyxie.

Les bronchites aiguës chez l'enfant doivent toujours être prises très au sérieux. Au point de vue du diagnostic, on devra prévoir la possibilité d'une bronchite symptomatique, de la coqueluche ou de la rougeole. Chez le vieillard, les moindres rhumes sont également graves, surtout en temps d'épidémie grippale. La grippe à forme bronchitique se rapproche beaucoup de la bronchite simple ; elle s'en distingue surtout par la persistance de la fièvre, de la céphalée, du mal de reins, de l'anorexie, bref par l'intensité de l'état infectieux.

Les bronchites chroniques tantôt succèdent aux bronchites aiguës et tantôt s'installent sournoisement, lentement. La toux est surtout matinale ; elle gêne souvent beaucoup le sommeil en réveillant les malades à la fin de la nuit. L'expectoration est parfois fatigante, difficile, peu abondante : parfois au contraire d'une abondance extrême. C'est le cas surtout quand la bronchite chronique se complique à la longue de dilatation des bronches. Le malade chaque matin vide en quelque sorte ses dilatations. Les crachats sont souvent opaques, purulents, d'une horrible fétidité. La dyspnée varie beaucoup suivant le temps, suivant les saisons. Entre les accès de dyspnée symptomatiques de la bronchite chronique et l'asthme essentiel étudié plus loin on trouve, il faut bien le dire, tous les intermédiaires. Comme l'asthme, la bronchite chronique finit par se compliquer d'emphysème, d'insuffisance tricuspide et d'asystolie cardiaque. Par un véritable cercle vicieux, ces complications cardiaques contribuent à leur tour à entretenir et à aggraver la bronchite ; on doit les soupçonner et les rechercher avec soin dans toute bronchite chronique qui ne s'améliore plus au retour de la belle saison.

Cet état chronique est entrecoupé par de fréquentes poussées aiguës. Les hémoptysies ne sont pas très rares et ne sont pas fatalement un signe de tuberculose. Quand la bronchite chronique est compliquée de dilatation des bronches, ces poussées aiguës aboutissent plus facilement aux broncho-pneumonies graves, à la gangrène pulmonaire.

Les causes qui entretiennent les bronchites chroniques sont multiples ; tantôt elles sont hygiéniques ; c'est le séjour dans un climat froid et humide, l'habitation dans un rez-de-chaussée ou un appartement au nord, les professions à poussières, les intoxications par l'arsenic, le sulfate de quinine, l'alcool. Tantôt elles sont diathésiques. L'arthritisme est une des causes les plus fréquentes. Il n'est pas rare de voir des poussées d'eczéma alterner avec les accidents de bronchite. La même suppléance s'observe, mais plus rarement, pour des crises de goutte.

Les bronchites chroniques sont fréquentes chez les diabétiques et les brightiques. Elles sont chez ces malades particulièrement graves. L'examen de l'urine doit donc toujours être pratiqué.

Chez la femme on devra se méfier dans le diagnostic des congestions pulmonaires d'origine hystérique, congestions qui prennent si souvent tous les caractères de la tuberculose.

Chez l'enfant, on se défiera des toux réflexes d'origine vermineuse. Enfin certaines lésions du pharynx et du larynx, hypertrophie de la luette, granulations, polypes du larynx, peuvent simuler les bronchites chroniques.

Mais le diagnostic principal est avec la tuberculose. Les dilatations des bronches peuvent en particulier donner tous les signes stéthoscopiques des cavernes pulmonaires. C'est la longue durée de la maladie, l'examen des crachats, l'état relativement bon de la santé générale qui constituent les principaux éléments différentiels.

Le pronostic dans une bronchite chronique, dépend d'éléments très variables : 1° Degré et ancienneté des lésions bronchiques et pulmonaires. 2° Intensité des troubles fonctionnels : toux, dyspnée, expectoration. 3° Complications cardiaques. 4° Terrain sur lequel évolue la bronchite. 5° Profession et situation permettant une hygiène plus ou moins satisfaisante.

Cette affection si fréquente et si banale est donc une de celles qui nécessite l'examen le plus approfondi.

Traitement. -- Bronchite aiguë simple. — A la période pénible du début le repos constitue la condition la plus essentielle du traitement. Les sorties et surtout les sorties du soir, les voyages, les longues conversations, les efforts, les marches seront évités. Les fumeurs s'abstiennent d'eux-mêmes de tabac, mais il n'en est pas toujours de même des priseurs, et le tabac à priser peut être nuisible en tombant dans le pharynx. L'alimentation devra être légère et peu abondante, au repas du soir surtout. Le malade sera chaudement couvert la nuit de façon à transpirer.

Les tisanes, si discréditées aujourd'hui, ont certainement une action calmante. La variété : mauve, guimauve, violettes, fleurs pectorales, hysope, bouillon blanc, lierre terrestre, fruits pectoraux, importe peu. On peut les sucrer avec du miel, ou du sirop : Tolu, capillaire, polygala, sirop thébaïque ou de belladone, en cas de quintes particulièrement violentes. Le lait chez les sujets qui l'aiment constitue la meilleure des tisanes.

L'eau de laurier-cerise, l'aconit, le sirop de morphine réussissent assez bien contre les quintes sèches et pénibles, le malaise général. Une bonne formule est la suivante :

Eau de laitue.	80	grammes
Sp. de morphine.	20	—
Sp. de belladone	15	—
Eau de laurier-cerise	5	—
Alcoolature de racine d'aconit.. .	XX	gouttes

Par cuillerées dans les 24 heures.

Chez les enfants, on emploiera surtout le sirop de belladone et le sirop de codéine ; la morphine est mal supportée. Un enfant de deux ans pourra prendre par exemple la potion suivante :

>   Looch blanc. . . . .   125 grammes
>   Sp. de codéine . . . . }
>   Sp. de belladone . . . . } ãã 5   —
>   Alcoolature d'aconit . . . . . .   II gouttes

Les bonbons, les pastilles de Tolu, de codéine, les pâtes de guimauve ou pectorales, la réglisse ont l'inconvénient, s'ils calment un peu l'irritation, de surcharger l'estomac.

Un laxatif léger sera souvent utile. La manne à dose de 30 à 40 grammes dans du lait, l'huile de ricin, seront préférées aux purgatifs salins.

Contre la douleur rétrosternale, les douleurs de côté, on emploiera les cataplasmes de farine de graine de lin sinapisés, les badigeonnages iodés tièdes, rarement les ventouses. C'est en cas de gêne respiratoire que les ventouses trouvent surtout leur application.

A la période de mâturité, de coction, le soulagement éprouvé par le malade est ordinairement considérable. Il peut le plus souvent suspendre toutes les préparations calmantes d'opium, d'aconit, de belladone. Il faut s'attacher surtout à tarir la sécrétion bronchique. Les pilules balsamiques, de baume de Tolu, de goudron, les capsules de térébenthine suffisent souvent. Les cachets renfermant chacun 0 gr. 25 de fleur de soufre et donnés à la dose de 4 à 8 par jour réussissent aussi. Les eaux sulfureuses (eau d'Enghien, de Cauterets), peuvent être données soit en boisson le matin, coupées de lait, soit en pulvérisations et inhalations ; mais comme le soufre, les eaux sulfureuses amènent parfois une petite recrudescence enflammatoire.

Enfin, pour peu que la toux s'opiniâtre, que les crachats continuent on devra employer tous les moyens qui vont être indiqués contre la bronchite chronique.

TRAITEMENT DES BRONCHITES CHRONIQUES. — Beaucoup de bronchites chroniques guérissent par les seuls moyens hygiéniques. Il suffira parfois que le malade quitte un appartement bas et humide pour habiter un appartement exposé au midi, ensoleillé, modérément chauffé. Pour les enfants atteints de bronchite chronique, Gueneau de Mussy conseillait toujours d'avoir une chambre à coucher au midi, d'y laisser entrer pleinement le soleil, et l'hiver de n'y faire jamais de feu. La guérison est encore plus certaine si l'enfant peut quitter un climat pluvieux, humide pour un climat plus chaud et plus sec. Le changement pour un climat plus froid mais plus sec, peut lui-même être favorable. Les sorties très matinales au brouillard sont souvent nuisibles, mais elles le sont beaucoup moins que les sorties du soir une fois le soleil couché.

Les fonctions de la peau seront stimulées par des frictions sèches ou alcooliques. Il faut que le malade se résigne à adopter sinon pour toujours au moins pour bien longtemps les vêtements chauds de laine, caleçon et flanelle, en contact direct avec la peau. Peter insistait sur la nécessité de porter une flanelle à manches. Les courants d'air froid, disait-il, frappent le plus souvent sur l'épaule ; c'est par l'épaule qu'on s'enrhume, si elle est insuffisamment protégée.

Les médications externes comportent la révulsion, l'aérothérapie, les inhalations.

La *révulsion* peut être faite par des badigeonnages répétés de teinture d'iode tiède, qui ont l'avantage d'agir aussi un peu par inhalation des vapeurs iodées. Elle peut être faite par des applications successives de mouches de Milan ou de très petits vésicatoires, mis en particulier en avant le long de la trachée, en arrière et latéralement au niveau des grosses bronches ; mais les pointes de feu constituent un moyen plus puissant et qui, s'il est momentanément un peu douloureux, est moins longtemps pénible. Les applications répétées de pointes de feu, sont le seul moyen qui donne vraiment en cas de dilatation des bronches d'excellents résultats.

La révulsion ou plutôt la dérivation par les cautères, les vésicatoires à demeure appliqués sur la poitrine, sur le bras était autrefois classique. Ce moyen était loin d'être sans efficacité. A deux reprises, chez deux malades qui réclamaient instamment ce mode de traitement, j'ai fait appliquer des cautères au bras. Et dans les deux cas il y eût amélioration évidente. Mais ce moyen est bien malpropre, bien désagréable. On ne l'emploiera jamais chez les jeunes sujets, la suppression du cautère pouvant être plus tard assez délicate, mais seulement chez les sujets un peu âgés qui le réclameront. Le cautère ou le vésicatoire entretenu à demeure sur la poitrine ou le dos est d'un pansement moins facile, mais d'un emploi plus logique que le cautère ou vésicatoire du bras. Dans quelques cas, la bronchite chronique paraît vraiment s'être développée après la suppression d'un vésicatoire ou d'un cautère porté par le malade depuis de longues années ; il y aurait en pareil cas indication de rétablir l'exutoire supprimé.

L'aérothérapie exige des appareils un peu compliqués et n'est guère possible que dans certaines grandes villes. Un séjour quotidien d'une heure ou plus dans des cloches pleines d'air comprimé graduellement une, puis plusieurs atmosphères agit souvent très bien sur la toux et l'expectoration. Le traitement par l'inhalation dans l'air comprimé, l'expiration dans l'air raréfié au moyen d'un appareil spécial à deux soupapes est surtout efficace contre les lésions d'emphysème qui compliquent souvent la bronchite chronique (Paul Dupont).

Les pulvérisations, inhalations, fumigations, comprennent un nombre considérable de moyens et de procédés. En pulvérisations on emploiera surtout l'eau d'Enghien, l'eau de Cauterets, l'eau du Mont-Dore, l'eau de Royat. Les inhalations peuvent être faites soit au moyen d'appareils spéciaux, soit au moyen d'une bouteille quelconque à deux tubulures et remplie seulement aux deux tiers. L'un des tubes plonge dans le liquide, l'autre qui sert à l'inhalation s'arrête dans la partie vide. On fait ainsi barboter l'air inspiré soit dans de l'eau de goudron, soit dans de la térébenthine, soit dans du pétrole etc., etc. Le goudron pourra être additionné de partie égale d'eau de menthe. La térébenthine, le pétrole, seront employés au tiers additionné de deux parties d'eau.

Quant aux fumigations, elles seront faites surtout avec la décoction de bourgeons de sapin, de feuilles d'eucalyptus.

Parmi les médicaments internes, les uns s'adresseront à

l'état général, les autres aux accidents mêmes de bronchite.
Les premiers sont les plus importants. Chez un lymphatique,
un scrofuleux, alors même qu'il n'y aura aucun signe de tuberculose, c'est aux reconstituants, à l'iode, au phosphate de
chaux, à l'huile de foie de morue, à la suralimentation qu'il
faudra avant tout s'adresser. Chez un arthritique, un herpétique, l'arsenic, employé sous forme de liqueur de Fowler, de
granules de Dioscoride, d'eau de la Bourboule ou du Mont-
Dore, est le principal médicament. L'iodure de potassium à
faible dose, 0 gr. 75 à 1 gramme par jour, est souvent très
utile contre la dyspnée. L'obésité, la goutte fourniront d'autres
indications. Bien plus importantes encore sont les indications
tirées d'une lésion cardiaque ou rénale, dont la bronchite
chronique n'est alors qu'un simple symptôme.

Les médicaments dirigés contre la bronchite même seront
employés surtout aux périodes d'exacerbation et au déclin de
ces périodes. Donnés d'une façon continue, ils fatigueraient
à bref délai, l'estomac.

Au moment des périodes d'exacerbation l'indication principale est de calmer la toux. On y arrivera parfois par les calmants proprement dits, indiqués pour la bronchite aiguë :
opium, belladone, etc. Mais le plus souvent la toux est d'origine moins inflammatoire que mécanique, due à l'abondance
et à la viscosité des crachats.

Les meilleurs expectorants sont alors le kermès (0 gr. 10 à
0 gr. 30 cent. dans un looch ou une potion), l'oxyde blanc
d'antimoine (1 à 4 gr. dans un looch), le carbonate d'ammoniaque (1 à 2 gr. dans une potion). On peut, pour édulcorer
les potions, prescrire les sirops de polygala ou de Tolu. L'addition d'une petite quantité de cognac à ces médicaments est
souvent utile pour la tolérance. On peut aussi prescrire par
jour cinq à dix des pilules suivantes :

> Kermès . . . . 0 gr. 02
> Gomme ammoniaque . . . 0 gr. 10
> Extrait de polygala . . . . Q. S. pour une pilule.

Les pastilles de Tolu, de kermès, d'ipéca doivent être simplement mentionnées. Les pastilles d'ipéca en petite quantité à dose non vomitive sont un très bon moyen.

Quand la maladie décline, c'est à l'iodoforme, à la créosote, au soufre surtout qu'il faut s'adresser. C'est avec plus d'insistance et d'énergie le traitement qui a déjà été indiqué au déclin de la bronchite aiguë.

Un point essentiel est de rechercher la cause de ces exacerbations. La difficulté est de soumettre à des précautions suffisantes le malade, sans le rendre par trop valétudinaire et susceptible. En même temps que le malade évitera les intempéries, il devra donc faire des frictions de la peau, sèches ou alcooliques, pour endurcir celle-ci contre les refroidissements.

Le traitement hydrominéral est classique dans la bronchite chronique. Les principales stations à signaler sont, en cas d'arthritisme et de nervosisme, Royat; en cas de poussées congestives, de dyspnée, le Mont-Dore; en cas de formes subaiguës, pénibles, douloureuses, Allevard; en cas d'expectoration très abondante, Luchon, Cauterets, les Eaux-Bonnes, la Bourboule. Mais avant de conseiller une saison thermale, il faudra, chez ces malades plus que tous les autres, se préoccuper des contre-indications qui peuvent être fournies par les lésions du rein, du cœur ou des vaisseaux.

Le séjour dans un climat du Midi, l'hiver, est un bon palliatif, mais n'est qu'un palliatif. Les malades rentrent souvent trop tôt, ils sont alors très susceptibles aux moindres intempéries du printemps. En réalité les cures climatériques doivent être cherchées moins par un climat exceptionnel de quelques mois, que par le choix d'un climat moins séduisant l'hiver, mais habitable toute l'année (Fonsagrives). Quand cette émigration n'est pas possible, le simple changement de quartier, d'étage, d'exposition suffit souvent à donner un bénéfice réel.

CHAPITRE V

Coqueluche.

Résumé clinique. — La coqueluche est presque toujours
prise au début pour un simple rhume auquel on n'attache
qu'une médiocre importance ; puis les quintes caractéristiques
apparaissent. Ces quintes peuvent être dangereuses par leur
nombre ; les vomissements qui les accompagnent finissent
parfois par amener une véritable inanition. Elles peuvent
être dangereuses par leur violence, entraînant des complications mécaniques : hernies, chute du rectum, emphysème pulmonaire, hémoptysies, ruptures du tympan. L'ulcération du
frein de la langue, presque constante, n'a pas de gravité ;
mais la complication réellement dangereuse de la coqueluche
est la bronchopneumonie.

Très fréquente dans le milieu vicié de l'hôpital, cette complication est plus rare en ville ; elle est très souvent mortelle. En dehors de la bronchopneumonie, la coqueluche n'est
grave que chez les tout jeunes enfants, les débilités, les rachitiques.

Certaines coqueluches se prolongent des semaines, des
mois. On doit alors se défier beaucoup d'une adénopathie
bronchique et d'une tuberculose consécutives.

Traitement. — HYGIÈNE. — L'hygiène joue le rôle principal
dans le traitement de la coqueluche, car c'est par elle seule
qu'on peut prévenir les bronchopneumonies. Le séjour dans

une chambre vaste, aérée, ensoleillée, chauffée à 18° est un des éléments capitaux. L'hôpital est désastreux pour les enfants atteints de coqueluche. En ville même on veillera à la propreté, à l'aération rigoureuse. Les pulvérisations phéniquées ont une grande utilité.

Les sorties seront strictement interdites l'hiver, chez les enfants âgés de moins de deux ans, chez tous les enfants offrant de la fièvre. Elles seront au contraire fort utiles pour entretenir l'appétit si le temps est beau, si l'enfant est robuste. A cet égard il faut surtout tenir compte des conditions de la sortie. On permettra dans une maison de campagne de descendre l'enfant au jardin à quelques moments choisis de la journée. On défendra au même enfant à Paris des promenades forcément éloignées, exposant à des refroidissements. Dans toutes les sorties, l'enfant sera chaudement vêtu ; il évitera toute fatigue, marche prolongée, course ou jeu violent.

L'alimentation sera légère, faite par petits repas peu abondants, pour ne pas provoquer les quintes. Ces repas seront pris aussitôt après une grande quinte. Comby[1] remarque justement que le lait, le bouillon, les potages légers sont souvent mieux tolérés que les solides et les purées auxquels on se bornait autrefois pour assurer l'alimentation sous le moindre volume possible afin de ne pas distendre l'estomac. Le café, le champagne ont souvent aussi une grande utilité. Les tout jeunes enfants atteints de coqueluche seront nourris uniquement au sein. On les fera téter après les grandes quintes. Les tétées seront espacées le plus possible.

Au moment des quintes, certains petits soins : faire asseoir l'enfant, lui soutenir le front, débarrasser la bouche des mucosités, déserrer les vêtements qui pourraient gêner le cou, sont très justement recommandés par Comby. On évitera à l'enfant toute contrariété, toute émotion. S'il faut examiner la gorge, on choisira le moment qui suit une quinte. On évitera cet examen si l'enfant vient de manger.

Enfin, au déclin de la maladie, à cette période où la conva-

____

(1) Voir COMBY, *Gazette des Hôpitaux*, 1893, n° 44.

lescence s'éternise, on ne saurait trop recommander le changement d'air. Il est bien entendu indispensable que le changement n'ait pas pour résultat de conduire l'enfant dans un
air moins pur et un climat plus rude. Mais ces conditions
remplies, le changement d'air a souvent une merveilleuse efficacité.

Médicaments. — Le nombre même des médications proposées contre la coqueluche prouve leur peu d'utilité. —
Voici les principales médications inoffensives préconisées :
1° contre les quintes ; 2° contre la bronchite ; 3° contre les
diverses complications ; 4° contre la longue durée de la coqueluche.

Le nombre et la violence des quintes seraient atténuées en
entretenant dans la chambre une atmosphère un peu humide,
en y faisant des vaporisations de goudron, d'eucalyptus, d'a-
cide phénique. — Les insufflations intranasales ne seront
pratiquées que chez les enfants qui les acceptent sans révolte ; sinon on se contentera de leur faire priser la poudre
choisie. Voici entre cent autres la formule de Moizard.

> Benjoin pulvérisé . . . .   5 gr.
> Salicylate de bismuth . . . . { âà 1 gr.
> Sulfate de quinine. . . . .

Les badigeonnages de la gorge avec les divers anesthésiques
sont bien plus capables de provoquer les quintes que de les
atténuer.

De tous les médicaments internes, le café noir et l'alcool
sont peut-être les plus efficaces. La teinture de drosera mérite d'être recommandée, moins parce qu'elle est bien active
que parce qu'elle a une vieille réputation et semble d'une innocuité absolue ; on en donnera suivant l'âge e X à XXX gouttes dans la journée.

Pour les médicaments actifs : belladone, aconit, opium, digitale, les sirops plus maniables, plus dilués seront préférés
aux teintures. M. Cadet de Gassicourt donne le sirop de belladone de la façon suivante :

> Sirop de belladone . . . .   50 gr.
> Sirop de tolu. . . . .   150 gr.

Avant sept ans, une demi cuillerée à café, après sept ans, une cuillerée à café à la fois toutes les trois heures environ. Suspendre si les pommettes rougissent, si les yeux deviennent brillants, si les pupilles se dilatent.

Trousseau donnait chaque jour quatre cuillerées à café d'un mélange à parties égales de sirop d'éther, de belladone, d'opium, de fleurs d'oranger. Ce mélange ne sera prudent que chez les enfants un peu âgés. Henri Roger donnait par jour suivant l'âge de cinq à six cuillerées de sirop suivant :

Sirop de belladone	50 gr.	
Sirop de valériane.	} àà 25 gr.	
Sirop de digitale		

Au point de vue de la surveillance, on n'oubliera pas que ce sirop est deux fois plus riche en belladone que le sirop de Cadet de Gassicourt.

Si l'on emploie les teintures, il est toujours sage de diluer la teinture active dans cinq parties d'une teinture peu toxique. Voici par exemple une formule de Monin :

Teinture de belladone.		
— d'aconit.	} àà 2 gr.	
— de drosera		
Teinture de myrrhe	10 gr.	

Une à cinq gouttes suivant l'âge dans un peu de lait après chaque quinte.

La bronchite qui accompagne la coqueluche sera traitée par l'hygiène, les révulsifs légers, les tisanes. L'ipéca donné de temps en temps, tous les huit jours environ, paraît utile. On ne donnera jamais le tartre stibié.

La broncho-pneumonie serait traitée beaucoup plus énergiquement par les ventouses sèches, le quinquina, l'alcool, les inhalations d'oxygène.

Si le cœur paraît faiblir, si le pouls est faible et fréquent on donnera par demi-cuillerées à café un mélange de sirop d'éther et de digitale. En cas de syncope au cours d'une quinte, Comby indique les flagellàtions avec un linge mouillé, la respiration artificielle, les tractions rhytmiques sur la langue.

L'ulcération sublinguale n'entraînera aucune complication si l'on fait faire des lavages boriqués fréquents de la bouche et qu'on touche l'ulcération plusieurs fois par jour avec le collutoire suivant.

Miel rosat . . . . 10 grammes
Borax. 2   —

Les hernies existantes seront maintenues avec soin par un bon bandage. Un bandage sera appliqué de même en cas de pointe de hernie.

En dehors de la tuberculose, dont le traitement sera étudié plus loin, deux complications peuvent se présenter dans la convalescence de la coqueluche : 1° l'anémie ; 2° la persistance de la bronchite.

Contre l'anémie on conseillera le séjour à la campagne, le quinquina donné à faibles doses sous forme de vin étendu de moitié eau, le sirop d'iodure de fer, le phosphate de chaux. Contre la persistance de la bronchite, on emploiera en hiver l'huile de foie de morue. Le changement de climat aura souvent un résultat rapide. En été on donnera le sirop ou le vin iodé ; les eaux du Mont-Dore et de la Bourboule prises le matin dans du lait, en débutant par une cuillerée à bouche sont très efficaces. Plus efficaces encore sont les   ures dans ces stations. Le Mont-Dore s'adresse plus particulièrement à la bronchite, La Bourboule à la bronchite compliquée d'anémie.

CHAPITRE VI

Asthme et emphysème.

Résumé clinique. — Accès, bronchite chronique. Emphysème ; lésions cardiaques des asthmatiques. Rapports avec l'arthritisme. Diagnostic avec les dyspnées cardiaques, toxiques, urémiques. Emphysème essentiel. Asthme des foins.

Traitement. — 1° *Au moment des accès* : petits soins à donner, fumigations, inhalations de chloroforme, d'iodure d'éthyle, de pyridine ; dérivatifs, morphine. 2° *Dans l'intervalle des accès*, iodure de potassium, belladone, arsenic, lobélie. Inhalations. Traitement hydrominéral. Hygiène. 3° Traitement spécial de la bronchite chronique et de l'emphysème. 4° Traitement de l'asthme des foins.

Résumé clinique. — L'asthme comprend deux éléments, des accès de dyspnée plus ou moins fréquents, et plus ou moins intenses, un état catarrhal chronique des voies respiratoires. Les accès surviennent ordinairement sans prodromes ; ils sont parfois annoncés par du malaise, de la céphalée, de l'enchifrènement, de l'embarras stomacal. C'est presque toujours dans la première moitié de la nuit qu'ils éclatent. L'inspiration est facile, profonde, l'expiration est impossible, entravée. Aussi la poitrine se distend-elle à son maximum. Ces crises de dyspnée se terminent tantôt par une expectoration offrant souvent des caractères spéciaux (perles, mucosités filantes, crachats rubanés), tantôt par des éructations, tantôt par de la polyurie.

Dans l'intervalle des accès la santé est assez bonne au début ; mais bientôt la bronchite chronique d'abord légère devient de plus en plus sérieuse. Elle se complique souvent de dilatation des bronches, très souvent aussi d'emphysème. A cette période, les accès sont plus rares, moins intenses, moins francs. Mais il y a une dyspnée permanente, un souci continuel de respirer. Sur cette dyspnée se greffent souvent des poussées aiguës de bronchite, des poussées de congestion pulmonaire. C'est par ces poussées congestives, bien plus que par les accès, que succombent les asthmatiques. Souvent aussi, ils meurent par les complications cardiaques et en particulier l'insuffisance tricuspide que la dyspnée entraîne à la longue ; mais les malades résistent en général de longues années ; la longévité des asthmatiques, forcés d'éviter les fatigues, les intempéries, les excès par la menace permanente de leurs crises est même proverbiale.

L'asthme est une maladie arthritique ; presque toujours on trouve les dartres, le rhumatisme, la goutte, les hémorrhoïdes, la gravelle, la migraine dans les antécédents héréditaires ou personnels du malade. Souvent les accès d'asthme alternent avec des poussées d'eczéma, de goutte, d'hémorrhoïdes. Souvent chez des migraineux, ils surviennent au moment où les migraines disparaissent.

Le *diagnostic* de l'asthme est la source d'erreurs fréquentes. Bien des dyspnées cardiaques, urémiques sont souvent prises pour de l'asthme. Huchard a montré la confusion fréquente des dyspnées dues aux intoxications d'origine alimentaire avec l'asthme. Si l'emphysème pulmonaire est souvent une complication de l'asthme, il est d'autres variétés d'emphysème d'origine professionnelle (emphysème des boulangers, des forgerons, des musiciens) qu'il faut séparer de l'asthme. Enfin si les poussières sont une cause fréquente des accès d'asthme, on doit encore séparer de l'asthme toutes les bronchites chroniques et pneumoconioses d'origine professionnelle (meuniers, batteurs en grange, plâtriers, etc.).

En revanche, les crises d'hayfever, ces curieux accidents de catarrhe oculonasal et de dyspnée qui surviennent chez certains sujets arthritiques chaque été vers le moment des foins, peuvent être rapprochés de l'asthme. Ils précèdent souvent l'asthme vrai.

De même l'asthme réflexe d'origine nasale lié à des déviations de la cloison, des hypertrophies de la muqueuse, des polypes, ne saurait constituer une variété spéciale. Le traitement local donne souvent de grandes améliorations, rarement des guérisons définitives.

L'asthme, comme l'avait bien montré Trousseau, n'est pas rare chez l'enfant, et même chez les tout jeunes enfants. Il est ordinairement héréditaire. Ce fait facilitera le diagnostic souvent très délicat avec la coqueluche et l'adénopathie bronchique.

Traitement. — Le traitement doit être étudié : 1o au moment des accès ; 2o dans l'intervalle des accès. Au traitement des asthmatiques dans l'intervalle des accès, se rattache le traitement des bronchites chroniques d'origine asthmatique, et de l'emphysème pulmonaire. Enfin l'asthme des foins offre quelques indications spéciales.

Au moment de l'accès d'asthme, le malade prend de lui-même la position assise, qui lui est la plus favorable, il desserre de lui-même ses vêtements, fait écarter les rideaux de son lit, ouvre les fenêtres pour avoir de l'air. Parfois même ce besoin d'air le conduit à s'exposer à des refroidissements dangereux. Il faut donc veiller à ce qu'il ne se découvre pas trop, à ce que les fenêtres ne soient pas trop largement ouvertes dans la mauvaise saison. Sydenham avait déjà noté ce fait curieux que la lumière soulage les asthmatiques. La crise paraît plus vive dans l'obscurité que lorsque la chambre est bien éclairée.

Les *fumigations*, classiques dans l'accès d'asthme, peuvent être faites soit au moyen de poudres, soit au moyen de papiers, soit au moyen de cigarettes. Les poudres sont préférables aux papiers et aux cigarettes, leur vapeur ne renfermant pas de papier brulé. La poudre antiasthmatique qui sert à préparer le papier antiasthmatique du Codex a la formule suivante :

Poudre de nitrate de potasse	60 grammes	
— de belladone		
— de stramoine.		
— de digitale.	ãã 5	—
— de lobélie enflée		
— de phellandrie		
— de myrtrhe.	ãã 10	—
— d'oliban		

Les *inhalations* peuvent être faites : 1° avec le chloroforme
en très petites quantités ; 2° avec l'iodure d'éthyle (X à XL
gouttes sur un mouchoir) ; 3° avec la pyridine, médicament
auquel Germain Sée a dû de remarquables succès. La pyridine
ne doit pas être inhalée directement, mais placée sur une assiette au milieu de la chambre. La quantité de pyridine employée ne dépassera pas quatre grammes pour une chambre
de vingt mètres cubes. Au bout d'une demi-heure l'assiette
sera enlevée, et l'on aérera la chambre. La pyridine consti-
tuerait le principe actif des fumigations antiasthmatiques.

On doit enfin mentionner la cocaïne. Des pulvérisations
faites dans le nez et la gorge avec la solution de cocaïne au
centième, font parfois avorter l'accès. Les pédiluves chauds,
les pédiluves sinapisés, les cataplasmes sinapisés sur la poitrine, les boissons fraîches et surtout les boissons acidulées
donneraient également quelque soulagement. Les grogs au
kirsch ont été conseillés et agissent sans doute par l'eau de
laurier-cerise qu'ils renferment. On peut aussi prescrire la potion suivante :

Eau de tilleul.	80 grammes
Eau de fleurs d'oranger . . . . } àà 10 —	
Eau de laurier-cerise. . . . . }	
Sirop d'éther	30 —
Extrait de belladone	0 05 cent.

Une cuillerée toutes les heures.

Mais dans les accès intenses, on sera souvent forcé d'avoir
recours à la morphine. On essaiera d'abord de donner de
vingt à trente gouttes de la solution ordinaire à un centig.
par gramme dans un peu d'eau sucrée ; mais si ce moyen
échouait, force serait d'avoir recours à l'injection hypodermique.

Dans l'intervalle des accès, l'iodure de potassium constitue
le médicament le plus puissant. G. Sée le donne le plus tôt
possible après la fin de l'accès ; il débute par une dose de
1 gr. 25 et arrive vite à 3 grammes par jour. Quand la maladie
semble enrayée, il diminue la dose prescrite jusqu'à 1 gr. 50.
De temps en temps, le malade reste un jour, mais jamais plus,

sans prendre d'iodure. Pour assurer la tolérance de ce traitement ioduré indéfini, il est bon de donner l'iodure dans du lait, ou au début des repas dans de la bière comme le fait Dujardin-Beaumetz. Dujardin-Beaumetz débute par 0 gr. 50 pour arriver jusqu'à 4 grammes par jour.

Chez les malades qui ne supportent pas le traitement ioduré, ou qui ne sont point soulagés par lui, on peut essayer l'emploi alterné de la belladone et de l'arsenic. — Le bromure paraît peu efficace. Il est souvent mal supporté. — La lobelia inflata a été recommandée par Fourrier surtout dans le cas d'accès répétés, tenaces. On ne dépassera pas la dose de 1 gramme à 1 gr. 50 de teinture par jour. On ne continuera pas plus de sept à huit jours. On suspendra s'il survient des nausées. Constantin Paul associe souvent 1 gr. 50 de teinture de lobélie à 0 gr. 50 d'iodure.

Les inhalations soit d'iodure d'éthyle (X gouttes, quatre fois par jour), soit de pyridine (4 grammes, trois fois par jour), déjà signalés dans le traitement des accès pourront être utiles dans l'intervalle. La technique des inhalations de pyridine a été décrite plus haut.

Le traitement hydrominéral peut enfin rendre de grands services. Allevard, Saint-Sauveur, conviennent surtout dans l'asthme sec, nerveux. Le Mont-Dore réussit particulièrement dans l'asthme catarrhal.

L'hygiène joue un rôle important dans la prophylaxie des accès. L'asthmatique évitera les repas trop copieux, tous les aliments riches en toxines, l'alcool, le thé, le café. Le tabac très défavorable aux uns, est plutôt utile aux autres. Quelques jours de régime lacté seront de temps à autre très utiles. Pour le climat, rien de plus variable ; il faudra tantôt le séjour de la ville, tantôt celui de la campagne ; tantôt un climat très sec, tantôt un climat humide ; tantôt une chambre au Nord et tantôt une chambre au Midi. Mais le malade devra toujours se défier beaucoup des poussières, des refroidissements, des fatigues. Les excès sexuels sont particulièrement défavorables.

La bronchite chronique chez les asthmatiques peut se présenter sous deux formes, la forme catarrhale avec expectoration abondante, la forme congestive plus particulière aux goutteux et aux eczémateux.

Dans la forme catarrhale, on prescrira surtout les pilules d'iodoforme et de poudre de Dower (Voir formulaire) les capsules de goudron, les inhalations de goudron et de térébenthine, le séjour dans l'air comprimé, Challes, les Eaux-Bonnes, Allevard seront particulièrement efficaces.

Dans la forme congestive, on insistera sur l'arsenic donné longtemps et à faible dose, l'iodure de potassium, les purgatifs et surtout la révulsion. Comme eaux minérales on conseillera surtout Royat aux goutteux, le Mont-Dore et la Bourboule aux eczémateux. Dans les deux formes le séjour dans un climat tonique sec et régulier (Cannes, Hyères, Menton) est favorable.

A côté de la bronchite chronique, existent presque toujours des lésions d'emphysème. Le massage des parois thoraciques, les bains d'air comprimé, les séances d'inhalation avec inspiration dans l'air comprimé, expiration dans l'air raréfié devront être employées avec persévérance. Les inhalations d'oxygène, les inhalations de goudron, d'essence de térébenthine rendront quelques services. Mais le point essentiel sera le séjour dans un air calme et pur, une vie tranquille et sans efforts. Comme médicaments, l'iodure, l'arsenic, l'opium à faibles doses longtemps continuées, ont été prescrits. Comme stations thermales, on choisira Allevard ou le Mont-Dore.

Dans l'asthme des foins au moment de l'accès le traitement qui donne les meilleurs résultats est un large badigeonnage de la muqueuse des fosses nasales avec la solution forte de cocaïne. Tissier indique la formule suivante :

Cocaïne (chlorhydrate de). . . . . 2-4 grammes
Eau distillée et bouillie. . . . . 18 —
Glycérine neutre . . . . 2 —

Philpots aurait obtenu de bons résultats des insufflations faites avec une poudre ainsi composée :

Acide borique pulvérisé. . . . . 2 grammes
Salicylate de soude. . . . . 2 gr. 50
Chlorhydrate de quinine . . . . 0 — 12

Exceptionnellement l'intensité de la dyspnée forcera à faire une injection de morphine. On essaierait auparavant les diverses fumigations et inhalations décrites plus haut à propos de l'asthme.

Comme médicaments : l'opium, la belladone, l'aconit, le sulfate de quinine ont été donnés sans bien grands résultats.

Au point de vue de la prophylaxie directe des accès, le malade évitera les promenades et les séjours à la campagne pendant les mois particulièrement dangereux, mai, juin, juillet. Le séjour au bord de la mer serait plutôt favorable. Quand l'asthme débute par des phénomènes oculaires, le port de lunettes fumées aurait une certaine valeur.

Dans l'intervalle des accès, on s'attachera, plus encore que dans l'asthme ordinaire, à reconnaître et à traiter les lésions des fosses nasales et du pharynx. Les irrigations nasales faites avec la solution de phosphate de soude bibasique (un gramme pour un demi litre d'eau tiède) auraient donné à Tissier les meilleurs résultats. Le phosphate de soude détermine constamment une déplétion vasculaire marquée. Gueneau de Mussy insistait sur la cautérisation des granulations pharyngées.

Comme traitement général, on donnera l'arsenic, les eaux sulfureuses, s'il subsiste du catarrhe bronchique. L'iodure de potassium donne de bons résultats ; Tissier lui préfère cependant l'iode administré sous la forme suivante, beaucoup plus active et bien moins irritante que l'iodure dont elle n'a pas les inconvénients (troubles digestifs, iodisme, etc.).

Iode.	3 grammes
Teinture de ratanhia.	10 —
Eau.	200 —

Laisser macérer 48 heures ; filtrer et ajouter soit :

Sirop d'écorces d'oranges amères.	200 grammes
Eau.	Q. S. p. un litre.

soit :

Vin de Porto. . . . . 700 grammes
Sirop de sucre. 100   —

Un petit verre après chaque repas.

L'hydrothérapie a donné de réels succès. Le Mont-Dore et Enghien doivent être particulièrement signalés comme stations thermales.

CHAPITRE VII

Pneumonies et broncho pneumonies.

Résumé clinique. — I. Pneumonies. 1º Modes de début. Formes inflammatoire, adynamique, bilieuse, grippale. Accidents dyspnéiques. Accidents généraux. Signes de mauvais et de bon pronostic.
Pneumonie des enfants. 2º Broncho pneumonies. Causes, marche.
La broncho-pneumonie chez l'enfant.
Traitement. — Dans la pneumonie franche aiguë l'hygiène suffit
presque. Indications fournies par la dyspnée, la résolution traînante,
l'état du cœur et du rein, l'adynamie, l'ataxie, l'embarras gastrique
bilieux. Traitement de la bronchopneumonie chez l'enfant.
II. Gangrène pulmonaire. — Causes, symptômes, traitement : antisepsie pulmonaire directe et indirecte, intervention chirurgicale.

Résumé clinique. — Le début de la pneumonie est entièrement variable, aussi variable que le seront plus tard les
formes mêmes de la maladie. Chez le sujet robuste pléthorique, la congestion, la suffocation, la fluxion de poitrine sont
d'emblée, l'élément prédominant. Chez le vieillard, le débile,
le surmené c'est l'adynamie, l'anorexie, l'abattement qui
annoncent le début. Souvent ce début est absolument sournois et insidieux. C'est le cas pour les sujets très âgés, les
vieillards retenus au lit par une fracture du col du fémur. Ils
ne toussent pas, ne se plaignent pas du côté, mais la respiration est plus courte, l'appétit nul, la faiblesse extrême.
Dans d'autres cas les premiers accidents rappellent l'embarras gastrique et même dans les formes sérieuses, l'ictère grave. Enfin la constitution grippale de ces dernières années est
venue encore modifier l'allure des pneumonies au début. Le
plus souvent c'est la grippe qui ouvre la scène avec ses accidents nerveux, gastriques, bronchitiques. Puis au bout de
quelques jours la pneumonie apparaît comme complication.

La pneumonie constituée, les accidents graves sont tantôt la dyspnée et tantôt l'état général. La dyspnée peut être due à l'étendue de la pneumonie (pneumonie massive, pneumonies doubles). à la congestion de tout le reste du poumon. Ces congestions étendues au cours de la pneumonie s'observeront surtout chez les cardiaques, les brightiques, les goutteux. Enfin chez les sujets à thorax peu développé, les sujets à thorax mal conformé (scoliotiques, bossus) la dyspnée est souvent intense. Dans la pneumonie grippale il est aussi fréquent de voir la dyspnée dépendre moins de la lésion respiratoire que de la parésie cardiaque. Le malade est alors un véritable asystolique.

Les accidents généraux d'ordre ataxique s'observent surtout chez les nerveux, les surmenés, et au cours des épidémies grippales. Les accidents adynamiques sont beaucoup plus fréquents. Ils constituent le grand danger dans les pneumonies des vieillards, des alcooliques, des diabétiques, des brightiques. Souvent aussi au déclin de la maladie apparaissent des complications locales. Tantôt surviennent des accidents aigus de gangrène pulmonaire. Tantôt au contraire, l'évolution devient chronique, la résolution est traînante, il se forme un foyer de pneumonie caséeuse.

Certains signes doivent toujours dans la pneumonie faire porter un pronostic mauvais. La localisation au sommet, l'expectoration jus de pruneaux, le délire diurne, l'ictère un peu prononcé, l'état typhique, sont toujours des indices graves. Le terrain n'est pas moins important pour le pronostic, toujours très sérieux chez les vieillards, les surmenés, les alcooliques, les brightiques, les diabétiques, les saturnins. Au contraire, le début franc, la localisation nette et rapide, l'expectoration bien ambrée, couleur sucre d'orge, l'éruption d'herpès aux lèvres sont des signes de cette pneumonie franche aiguë à évolution régulière, à terminaison presque constamment favorable, à convalescence rapide. Cette forme semble aujourd'hui bien plus rare qu'autrefois. Elle s'observe surtout chez les enfants, les adolescents. Chez ceux-là, alors même que les symptômes semblent menaçants au début, la guérison, dès qu'il s'agit de pneumonies franches et non de broncho pneumonies, est presque la règle.

Les broncho pneumonies se développent presque toujours sur un terrain mauvais. Chez l'enfant, elles surviendront soit chez de tous jeunes enfants, soit chez des enfants mal soignés entassés dans un milieu malsain comme une salle d'hôpital, convalescents de la rougeole, de la coqueluche, de la diphtérie. Chez l'adulte, elles surviendront chez des sujets surmenés, débilités à cœur ou rein fonctionnant mal, convalescents de la fièvre typhoïde, de la grippe. Elles sont enfin la grande cause de mort chez les vieillards. Comme accidents locaux, la dyspnée est la règle, mais elle a rarement le grand fracas qu'a la dyspnée de la pneumonie franche. Les malades meurent plus par la prolongation de la dyspnée, les rechutes de dyspnée qui se forment avec chaque nouveau noyau broncho-pneumonique, que par l'intensité de la dyspnée. Comme accidents généraux c'est l'adynamie qui prédomine ; même chez l'enfant où les réactions sont d'ordinaire si vives, l'adynamie est fréquente surtout dans les broncho pneumonies secondaires. La convalescence est tardive, traînante, elle se fait attendre des semaines ; elle est entrecoupée de rechutes. Elle est souvent interrompue par des complications graves, apoplexie et gangrène du poumon, pleurésie purulente. Chez l'enfant, la broncho-pneumonie laisse souvent après elle de l'adénopathie bronchique. Souvent aussi chez l'enfant la broncho-pneumonie n'est qu'une des premières manifestations et une des formes de la tuberculose.

On voit donc combien sont variées et changeantes les allures cliniques de la pneumonie et de la broncho-pneumonie. Le traitement peut, dans la pneumonie franche aiguë être très simplifié, réduit presque à l'hygiène. Les principaux éléments qui peuvent fournir des indications thérapeutiques sont à la période d'acuité, la dyspnée, l'état du cœur, l'état du rein, l'adynamie, l'ataxie, l'embarras gastrique, bilieux. Au déclin ce seront les complications, simple résolution traînante, pneumonie caséeuse, gangrène pulmonaire. Étudions successivement le traitement de ces diverses formes.

Traitement. — Dans la *pneumonie franche aiguë* sans indications spéciales on cherchera à assurer au malade autant d'air, et un air aussi pur que possible. Il ne faudra pas craindre de lutter contre la terreur de l'entourage pour le moindre refroidissement. Comme aliments on donnera du lait, du café noir, quelques potages, des œufs, si le malade n'aime pas le lait. On fera faire très fréquemment et surtout avant l'ingestion des aliments, des lavages de la bouche avec l'eau de Vals ou de Vichy, avec la solution de chloral au centième. Pour éviter la congestion du décubitus on veillera à ce que le malade soit couché, tantôt sur un côté, tantôt sur l'autre, et surtout demi assis dans son lit. En dehors de ces précautions hygiéniques on se contentera de quelques cataplasmes sinapisés contre la douleur de côté, de ventouses sèches contre l'essoufflement, d'une potion calmante contre la toux. Le sulfate de quinine à dose de 0 gr. 60 à 0 gr. 80 par jour paraît le meilleur médicament non seulement contre l'hyperthermie mais contre l'infection.

Le dixième, le douzième jours de la maladie sont arrivés. La résolution ne se fait pas, les crachats continuent, deviennent verdâtres, purulents ; la matité persiste. A ce moment il paraît permis quand il n'y a pas d'albuminurie d'appliquer au niveau du foyer pneumonique, un vésicatoire étendu, de douze à quinze centimètres, fortement camphré. Le malade boira abondamment pour éviter la cystite cantharidienne. Si l'induration persiste, si le foyer se transforme en foyer chronique de pneumonie caséeuse, c'est à la révulsion par les pointes de feu, à l'iodoforme, aux balsamiques, aux inhalations de goudron, de thérébenthine, qu'il convient d'avoir recours. Tous ces moyens seront étudiés plus longuement avec la phthisie pulmonaire.

La dyspnée peut survenir dès le début et tenir à l'intensité du point de côté. Ce qui la soulage le mieux est alors l'application de huit à dix ventouses scarifiées. Dans la dyspnée liée à la congestion pneumonique, aux malformations thora-

---

1. Voir *Semaine médicale,* 18 nov. 1891.

ciques une saignée s'impose, plus ou moins abondante suivant la constitution du sujet, variant de 250 à 500 grammes. Dans le cas de dyspnées mixtes dues à la fois à la congestion pulmonaire, à la parésie du cœur, à la congestion du foie et à l'insuffisance de la dépuration rénale, la saignée s'impose encore. Les ventouses sèches, les inhalations d'oxygène sont d'assez bons palliatifs. Comme médicaments, la poudre de Dower qui facilite à la fois l'expectoration et la sudation sera donnée en quatre fois à doses de 0 gr. 30 à 0 gr. 50 par jour. Contre la dyspnée qui persiste après les premiers jours la méthode du demirasorisme préconisée par Bucquoy sera essayée. On donne par exemple toutes les heures une cuillerée de la potion suivante :

Tartre stibié.	0 gr. 15 cent.
Sirop thébaïque	5 gr.
Eau de laurier cerise.	1 gr.
Julep gommeux	120 gr.

Le médicament est suspendu dès que les nausées deviennent trop marquées et surtout dès que des vomissements apparaissent.

L'état du cœur est un des éléments principaux de l'évolution. C'est par le cœur, a dit Dujardin-Beaumetz, qu'on meurt, surtout dans la pneumonie. L'alcool, le quinquina, la traditionnelle potion de Todd avec ses quatre grammes d'extrait de quinquina sont utiles. Mais il y a eu quelque exagération dans l'emploi de l'alcool. Il est inutile sous prétexte de soutenir le cœur de griser les malades. Chez les alcooliques seuls l'emploi de l'alcool est toujours une nécessité. Le café, le thé, la teinture de Kolah ont donné à Dujardin-Beaumetz des résultats aussi bons que l'alcool. Le sulfate de quinine est particulièrement indiqué en cas de défaillance cardiaque. Si malgré tous ces toniques la défaillance s'accentuait il faudrait avoir recours à la digitale (XXX à XL gouttes de teinture dans une potion de Todd pour 24 heures), à la caféine (1 gr. dans une potion). On aurait recours ensuite aux injections sous-cutanées d'éther, de caféine, de spartéine (voir Formulaire). Les applications du marteau de Mayor, les ventouses sèches sont les meilleurs révulsifs. Assez fréquemment enfin, surtout au début, la défaillance cardiaque tient avant tout à la surcharge séreuse produite par la congestion pulmonaire. La teinte bleuâtre cyanosée, l'état asphyxique, indiquent d'eux-mêmes le seul remède efficace, la saignée.

L'état du rein n'est pas moins important que l'état du cœur. C'est pour ne pas troubler les fonctions du rein qu'au début le mot de vésicatoire n'a même pas été prononcé. C'est pour assurer la dépuration rénale qu'il faut que le malade soit mis au régime lacté. Le lait additionné au besoin de lactose (30 gr. par litre), d'eau de Vittel constituera le meilleur diurétique. L'utilité du lait est à ce point de vue telle qu'on n'hésitera pas à le donner même aux diabétiques atteints de pneumonie. Il est inutile d'énumérer la série des autres diurétiques, café, stigmates de maïs, digitale, etc. Il suffit de rappeler l'utilité qu'ont souvent quelques ventouses sèches appliquées sur la région rénale pour faciliter la diurèse. A côté des fonctions rénales on devra se préoccuper des fonctions intestinales et assurer par les laxatifs ou les lavements des garde-robes régulières.

Le traitement de l'adynamie comporte les mêmes moyens que la défaillance cardiaque : alcool, quinquina, café, kola. Les frictions stimulantes alcooliques ou vinaigrées, faites matin et soir et même plus souvent constituent un très bon moyen à condition de les faire rapides, énergiques, et de bien protéger les malades contre le refroidissement. Les inhalations d'oxygène seront faites à dose de soixante litres et plus par jour.

Les formes ataxiques, les pneumonies typhoïdes sont devenues assez communes sous l'influence de la grippe. Dans ces formes il faut tout d'abord veiller à l'élimination rénale et intestinale. Les antispasmodiques : bromure, chloral, nous semblent plus nuisibles qu'utiles. Les lotions sont insuffisantes. Dumontpallier, Rigal vantent beaucoup les bains froids. On doit prescrire, dit M. Rigal, le premier bain à 26°-28° et pratiquer un massage continu des masses musculaires pendant toute la durée de l'immersion, qui doit durer de douze à quinze minutes. Si ce premier bain est bien supporté, on en donne un second deux à trois heures après, à la température de 24° à 22°. Puis on répète les bains de trois heures en trois heures, jusqu'à cessation des phénomènes d'ataxie et production de sommeil. Généralement on obtient un résultat après quatre à six bains. L'existence d'une néphrite pneumonique, si intense soit-elle, n'est pas une contre-indication ; cette complication s'amende même à la suite des bains froids. Le bain tiède suffit quand il n'y a que de l'insomnie et une légère agitation.

Chez l'enfant le traitement de la pneumonie franche est en général très simple. Un peu d'alcool sous forme de vin de Malaga ou de champagne coupé d'eau, un peu de sulfate de quinine, des lavages fréquents de la bouche, un ipéca en cas de dyspnée suffisent au traitement. On évitera l'emploi des vésicatoires et surtout celui du tartre stibié. Dans les cas graves avec délire ataxique M. Hutinel emploie les bains froids, M. Cadet de Gassicourt préfère les bains tièdes. Il recommande les lavements renfermant de 2 à 4 grammes de musc en cas de délire.

La *bronchopneumonie* beaucoup plus grave, extrêmement grave surtout dans le milieu hospitalier où les malades s'infectent les uns les autres exige au contraire un traitement actif. Comme moyens hygiéniques l'air pur fréquemment renouvelé, une atmosphère assez chaude et rendue un peu humide par des vaporisations d'eucalyptus ou d'acide phénique, une nourriture liquide mais très substantielle (lait, café, malaga, œufs, bouillon) sont indispensables. Pour prévenir les congestions de décubitus les jeunes enfants devront être tenus presque constamment dans les bras. Les jambes et les pieds seront enveloppés de ouate et d'un taffetas gommé. L'antisepsie buccale sera l'objet de soins minutieux. On veillera de même à entretenir par des lotions tièdes une très grande propreté de la peau. Comme agent révulsif M. Simon emploie toutes les fois qu'apparaissent les noyaux de bronchopneumonie au moment de la période aiguë de très petits vésicatoires camphrés de 4 à 5 centimètres laissés 3 à 4 heures seulement, pansés très antiseptiquement à la vaseline boriquée. La résolution des foyers serait notablement plus rapide. La teinture d'iode employée en couches trop larges et trop étendues pourrait irriter le rein. Les ventouses fort utiles en cas de dyspnée sont malheureusement difficiles à faire accepter aux tout jeunes enfants. Comme médicaments il sera souvent utile de donner de temps à autre un ipéca pour expulser les mucosités. L'alcool et le sulfate de quinine à faibles doses sont recommandés à peu près par tous. La digitale, la caféine sont utiles en cas de détresse cardiaque. On devra se défier de toutes les préparations d'antimoine souvent mal tolérés. La convalescence sera l'objet de précautions hygiéniques spéciales. La bronchopneumonie est suivie souvent de bronchite chronique et de tuberculose pulmonaire.

La *gangrène pulmonaire* malgré les diversité de ces causes peut être étudiée après les broncho pneumonies. Presque toujours en effet sauf quelques cas très rares de gangrène apparaissant d'emblée dans le diabète et où la broncho pneumonie ne fait que suivre la gangrène est précédée d'une broncho pneumonie aiguë ou tout au moins d'une bronchite intense. Souvent cet état aigu se greffe sur de vieilles lésions: bronchite chronique, tuberculose, dilatation des bronches surtout. Souvent aussi la broncho pneumonie est consécutive à la rougeole, la scarlatine, la variole, ia diphtérie, la fièvre typhoïde, la grippe. Enfin le terrain : âge, cachexies, alcoolisme, diabète a une extrême importance. Les vieux cancers de la bouche se compliquent souvent de gangrène pulmonaire entraînée par la cachexie cancéreuse et par l'infection locale. L'horrible fétidité de l'haleine et des crachats, les accidents adynamiques annoncent la gangrène.

En dehors de tous les moyens destinés à soutenir l'état général il faut chercher avant tout à faire l'antisepsie pulmonaire. Les divers expectorants, pastilles d'ipéca, de kermès sont utiles pour favoriser l'expulsion des produits putrides. Comme expectorants Lop vante les bons effets du carbonate d'ammoniaque (1 gr. par jour dans une potion de Todd) et de la solution ammoniacale anisée (X gouttes quatre fois par jour dans un grog).

Pour chercher l'antisepsie pulmonaire directe on renouvellera l'air aussi souvent que possible, on fera faire des inhalations d'oxygène. On fera surtout inhaler de l'air ayant passé dans une solution phéniquée au vingtième (Constantin Paul). On pourrait même placer le malade dans une atmosphère phéniquée analogue à celle qui a été vantée par Renou dans la diphtérie (voir p. 6). Les injections antiseptiques directes dans la trachée, dans le foyer de gangrène semblent dangereuses. Mais Weill dans trois cas a obtenu de bons effets des injections sous-cutanées de gaiacol. Il emploie la solution suivante :

Gaiacol . . . . 1 gr.
Huile d'amande douce stérilisée à 100°. . . . 10 gr.

Chaque seringue de Pravaz renferme 0 gr. 10 de gaiacol. On en injecte de une à quatre par jour (Lop).

Dans certains cas fort graves où le siège du foyer était bien reconnu, la pneumotomie a donné d'excellents résultats. Lop relève 17 succès sur 31 cas ainsi traités. M. Ch. Perier dans un cas des plus graves a employé le procédé suivant [1]:

« On a tracé d'abord au crayon d'aniline, dans le milieu du deuxième espace intercostal, une ligne parallèle aux côtes, dont le centre répondait au point le plus voisin du foyer. Ce centre était une ligne verticale passant par le mamelon.

Sur ce tracé, incision de 10 centimètres en procédant couche par couche, à travers le grand et le petit pectoral et les muscles intercostaux jusqu'à la plèvre pariétale. Comme on ne savait pas au juste s'il y avait des adhérences entre les feuillets de la plèvre, M. Perier saisit, avec de très fines pinces de Museux, le tissu du poumon à travers la plèvre pariétale pour assurer et maintenir le contact. Incision de la plèvre qui paraît adhérer mollement. Une incision superficielle du poumon fait voir que son tissu est sain. Abandonnant alors

1. C PAUL et Ch. PERIER, *Bull. de l'Acad. de méd.*, 15 mars 1892.

le bistouri, M. Perier enfonce, par un mouvement de ponction, une pince de Lister fermée, dans la direction du foyer ; retrait de la pince, en écartant les branches, faisant ainsi par déchirure, dans le tissu pulmonaire, une ouverture qui ne donnait point de sang ou à peine. Il s'échappa une petite quantité d'un pus visqueux, infect, mêlé à des débris de tissu pulmonaire sphacélé. En explorant par le doigt, on constate une cavité d'une capacité de 60 centimètres cubes. Nettoyage de ce foyer au moyen d'un tampon d'ouate imbibé d'une solution de chloral à 1/100, puis, en dernier lieu, attouchement de toute la surface avec du naphtol camphré. Introduction de tubes à drainage accolés, de moyen volume, que l'on fixe à la peau, et réunion de la plaie à gauche et à droite des deux drains ; pansement avec poudre de salol et gaze salolée imbibée de chloral ».

Il est en particulier indispensable de s'abstenir de tout lavage le liquide pouvant pénétrer dans les bronches et déterminer un accès mortel de suffocation.

CHAPITRE VIII

La tuberculose.

§ 1. **La phtisie pulmonaire.** — Résumé clinique. — Les formes favorables et défavorables. Influence de l'âge, de l'hérédité, des autres lésions tuberculeuses, de la grossesse. Traitement. — I. *Moyens hygiéniques.* Suralimentation. Cure d'air. Climatothérapie. Cure de repos. Vêtements. Habitation. Mariage des tuberculeux. — II. *Médications.* Révulsion. Arsenic. Chlorure de sodium. Eaux sulfureuses. Phosphate de chaux. Tannin. Créosote. Iodoforme. Huile de foie de morue. — III. *Indications* fournies par la toux, les points de côté, l'expectoration, les palpitations, les sueurs, les vomissements, l'anorexie, la diarrhée. — IV. *Complications.* Traitement des hémoptysies, du pneumothorax, du pyopneumothorax.

§ 2. **Traitement des laryngites tuberculeuses. Traitement de l'entérite et de la péritonite tuberculeuse.**

§ 3. **La tuberculose chez l'enfant.**

La tuberculose aurait dû être étudiée avec les maladies infectieuses. Mais la prédominance des lésions de l'appareil respiratoire, leur importance dans le pronostic, rend plus utile au point de vue thérapeutique de rapprocher les lésions tuberculeuses des autres lésions de cet appareil. La phtisie pulmonaire constituera la partie la plus importante de ce chapitre qui se terminera par quelques mots sur les autres tuberculoses médicales, laryngite tuberculeuse, péritonite et entérite tuberculeuses, granulie. La tuberculose chez l'enfant par ses formes et son évolution particulière mérite une place spéciale.

Mais quelle que soit la localisation tuberculeuse, le traitement général sera toujours l'élément capital pour aider l'organisme à triompher de sa lésion. L'hygiène du tuberculeux décrite au début du traitement de la phtisie pulmonaire, n'est pas moins indispensable au malade atteint de laryngite, d'entérite et tout naturellement au malade atteint d'une tuberculose chirurgicale, tumeur blanche ou sarcocèle tuberculeux.

RÉSUMÉ CLINIQUE. — C'est de la marche de la phtisie pulmonaire bien plus que de l'étendue, et de la gravité des lésions que dépend la curabilité. C'est aussi hélas, de la condition sociale et des re   irces pécuniaires du malade que dépend avant tout le pronostic.

Chez le malade qui peut se soigner convenablement, on peut voir guérir des infiltrations étendues, des cavernes énormes, à condition que ces lésions soient chroniques et torpides. La forme particulièrement défavorable est la forme avec petites lésions disséminées, avec fièvre, avec éréthisme. — La forme hémoptoïque très effrayante guérit souvent bien, surtout quand elle survient chez des sujets arthritiques. — Chez ceux-ci on a même pu décrire une forme spéciale, la forme fibreuse remarquable par la tendance des lésions à la cicatrisation.

L'âge exerce une grande influence sur la marche de la phtisie pulmonaire. L'enfant résiste à la tuberculose du poumon, quand elle prend la forme de lésions localisées ou d'adénopathie bronchique, avec la même puissance qu'il a à l'égard des autres tuberculoses. Mais souvent les lésions se montrent sous forme de broncho pneumonies diffuses à poussées aiguës. Souvent aussi, la phtisie pulmonaire se complique de tuberculose généralisée. Chez l'adolescent et chez les sujets jeunes la phtisie prend souvent la forme aiguë, s'accompagne d'éréthisme, d'hémoptysies, de fièvre. C'est chez l'adulte, chez le vieillard qu'on rencontre surtout les formes torpides les plus favorables à la guérison.

Bien d'autres éléments influent sur le pronostic. L'hérédité constitue toujours un élément très fâcheux. La coexistence d'autres tuberculoses est très grave, surtout s'il s'agit de manifestations laryngées, pleurétiques ou péritonéales. Les tuberculoses articulaires ou osseuses sont un peu moins graves. Elles coexistent souvent avec la forme torpide. Les malades supportent très bien les interventions chirurgicales nécessitées par la lésion locale. Souvent après la guérison de la lésion locale, on voit du côté de l'état général et des lésions pulmonaires des améliorations surprenantes. La grossesse et même l'allaitement sont en apparence bien supportées par les mères tuberculeuses, mais elles sont ensuite suivies d'un coup de fouet dans la marche des lésions.

Traitement. — Le traitement hygiénique est indispensable pour amener la guérison de la tuberculose. Il est indispensable pour maintenir les guérisons obtenues. C'est pendant des années que le malade doit se soumettre à la suralimentation et à la cure d'air pur. C'est pendant des années qu'il doit s'astreindre à des précautions minutieuses, et éviter toute fatigue. L'importance du traitement pharmaceutique est bien faible à côté de l'importance du traitement hygiénique.

La suralimentation a une telle importantance que Dujardin-Beaumetz a pu au point de vue du pronostic diviser les phtisiques en deux grandes classes, ceux qui ont un bon estomac, ceux qui ont un mauvais estomac. Dans le premier cas contentez-vous d'instituer quatre repas par jour, deux très copieux à midi et le soir, deux moins copieux le matin et l'après-midi. Tout est permis : consommés, viandes rôties, grillées, volailles, cervelles, poissons, huîtres, œufs, gelées de viande sous toutes les formes, purées de lentilles, de haricots, de pois, de marrons, beurre, foie gras, lard, bière en abondance ou vin généreux, lait et crèmes, cognac en petite quantité à la fin du repas. Il faut avant tout consulter les goûts du [malade, varier l'alimentation pour éviter la satiété.

Chez les phtisiques à mauvais estomac on essaiera surtout les pulpes et les poudres de viande. La pulpe de viande s'obtient en râclant avec un couteau un morceau de chair musculaire préalablement battu. Elle peut être ensuite pilée au mortier et tamisée. On la donne dans du bouillon, des potages, des purées, des grogs. La viande de mouton sera préférée pour la préparation à la viande de bœuf qui expose au tænia. La pulpe de viande ainsi préparée est très supérieure à la viande hachée. Le malade commencera par 50 grammes au moins pour arriver si possible à 200 grammes et plus dans la journée.

La poudre de viande sera donnée tout d'abord à dose de 30 gr. par jour. Il est inutile de dépasser 100 grammes. Le mode de préparation qui dissimule le mieux la mauvaise odeur existant dans les meilleures poudres est le suivant. Une cuillerée de poudre est délayée en pâte avec une cuillerée de cognac, de rhum, de punch. Puis on ajoute peu à peu en tournant toujours pour éviter la formation de grumeaux, un verre de lait, de bouillon ou simplement d'eau suivant le goût du malade.

Les pulpes et les poudres de viande doivent venir en supplément de l'alimentation normale. Dans certains cas heureux ils réveillent vite l'appétit. Dans d'autres on est forcé de recourir au gavage à la sonde. La sonde sera introduite à la moitié seulement de l'œsophage. On versera dans la sonde soit la poudre de viande délayée, soit du lait avec des jaunes d'œufs battus, des peptones en petite quantité. Le gavage à la sonde est le meilleur traitement de l'anorexie persistante et des vomissements incoercibles.

Les tuberculeux dyspeptiques supportent en général mal les graisses si utiles pourtant dans la suralimentation. On évitera donc chez eux l'huile de foie de morue qui leur enlèverait rapidement tout appétit. On insistera sur le beurre d'excellente qualité, les jaunes d'œufs, la laitance de poisson, le lait et surtout l'alcool. Le lait fermenté (koumys ou kephyr), le lait de chèvre, le lait d'ânesse sont parfois tolérés par des malades qui digèrent mal le lait ordinaire.

La cure d'air est bien plus difficile à assurer que la suralimentation. Certes quelques sanatoria avec leur exposition favorable, leur installation, leur surveillance médicale (Le Canigou, Davos) réalisent presque l'idéal. Mais cet idéal n'est accessible qu'à peu de privilégiés. — L'utilité du séjour dans les stations hivernales est incontestable. Mais ce séjour au prix d'un déplacement fatigant, de grandes dépenses, n'assure la cure d'air que quelques mois de l'année. Les malades gâtent souvent tout le bénéfice de leur séjour par le manque de précautions suffisantes contre les variations si brusques du soir et du matin dans les climats du Midi, par un retour trop rapide au printemps dans les climats du Nord, par une existence trop mondaine et trop surmenée. Comme l'ont bien montré Fonssagrives, Bardet, ce qu'il faut avant tout chercher c'est une installation et un climat permanent possible toute l'année, possible pendant des années.

Certaines régions de la France, la Touraine, la Bretagne, sont au point de vue de la douceur et de la constance du climat privilégiées. La baie de Saint-Brieuc moins pluvieuse que le reste de la Bretagne a une valeur bien indiquée par Bardet. Tous les tuberculeux ne peuvent pas s'expatrier. Mais ainsi que le fait remarquer Fonssagrives, on trouve partout en France de petites provinces, des localités bien abritées du Nord et de l'Est, largement ouvertes sur la plaine au Midi. La vigne y pousse alors que le raisin ne murît pas aux environs. C'est là, en pleine campagne, que le tuberculeux doit s'installer pour des années. Il doit renoncer aux occupations fatigantes, vivre d'une vie végétative. Sa seule affaire doit être de cultiver son jardin. S'il est possible, il couchera au premier étage l'hiver dans une chambre au Midi, l'été dans une chambre à l'Est. On ne négligera aucune occasion de faire entrer à flots dans sa chambre l'air et le soleil. La méthode de dormir les fenêtres ouvertes est très bonne, mais elle n'est pas supportée par tous les malades, on pourra employer d'autres procédés d'aération (fenêtres à ventilateur, fenêtre ouverte dans une chambre voisine).

Le repos est le complément indispensable de la cure d'air. Pas de longues promenades, pas de sorties le soleil couché, pas de sorties au grand soleil. Le repos à l'air sur une chaise longue avec de bonnes couvertures, une boule chaude aux pieds au besoin est un des meilleurs emprunts à faire au traitement des sanatoria.

Certes il est plus difficile d'obtenir d'un tuberculeux qu'il consente à se retirer tout à fait de la bataille, à aller, comme il dit, s'enterrer dans une maison de campagne que d'obtenir qu'il aille passer un hiver à Nice. Mais ce changement complet d'existence, cette recherche d'un climat local qui au lieu d'être bon trois mois et détestable pendant neuf autres, soit passable pendant toute l'année, donneront des résultats plus complets, plus durables que les déplacements périodiques. Enfin cette installation à demeure est possible pour la plupart des phtisiques ; les grands voyages à la recherche d'une station favorable ne sont possibles que pour une minorité. La guérison apparente venue, le tuberculeux pourra souvent se créer une place, une occupation, trouver un emploi en rapport avec les ménagements qu'exige sa convalescence. Ce retour à la vie utile exercera sur son moral, l'influence la plus favorable, tandis que les climats temporaires le condamnent à une oisiveté absolue.

M. Boulay indique différents moyens hygiéniques accessoires. Les frictions sèches de la peau, les frictions à l'eau, l'eau de Cologne sont utiles pour stimuler l'activité cutanée. Les lotions froides à l'eau salée ou vinaigrée suivies d'une friction énergique et d'enveloppement dans une couverture de laine, conviendraient aux phtisiques apyrétiques ou n'ayant que peu de fièvre le soir. A la période d'amélioration et dans les formes peu hémoptoïques, la gymnastique respiratoire, les mouvements d'inspiration profonds faits en plein air sont excellents.

En raison de la facilité de la transpiration, l'emploi de vêtements de laine (gilets, caleçon, bas de flanelle), est à peu près indispensable en toute saison. Pendant le repos à l'air, le malade devra toujours être chaudement couvert. Il pourra, au contraire, être plutôt un peu légèrement vêtu pendant la marche, ses promenades devant toujours se faire à l'abri du vent.

La chambre ne sera jamais chauffée que par un feu de bois dans une cheminée. Elle ne sera pas surchauffée. La température ne dépassera pas 16°. Boulay pense même qu'elle peut s'abaisser sans inconvénient à 8°. Le séjour un peu prolongé dans une pièce à 8° seulement serait certainement pénible. Il n'y aura dans la chambre ni rideaux, ni tapis, ni meubles surabondants.

Les malades devront s'abstenir de tabac ou tout au moins si la privation complète est pour eux par trop forte, ne fumer qu'avec grande modération. Au point de vue du coït on doit recommander énergiquement une excessive modération. Les phtisiques sont très disposés aux excès sexuels. Beaucoup de malades, suivant l'expression de Bennett, défont en une nuit le progrès de plusieurs jours de traitement. Très souvent aussi des phtisiques célibataires feront, à peine améliorés, de beaux projets de mariage. Le médecin devra lutter contre ces projets. Ce n'est qu'après cinq et six ans de guérison apparente que le mariage peut être permis à un phtisique.

Les innombrables médications employées chez les phtisiques sont curatives ou palliatives, les unes essaient de s'attaquer à la lésion même ; les autres essaient simplement d'atténuer les symptômes les plus pénibles.

La révulsion mérite d'être placée au premier rang des moyens employés contre la tuberculose pulmonaire. Les applications régulières et répétées de pointes de feu faites une ou deux fois par semaine au niveau des points atteints tant en avant qu'en arrière ont une action puissante. Le soulagement est tel que les malades après avoir redouté ces applications au début, les réclament plus tard d'eux-mêmes. Pour les premières applications chez les malades pusillanimes, l'emploi d'un petit tampon chargé de chlorure de méthyle avec lequel on touche légèrement la peau aussitôt avant chaque pointe de feu atténuera beaucoup les douleurs. En avant les pointes de feu seront nombreuses mais très superficielles pour ne pas laisser de cicatrices.

A défaut de pointes de feu, des badigeonnages larges et répétés de teinture d'iode seront faits un jour en avant, un jour en arrière. La teinture d'iode devra être fraîche pour ne pas trop irriter la peau. Pour les larges badigeonnages il y a parfois avantage à se servir de teinture d'iode un peu attiédie. Mais souvent ces badigeonnages finissent par excorier la peau et deviennent alors bien plus douloureux que les pointes de feu.

Les vésicatoires trouveront rarement leur indication. On les emploiera parfois au moment des poussées congestives et des poussées pleurétiques. L'application de cautères permanents dans les régions sus-claviculaires ou les fosses sus-épineuses, moyen de révulsion très efficace, a l'inconvénient d'exiger des pansements quotidiens, de laisser d'énormes cicatrices.

Comme médicaments proprement dits M. Boulay ne reconnait quelque utilité qu'à l'arsenic, au chlorure de sodium, aux eaux sulfureuses, au phosphate de chaux, au tannin, à la créosote. A cette liste il convient certainement d'ajouter l'iodoforme.

L'*arsenic* ne devra être donné ni à hautes doses, ni d'une façon continue. Deux à quatre granules de Dioscoride par jour pendant une semaine sur deux suffisent. L'arsenic en effet agit surtout comme excitant de la nutrition. Il importe donc de ne pas provoquer par des doses trop fortes une irritation gastro-intestinale.

Le *chlorure de sodium* agit lui aussi comme excitant de la nutrition. Le meilleur moyen de l'administrer est le sel gris mis en abondance dans les aliments. Amédée Latour conseillait le lait d'une chèvre nourrie avec des herbes vertes auxquelles on ajoutait 30 grammes de sel par jour. Le lait des chèvres blanches serait particulièrement bien supporté. Amédée Latour conseillait aussi comme aliment aux phtisiques le cresson, riche en principes sulfureux et en chlorure de sodium, M. Potain prescrit assez fréquemment la solution suivante :

Chlorure de sodium	10 grammes
Bromure de sodium	5 —
Iodure de sodium	1 —
Eau distillée.	100 —

M.

Une cuillerée à café tous les matins dans une tasse de lait.

Les *eaux sulfureuses* transportées sont infiniment moins efficaces qu'à la source. De toutes les eaux sulfureuses les plus actives sont certainement les Eaux-Bonnes. Leur action congestive est puissante et leur emploi doit être extrêmement surveillé. Ces eaux sont contre-indiquées dans les formes congestives, éréthiques, hémoptoïques. Les eaux transportées elles-mêmes doivent au début être données à faible dose, une à deux cuillerées dans du lait tiède. Les eaux ou plutôt les inhalations d'Allevard conviennent au contraire dans les formes nerveuses et hémoptysiques de la phtisie. Si ces deux stations agissent par leur air pur, leur climat d'altitude en même temps que par leur eau, l'effet de celle-ci ne saurait être contesté.

Le *phosphate de chaux* est un des éléments indispensables à la crétification des tubercules. Le phosphate de chaux (phosphate tribasique) peut être simplement donné à dose de 1 à 2 grammes par jour, mêlé aux potages, aux purées de légumes. — Le pain, les légumes, tels que les pois, les lentilles, la farine de marrons, les haricots, aliments riches en phosphate constitue un mode indirect d'administration. Le lait phosphaté obtenu en ajoutant à la nourriture ordinaire d'une vache jusqu'à 60 grammes de phosphate de chaux par jour convient aussi parfaitemen: Ce lait renfermerait jusqu'à 3 grammes de phosphate de chaux par litre.

Le *tannin* dont le mode d'action est mal connu a donné à MM. Raymond et Arthaut de très bons résultats. Les doses doivent être de 2 à 4 grammes par jour. Elles seront données soit par pilules de 0 gr. 15, soit par cachets de 0 gr. 30, de préférence au moment du repas.

La *créosote* peut être donnée soit en ingestion, soit en inhalations, soit en injections sous-cutanées. En ingestion, c'est le vin créosoté qui est le moins irritant pour l'estomac. On adoptera la formule suivante de Bouchard et Grimbert:

Créosote de hêtre. . . . .   6 grammes
Cognac   125   —
Sirop de sucre.   400   —
Vin de malaga, qs. pour compléter un litre.

Une cuillerée à bouche renferme 0 gr. 12 centigrammes de créosote. Si l'estomac est tolérant, on peut porter la quantité de créosote à 13 gr. 50 par litre. Chaque cuillerée renferme alors 0 gr. 25 centigrammes. La cuillerée de vin créosoté doit être donnée coupée d'eau.

La méthode d'inhalation sous pression qui paraît la plus active (Tapret) exige malheureusement des appareils compliqués. Les inhalations faites en chauffant dans la chambre du malade des porolithes sur lesquels on a versé de 1 à 4 grammes de créosote en solution dans un mélange d'alcool et d'eau donneraient de bons résultats. L. H. Petit recommande de faire pendant ces inhalations de larges inspirations.

Un des dérivés de la créosote, le gaiacol, a donné de bons résultats particulièrement à MM. Picot, Weil et Diamantberger. Voici la formule de Weill :

    Huile stérilisée. . . . . 100 grammes
    Gaiacol 5   —

On injecte tous les jours deux à trois seringues de Pravaz de cette solution, soit 0 gr. 10 à 0 gr. 15 de gaiacol. Des doses plus fortes augmentent la congestion, la fièvre et peuvent amener des hémoptysies.

L'iodoforme est un des agents les plus puissants. Il réussit surtout dans les formes avec expectoration abondante et dans les formes hémoptoïques. Son grand inconvénient est de fatiguer l'estomac et de diminuer rapidement l'appétit. On aura soin de le donner au milieu des repas, d'en suspendre de temps en temps l'usage, de varier un peu les excipients. A 0 gr. 05 c. d'iodoforme on ajoutera par exemple q. s. d'excipient variable, baume de Tolu, goudron, extrait de gentiane, extrait de quinquina. La dose moyenne sera de deux à trois de ces pilules par jour. Une petite précaution utile est que le malade qui prend l'iodoforme évite de manger avec des couverts d'argent. Il suffit de toucher une pièce d'argent, après avoir touché un peu d'iodoforme, pour reconnaître aussitôt l'odeur nauséeuse alliacée qui se développe et qui est une des causes de l'inappétence.

L'iodoforme a été peu employée par la méthode hypodermique. La vaseline liquide iodoformée au dixième dont une seringue de Pravaz renferme 0 gr. 10 cent. d'iodoforme est ordinairement supportée sans trop de douleur.

La formule suivante due à M. Picot associe l'iodoforme au gaiacol :

    Huile stérilisée. . . . . 100 grammes.
    Gaiacol. 5   —
    Iodoforme 1   —

On injectera par jour de 2 à 3 centimètres cubes soit 0 gr. 10 à 0 gr. 15 de gaiacol, 0 gr. 02 à 0 gr. 03 d'iodoforme.

L'huile de foie de morue agit à la fois comme aliment et par les alcaloïdes spéciaux qu'elle renferme. Mais plus que l'iodoforme encore, elle exige une tolérance extrême des voies digestives. Cette tolérance est rare, surtout l'été. Pour que l'effet soit utile c'est par verres à Bordeaux et non par cuillerées que l'huile doit être administrée.

En dehors de ce traitement fondamental on rencontre au cours de la maladie bien d'autres indications : celles-ci peuvent être fournies par les symptômes les plus pénibles : toux, points de côté, abondance et fétidité de l'expectoration, palpitations, sueurs, fièvre, vomissements, anorexie absolue, diarrée, escharres. Elles peuvent être aussi fournies par des complications diverses, hémoptysies, pneumothorax, pyo-pneumothorax, enfin par les autres tuberculoses concomitantes.

Une règle générale domine le traitement de tous ces symptômes et complications. Il faut avant tout ménager l'estomac du phtisique. Tant qu'il reste un espoir de guérison on doit réduire au minimum l'emploi des médicaments, en particulier de la morphine et des opiacés.

Contre la *toux*, on prescrira les sirops de morphine, de codéine par cuillerées à café, la solution cyanhydrique du Codex (solution au centième) est un médicament très puissant à la dose de V à XV gouttes par jour. L'eau de laurier-cerise titrée au deux millième est vingt fois moins active. Les pilules renfermant chacune un centigramme d'extrait thébaïque et un centigramme de belladone, les gouttes de morphine (X à XX gouttes de la solution hypodermique ordinaire) prises à l'intérieur, la révulsion étaient très vantées par Peter. Mais surtout on insistera auprès du malade pour qu'il apprenne à discipliner sa toux, à la retenir toutes les fois qu'elle n'est pas forcée par une expectoration. Il y parviendra rapidement et cette pratique, qui est de règle dans les sanatoria, lui évitera bien des toussailleries inutiles et fatigantes.

S'il survient un *point de côté* on recherchera s'il est dû à une névralgie intercostale, à un foyer de pleurésie sèche, à un pneumothorax. Dans le premier cas, on emploiera les cataplasmes sinapisés, les mouches d'opium, les petits vésicatoires pansés avec une poudre renfermant par paquet un centigramme de morphine pour un gramme de poudre d'acide borique, rarement les injections de morphine au point douloureux. Dans le cas de pleurésie sèche on emploiera les larges badigeonnages avec un mélange à parties égales de teinture d'iode et de laudanum, les pointes de feu, les applications d'emplâtres de poix de Bourgogne occupant une large partie du côté et laissés en place jusqu'à cuisson assez vive. Dans le cas de pneumothorax le moyen qui en dehors de la morphine soulage souvent le mieux est l'application d'une serviette ou d'un bandage de diachylon modérément serré autour de la poitrine.

L'expectoration abondante et fétide sera combattue : 1° par la révulsion surtout au moyen de pointes de feu ; 2° par les inhalations de goudron, de térébenthine, de pétrole, mélangés de parties égales d'eau de menthe et inhalés dans l'inhalateur de Constantin Paul ; 3° par les fumigations d'eucalyptus ; 4° par l'usage interne du goudron, de la créosote et surtout de l'iodoforme. Les tisanes de bourgeons de sapin, de bouillon blanc ont été jadis très vantées. Les eaux sulfureuses à faibles doses (Eaux-Bonnes, eau d'Enghien) mêlées de lait tiède conviennent également. Mais on n'emploiera les médicaments internes qu'avec la réserve nécessaire pour ne pas fatiguer l'estomac.

Les *palpitations* souvent très pénibles seront améliorées par la révulsion, l'application des mouches d'opium sur le cœur, l'eau de laurier-cerise, le bromure donné de préférence avec addition de chlorure de sodium (Potain). Les malades éviteront les longues promenades, les fatigues. On sait d'ailleurs que le repos sur une chaise longue ou l'exercice très modéré à l'air conviennent mieux aux phtisiques que les exercices violents.

Les *sueurs nocturnes* sont souvent par leur abondance une cause d'épuisement considérable. Les lotions matin et soir avec de l'eau tiède d'abord, puis froide ensuite, additionnée largement de vinaigre aromatique ou d'eau de Cologne, les atténuent souvent beaucoup. Les granules d'atropine (un seul granule d'un *quart* de milligramme au début, deux ou quatre au plus la tolérance établie) suppriment assez bien les sueurs. La poudre d'agaric blanc en cachets de 0 gr. 25 cent. additionnés d'un cent. d'extrait d'opium (un à quatre cachets dans la nuit) a été vantée justement par Rayer. Mais on préférera l'emploi du tannin qui à son action contre les sueurs ajoute une action contre la maladie même. Le tannin serait donné d'après la méthode de MM. Raymond et Arthaut (voir page 508).

La *fièvre* est un des plus graves éléments du pronostic par l'inappétence et l'affaiblissement qu'elle entraîne. Il est facile de la couper momentanément, ou plutôt de faire disparaître l'hyperthermie par l'antipyrine (1 à 2 gr.), le sulfate de quinine (0 gr. 50 à 1 gr.). Mais ce résultat n'est que partiel, il laisse subsister l'inappétence; il est d'ailleurs obtenu par des moyens fort nuisibles à l'estomac. Le tannin sera particulièrement essayé dans le traitement de ces formes fébriles. Le séjour au grand air dans un repos complet, paraît aussi un des meilleurs moyens d'atténuer la fièvre. Plus que les autres, les formes fébriles indiqueront le déplacement dans un climat tempéré ou le repos à l'air soit possible, et surtout le séjour des sanatoria. Mais malgré tous ces moyens on ne doit pas se dissimuler leur extrême gravité.

Les *vomissements* surviennent surtout après les repas à l'occasion des quintes de toux. Ils diminueront donc, si le malade apprend à discipliner sa toux, s'il fait des repas moins abondants et plus nombreux, s'il évite tout effort après le repas. L'usage du champagne, de l'eau de seltz aux repas, de quelques alcooliques (kirsch, chartreuse), à la fin, a parfois son utilité. Il suffit de mentionner la glace, la potion de Riviere, et dans le cas de vomissements incoercibles d'insister sur l'importance de l'alimentation par la sonde.

Contre l'*anorexie* on supprimera d'abord tous les médicaments (iodoforme, créosote, huile de foie de morue) qui peuvent causer l'anorexie. On essayera d'abord l'arsenic, les gouttes de Baumé, les amers, l'alcool et la pepsine à la fin des repas. L'usage de certaines boissons (bière un peu amère, vin blanc léger au repas) a parfois une action stimulante. Jamais on ne demandera à l'avance au malade s'il veut manger tel ou tel aliment. Il refuserait presque toujours dégoûté à l'avance, alors qu'il accepte et mange l'aliment servi. Enfin dans les cas rebelles l'alimentation par la sonde constitue la plus précieuse des ressources.

La *diarrhée* peut être un phénomène de la période ultime due à la cachexie, à l'entérite tuberculeuse. On donnera alors des doses élevées d'opium (0 gr. 10 à 0 gr. 20 d'extrait thébaïque et de plus 2 à 10 gr. d'elixir parégorique). Les lavements laudanisés (XX gouttes de laudanum pour 300 gr. de décoction de ratanhia), les suppositoires à un centigramme de morphine sont également utiles. On emploiera également tous les autres moyens dont l'étude a été faite au chapitre des diarrhées (bismuth, talc, etc., etc.). Mais quand la diarrhée est un accident de la période de début on la combattra surtout par l'emploi de la viande crue, du phosphate de chaux à dose assez élevée (6 à 8 gr. par jour), du tannin, de l'iodoforme à faibles doses, par les boissons chaudes, par le choix des aliments. La glycérine neutre à dose de 30 à 60 grammes par jour serait d'après Bouchut utile contre la diarrhée. Ce moyen mérite d'être essayé, la glycérine étant utile en même temps au même titre que tous les corps gras.

Les *escharres* sont parfois un accident assez précoce chez les tuberculeux maigres. En dehors de soins minutieux de propreté, du matelas d'eau, on emploiera surtout les pansements à l'iodoforme mélangé de dix parties de sous-nitrate de bismuth.

Les *hémoptysies* sont d'ordinaire plus dramatiques et plus effrayantes que graves. Elles peuvent pourtant devenir dangereuses soit par leur répétition, soit par leur abondance. C'est au début de la tuberculose que s'observent surtout les hémoptysies à répétition. C'est à la période des cavernes que surviennent surtout les grandes hémoptysies.

Pour prévenir le retour d'hémoptysies peu abondantes on recommandera d'abord au malade d'éviter tout effort (coït, marche rapide, voitures cahoteuses, ascension). La fumée, les vapeurs irritantes sont souvent dangereuses. Chez ces malades, les eaux sulfureuses, l'arsenic, la suralimentation, les inhalations ne seront employées qu'avec de grandes précautions. Le climat sédatif de Pau réussira souvent mieux que le climat tonique du littoral méditerranéen. En dehors de ces précautions, les trois moyens particulièrement utiles seront les pointes de feu, l'iodoforme, le tannin.

Pour combattre une grande hémoptysie on commence par asseoir le malade, ouvrir largement la fenêtre, faire évacuer la chambre par toutes les personnes inutiles. On pratique sur les extrémités des affusions froides, on applique sur la poitrine le marteau de Mayor ou des ventouses sèches en quantité. On peut faire sucer au malade de petits fragments de glace. Un moyen ancien qui consiste à lui faire prendre quelques cuillerées à café de sel de cuisine n'est pas à dédaigner en attendant les autres médicaments.

Comme médicaments dans les hémoptysies souvent graves, c'est aux injections sous-cutanées d'ergotine (voir formulaire) qu'il faut avant tout s'adresser en faisant au besoin deux, trois, quatre injections. Les potions à l'ergotine, à l'eau de Rabel, au sirop de consoude, de ratanhia seraient beaucoup moins efficaces.

Si l'on échoue par tous ces moyens, le moyen héroïque est l'application de la ventouse Junod. Un point délicat de cette application est d'arrêter l'hémoptysie sans provoquer la syncope. A défaut de ventouse Junod on ferait des ligatures assez serrées pour arrêter la circulation veineuse au haut des bras et des cuisses.

TRAITEMENT DU PNEUMOTHORAX. — Dans le pneumothorax on emploiera pour soulager le point de côté un bandage légèrement compressif, une révulsion légère. Les injections de morphine ne sont pas moins utiles contre la dyspnée que contre le point de côté. En cas de dyspnée violente on aurait recours aux ventouses sèches, aux inhalations d'oxygène, au sirop d'éther, aux injections d'éther ou de caféine. Exceptionnellement la thoracentèse sera nécessaire. Le pneumothorax est une complication très pénible, mais son influence sur la marche de la tuberculose est plutôt favorable par la compression exercée. On a même été en Allemagne jusqu'à pratiquer aux tuberculeux des pneumothorax artificiels.

Le pneumothorax se complique parfois d'emphysème sous-cutané. Limité, cet emphysème ne réclame aucun traitement. S'il était très étendu, on pourrait, comme l'a fait dans un cas M. Pfender, faire superficiellement des mouchetures avec une lancette bien aseptique.

Le pyo-pneumothorax sera traité d'abord par une simple thoracentèse puis si le pus se reproduit par l'empyème.

Traitement de la phtisie laryngée. — Le traitement de la laryngite tuberculeuse comporte tout d'abord tous les moyens indiqués plus haut pour relever et soutenir l'état général. — Les cures thermales à Cauterets, au Mont-Dore, aux Eaux-Bonnes pourront avoir une grande utilité.

Les principales indications du traitement local peuvent être ainsi résumées d'après Gouguenheim. En cas de dysphagie, les badigeonnages vigoureux de l'arrière-gorge et de l'orifice supérieur du larynx avec la solution de cocaïne au dixième, donnent les meilleurs résultats. On peut aussi faire des pulvérisations avec la solution au vingtième. Contre les ulcérations superficielles, les meilleurs topiques locaux sont la solution de chlorate de potasse à 4 0/0 et l'acide lactique à 5 grammes pour 10 grammes d'eau. L'acide lactique détermine un spasme assez pénible. Contre les ulcérations profondes on essaiera les insufflations d'iodoforme et surtout les attouchements au naphtol camphré. La trachéotomie ne sera pas trop tardive surtout si les lésions thoraciques sont de peu d'importance. En effet, après la trachéotomie, le traitement local peut être plus énergique. On peut employer les topiques d'une façon plus profonde et plus sûre, les cautérisations au galvanocautère et modifier parfois les lésions de façon à permettre plus tard la suppression de la canule. La trachéotomie sauf le cas d'urgence absolue et de dyspnée extrême sera faite sous le chloroforme.

TRAITEMENT DES ENTÉRITES ET PÉRITONITES TUBERCULEUSES. — Le traitement de l'entérite tuberculeuse doit avoir pour premier but d'assurer la suralimentation malgré les coliques, et malgré la diarrhée. Les divers moyens qu'on peut essayer contre la diarrhée viennent d'être indiqués page 513. On y adjoindra les moyens ordinaires d'antisepsie intestinale. Le régime devra être étudié avec soin. Tantôt ce sera le lait, les œufs, la viande crue rapée, la poudre de viande, qui constituera l'aliment le mieux toléré par l'intestin. Le port d'une ceinture de flanelle, les badigeonnages répétés au collodion sont souvent utiles.

Dans le cas de péritonite tuberculeuse, la laparotomie simple suivie uniquement après l'évacuation du liquide d'un grand lavage à l'eau bouillie, ou à la solution boriquée a donné des résultats inespérés, et encore inexpliqués. L'amélioration immédiate est presque toujours très grande. Assez fréquemment l'amélioration est durable. Quand les lésions de péritonite tuberculeuse sont les lésions dominantes, quand le poumon n'est pas trop touché, la laparotomie est donc pleinement justifiée.

TUBERCULOSE CHEZ L'ENFANT. — La tuberculose est très fréquente chez l'enfant. Elle a presque toujours la forme généralisée et une marche aiguë. Alors même qu'elle se localise au poumon, elle prend ordinairement la forme aiguë de broncho-pneumonie et de pneumonie dite caséeuse. La forme chronique est assez rare au poumon, plus fréquente à l'intestin et au péritoine. La forme méningée est particulièrement fréquente.

Les formes chroniques seules laissent quelque prise à la thérapeutique. Là encore, l'hygiène constitue le fond du traitement. Le séjour au bord de la mer si utile contre les tuberculoses chirurgicales ne l'est pas moins contre les tuberculoses médicales, exception faite pour les manifestations méningées.

Cazin a souvent vu des lésions pulmonaires s'améliorer sous le rude climat de Berck. La suralimentation sera souvent difficile à faire accepter. L'usage des laits chlorurés, phosphatés rendra souvent de grands services. Enfin chez quelques enfants l'huile de foie de morue est merveilleusement tolérée et constituera une grande ressource.

CHAPITRE IX

Les pleurésies.

I. — **Les pleurésies séreuses.** — Résumé clinique : La pleurésie aiguë franche ; les pleurésies rhumatismales, les pleurésies purulentes, les pleurésies tuberculeuses et prétuberculeuses. Pleurésies diaphragmatiques. La mort subite dans la pleurésie.
Traitement : Début. Révulsion et émissions sanguines. Hygiène. Diurétiques. Purgatifs. Toniques. — Période d'état : Indications et technique de la thoracentèse.

II. — **Les pleurésies purulentes.** — Résumé clinique. — Indications de la thoracentèse, de la thoracentèse avec lavage de la plèvre. Indications et technique de l'empyème. Soins consécutifs à l'empyème.

III. — **La pleurésie chez l'enfant.**

I. — Les pleurésies séreuses.

La pleurésie franche aiguë à marche cyclique est devenue aujourd'hui bien rare. Au cours du rhumatisme on observe des pleurésies à marche rapide, à épanchement très mobile, à résolution facile. Mais si par la rapidité de leur évolution ces pleurésies se rapprochent de la pleurésie franche, elles n'en ont pas le début brusque, aigu, l'évolution régulière. Souvent elles restent latentes, souvent aussi l'épanchement est bilatéral. On peut même voir de véritables oscillations se produire entre les deux côtés et le liquide augmenter d'un côté tandis qu'il diminue de l'autre.

Bien plus souvent qu'autrefois on voit les épanchements au lieu de se résorber devenir purulents. On doit certes accuser avec M. Dieulafoy la constitution grippale infectieuse qui a régné dans ces dernières années de cette fréquence des pleurésies purulentes secondaires. Mais dans bien des cas on doit aussi en accuser la thoracentèse faite avec une asepsie insuffisante. On doit toujours soupçonner la transformation purulente de l'épanchement quand au bout d'une vingtaine de jours la résorption ou tout au moins une diminution considérable ne s'est pas produite, que le malade maigrit, qu'il a le teint terreux, quelques frissons. L'œdème de la paroi, les arborisations veineuses constituent des signes des plus importants. Une ponction exploratrice vient lever tous les doutes.

Une variété spéciale de pleurésie; la pleurésie diaphragmatique s'accompagne souvent d'une dyspnée considérable alors que par suite de la position du liquide on ne trouve qu'un peu de submatité et de diminution des vibrations vocales dans le cul-de-sac inférieur, quelques râles et des frottements pleuraux. Certains signes ont alors une grande valeur. La respiration très fréquente ne s'effectue plus que par la partie supérieure du thorax, le diaphragme étant immobilisé. La douzième côte est souvent abaissée. Tout le trajet du phrénique est douloureux à la pression. Un point spécial, le bouton diaphragmatique de Guéneau de Mussy existe à deux centimètres environ de la ligne blanche à la hauteur de la dixième côte. Un autre point existe entre les attaches du sternomastoïdien en avant du scalène antérieur. La pression sur le ventre est souvent très douloureuse en refoulant le diaphragme. Enfin dans les pleurésies droites le foie est abaissé et il y a fréquemment de l'ictère. Dans les pleurésies gauches Peter a signalé un ballonnement stomacal considérable. Tous ces signes sont utiles pour diagnostiquer ces pleurésies souvent méconnues.

En dehors de ces dangers d'évolution, transformation purulente et tuberculose, la pleurésie peut être dangereuse au cours même de la maladie par suffocation. Au début la dyspnée est souvent très considérable par suite du point de côté. Plus tard elle est loin d'être proportionnelle à l'épanchement. On voit des épanchements considérables n'entraîner aucune dyspnée; rester même assez latents pour permettre au malade de sortir, de ne pas s'aliter. On voit des épanchements moyens entraîner une dyspnée extrême. Mais tous les épanchements un peu considérables alors même qu'ils sont bien tolérés en apparence exposent à la mort subite par syncope. Cette mort subite peut survenir aussi bien quand l'épanchement siège à droite que quand il siège à gauche. On verra plus loin aux indications de la thoracentèse les signes qui permettent de reconnaître une certaine abondance de l'épanchement.

La fréquence des pleurésies tuberculeuses est devenue également considérable. Tantôt ces pleurésies surviennent au cours d'une tuberculose pulmonaire. L'épanchement est souvent peu abondant mais il est tenace, persistant. Quand il finit par se résorber, on constate presque toujours que la pleurésie a été suivie d'une aggravation notable de la tuberculose. — Tantôt ces pleurésies précèdent la tuberculose, elles en sont la première manifestation. Alors même que la guérison paraît complète on voit à bref délai éclater soit une seconde pleurésie, soit des signes de phtisie pulmonaire. Pour Landouzy même presque toutes les pleurésies quelle qu'ait été leur marche, si complète que semble leur guérison, sont tuberculeuses ou prétuberculeuses. Dans le traitement consécutif à la pleurésie le traitement de la convalescence, on ne saurait trop se souvenir de ce danger de tuberculose qui menace les anciens pleurétiques.

Traitement. — Au début de la pleurésie, la méthode des émissions sanguines a gardé d'ardents défenseurs. Peter, Hardy, attribuaient à l'abandon de cette pratique la gravité sans cesse croissante des pleurésies. L'application de six à huit ventouses scarifiées, d'une douzaine de sangsues sur le côté malade, non seulement calmerait le point de côté et la dyspnée qui en est la suite mais rendrait moins fréquentes la transformation purulente et la chronicité. Peter regarde même l'émission sanguine comme particulièrement indiquée chez les sujets débiles, anémiques plus particulièrement prédisposés aux pleurésies chroniques. Chez ces sujets affaiblis, on se contentera pourtant en général d'applications répétées de ventouses sèches et contre le point de côté d'un large cataplasme sinapisé. Très rarement l'intensité du point de côté nécessitera une injection de morphine faite loco dolente.

Pendant la période d'invasion qui se prolonge une huitaine de jours, le traitement est surtout hygiénique. Le côté sera recouvert d'une feuille de ouate et d'un taffetas imperméable. On se contentera de badigeonnages iodés, d'applications de ventouses sèches, etc. Comme médicaments internes, on emploiera surtout les diurétiques, car les purgatifs et les sudorifiques affaiblissent trop le malade. Comme diurétiques on donnera le lait additionné par litre de 30 grammes de sucre de lait, le lait additionné de chlorure de sodium, le café et surtout l'infusion de digitale (0 gr. 20 à 0 gr. 40 de feuilles). La digitale agit comme diurétique, tonique du cœur, et antithermique. Sans prescrire de purgatifs énergiques, on assurera la liberté du ventre par les eaux salines, l'eau-de-vie allemande à faibles doses. Les sudorifiques sont souvent nuisibles en exposant au refroidissement. On se contentera de la sudation locale provoquée par l'enveloppement ouaté.

Dès cette période, il est utile chez les sujets suspects de tuberculose de donner des toniques (café, quinquina, phosphate de chaux) et même de faibles doses d'iodoforme. Il est utile surtout de commencer l'alimentation. On choisira des aliments de digestion facile, les repas seront nombreux et peu abondants. Une alimentation très salée aurait même une influence particulièrement favorable sur la résolution du liquide (Gerhardt), on emploiera les cataplasmes sinapisés contre le point de côté. Le lait, le café, constitueront le fonds de l'alimentation. Le sulfate de quinine sera utile en cas d'hyperthermie; la caféine sera donnée en potion à dose de 0 gr. 50 à 1 gramme, surtout en cas de pleurésie gauche. C'est en un mot une période d'attente.

Au bout d'une huitaine de jours, à la période d'état, la fièvre est en général diminuée, le malade très soulagé. On exigera qu'il garde soigneusement le lit, et cela jusqu'à la résorption complète de l'épanchement pour éviter la syncope. On prendra contre le refroidissement des précautions minutieuses. Comme moyens locaux, il est encore trop tôt pour employer le vésicatoire. Les frictions sur le côté avec l'onguent mercuriel belladoné, seront tentées en surveillant la salivation. Mais chez les malades énergiques, les applications répétées de nombreuses pointes de feu faites tous les deux jours, tous les jours même donneront des résultats souvent inespérés. Au quinzième jour si on essaye le vésicatoire, on le fera appliquer large (10 cent. sur 15 au moins), très fortement camphré. Six heures d'application suffisent comme durée. Tout en évitant les refroidissements on assurera au malade un air aussi pur et aussi abondant que possible.

Thoracentèse. — Reste enfin la thoracentèse. La thoracentèse peut être indiquée : 1º dès les premiers jours de la pleurésie dans les épanchements très abondants, entraînant une dyspnée menaçant la vie ; 2º après les trois premières semaines quand la résorption ne se produit pas.

Pour la première indication comment évaluer l'abondance de l'épanchement. Le souffle, l'œgophonie, la broncho-œgophonie, la pectoriloquie aphone, la diminution des vibrations thoraciques ont peu d'importance (Monnet). Au contraire la matité dès qu'elle atteint en arrière l'épine de l'omoplate et tourne en avant pour se prolonger vers l'aisselle indique un grand épanchement.

Le déplacement du cœur, l'amplification du thorax, la matité de l'espace semi-lunaire et l'abaissement du foie ont une grande importance. Il faut y ajouter la tendance syncopale. Parmi les pleurétiques qui ont été emportés subitement par une syncope mortelle, quelques-uns ont eu la veille de leur mort des défaillances légères. Ce sont quelquefois ces menaces de syncope qui motivent le premier examen du malade, et le médecin constate l'existence d'un grand épanchement pleurétique, jusque-là ignoré. Malheureusement, ce signe prévient souvent trop tard.

Pour pratiquer la thoracentèse, M. Potain attend que le niveau du liquide atteigne la clavicule et que la déviation des organes soit révélée par les signes indiqués plus haut.

Pour M. Dieulafoy, lorsque la matité et l'absence des vibrations remontent jusqu'à l'épine de l'omoplate et que la submatité remplace en avant, à la région claviculaire, la tonalité élevée du son skodique ; lorsque le maximum du bruit systolique cardiaque siège au bord droit du sternum ou lorsque dans le cas d'un épanchement droit, on note l'abaissement du foie en même temps que la déviation du cœur, bien qu'à ce moment la cavité pleurale ne soit pas remplie au maximum, de tels signes chez l'adulte dénotent que l'épanchement atteint ou avoisine deux litres. Dès lors la thoracentèse est urgente et s'impose.

Monnet indique aussi la recherche du flot thoracique, procédé un peu complexe dont la technique ne peut être décrite ici. La dyspnée est souvent un guide infidèle et trompeur, et les malades peuvent mourir subitement alors qu'ils sont à peine dyspnéiques. La mort subite s'observe, fait inattendu, bien plus fréquemment dans les pleurésies droites que dans les pleurésies gauches.

La deuxième indication de la thoracentèse, la lenteur de résorption de l'épanchement est beaucoup moins absolue. Ce n'est qu'après la troisième semaine (Constantin Paul), après la fin de la période fébrile (Lancereaux), après avoir essayé tous les autres moyens et surtout les pointes de feu qu'on se décidera à pratiquer la ponction.

Au point de vue de la technique l'antisepsie doit être minutieuse (savonnage de la peau, flambage de l'aiguille ou du trocart, lavage de tout l'appareil avec la solution phéniquée forte, lavages répétés s'il a antérieurement servi à des ponctions purulentes). On choisira une aiguille ou un trocart très fin. Avant la ponction on s'assurera que l'appareil n'est pas bouché, que tous les ajutages fonctionnent bien.

Le lieu d'élection est le huitième espace intercostal sur le prolongement de l'angle de l'omoplate. Le trocart doit être poussé sur l'extrémité de l'index engagé dans l'espace intercostal, rasant plus tôt le bord supérieur de la côte inférieure. Le vide aura été fait dans l'appareil avant la ponction.

L'aspiration doit être très lente. On ne retirera jamais

1. Académie de médecine, séances d'avril 1803, discussion sur le traitement de la pleurésie.

qu'un litre sauf à recommencer le lendemain pour les épanchements par trop abondants. On suspend immédiatement l'aspiration si le malade a une toux très quinteuse, ressent un déchirement à l'intérieur de la poitrine. Proust pourtant retire toujours tout le liquide en une ponction et cette pratique à condition d'employer un trocart très fin ne lui a jamais donné d'accidents.

Après l'opération le malade doit se coucher sans parler, en évitant de tousser. Quelques toniques (Bordeaux, quinquina) sont utiles. Les pointes de feu chez les sujets énergiques seront utilement combinées avec la thoracentèse et appliquées dès le deuxième ou le troisième jour après la ponction.

II. — Les pleurésies purulentes.

Résumé clinique. — Les pleurésies purulentes offrent deux grandes variétés. Les unes, pleurésies à pneumocoques, sont relativement bénignes, elles guérissent facilement, souvent par la ponction simple (Netter), plus souvent encore par la ponction suivie d'un lavage antiseptique. Les autres pleurésies à staphylocoques et à streptocoques ne guérissent guère que par l'empyème. Pour que le diagnostic soit complet, on voit donc qu'après la ponction exploratrice, très bon moyen de faire reconnaître la présence du pus, l'examen bactériologique est fort utile pour décider du mode d'intervention.

Traitement. — Quand le renseignement bactériologique manque, faut-il essayer comme traitement la ponction simple ? Cet essai est justifié dans certaines formes, pleurésies modérément abondantes, pleurésies consécutives à une pneumonie, pleurésies des nourrices, pleurésies sans accidents infectieux graves. La ponction sera très utilement suivie d'un lavage de la plèvre à l'eau boriquée tiède, à la solution chloralée au centième, à la solution d'hyposulfite de soude au vingtième. Mais si le liquide se reproduit, c'est à l'empyème qu'il faut avoir recours. C'est à l'empyème qu'il faut recourir

1. *Société de thérapeutique.* Séance du 28 janvier 1891.

d'emblée, aussitôt après la ponction exploratrice dans les pleurésies abondantes et graves, M. Dujardin-Beaumetz a en particulier insisté sur les avantages de l'empyème précoce.

L'empyème doit être fait avec une antisepsie rigoureuse (asepsie de la peau, des instruments, des tubes de drainage, des mains de l'opérateur). L'incision portera dans le sixième ou le septième espace intercostal. En la faisant précéder immédiatement d'une ponction exploratrice, le tracé constitue pour le bistouri un guide excellent. L'incision aura six centimètres environ et son milieu correspondra en général à la ligne axillaire. Elle divisera la peau, le tissu graisseux sous-cutané, l'aponévrose superficielle, la couche musculaire, les muscles intercostaux en suivant toujours le bord supérieur de la septième ou huitième côte suivant l'espace. Toute déviation de l'incision vers le bord inférieur de la côte supérieure expose à la blessure de l'artère intercostale. La plèvre qu'on reconnaît à sa blancheur, à sa densité, à son aspect lisse est divisée sur une étendue de 3 cent. seulement de façon à avoir une plaie en entonnoir. Le pus s'échappe aussitôt. Quand l'écoulement s'arrête on place deux tubes à drainage du volume du doigt. Ces tubes seront assez résistants (caoutchouc durci, caoutchouc épais) pour ne pas se laisser aplatir par le resserrement des côtes. Exceptionnellement il sera nécessaire de réséquer un fragment de côte pour éviter cet aplatissement.

L'empyème se fait sans chloroforme. Un simple badigeonnage de la peau au chlorure de méthyle ou une pulvérisation d'éther suffisent à atténuer la douleur. On peut aussi employer les injections sous-cutanées avec une ou deux seringues de Pravaz de la solution de cocaïne au cinquantième, l'injection étant faite lentement en la disséminant sur tout le trajet de l'incision.

Après l'opération on fait un pansement épais à la gaze iodoformée ou salolée, au coton absorbant, à l'acide salicylique, au salol, à la ouate de tourbe. Sauf le premier jour ce pansement sera renouvelé toutes les vingt-quatre heures, seulement beaucoup plus rarement encore quand le liquide devient séreux et est peu abondant.

Sur l'utilité des lavages antiseptiques quatre opinions ont été soutenues : 1° pas de lavages, 2° un lavage unique, 3° lavages multiples, 4° lavages multiples mais seulement en cas d'indications spéciales, fétidité, mauvais écoulement du pus. A moins de ces indications spéciales, le lavage unique non répété paraît donner les résultats les plus favorables. Comme liquide de lavage on emploiera l'eau boriquée, la solution de chloral au centième, le sublimé au quatre millième, le chlorure de zinc à cinq pour mille, ces solutions seront tièdes et même un peu chaudes.

Le traitement des fistules qui peuvent persister après l'empyème (opérations d'Estlander, thoracoplastie) ne peut qu'être mentionné. La méthode de l'antisepsie rigoureuse, des pansements rares, du lavage unique, rendra d'ailleurs ces fistules moins fréquentes.

Pendant tout le cours de la cicatrisation il est important d'insister sur la nécessité des toniques, d'une bonne alimentation, de la distraction sans fatigue et surtout de l'air pur.

III. — Pleurésies chez l'enfant.

Chez l'enfant la pleurésie est très souvent purulente. C'est en particulier le cas presque constant pour les pleurésies qui surviennent avant quatre ans, qui sont consécutives à la rougeole, à la scarlatine, à la coqueluche. Toutes les fois qu'au bout de trois semaines, quatre semaines au plus, la résorption n'a pas eu lieu, on peut affirmer la purulence (Simon). Le diagnostic offre des difficultés spéciales. Souvent les épanchements sont enkystés, occupent la partie moyenne, le sommet même de la plèvre. La durée, la matité bien limitée, l'apnée, la voussure, la fièvre persistante sont les signes principaux qui différencient ces épanchements enkystés d'une pneumonie.

Dans la pleurésie de l'enfant, M. Simon au début recommande outre des précautions extrêmes contre le froid (ouate sur la poitrine et aux jambes), la révulsion par des cataplames sinapisés, puis après quelques jours par une série de petits vésicatoires camphrés de quatre centimètres seulement. Comme médicaments deux seulement paraissent utiles : 1º le calomel donné à dose de 0 gr. 10 à 0 gr. 05 tous les deux ou trois jours pour opérer une légère dérivation intestinale ; 2º la digitale à la dose de X à XX gouttes de teinture comme diurétique et antiphlogistique. Le lait chaud, les tisanes diurétiques constituent de bons adjuvants du traitement par la digitale.

Si l'épanchement persiste après quatre semaines, on fera la thoracentèse. Celle-ci suffit souvent, même en cas d'épanchement purulent. M. Simon, si le liquide est purulent, fait suivre la thoracentèse d'un lavage fait très lentement avec deux ou trois litres de solution boriquée tiède. M. Cadet de Gassicourt a souvent réussi en répétant deux et même trois fois les ponctions à cinq jours d'intervalle quand le liquide se reproduisait. Si la troisième ponction montre que le pus s'est reproduit en même quantité, on fait l'empyème. Le lieu d'élection pour l'empyème est à droite dans le sixième espace intercostal, à gauche dans le septième vers le milieu de l'espace, sur la ligne axillaire. Dans les pleurésies enkystées l'empyème comme la ponction devra souvent être fait dans les points les plus variés. Après l'empyème on fait un seul lavage avec une solution de sublimé à 1/4000 ou avec la solution boriquée chaude. On place deux drains et on n'applique que des pansements rares. La guérison sans fistule est la règle même après l'empyème.

FORMULAIRE DES MÉDICAMENTS USUELS ET ACTIFS

Acétate d'ammoniaque.

EMPLOI. — L'acétate d'ammoniaque s'emploie comme stimulant diffusible dans les infections à forme ataxo-adynamique (typhus, fièvre typhoïde, scarlatine, pneumonie, grippe, choléra), dans le stade algide des fièvres intermittentes, dans les troubles nerveux réflexes de l'aménorrhée.

DOSES. — La dose ordinaire *chez l'adulte* est de 4 à 8 grammes, mais Alquié a pu aller jusqu'à 30 et même 60 grammes par jour. On formulera :

      Julep gommeux. . . . .   120 grammes
      Acétate d'ammoniaque   8   —

Par cuillerées à bouche.

Chez l'enfant les doses seront réduites à 2 grammes (deux ans), 4 grammes (cinq ans (voir scarlatine page 53).

Acétanilide.

EMPLOI. — L'acétanilide, calmant puissant, mais assez dangereux sera réservée aux névralgies chez l'adulte.

DOSES. — La dose ne dépassera pas 2 grammes par jour en surveillant l'emploi, 0 gr. 25 par prise.

      Acétanilide. . . . .   2 grammes
      Elixir de Garus. 150   —

0 gr. 25 par cuillerée à bouche.

INTOLÉRANCE. — L'intolérance s'annonce par de la cyanose, de la congestion oculaire, de la dyspnée, des troubles cardiaques.

Acide chlorhydrique.

EMPLOI. — L'acide chlorhydrique dilué est un des médicaments les plus utiles dans les dyspepsies où son emploi a été longuement étudié.

DOSES. — On donne à chaque repas un verre, parfois deux et trois verres à liqueur de la solution.

        Acide chlorhydrique pur. . . . . . .   2 à 4 grammes
        Eau.   1000   —

Ou de la limonade chlorhydrique qui ne diffère de la solution que par l'addition du sirop de sucre.

SYMPTOMES D'INTOLÉRANCE. — Gastralgie, cuisson, haleine stomacale, goût acide de la bouche.

Acide cyanhydrique médicinal.

EMPLOI. — En dehors de certaines gastralgies intolérables, de la rage, des cancers très douloureux, on se défiera de l'emploi de cet acide, bien qu'il soit un bon calmant.

DOSES. — L'acide cyanhydrique médicinal est déjà une solution au dixième. Et cependant on n'en donnera à la fois que cinq gouttes au plus et moins même pour les premières doses. Le mieux est de diluer XX gouttes de la solution médicinale dans 100 grammes d'eau ou 120 grammes de potion et de prescrire la dilution par cuillerée à café d'abord, par cuillerée à bouche un peu plus tard.

INTOLÉRANCE. — L'acide cyanhydrique, poison du sang, agit d'une façon presque foudroyante. C'est donc sur le fractionnement des doses et non sur les symptômes d'intolérance qu'on comptera pour éviter tout danger.

Acide lactique.

EMPLOI. — L'acide lactique s'emploie surtout comme antiputride dans les diarrhées des jeunes enfants.

USAGES INTERNES. — En limonade lactique.

Acide lactique pur. . . . .   2 grammes.
Sirop de sucre.   100   —
Eau.   900   —

A prendre en 24 heures dans les diarrhées de l'adulte.

En potion.

Acide lactique pur. . . . .   2 grammes.
Julep gommeux   100   —

Par cuillerées à café; quatre à huit en 24 heures dans les diarrhées des jeunes enfants.

Usages externes. — La solution suivante dissout assez bien les fausses membranes diphtéritiques.

Acide lactique. . . . .   5 grammes.
Eau distillée.   25   —

Dans la tuberculose laryngée les attouchements avec l'acide lactique (5 gr. pour 10 gr. et même pour 5 gr. d'eau) sont d'un emploi fréquent. Ils déterminent un spasme très vif au début.

Acide phénique.

Emploi. — Son usage externe en solutions antiseptiques, en vaporisations phéniquées (voir diphtérie) ne peut être que rappelé. A l'intérieur l'acide phénique a été souvent donné dans toutes les infections pyohémiques.

Doses. — Des doses de 0 gr. 10 à 1 gramme par jour d'acide phénique très pur, cristallisé en neige sont bien supportées si le médicament est suffisamment dilué et suffisamment fractionné. Villemin prescrivait souvent :

Acide phénique. . . . .   0 gr. 25 à 1 gr.
Alcoolature d'aconit   1   —
Potion gommeuse. . . . .   125 —

Par cuillerées à bouche.

Le sirop phéniqué du Codex ne renferme que 1 gramme pour 1000.

En injections hypodermiques, l'acide phénique a été employé dans la tuberculose, la fièvre intermittente. Des injections de

0 gr. 05 (5 grammes de la solution au centième) par jour sont ordinairement bien tolérées.

INTOLÉRANCE. — Les jeunes enfants supportent très mal l'acide phénique. On se défiera également de son emploi en cas d'albuminurie.

La teinte vert olive des urines est presque toujours le premier signe d'intolérance. Viennent ensuite la céphalée, l'assoupissement, le collapsus, l'algidité.

Acide salicylique.

EMPLOI. — L'acide salicylique est un antiseptique énergique. Jaccoud l'emploie souvent comme antithermique et antiseptique dans les diverses maladies infectieuses. Dans le rhumatisme articulaire aigu on emploie surtout le salicylate de soude.

DOSES. — Les doses sont de 1 à 4 grammes par jour prises ordinairement dans une potion de Todd.

Extérieurement l'acide salicylique s'emploie en solution au centième pour lavages, injections. Le vinaigre de Pennès est une solution à 6 0/0 d'acide salicylique dans l'acide acétique et divers alcoolés aromatiques.

Acide sulfurique.

EMPLOI. — La limonade sulfurique est employée dans les fièvres hémorrhagiques, les purpuras, dans les diarrhées rebelles, dans les dyspepsies.

DOSES. — On formulera :

Acide sulfurique pur	1 à 2 grammes
Sirop de sucre.	100 —
Eau	900 —

Cette quantité sera prise dans les 24 heures en cas d'infection. Elle sera prise à doses fractionnées (1 à 2 verres à liqueur) au moment des repas dans les dyspepsies.

L'eau de Rabel composée d'une partie d'acide sulfurique pour 3 d'alcool est en réalité un mélange d'éther, d'alcool et d'acide. On prescrit souvent par jour dans les infections :

    Eau de Rabel . . . .   2 à 4 grammes
    Julep gommeux   150   —

Aconit. — Aconitine.

EMPLOI. — L'aconit est un très bon calmant dans les laryngites, les bronchites, les affections cardiaques douloureuses. Son utilité comme antiseptique interne dans les infections pyohémiques (érysipèle, variole, pleurésie purulente) paraît réelle.

L'aconitine — un des médicaments les plus toxiques et les plus dangereux qui existent — ne sera employée que dans les névralgies faciales très rebelles.

DOSES. — Les préparations d'aconit sont assez variables d'effet. On prescrira la teinture de racines d'aconit à doses de V à XXX gouttes par jour chez l'adulte. L'alcoolature de racines sera donnée à doses de IV à XX gouttes dans une potion de 125 grammes.

Les enfants supportent assez bien l'aconit, Jules Simon le donne dans la coqueluche et toutes les toux convulsives. On débutera par une dose quotidienne de II à IV gouttes d'alcoolature de racines et l'augmentation sera très progressive.

L'aconitine sera donnée par granules d'un quart de milligramme. On arrivera très progressivement chez l'adulte à quatre, six, huit granules. On n'emploiera jamais l'aconitine chez l'enfant.

SIGNES D'INTOLÉRANCE. — Les vertiges, l'engourdissement de la langue, la saveur poivrée de la bouche, les fourmillements et soubresauts des membres inférieurs, l'anxiété respiratoire, la dilatation pupillaire, les vomissements sont les principaux signes d'intolérance (voir grippe, érysipèle, névralgie faciale).

Agaric blanc.

EMPLOI ET DOSES. — La poudre d'agaric blanc s'emploie à doses de 0 gr. 25 à 1 gramme contre les sueurs des phtisiques. On la donnera simplement en cachets (un à quatre cachets de 0 gr. 25 cent.) (voir tuberculose).

CONTRE-INDICATION. — L'emploi de l'agaric sera évité en cas d'entérite et de diarrhée.

Alcool.

EMPLOI. — L'alcool constitue un stimulant des plus précieux dans tous les états adynamiques (grippe, pneumonie des vieillards, fièvre typhoïde, diphtérie, érysipèle). Dans toutes les affections aiguës des alcooliques, son emploi est indispensable.

On donnera le plus souvent l'alcool sous forme de vin de Malaga (15 0/0 d'alcool), de Banyuls (18 0/0), de Bordeaux (8 à 11 0/0). Le Champagne (9 à 11 0/0 d'alcool) est surtout utile en cas de tendance aux vomissements. Le thé au rhum, les grogs au cognac constitue un moyen des plus précieux dans les collapsus algides (impaludisme, choléra).

Voici la formule de la célèbre potion de Todd :

Eau-de-vie ou rhum.	40 grammes
Sirop simple	80 —
Teinture de cannelle.	5 —
Eau distillée . . . . . , ...	75 —

DOSES. — Les doses seront très variables. Dans les fièvres typhoïdes graves, Juhel Renoy va jusqu'à la dose énorme de 100 et 120 grammes d'alcool par jour. En général, les doses doivent être assez fractionnées et assez faibles pour éviter toute excitation, tout symptôme d'ivresse.

CONTRE-INDICATION. — On devra apporter quelque réserve à l'emploi de l'alcool dans les affections chroniques (tuberculose, diabète). L'usage thérapeutique conduit souvent à l'alcoolisme. Mais par contre, l'alcoolisme pourra être recherché au même titre que la morphinomanie dans certaines affections désespérées.

Aloès.

EMPLOI. — L'aloès, drastique énergique, produit une dérivation marquée sur le gros intestin. Il s'emploie surtout dans les congestions chroniques du foie. Il a quelque utilité comme emménagogue.

Doses. — L'extrait, la poudre se prescrivent à doses de 0 gr. 05 à 0 gr. 20, le plus souvent en pilules. Les célèbres pilules ante cibum renferment chacune 0 gr. 10 d'aloès, mêlé d'extrait de quinquina, de poudre de cannelle, de sirop d'absinthe.

Comme emménagogue, on peut associer l'aloès au safran et à l'extrait d'absinthe :

Aloès	0 gr. 05
Safran.	0 gr. 05
Extrait d'absinthe	0 gr. 10

Pour une pilule. Une à deux pilules par jour.

Contre-indication. — L'aloès sera évité en cas d'entérite, de typhlite, d'hémorrhoïdes. Son emploi prolongé est une cause presque fatale d'hémorrhoïdes.

Amandes.

Emploi. — Leur seul emploi est dans la fabrication des loochs, émulsion de 30 grammes d'amandes douces et 2 grammes d'amandes amères. Les loochs sont bien acceptés par les enfants, mais se conservent mal, l'été surtout. On ne joindra jamais aux loochs de sels de mercure.

Ammoniaque.

Emploi interne. — A l'intérieur l'ammoniaque trop caustique est rarement employé. On lui préfère l'acétate d'ammoniaque plus maniable. On l'a parfois donné à doses de V à XX gouttes dans une potion de 120 grammes contre l'enrouement, le spasme de la glotte. L'emploi de l'ammoniaque (XX gouttes dans une infusion chaude) est populaire contre l'ivresse.

Emploi externe. — A l'extérieur l'ammoniaque sert souvent comme rubéfiant. Le liniment ammoniacal du Codex renferme une partie d'ammoniaque pour 9 parties d'huile ; la pommade de Gondret, le baume Opodeldoch sont beaucoup plus énergiques, la première surtout. Les frictions à l'ammoniaque déterminent parfois sur les peaux délicates des érythèmes très intenses.

Anis.

EMPLOI. — L'anis s'emploie comme excitant dans les cas de tympanisme, de météorisme soit en infusion (2 gr. par tasse), soit en poudre (deux à quatre cachets de 0 gr. 50), soit simplement sous forme d'anisette.

Antimoine et antimoniaux.

EMPLOI. — Le vieil antimoine est bien déchu de sa splendeur passée. On n'emploie plus guère que l'émétique ou tartre stibié comme vomitif, plus rarement comme contro-stimulant (pneumonie), l'oxyde blanc d'antimoine et le kermès comme expectorants. Ces noms vulgaires des antimoniaux seront préférés aux noms chimiques extrêmement complexes.

DOSES. — L'*émétique* comme vomitif se donne chez l'adulte à dose de 0 gr. 05 à 0 gr. 10 dans un verre d'eau. On l'associe souvent à 1 ou 2 grammes de poudre d'ipéca.

Comme vomitif et purgatif l'émétique se donne à la même dose, mais dans un litre d'eau (émétique en lavage), ou de tisane (un verre toutes les demi heures).

Comme contro-stimulant, on donne l'émétique à doses faibles et fractionnées.

Tartre stibié.	0 gr. 10
Sirop diacode	30 gr.
Eau distillée.	120 gr.

Une cuillerée à bouche toutes les heures. De cette façon on peut arriver à faire prendre dans la journée, sans vomissements, 0 gr. 20, 0 gr. 30 d'émétique en 24 heures. Le malade boira le moins possible surtout pendant les premières heures.

Le *kermès* se donne comme expectorant à dose de 0 gr. 20 à 1 gramme par jour, soit en potion, soit en tablettes de 0 gr. 01.

L'*oxyde blanc d'antimoine* se donne en potion à dose de 1 à 4 grammes par jour.

INTOLÉRANCE. — Les enfants supportent très mal toutes les préparations d'antimoine. Les vieillards les supportent d'une façon irrégulière. Ces préparations seront donc employées uniquement chez l'adulte.

Le ralentissement du pouls, la sensation de faiblesse, la pâleur, l'hypothermie sont les principaux symptômes d'intolérance quand les antimoniaux sont donnés à doses fractionnées sans effet vomitif.

USAGE EXTERNE. — La pommade stibiée ou pommade d'Autenrieth (émétique 1 gr., axonge 3 gr.) est très irritante et détermine une éruption pustuleuse intense.

Antipyrine.

EMPLOI. — L'antipyrine ou analgésine a été employée dans un nombre énorme d'affections. Elle agit surtout sur l'élément douleur. Son emploi parait surtout devoir subsister dans la grippe, les névralgies, les migraines, les coliques menstruelles, les douleurs tabétiques, les coliques hépatiques et néphrétiques, la chorée, la fièvre tuberculeuse.

DOSES. — L'antipyrine se donne à doses de 1 à 6 grammes par jour. Sa solubilité permet de l'incorporer facilement à toutes les potions. En raison de sa saveur désagréable mieux vaudra la donner par cachets de 0 gr. 50 à 1 gramme. Huchard a bien montré que les doses moyennes d'antipyrine, réussissaient tout aussi bien que les doses fortes.

Chez l'enfant, Legroux donne à partir de huit ans, 3 grammes par jour en trois fois aux trois repas. C'est dans le sirop d'écorces d'oranges amères que les enfants acceptent le mieux l'antipyrine.

L'antipyrine sera souvent donnée en injections sous-cutanées. Ces injections sont peu douloureuses. Voici la formule la plus usuelle :

Eau distillée	6 grammes
Eau de laurier-cerise	2 —
Antipyrine	2 —

Chaque seringue de Pravaz renferme 0 gr. 25 d'antipyrine.

USAGE EXTERNE. — La poudre d'antipyrine, la solution d'antipyrine au dixième constituent un très bon hémostatique local (épistaxis, hémorrhagies gingivales, métrorrhagies par lésions du col).

INTOLÉRANCE. — L'antipyrine détermine assez souvent des bouffées de chaleur, des sueurs, une cuisson gastrique assez pénible, des douleurs lombaires.— Les rashs antipyriques sont assez fréquents mais sans gravité. Ces rashs s'observent surtout dans le cas de hautes doses longtemps continuées.

Antisepsie intestinale.

INDICATIONS ET PROCÉDÉS. — Dans toutes les maladies infectieuses aiguës, dans les dyspepsies, les entérites, les affections du rein, du cœur, du foie, du poumon même, l'antisepsie intestinale offre une réelle utilité. En dehors du régime (lait, végétaux, aliments frais sans toxines), des moyens d'éviter la stase des matières (purgatifs, lavements) on emploie surtout le naphtol β, le salicylate de bismuth, la résorcine, le bétol, le benzonaphtol, l'acide lactique. Les formules sont ordinairement complexes. Plusieurs ont été déjà données pages 234, 263, 274. En voici quelques autres.

1º Naphtol β . . . .⎫
   Salicylate de bismuth. . . . . ⎬ ãã 10 grammes
   Magnésie ou rhubarbe . . . .⎭

Pour trente cachets. 2 à 4 par jour (Dujardin-Beaumetz).

2º Salol. . . . .⎫
   Salicylate de bismuth. . . . . ⎬ ãã 10 grammes
   Bicarbonate de soude . . . .⎭

Pour trente cachets. 2 à 4 par jour. Dyspepsies avec diarrhée (Dujardin-Beaumetz).

3º Salol. . . . .⎫
   Benzonaphtol. . . . . ⎬ ãã 10 grammes
   Magnésie. . . . .⎭

Pour trente cachets. 2 à 4 par jour avant les repas. Dyspepsies avec constipation, Dujardin-Beaumetz.

4º Résorcine très pure. . . . . 1 gramme
   Eau. 200   —

Une grande cuillerée toutes les heures.

5° Benzonaphtol . . . .   10 grammes

En 20 cachets 2 à 8 cachets par jour. Ce médicament est le mieux toléré par l'estomac et le rein (Gilbert).

Apiol.

EMPLOI ET DOSES. — L'apiol s'emploie comme emménagogue en capsules de 0 gr. 10 à 0 gr. 20 cent. Une capsule matin et soir.

Apomorphine.

EMPLOI ET DOSES. — L'apomorphine est le seul vomitif qui puisse être administré en injection sous-cutanée. On formulera :

Chlorhydrate d'apomorphine. . . . .   0 gr. 05
Eau distillée. . . . .   5 —

Une seringue de Pravaz (un centig.) chez l'adulte, une demi seringue (cinq millig. chez la femme). Doses plus faibles encore chez l'enfant.

INTOLÉRANCE. — L'apomorphine ayant souvent déterminé des accidents de collapsus cardiaque sérieux ne doit être employé que dans les cas très graves ou un vomitif est absolument nécessaire, et où les troubles de la déglutition rendent impossible l'emploi des autres vomitifs (empoisonnement par la strychnine, empoisonnements volontaires avec refus de tout médicament).

Arenaria rubra.

EMPLOI ET DOSES. — La décoction d'arenaria rubra est à la fois diurétique et calmante. On prescrira pour un litre et demi d'eau 30 grammes de plante. Cette quantité d'eau sera réduite à un litre par l'ébullition.

Arsenic et arsenicaux.

EMPLOI. — Les arsenicaux ont une action puissante sur la nutrition. Leur utilité dans l'anémie, la leucémie, l'impaludisme chronique, le diabète, le rhumatisme chronique, l'arthritisme, l'impaludisme est réelle. Elle n'est pas moindre dans les formes torpides et non hémoptoïques de la tuberculose.

PRINCIPALES PRÉPARATIONS. — Les préparations arsenicales les plus employées sont :

1° Les granules de Dioscoride renfermant chacun un milligramme d'acide arsénieux ;

2° La liqueur de Fowler renfermant par gramme un centigramme d'acide arsénieux, soit un milligramme pour deux gouttes ;

3° La solution aqueuse d'arséniate de soude au deux millième.

Eau distillée.	100 gr.
Arséniate de soude.	0 gr. 05

Cette solution renferme 2 mil. 5 d'arséniate de soude par cuillerée à café, quantité qui équivaut à peu près à un milligramme d'acide arsénieux.

4° Les granules d'arséniate de fer à un milligramme prescrits surtout dans l'anémie, la chorée ;

5° Les granules d'arséniate de strychnine à un demi milligramme et un milligramme prescrits surtout dans la neurasthénie ;

6° Les *injections sous-cutanées* de solutions arsenicales sont très mal tolérées et très irritantes. L'étude des injections de liqueur de Fowler a été faite à propos de la leucémie ;

7° Les *bains arsenicaux* ont été vantés par Guéneau de Mussy dans le rhumatisme chronique. Voici leur formule :

Arséniate de soude	2 à 10 gr.
Gélatine	25 gr.

(Voir rhumatisme chronique).

8° Les *cigarettes arsenicales* prescrites par Trousseau dans l'asthme étaient faites en trempant une feuille de papier dans une solution au dixième d'arséniate de soude ;

9° Les principales eaux minérales arsenicales sont les eaux du Mont-Dore (un milligramme d'arséniate de soude par litre) et surtout de la Bourboule (dix milligrammes par litre).

DOSES. — Chez l'adulte, la dose maxima prise en une fois au

début sera de un milligramme d'acide arsénieux, soit un granule de Dioscoride, II gouttes de liqueur de Fowler, une cuillerée à café de la solution d'arséniate de soude au deux millième.

La dose maxima prise eu 24 heures ne dépassera pas 10 milligrammes d'acide arsénieux, 30 milligrammes d'arséniate de soude.

Chez *l'enfant* on débute à deux ans par un demi milligramme d'arséniate de soude pur au milieu du repas ; on ira peu à peu à un et même deux milligrammes d'arséniate de soude. M. Simon indique la formule suivante, commode pour le dosage et l'administration.

Eau distillée.	250 grammes.
Eau de mélisse	50 —
Arséniate de soude	0,05 centigrammes.

Une cuillerée à café renferme un milligramme d'arséniate de soude. La tolérance des enfants pour l'arsenic est relativement très grande.

Symptomes d'intolérance. — Comme premiers symptômes d'*intolérance* on observera des nausées, de la gastralgie, de la diarrhée, de la céphalée, de la congestion oculaire, de la toux sèche, des fourmillements des membres.

L'*accoutumance* s'établit assez vite pour l'arsenic (montagnards de Styrie). Cette accoutumance permettra d'arriver aux fortes doses nécessaires au traitement de la leucémie. La tolérance sera plus facile en variant souvent les préparations et les donnant aux repas.

Atropine.

Emploi et doses. — Le sulfate d'atropine s'emploie en granules d'un quart ou d'un demi milligramme contre les sueurs des phtisiques.]

Symptomes d'intolérance. — L'atropine est un médicament très actif. L'intolérance s'annonce par la dilatation pupillaire, la rougeur des yeux, la sécheresse de la gorge, les hallucinations. On rejètera complètement l'emploi des injections sous-cutanées d'atropine associée ou non à la morphine.

Azotate d'argent.

Emploi. — Son usage très vanté un moment dans la chorée, l'épilepsie est aujourd'hui bien restreint.

Doses. — Une à trois pilules de 0 gr. 01 par jour prises au moment des repas. Formuler simplement :

Nitrate d'argent . . . .   0 gr. 01
Mica panis . . . .   q. s.

Pour une pilule. Et éviter toute association d'autre médicament avec l'azotate d'argent.

Intolérance. — La gastralgie est rare, mais le nitrate d'argent longtemps continué détermine toujours une teinte bronzée indélébile des tissus.

Baumes.

Emploi et doses. — Sans donner ici la formule de tous les baumes, il suffit de rappeler les principaux et leur propriété :

1° Le *baume du commandeur* teinture balsamique qui constitue encore une bonne préparation dans le pansement des plaies atones ;

2° Le *baume de Fioraventi*, alcoolat balsamique légèrement excitant ;

3° Le *baume nerval*, pommade balsamique, légèrement excitante, employée dans les rhumatismes, les paralysies ;

4° Le *baume Opodeldoch*, à base d'ammoniaque excitant et rubéfiant.

Belladone.

Emploi. — La belladone s'emploie comme calmant dans les toux quinteuses et convulsives (coqueluche), l'épilepsie, l'hystérie, les cystalgies, les névralgies.

Doses. — Chez l'adulte, la poudre se donne à dose de 0 gr. 01 à 0 gr. 20 par jour, l'extrait à dose de 0 gr. 01 à 0 gr. 10, le sirop à dose de 10 à 40 grammes par jour.

Chez les enfants qui supportent assez bien la belladone, Simon donne la teinture aux doses suivantes, à 2 ans, III à V gouttes, à 3 ans, V à X gouttes, à 4, 5, 10 ans, XX, XXX et même XL gouttes. Ces doses sont fractionnées en quatre à six fois dans les 24 heures. A 2 ans, on peut donner deux cuillerées à café de sirop par jour.

FORMULES. — 1° Pilules.

Extrait de belladone . . . . } àà 0 gr. 01
Poudre de feuilles de belladone. . . . }

Pour une pilule. En faire vingt. Quatre à dix par jour en cas de cystite du col. Action laxative légère.

Extrait de belladone . . . . } àà 0 gr. 01
Extrait d'opium . . . . }

Pour une pilule. En faire vingt. Une à cinq par jour chez les tuberculeux à toux quinteuse et sueurs profuses.

2° Suppositoires.

Extrait de belladone. . . . . 0 gr. 02
Beurre de cacao . . . . q. s.

Pour un suppositoire. — Un à trois en cas de cystite du col, de fissure à l'anus.

3° Pommade.

Extrait de belladone. . . . . 4 grammes
Axonge benzoïnée 30   —

(Eviter de se porter les doigts aux yeux, après avoir manié cette pommade).

SIGNES D'INTOLÉRANCE. — La sécheresse de la gorge, les hallucinations, la rougeur des yeux et surtout la dilatation pupillaire indiquent l'intolérance (voir atropine). Les rashs scarlatiniformes ne sont pas très rares.

Benzonaphtol.

Voir antisepsie intestinale.

Benzoate de soude.

EMPLOI. — Le benzoate de soude s'emploie comme expectorant dans les bronchites surtout les bronchites fétides, comme antiseptique dans les affections vésicales.

Doses. — 0 gr. 50 à 2 gr. par jour dans une potion.

Borate de soude ou borax.

Emploi. — Le borate de soude a été donné comme antiseptique vésical, comme calmant dans l'épilepsie.

Doses. — 4 à 6 grammes par jour dans une potion simple. Extérieurement le borax est souvent employé en collutoire (4 gr. pour 30 gr. sp. de mures dans les stomatites et le muguet), en gargarismes (4 gr. pour 100 gr. d'infusion) dans les stomatites, les angines.

Bromure de camphre.

Emploi. — Le bromure de camphre s'emploie comme calmant (hystérie, épilepsie, nervosisme) comme anaphrodisiaque (érections de la blennorrhagie).

Doses. — Le bromure de camphre s'emploie par pilules de 0 gr. 10 cent. de une à dix pilules par jour.

Bromure de potassium, bromure alcalin.

Emploi. — Les bromures — dont l'usage allait il y a quelques années jusqu'à l'abus — s'emploient comme calmants dans l'hystérie, l'épilepsie, les crises neurasthéniques aiguës, la congestion cérébrale.

Doses. — *Chez l'adulte* le bromure de potassium se donne à dose de 2 à 10 grammes par jour associé soit à de l'eau (15 gr. KBr pour 250 gr. d'eau) soit à du sirop d'écorce d'oranges (15 gr. pour 300). Pour les fortes doses le mieux est de dissoudre simplement le bromure dans du lait.

Le bromure de sodium et d'ammonium se donnent comme le bromure de potassium. L'association des trois bromures fut un moment en vogue contre l'épilepsie.

Bromure de potassium . . . . ⎫	
» de sodium . . . . . ⎬ āā 10 à 20 grammes	
» d'ammonium . . . . ⎭	
Eau	300 —

Cette solution renferme de 1 gr. 5 à 2 grammes de chaque sel par cuillerée à bouche.

Le sirop de chloral bromuré sera ainsi formulé :

Sirop de chloral . . . .   100 gr.
Bromure de potassium . . . .   2 gr. 50

Chaque cuillerée renferme 1 gramme de chloral et 0 gr. 50 de bromure.

Chez l'enfant, M. Simon emploie les bromures dans toutes les affections avec irritation cérébrale. Il donne à six mois 0 gr. 10 à 0 gr. 20 de KBr immédiatement avant la prise du sein, du biberon ou d'une bouillie, 0 gr. 30 à un an, 1 gramme en deux fois à deux ans. Il diminue sitôt la détente nerveuse obtenue.

INTOLÉRANCE. — Les signes d'intolérance sont la faiblesse générale, la torpeur intellectuelle, l'anémie, la somnolence, la gastralgie, les éruptions cutanées acnéiques.

Café. — Caféine.

EMPLOI. — Le café est un tonique excitant des plus précieux ; son action diurétique est souvent utile. L'emploi de la caféine en injections sous-cutanées est classique dans toutes les affections avec collapsus cardiaque.

DOSES. — L'infusion forte de café torréfié s'emploie dans les céphalées, les fièvres intermittentes, la goutte, l'empoisonnement par l'opium et la morphine.

La macération de café vert (25 gr. macérés 12 h. dans 300 gr. d'eau) a été conseillée dans la coqueluche, les affections cardiaques.

La caféine se donne en pilules de 0 gr. 10 cent. de citrate de caféine (cinq à dix pilules par jour), en potion (0 gr. 50 à 1 gr. citrate ou benzoate de caféine) et surtout en injections sous-cutanées.

Benzoate de soude . . . . }
Caféine . . . . } ãã 1 gramme.
Eau distillée   3   —

Chaque seringue de Pravaz contient 0 gr. 30 de caféine (Dujardin-Beaumetz).

INTOLÉRANCE. — L'intolérance s'annonce par de l'agitation, de l'insomnie et en cas d'emploi de la caféine par des nausées et des vomissements.

Calomel.

EMPLOI. — Le calomel en raison de son action purgative et cholagogue est très employé dans les maladies du foie ; comme altérant il a été employé dans la syphilis, les péritonites chroniques ; enfin il est très utile comme vermifuge contre les ascarides.

DOSES. — Comme *purgatif* les doses sont de 0 gr. 50 à 1 gramme mélangé avec du miel ; comme *vermifuge* les doses sont de 0 gr. 10 à 0 gr. 30 cent. ordinairement en tablettes de 0 gr. 05 ou en biscuits ; comme *altérant* on donne 0 gr. 10 cent. par jour en pilules.

En *injections sous-cutanées* (syphilis) le calomel sera ainsi formulé :

Calomel à la vapeur . . . . 1 gr. 50
Huile de vaseline. . . . . 15 —

On fera d'abord une injection de 0 gr. 05 pour tâter la susceptibilité du malade. Plus de 8 à 10 jours plus tard on pourra atteindre 0 gr. 10. — Réaction locale souvent très vive même à la région fessière.

Chez l'enfant. — Simon indique comme doses 0 gr. 01 à 0 gr. 05 chez les enfants à la mamelle, 0 gr. 05 à 0 gr. 30 chez les enfants de deux ans.

INCOMPATIBILITÉS. — Les chlorures, l'eau de laurier-cerise et toutes les préparations renfermant de l'acide cyanhydrique, les divers acides, l'iode et les iodures transforment partiellement le calomel en composés solubles beaucoup plus toxiques. Chez l'enfant on doit défendre le bouillon et tous les aliments salés.

INTOLÉRANCE. — L'intolérance s'annonce par de la gastro-entérite et en cas d'emploi prolongé à faibles doses par la salivation.

Camphre.

EMPLOI. — Le camphre mérite d'être essayé comme calmant dans les diverses maladies nerveuses, comme antiseptique dans les infections ataxo-adynamiques. En cas de cystite cantharidienne et de priapisme il a sur la vessie une action calmante spéciale.

DOSES. — A l'intérieur on donnera par jour de 4 à 10 des pilules suivantes :

Camphre . . . . 0 gr. 10
Conserves de roses . . . . Q. S.

Pour une pilule.

En lavement on formulera :

Camphre . . . . 0 gr. 30
Jaune d'œuf . . . . n° 1
Eau . . . . 200 grammes

Le camphre a été souvent associé à l'extrait d'opium (àà 0 gr. 05 en particulier contre la dysménorrhée, les pollutions nocturnes.

INTOLÉRANCE. — Le camphre est un médicament très actif ; les doses devront toujours être fractionnées. L'intolérance s'annonce par des nausées, de la gastralgie, des bouffées de chaleur, des crampes et même des convulsions en cas de dose extrême.

Chez les jeunes enfants on évitera l'emploi interne du camphre.

Cascara sagrada.

EMPLOI ET DOSES. — L'extrait fluide s'emploie comme laxatif à doses de XX à XXX gouttes par jour en potion ou élixir. Utile surtout dans la constipation des hémorrhoïdaires.

Chloral.

EMPLOI. — Calmant et somnifère, le chloral s'emploie dans les affections nerveuses, les inf ctions à forme ataxique, l'éclampsie, l'empoisonnement par la strychnine, le tétanos. Le chloral peut comme somnifère être longtemps continué sans accoutumance.

DOSES CHEZ L'ADULTE. — Les doses chez l'adulte sont de 2 à 6 grammes par jour et plus encore dans le tétanos, l'éclampsie, l'empoisonnement strychnique. Cette dose est donnée en sirop (le sirop renferme 1 gr. par cuillerée à bouche) en potion, en lavement.

Lavement :

    Eau . . . .   250 grammes
    Jaune d'œuf . . . .   n° 1
    Chloral très pur . . . .   2 à 5   —

CHEZ L'ENFANT. — Le chloral sera évité chez les jeunes enfants. Chez les enfants ayant plus de sept ans on donnera de 1 à 2 grammes à doses très fractionnées.

USAGE EXTERNE. — La solution de chloral au centième est un excellent gargarisme calmant et antiseptique.

INTOLÉRANCE. — Les doses trop fortes déterminent souvent au début, de l'excitation, puis un sommeil lourd avec anesthésie cornéenne, respiration anxieuse, pouls irrégulier.

Le chloral détermine souvent des éruptions cutanées.

Chlorate de potasse.

EMPLOI. — Le chlorate de potasse doit être employé uniquement en gargarismes à 4 grammes 0/0. Son action est surtout efficace dans les stomatites mercurielles et membraneuses.

INTOLÉRANCE. — L'action toxique du chlorate de potasse sur le cœur doit faire abandonner son usage interne.

Chlorate de soude.

EMPLOI. — Brissaud a récemment préconisé le chlorate de soude dans le cancer de l'estomac. Ce sel est beaucoup moins toxique que le chlorate de potasse.

DOSES. — Les doses peuvent sans inconvénient atteindre

12 grammes et plus par jour. La dose de 4 grammes est la dose usuelle. Le chlorate de soude est très soluble et peut être simplement donné dans du lait. Saveur très désagréable.

Chloroforme.

EMPLOI. — L'eau chloroformée est employée comme médicament calmant dans les gastralgies, comme antiputride dans les dyspepsies avec fermentations. Le chloroforme a été également donné dans les infections ataxo-adynamiques, dans le choléra, dans la pneumonie.

DOSES. — Les doses de chloroforme ne doivent pas dépasser 2 grammes par jour. Le sirop de chloroforme renferme 0 gr. 20 par cuillerée à bouche. L'eau chloroformée renferme environ 1 gramme de chloroforme pour 100 grammes. Pour la donner, il faut la diluer d'une partie et même si la saveur paraît encore trop brûlante, de deux parties d'eau.

USAGE EXTERNE. — Le chloroforme en pommade à 10 et 20 0/0 est calmant et rubéfiant. Les applications de compresses légèrement humectées de chloroforme ont un effet encore plus énergique.

Chlorure d'éthyle.

EMPLOI. — Très bon anesthésique local; bien que légèrement inflammable il peut être employé pour l'application des pointes de feu en évitant seulement le contact direct du jet et du fer rougi.

Chlorure de méthyle.

EMPLOI. — Très bon anesthésique local, très utile dans les névralgies, les lumbagos et surtout la sciatique, le chlorure de méthyle s'emploie soit en stypage au moyen de tampons de coton hydrophile, soit en pulvérisations directes.

Quelques précautions sont nécessaires pour ces pulvérisations. Le jet doit être fin, dirigé obliquement et non perpendiculairement à la peau afin de ne creuser ni cupules, ni godets de dépression ; il doit être promené rapidement à la surface en changeant de place dès que la peau blanchit. La susceptibilité des malades étant assez variable, on observera toujours quelque réserve dans la première application.

Ciguë.

EMPLOI. — La ciguë ne s'emploie guère qu'en emplâtres et en pommades. Elle constitue un véritable spécifique dans les douleurs des cancers (cancer de l'estomac, cancers ulcérés).

DOSES. — L'emplâtre d'extrait de ciguë renferme trois parties d'extrait alcoolique pour une d'excipient (cire et résine). Les pommades sont ordinairement à 4 et 8 grammes d'extrait pour 30 grammes.

INTOLÉRANCE. — Même en usage externe, il n'est pas rare de voir, surtout dans le cas de cancer ulcéré, la ciguë déterminer des nausées, des vertiges, des troubles visuels, de l'embarras de la langue.

Coca. — Cocaïne.

EMPLOI. — Le coca sous forme de vin, de teinture est un très bon tonique, utile surtout dans les convalescences ; le coca réussit bien dans certaines dyspepsies.

La cocaïne est un précieux anesthésique local sur les muqueuses ou en injections hypodermiques. A l'intérieur elle s'emploie surtout dans les gastralgies.

DOSES. — *Coca.* — Les vins, les élixirs de coca se donnent par verres à liqueur après les repas. La teinture de coca se donne à doses de 2 à 4 grammes par jour dans du lait sucré chaud. On formule souvent :

> Teinture de coca . . . . } àà 50 grammes
> Teinture de kola . . . . }

Une cuillerée à café matin et soir.

L'infusion est faite avec 20 grammes de feuilles pour 300 gr. d'eau. Ses propriétés sont calmantes et toniques. En dehors de ses usages internes la décoction peut s'employer en gargarismes, en injections.

Cocaïne. — Pour l'anesthésie locale on doit employer la

solution à 1/50 (badigeonnages dans les angines, les pharyngites). Cette solution peut être donnée à doses de X à XX gouttes à la fois dans les gastralgies.

Pour les injections sous-cutanées on emploiera la solution au centième (névralgies).

Les pommades peuvent être faites au vingtième.

Dans les suppositoires on ne dépassera pas — l'absorption rectale paraissant très efficace pour la cocaïne — 0 gr. 05 par suppositoire (cystalgies, rectite).

INTOLÉRANCE. — L'intolérance s'annonce par des nausées, des vertiges, des sueurs froides, parfois du délire, mais surtout par les modifications du pouls, les lipothymies, les syncopes.

Codéïne.

EMPLOI. — La codéïne est de tous les alcaloïdes de l'opium un des moins toxiques. Elle est souvent prescrite chez l'enfant. C'est un calmant, un soporifique, mais en cas de douleurs son effet est beaucoup moindre que celui de la morphine et de l'opium. C'est un médicament très coûteux.

DOSES. — La codéïne n'a guère plus d'activité que l'extrait d'opium. Chez l'adulte, on peut donc en donner de 0 gr. 05 à 0 gr. 15.

Le sirop renferme 0 gr. 05 par cuillerée à bouche. Chez l'enfant on le prescrira toujours à doses de 5 à 15 grammes (0 gr. 01 à 0 gr. 03 de codéïne) dilué dans une potion de façon à en fractionner l'administration.

Colchique.

EMPLOI. — Le colchique est un véritable spécifique de l'attaque de goutte, un utile modificateur dans le cas de rhumatisme chronique. On a vu à l'étude de la goutte les précautions qu'exige son emploi.

DOSES. — Chez l'adulte on ne donnera à la fois jamais plus de 1 gramme de teinture, de 5 grammes de vin. On ne dépassera pas en 24 heures les doses de 4 grammes de teinture, de

10 grammes de vin. On doit appeler spécialement l'attention sur l'activité du vin de colchique, les vins médicinaux étant d'ordinaire peu énergiques, et prescrits à fortes doses.

Chez l'enfant, M. Simon commence par III gouttes de teinture, augmente d'une goutte par jour jusqu'à X gouttes, diminue ensuite graduellement pour suspendre le médicament pendant une dizaine de jours (rhumatisme chronique).

INTOLÉRANCE. — L'intolérance s'annonce par des nausées, des vomissements, de la diarrhée, des coliques. Mais parfois aussi le début de l'intoxication se fait par des accidents de défaillance cardiaque à marche rapide (fausses gouttes remontées).

Condurango.

EMPLOI. — Le condurango est un très bon calmant dans les gastralgies et surtout dans les gastralgies liées au cancer de l'estomac.

DOSES. — La poudre se donne en cachets à dose de 2 à 4 grammes par jour. La teinture alcoolique à 1/5 peut se prescrire à dose de 10 et 20 grammes dans une potion, dans du lait.

L'infusion (10 gr. pour 200) est un des meilleurs modes d'administration. L'infusion sera prolongée un quart d'heure. L'infusion se donne par cuillerées à bouche.

Copahu.

EMPLOI. — Le copahu s'emploie dans les blennorrhagies, parfois les bronchites chroniques.

DOSES. — Les doses sont de 1 à 20 grammes par jour, données :

1° en capsules de 0 gr. 50 environ ;

2° en opiat, souvent alors il est associé au cubèbe ;

Baume de copahu	
Cubèbe pulvérisé.	āā 30 grammes
Sous-nitrate de bismuth	
Essence de menthe.	q. s. pour aromatiser.

8 à 20 grammes par jour dans du pain azyme.

3° en pilules de 0 gr. 25 après solidification par la magnésie.

Copahu . . . . 10 grammes
Magnésie . . . . q. s.

Pour 40 pilules.

4° En lavement.

Copahu . . . . 10 grammes.
Laudanum. . . . . XX gouttes.
Jaune d'œuf. . . . . n° 1
Eau. . . . . 250 grammes.

INTOLÉRANCE. — Le copahu détermine toujours des éructations désagréables par leur odeur, des tiraillements d'estomac (fausse sensation de faim), un peu de diarrhée, quelques douleurs de reins. A doses trop fortes, il détermine souvent des érythèmes copahiques, et, complication plus grave, une irritation rénale allant jusqu'à la néphrite.

Créosote.

EMPLOI. — La créosote s'emploie dans les bronchites chroniques, la scrofule et surtout la tuberculose pulmonaire.

DOSES. — La dose de 0 gr. 30 par jour est insuffisante. On donne la créosote à l'intérieur sous quatre formes principales :

1° Vin créosoté :

Créosote. . . . . 6 grammes.
Rhum . . . . 250 —
Banyuls . . . . 850 —

0 gr. 10 par cuillerée à bouche.

2° Huile de foie de morue créosotée :

Créosote . . . . 1 à 2 grammes.
Huile de foie de morue . . . . 250 —

0 gr. 10 à 0 gr. 20 par cuillerée à bouche.

3° Pilules :

Créosote . . . . } AA 0 gr. 05
Iodoforme . . . .
Baume de Tolu. . . . . q. s.

Pour une pilule. Trois à six par jour.

4° En capsules de 0 gr. 10.

Mais quelle que soit la préparation, la créosote est mal supportée par l'estomac, détermine des gastralgies et une anorexie rapide. Aussi la méthode des injections sous-cutanées a-t-elle été accueillie au début avec une grande faveur.

Gimbert injectait tous les deux jours très lentement en mettant une demi-heure au moins à l'injection le mélange suivant :

> Huile d'olive stérilisée . . . . 14 grammes.
> Créosote de hêtre. . . . . 1 —

Burlureau a injecté par jour jusqu'à 5 grammes de créosote. Ces injections sont aujourd'hui moins en faveur. Elles sont assez bien tolérées localement, mais on les a vues produire de véritables embolies graisseuses.

L'emploi de suppositoires à 0 gr. 10 et 0 gr. 20 de créosote a été également essayé.

Cubèbe.

EMPLOI. — Le cubèbe s'emploie dans la blennorrhagie, parfois les bronchites chroniques. Il est mieux toléré par l'estomac que le santal et le copahu.

DOSES. — 5 à 15 grammes par jour, le plus souvent en poudre dans du pain azyme ou en bols de poudre additionnée d'un peu de sirop de sucre.

Le cubèbe est souvent associé au copahu (voir copahu).

Datura stramonium.

EMPLOI ET DOSES. — Le datura s'emploie surtout en fumigations contre l'asthme (1 gr. de feuilles sèches par cigarette de datura). Parfois on associe l'extrait à dose de 0 gr. 01 à 0 gr. 05 par jour aux préparations de belladone, de zinc, de valériane, données contre l'asthme, l'hystérie, l'épilepsie.

> Extrait de datura. . . . .)
>   — de belladone . . . . } ãã 0 gr. 01
>   — de jusquiame. . . . .)
> Oxyde de zinc . . . . 0 gr. 05

Pour une pilule. Une à quatre par jour.

Digitale. — Digitaline.

EMPLOI. — La digitale est le diurétique par excellence dans toutes les oliguries dues à une parésie cardiaque. C'est aussi le plus puissant des toniques du cœur. La digitale a été aussi employée comme antithermique dans la fièvre typhoïde, la pneumonie.

DOSES. — La poudre de feuilles de digitale se donne à doses de 0 gr. 20, à 0 gr. 40, soit en nature, soit en macération soigneusement filtrée, soit en infusion. La macération à l'action diurétique la plus énergique.

La teinture de digitale se donne à la dose de 1 à 4 grammes en potion.

L'extrait de digitale se donne en pilules à dose de 0 gr. 10 à 0 gr. 40.

La digitaline cristallisée, un des médicaments les plus actifs ne peut se donner que par granules de un quart de milligramme. Huchard emploie souvent la solution au millième.

INTOLÉRANCE. — L'absorption de la digitale est lente, mais son élimination est également lente. Aussi peut-on débuter par des doses assez fortes, mais ces doses doivent-elles être décroissantes pour éviter l'accumulation (voir asystolie).

L'intolérance s'annonce par les nausées, les vomissements verdâtres, le ralentissement et l'irrégularité du pouls, parfois à très fortes doses l'accélération, les sueurs froides, la stupeur, les lipothymies.

Douce amère.

EMPLOI ET DOSES. — La tisane de douce amère (25 gr. 0/00 en infusion) constitue chez les arthritiques, les eczémateux, un dépuratif de quelque valeur.

Drosera rotundifolia.

EMPLOI ET DOSES. — La teinture a été donnée dans la coqueluche à doses de V à XXX gouttes.

Eau-de-vie allemande.

EMPLOI. — L'eau-de-vie allemande (teinture de jalap, de turbith et de scammonée) est un purgatif très énergique employé surtout chez les cardiaques, les brightiques.

DOSES. — Des doses de 5 à 10 grammes sont ordinairement suffisantes. La dose de 20 grammes est une dose forte. On formulera souvent pour masquer la saveur un peu forte de l'eau-de-vie.

Eau-de-vie allemande. . . . . }
Sirop de nerprun. . . . . } āā 10 grammes

A prendre dans du café noir.

Eau hémostatique de Pagliari.

EMPLOI ET DOSES. — Cette eau composée de benjoin (25 gr.), d'alun (50 gr.), d'eau 500 grammes s'emploie comme hémostatique surtout extérieurement. Intérieurement on l'a parfois donnée par cuillerées à dose de 50 à 100 grammes par jour dans les hémoptysies, les infections à forme hémorrhagique. On la donnera diluée dans une assez grande quantité de lait.

Eau hémostatique de Léchelle.

EMPLOI ET DOSES. — Cette eau composée de plantes aromatiques multiples se donnera comme la précédente à doses de 50 à 100 grammes par jour.

Ergot de seigle, ergotine, ergotinine.

EMPLOI. — L'ergot de seigle en dehors de son emploi dans l'inertie utérine après l'accouchement a été préconisé dans la fièvre typhoïde, les myélites.

L'ergotine — extrait aqueux et non alcaloïde du seigle ergoté — s'emploie dans toutes les hémorrhagies internes, les fibromes utérins. On l'a préconisée dans le diabète, l'incontinence d'urine. Dans les métrorrhagies graves on a pu atteindre les doses de 6 et 8 grammes.

L'ergotinine véritable alcaloïde extrêmement actif, a été surtout préconisée dans les néphrites.

Doses. — *Ergot de seigle.* — L'ergot de seigle se donne à doses de 0 gr. 50 à 2 grammes par jour par cachets de 0 gr. 50 cent. ou simplement par paquets de 0 gr. 50 qu'on délaye dans l'eau.

Ergotine. — L'ergotine se donne à doses de 0 gr. 10 à 2 gr. par jour en pilules ou en potion, à dose de 0 gr. 10 à 1 gramme en injection sous-cutanée.

1° Pilules.

Ergotine.	2 grammes
Réglisse pulvérisée	q. s.

Diviser en dix pilules (0 gr. 20 cent. d'ergotine par pilule) (Bonjean).

2° Potion.

Ergotine.	1 à 2 grammes	
Sirop de fleurs d'oranger.	80	—
Eau	100	—

Par cuillerées dans les 24 heures.

3° Injection sous-cutanée.

Ergotine	2 grammes	
Eau	18	—
Glycérine.	2	—

Chaque seringue de Pravaz renferme 0 gr. 10 d'ergotine. Cette proportion peut être doublée. On fera les injections le plus près possible de l'organe siège de l'hémorrhagie.

4° Lavement.

Ergotine	4 grammes.	
Eau.	300	— (Bonjean).

Hémorrhagies des hémorrhoïdes, du cancer du rectum, de l'intestin.

5° Injection vaginale.

Ergotine.	4 grammes.	
Eau.	125	— (Bonjean).

Ergotinine. — Les doses sont toutes différentes de celles de l'ergotine et ne doivent pas dépasser 0 gr. 005. On débutera par un demi-milligramme. On la donne en sirop renfermant 1 milligramme par cuillerée et surtout en injections sous-cutanées.

Ergotinine	0 gr. 01
Acide lactique	0 — 02
Eau de laurier-cerise.	10 — (Tanret)

Un milligramme par seringue de Pravaz ; débuter par un quart ou une demi-seringue.

INTOLÉRANCE. — Les doses trop fortes déterminent des nausées, des vomissements avec soif, sécheresse de la gorge, engourdissement des membres, dilatation pupillaire. L'éther est un excellent contre-poison.

Les doses trop longtemps continuées, l'usage du pain fait avec du seigle attaqué par l'ergot déterminent un empoisonnement chronique qui peut revêtir deux formes : l'ergotisme convulsif avec accidents nerveux, l'ergotisme gangréneux avec accidents de gangrène des extrémités assez analogues à l'asphyxie locale et à la gangrène sénile.

Éther acétique.

EMPLOI. — Employé à l'extérieur en inhalations ou plutôt en olfaction (syncope) et en frictions.

Éther sulfurique.

EMPLOI. — Excellent stimulant diffusible l'éther est très utile dans les syncopes, les spasmes viscéraux, les crises nerveuses.

DOSES. — *A l'intérieur* l'éther se donne : 1° à doses de X à XL gouttes sur du sucre, dans de l'eau sucrée ;

2° Par cuillerées à bouche de sirop d'éther renfermant chacune 1 gramme d'éther environ ;

3° En perles d'éther ;

4° Sous forme de liqueur d'Hoffmann, 2 à 6 grammes dans une potion. La liqueur d'Hoffmann est ainsi constituée :

Ether . . . . }
Alcool à 85° . . . . } PE

A l'extérieur l'éther s'emploie en frictions, légères inhalations (des inhalations longtemps continuées endormiraient comme les inhalations de chloroforme).

En *injections sous-cutanées* l'éther a une action stimulante puissante. Ces injections déterminent une douleur et une inflammation assez vive. On doit les faire profondément et ne pas abuser de leur emploi.

Eucalyptus. — Eucalyptol.

EMPLOI. — L'eucalyptus astringent et antiputride a été employé sous forme d'alcoolature dans la malaria, de fumigations dans la diphtérie, de lotions, d'injections.

L'eucalyptol ou essence d'eucalyptus a été donné dans la bronchite, l'asthme, la fièvre typhoïde, la tuberculose.

DOSES. — L'alcoolature d'eucalyptus se donne à doses de 2 à 6 grammes en potion.

L'eucalyptol se donne en capsules de 0 gr. 20 cent. par jour (3 à 5 par jour) parfois en lavement de 1 à 2 grammes émulsionné par un jaune d'œuf.

INTOLÉRANCE. — L'eucalyptus et plus rarement l'eucalyptol peuvent déterminer de l'intolérance digestive.

Exalgine.

EMPLOI. — L'exalgine a été employée comme analgésique (névralgies, rhumatisme).

DOSES. — L'exalgine se donne par cachets de 0 gr. 25 ; deux cachets suffisent ordinairement.

L'exalgine peut se donner en potion alcoolique (Dujardin-Beaumetz).

Potion de Todd . . . . 125 grammes
Exalgine   2   —

Une à trois cuillerées à bouche en 24 heures.

Fer et ferrugineux.

EMPLOI. — Le fer est le spécifique de la chlorose et de l'anémie. Mais on l'évitera dans les anémies par alimentation insuffisante, par empoisonnement, par tuberculose, par cancer. Dans la cachexie palustre, dans le diabète, le fer peut être utile.

PRINCIPALES PRÉPARATIONS. — Trousseau conseillait de débuter toujours par les préparations insolubles. Le fer doit être donné à doses faibles longtemps continuées (voir maladies du sang).

PRÉPARATIONS INSOLUBLES. — Le *fer réduit* se donne à doses de 0 gr. 05 à 0 gr. 20 en poudre ou pilules.

L'arséniate de fer se donne en granules de 0 gr. 01.

Le carbonate de fer se donne surtout en pilules de Vallet (2 à 4 par jour).

L'iodure de fer très altérable se donne surtout en sirop (deux à quatre cuillerées renfermant chacune 0 gr. 10 cent. par jour.)

PRÉPARATIONS SOLUBLES. — Le perchlorure de fer se donne à dose de X à XX gouttes dans de l'eau sucrée.

Le tartrate ferricopotassique se donne en pilules de 0 gr. 10, en sirop renfermant 0 gr. 50, par cuillerées à bouche.

Le protoxalate de fer se donne en paquets de 0 gr. 20 au repas.

Le citrate de fer ammoniacal se donne en sirop (0 gr. 50 par cuillerée).

Le lactate de fer se donne en pastilles (0 gr. 05 par pastille).

INTOLÉRANCE. — Les troubles gastriques seront évités en donnant le fer à faibles doses et aux repas. En cas de constipation on associerait le fer à l'extrait de belladone, à la poudre de rhubarbe, on donnerait le citrate de fer ammoniacal. La congestion que produisent parfois les ferrugineux s'annonce par de la douleur de tête, de la somnolence, des épistaxis, des ménorrhagies.

Fougère mâle.

EMPLOI ET DOSES. — Anthelmintique, la fougère mâle se donne contre le tœnia en capsules renfermant chacune 0 gr. 50 d'extrait éthéré de fougère mâle, 16 capsules sont données, 8 le soir, 8 le lendemain matin.

Créquy ajoute à ces capsules 0 gr. 05 de calomel par capsule.

Gaïacol.

EMPLOI. — Le gaïacol, principe actif de la créosote a été préconisé comme celle-ci dans les bronchites chroniques et surtout la phtisie pulmonaire.

DOSES. — A l'intérieur, 0 gr. 10 à 0 gr. 50 par jour :
Soit en pilules de 0 gr. 05 chaque ;
Soit en solution alcoolique.

Gaïacol.	1 gramme.
Rhum	30 —
Eau distillée	120 —

Par cuillerées à café étendues d'un peu d'eau, huit à dix cuillerées à café par jour.

Le gaïacol a été aussi employé en badigeonnages sur la poitrine (2 à 3 gr.) et surtout en injections hypodermiques.

Galega.

EMPLOI ET DOSES. — Le galega augmente la sécrétion lactée sans diminuer la richesse du lait (Caron de la Carrière). On donne par jour 1 à 3 grammes d'extrait aqueux par doses fractionnées dans du vin d'Espagne ou du sirop d'écorces d'oranges.

Gentiane.

EMPLOI ET DOSES. — Tonique amer, la gentiane s'emploie :
1° En tisane (10 gr. pour 1000) ;
2° En extrait, 0 gr. 05 à 0 gr. 10 ; l'extrait se donne en pilules et est ordinairement associé à d'autres médicaments fer, belladone, arsenic ;

PLICQUE   30

3° En vin, 20 à 100 grammes par jour. Le vin un peu irritant sera donné à la fin du repas.

Glycérine.

EMPLOI. — La glycérine a été employée à l'intérieur comme édulcorant chez les diabétiques. Bouchut la donnait dans la diarrhée des phtisiques. On donne assez fréquemment la glycérine créosotée.

La glycérine sert souvent de véhicule pour les injections hypodermiques. Les lavements additionnés de deux cuillerées de glycérine constituent un bon laxatif. La glycérine est enfin très employée comme topique local (métrite; glycérolés divers dans les affections cutanées).

DOSES. — A l'intérieur, la glycérine se donne à dose de 20 à 40 grammes par jour dans de l'eau ou du lait. On formulera glycérine neutre.

Voici la formule de la glycérine créosotée (Catillon) :

Glycérine pure et neutre . . . . 150 grammes
Créosote . . . . 2 —

Une à trois cuillerées (0 gr. 20 à 0 gr. 60 de créosote) par jour.

Goudron.

EMPLOI ET DOSES. — A l'intérieur, le goudron se donne dans les bronchites chroniques, les cystites sous forme d'eau de goudron, de sirop, de capsules. Il est souvent mal toléré par l'estomac. Les fumigations de goudron constituent un bon moyen dans l'asthme, les bronchites.

Hémoglobine.

EMPLOI ET DOSES. — L'hémoglobine, combinaison de fer et d'albumine s'emploie surtout dans les anémies. On donne soit le sirop renfermant par cuillerée à bouche 2 gr. 50 d'hémoglobine (deux cuillerées par jour) soit le vin renfermant par verre à Bordeaux 3 grammes d'hémoglobine (un verre à près les deux principaux repas) soit les dragées renfermant environ 0 gr. 20 d'hémoglobine (8 à 10 par jour).

Huile de foie de morue.

EMPLOI. — L'huile de foie de morue est très utile contre la scrofule et la tuberculose. Elle agit peut-être surtout par les ptomaïnes qu'elle renferme (Tapret). Aussi doit-on préférer l'huile blonde moins purifiée.

DOSES. — Les doses doivent être aussi fortes que l'estomac le supportera. C'est par verres que Darenberg recommande l'huile de foie de morue. Le malade boira d'un trait et se lavera ensuite la bouche avec un peu de rhum ou de jus d'orange.

ASSOCIATIONS. — L'huile de foie de morue créosotée renferme par cuillerée à bouche de 0 gr. 10 à 0 gr. 20 de créosote.

Huile de foie de morue.	800 grammes.
Créosote.	2 à 4 —

L'huile de foie de morue iodée (Weber) renferme par cuillerée à bouche environ (0 gr. 015 milligrammes d'iode. Une à quatre cuillerées par jour.

Iode	1 gramme.
Chloroforme	2 —
Huile de foie de morue	999 —

INTOLÉRANCE. — En cas de renvois trop pénibles d'anorexie, de dyspepsie, on doit renoncer à l'huile de foie de morue. La glycérine, les graisses de bonne qualité, le beurre peuvent jusqu'à un certain point la suppléer.

Huile de ricin.

EMPLOI ET DOSES. — L'huile de ricin se donne comme laxatif à dose de 10 grammes, comme purgatif à dose de 30 à 40 grammes. Le café noir, le jus d'orange masquent assez bien son goût. Les capsules renfermant chacune 3 grammes environ d'huile sont volumineuses et quelques malades les avalent difficilement.

Lavement.

Huile de ricin.	40 à 60 grammes.
Jaune d'œuf	n° I
Décoction de guimauve.	250 grammes.

Hypnone.

EMPLOI. — Narcotique puissant mais assez dangereux, doit être absolument évité chez les cardiaques.

DOSES. — IV à VI gouttes (0 gr. 10 à 0 gr. 15) dans de la tisane de tilleul.

En perles de 0 gr. 05 ou de 0 gr. 10 deux ou quatre perles dans la nuit. La dose de 0 gr. 50 peut déterminer des accidents d'intoxication.

Hypophosphites.

EMPLOI. — Les hypophosphites de chaux, de soude ont eu après les travaux de Churchill une grande vogue contre la phthisie.

DOSES. — 0 gr. 50 à 2 grammes par jour.

    Hypophosphite de chaux. . . . .   2 grammes.
    Sirop simple.   200   —

Une à trois cuillerées (0 gr. 25 à 0 gr. 75 par jour) dans une tisane quelconque.

    Hypophosphite de soude. . . . .   5 grammes.
    Sirop defleurs d'oranger   50   —
    Sirop simple.   850   —

Une à trois cuillerées par jour.

Iode.

EMPLOI. — L'iode est un modificateur puissant employé dans la scrofule, les goitres, le rhumatisme chronique, l'obésité.

DOSES. — La teinture d'iode (solution alcoolique au douzième) a été donnée à dose de IV à V gouttes par repas dans les vomissements incoercibles, à dose de X à XL gouttes et plus et par jour en augmentant progressivement dans le rhumatisme chronique (Lasègue). On doit la donner à la fin du repas diluée dans un vin alcoolique (Banyuls, Malaga).

L'iode se donne aussi à doses de 0 gr. 01 à 0 gr. 10 sous forme : 1º de sirop de raifort iodé renfermant par cuillerée 0 gr. 02 d'iode ;

2º De sirop iodotannique (Guilliermond) ;

Iode.	2 grammes.
Extrait de ratanhia	8. —
Eau et sucre q. s. pour 1000 gr. sirop.	

Ce sirop d'une très belle couleur rouge, d'un goût peu métallique renferme 0 gr. 04 d'iode par cuillerée.

3º De vin iodé.

Iode.	1 gramme.
Iodure de potassium.	q. s.
Vin de Banyuls	1000 —

Un verre à liqueur de 30 grammes renferme 0 gr. 03 d'iode.

INTOLÉRANCE. — Les doses trop élevées d'iode déterminent des accidents de gastro-entérite. Le meilleur contre-poison est l'amidon.

L'emploi trop prolongé de doses moyennes peut amener de l'amaigrissement, de la faiblesse (cachexie iodique). Chez la femme on observe presque toujours une diminution considérable du volume des seins.

Iodoforme.

EMPLOI. — L'iodoforme en dehors de ses applications locales dans le chancre mou, les abcès froids, les ulcérations scrofuleuses s'emploie à l'intérieur contre la scrofule et la phtisie pulmonaire.

DOSES. — Des doses de 0 gr. 20 par jour sont parfaitement suffisantes. L'iodoforme sera fractionné par pilules de 0 gr. 05.

On l'associe souvent à la créosote (voir créosote).

Les *suppositoires* à 0 gr. 10 d'iodoforme seront surtout prescrits dans les fistules inopérables de l'anus, ils sont un bon calmant dans toutes les rectites douloureuses.

INTOLÉRANCE. — L'anorexie provoquée par l'iodoforme force souvent à l'abandonner. Des doses trop élevées peuvent amener de la somnolence, de l'abattement, du coma.

Iodures de mercure.

EMPLOIS. — Le protoiodure et le biiodure de mercure ne

s'emploient intérieurement que dans la syphilis. On n'oubliera pas que le biiodure est environ dix fois plus toxique que le protoiodure.

Doses. — Le protoiodure se donne à doses de 0 gr. 05 à 0 gr. 10 cent. par jour, ordinairement en pilules de 0 gr. 05.

Le biiodure se donne à doses de 0,005 à 0,010 milligrammes en solutions étendues, le plus souvent sous forme de sirop de Gibert. Le sirop de Gibert renferme par cuillerée à bouche 0 gr. 010 milligrammes de biiodure (dose forte) et 0 gr. 50 d'iodure de potassium.

Intolérance. — L'intolérance se traduit par la salivation, la diarrhée.

Iodure de potassium.

Emploi. — L'iodure de potassium est le résolutif par excellence dans tous les accidents syphilitiques tertiaires. A faibles doses il s'emploie dans le goître, le rhumatisme chronique, la goutte, l'artériosclérose, la néphrite interstitielle.

Doses. — 4 à 8 grammes en cas de syphilis, 1 à 2 grammes en cas de goître, 0 gr. 50 à 1 gramme dans les autres affections. La solution suivante renferme 1 gramme par cuillerée à bouche.

Iodure de potassium . . . . 15 grammes
Eau. . . . . 800 —

On la donnera diluée dans du lait.

L'iodure peut être donné aussi en lavement surtout chez les goutteux dyspeptiques (1 gr. pour 125 gr. d'infusion de guimauve).

Intolérance. — Dès les premières doses, même faibles, l'iodure amène souvent de l'enchifrènement, de la congestion céphalique, du larmoiement, du mal de gorge, des éruptions cutanées (acné, furoncles), de la gastralgie. Le lait à l'intérieur, les grands bains à l'extérieur aident à tolérer l'iodure.

L'emploi longtemps prolongé amène de l'amaigrissement, des palpitations. L'atrophie des seins, des testicules mêmes sa été observée.

Iodure de sodium.

EMPLOI ET DOSES. — L'iodure de sodium beaucoup moins efficace dans la syphilis et le goitre que l'iodure de potassium, s'emploie surtout dans le rhumatisme chronique, la goutte, les néphrites, là où l'on a à redouter l'action nuisible des sels de potasse sur le cœur. Les doses ne dépassent pas ordinairement 0 gr. 50 à 1 gramme par jour. L'intolérance se manifeste plus vers la peau que vers les muqueuses.

Ipéca.

EMPLOI. — L'ipéca s'emploie comme vomitif. Il est particulièrement bien toléré par les enfants (bronchites, broncho-pneumonies). Mathieu l'a donné à faibles doses (2 à 3 pastilles), dans la dilatation de l'estomac. L'ipéca en lavage s'emploie dans la dysenterie.

DOSES. — Comme vomitif on donne en trois prises 1 gramme à 2 grammes de poudre et 20 à 40 grammes de sirop.

Les pastilles renferment chacune 0 gr. 01 centigramme de poudre.

En lavage on donne 8 grammes de poudre en décoction dans 400 grammes d'eau à prendre par fractions en trois heures.

Jaborandi.

EMPLOI ET DOSES. — Sudorifique puissant mais amenant une dépression marquée, le jaborandi se donne en infusion de 2 à 4 grammes de feuilles dans 250 grammes d'eau. Cette infusion ne sera prise que trois heures au moins après le repas.

Jalap.

EMPLOI. — Purgatif drastique énergique (Voir *Eau-de-vie allemande*).

Jusquiame.

EMPLOI ET DOSES. — La jusquiame, assez bon calmant, s'emploie, surtout avec la belladone à doses de 0 gr. 01 à 0 gr. 05 d'extrait, on la donne surtout dans les névralgies.

Voici la formule des pilules de Méglin très actives et souvent prescrites.

Extrait de jusquiame............
— de valériane............... } āā 0 gr. 05
Oxyde de zinc................

Pour une pilule. Une à deux pilules au plus par jour.

INTOLÉRANCE. — Sécheresse de la gorge, somnolence, rashs scarlatiniformes, dilatation pupillaire moins prononcée qu'avec la belladone mais plus prolongée, tels sont les principaux signes du début de l'intoxication.

Lactose.

EMPLOI. — La lactose est un bon diurétique ; c'est à la lactose que le lait doit son action sur la diurèse. L'addition de la lactose au lait est très utile dans les anémies cardiaques et brightiques. Le Dr Patin (de Boulogne-sur-Mer) a également conseillé la lactose dans les anuries du choléra.

DOSES. — Des doses de 30 à 60 grammes par jour données dans du lait, de la limonade sont ordinairement suffisantes.

Lactucarium.

EMPLOI ET DOSES. — Le lactucarium ou suc de laitue est un bon soporifique employé surtout chez les enfants. On doit distinguer soigneusement le sirop de lactuarium simple qui peut être donné à dose de 20, 30 grammes et plus et le sirop de lactucarium opiacé. Bien que ce dernier renferme seulement par cuillerée à bouche 0 gr. 005 d'extrait d'opium son emploi chez l'enfant doit être surveillé.

Laurier-cerise.

EMPLOI. — A l'intérieur, l'eau de laurier-cerise possède à un degré moindre une partie des propriétés calmantes de l'acide cyanhydrique. On la prescrit surtout contre la grippe, l'enrouement, dans certaines gastralgies.

Employée extérieurement l'eau de laurier-cerise diluée au dixième ou au vingtième calme bien les érythèmes prurigineux et parfois même les douleurs des cancers ulcérés.

Doses. — A l'intérieur on ne dépassera pas par jour la dose de 10 grammes d'eau distillée de laurier-cerise et on devra fractionner cette dose qui correspond à cinq milligrammes d'acide cyanhydrique.

Lithine et sels de lithine.

Emploi. — La lithine, le dissolvant le plus puissant de l'acide urique a été particulièrement employée dans la goutte, la gravelle, le rhumatisme chronique, Martineau en a également ment obtenu dans le diabète d'excellents résultats.

Doses. — Les sels de lithine quoique peu toxiques devront être employés à faibles doses et à doses fractionnées. Les doses fortes sont souvent mal tolérées par l'estomac et pourraien produire la précipitation des phosphates de l'urine. La lithine anémie à la longue comme tous les alcalins.

Le carbonate et le citrate se donnent à dose de 0 gr. 10 à 0 gr. 50 par jour. Le carbonate presque insoluble est ordinairement donné dans l'eau de Seltz.

Le salicylate de lithine se donne aux mêmes doses et souvent en cachets.

Le bromure de lithine a été donné à doses de 1 à 2 grammes par jour dans l'épilepsie. On le dissout dans une grande quantité de lait.

Magnésie.

Emploi et doses. — La magnésie se donne comme laxatif à dose de 4 grammes à 8 grammes. — Comme antiacide dans les dyspepsies des doses de 1 à 2 grammes suffisent. — La magnésie occupant un volume énorme sous un faible poids sera donnée en suspension dans l'eau plutôt qu'en cachets.

Manne.

Emploi et doses. — La manne à doses de 20 à 40 grammes

en dissolution dans de l'eau ou du lait, constitue un purgatif léger, bien accepté par les enfants.

Mercuriale.

EMPLOI ET DOSES. — Le miel de mercuriale est souvent ajouté à doses de 30 à 50 grammes aux divers lavements purgatifs.

Morphine.

EMPLOI. — La morphine dont on a fait si souvent abus (voir *Morphinomanie*) reste le moyen le plus efficace de calmer une douleur violente (coliques hépatiques, coliques néphrétiques, occlusion intestinale). Elle favorise la respiration (asthme) et calme le cœur (angine de poitrine).

DOSES. — La morphine est cinq fois plus active que l'extrait d'opium. Une dose de 0 gr. 01 est une dose moyenne. On débutera toujours par 0 gr. 005 surtout en injections hypodermiques.

On prescrit la morphine :

Soit en pilules de 0 gr. 01 cent. chacune.

Soit en sirop dont chaque cuillerée à bouche renferme 0 gr. 01 ;

Soit en injection hypodermique. Le mieux est d'employer la solution ne renfermant que 0 gr. 01 par seringue de Pravaz.

Eau distillée. . . . . 5 gr.
Chlorhydrate de morphine . . . . 0 gr. 05

Cette solution se donne souvent aussi à l'intérieur par gouttes sur du sucre ou dans l'eau sucrée. Elle constitue les gouttes blanches.

INTOLÉRANCE. — Les sujets à élimination rénale défectueuse (brightiques), les enfants supportent très mal la morphine. Au début les injections sous-cutanées de morphine provoquent souvent des vomissements.

L'intolérance s'annonce par des vomissements répétés, de la pâleur, de l'engourdissement, de la faiblesse du pouls.

Muguet.

EMPLOI. — Le muguet (convallaria maialis) tonique du cœur et diurétique peut remplacer jusqu'à un certain point la digitale. Son action est lente et ne se manifeste guère qu'après 8 à 10 jours (Constantin Paul).

DOSES. — L'extrait aqueux s'emploie à doses de 1 à 2 grammes par jour, on le donne ordinairement en pilules de 0 gr. 10. Constantin Paul s'est arrêté à la formule suivante, qui est facile à administrer :

Potion :

Extrait aqueux de muguet	10	grammes
Infusion de thym.	200	—
Sirop d'écorces d'oranges amères . . .	80	—

50 grammes (un verre à liqueur) par jour. Si le goût paraît amer, on peut étendre d'eau.

Musc.

EMPLOI ET DOSES. — Le musc, puissant antispasmodique, se donne surtout en lavement :

Musc.	0 gr. 50 à 1 gramme
Jaune d'œuf.	n° 1
Décoction de guimauve.	200 grammes

On le donne parfois en pilules de 0 gr. 10, mais la saveur des potions est insupportable. Le musc est un médicament très coûteux.

Naphtaline. — Naphtol.

Voir *Antisepsie intestinale.*

Nitrite d'amyle.

EMPLOI ET DOSES. — Le nitrite d'amyle s'emploie en inhalations dans les syncopes, l'angor pectoris. Les doses seront de 0 gr. 10 à 0 gr. 30.

Nitrite de sodium.

EMPLOI ET DOSES. — Huchard donne le nitrite de sodium dans l'asthme à doses de 0 gr. 10 à 0 gr. 30.

Nitrite de sodium	1 gramme
Sirop d'écorces d'oranges.	30 —
Eau.	100 —

Une à deux cuillerées à bouche par jour.

Noix vomique.

EMPLOI. — La noix vomique dont le principe actif est la strychnine s'emploie quelquefois dans les paralysies. Elle s'emploie surtout dans les dyspepsies avec anorexie et atonie stomacales.

DOSES. — La poudre de noix vomique se donne à doses de 0 gr. 01 à 0 gr. 20 centigrammes. Elle est ordinairement associée à la rhubarbe, au quassia, à la craie préparée.

Poudre de noix vomique	āā 0 gr. 05
Poudre de quassia	
Craie préparée.	qs

Pour un cachet.

La teinture de Baumé extrêmement active s'obtient en traitant la noix vomique par l'alcool. On ne dépassera pas X gouttes par jour en deux ou trois fois chez l'adulte. Chez l'enfant, M. Simon donne la formule suivante :

Teinture de Baumé.	1 gramme
Teinture de colombo	āā 5 —
— de cascarille.	

Ainsi diluée au dixième, la teinture est beaucoup plus maniable. On commencera par V puis X gouttes de cette dilution.

INTOLÉRANCE. — L'intolérance s'annonce comme pour la strychnine par des crampes, des spasmes musculaires.

Opium.

EMPLOI. — Calmant et somnifère précieux, l'opium s'emploie dans toutes les affections douloureuses. Il a une utilité spéciale dans la diarrhée, dans les anémies cérébrales. Le sommeil qu'il détermine est profond, mais lourd, agité, moins réparateur que le sommeil de chloral.

Doses. — L'extrait d'opium se donne à dose de 0 gr. 01 à 0 gr. 10. La dose moyenne est de 0 gr. 05, quantité qui correspond à un demi-centigramme de morphine.

Voici parmi les principaux médicaments composés à base d'opium, les doses qui correspondent à cette dose moyenne de 0 gr. 05 d'extrait.

Le laudanum de Sydenham renferme 0,05 d'extrait par XX gouttes.
    —   Rousseau   —   X —
Le sirop d'opium (thébaïque) renferme 0,05 d'extrait par cuillerée (25 gr.).
Le sirop diacode renferme 0,05 d'extrait par quatre cuillerées (100 gr.).
Les pilules de cynoglosse renferment 0,01 d'extrait par 10 centigrammes (une pilule).
La poudre de Dower renferme 0,05 d'extrait par 50 centigrammes.
La thériaque renferme 0,05 d'extrait par 4 grammes.
Le diascordium renferme 0,05 d'extrait par 8 grammes.
Les gouttes noires renferment 0,05 d'extrait par V gouttes.
L'élixir parégorique de Dublin renferme 0,05 d'extrait par 10 gr.
L'élixir parégorique de Constantin Paul renferme 0,05 d'extrait par 1 gramme (XX gouttes).

L'élixir parégorique de Constantin Paul est donc dix fois plus actif que l'élixir de Dublin.

Associations. — Voici les principales substances associées à l'opium dans ces différents produits :

Le laudanum de Sydenham renferme outre l'opium du safran, de la cannelle, de la girofle, du vin de Grenade. Il est calmant et légèrement emménagogue.

Le laudanum de Rousseau renferme du miel et de la levure.

Les pilules de cynoglosse renferment de la jusquiame, de la myrrhe, de l'oliban, du castoreum, du miel.

La poudre de Dower renferme de l'ipéca, du sulfate et du

nitrate de potasse qui lui donnent ses propriétés expectorantes.

La thériaque est un mélange très complexe de stimulants, de toniques, d'astringents, d'antispasmodiques et d'opium.

Le diascordium renferme surtout outre l'opium des astringents qui contribuent à ses propriétés antidiarrhéiques.

Les gouttes noires sont un vinaigre d'opium, de muscade et de safran. Elles sont légèrement emménagogues.

L'élixir parégorique renferme de l'acide benzoïque, du camphre, de l'anis.

Contre-indications et intolérance. — L'opium ne devra être employé qu'avec une prudence extrême dans tous les cas d'insuffisance rénale, de congestion cérébrale.

Les enfants ont une intolérance spéciale pour l'opium. En cas de diarrhée infantile on ne prescrira pas au début plus d'une demi goutte d'opium à un bébé de quatre mois, plus d'une goutte à un an.

L'intolérance s'annonce par de l'assoupissement, des nausées, de la congestion cérébrale.

Orexine.

Emploi et doses. — L'orexine a été vanté comme stimulant l'appétit et calmant les gastralgies. On donne à chaque repas une à deux pilules de 0 gr. 10 et on fait boire aussitôt une tasse de bouillon afin d'éviter une action trop irritante sur la muqueuse de l'estomac.

Oxygène.

Emploi et doses. — Les inhalations d'oxygène ont une action stimulante des plus utiles dans le collapsus cardiaque, l'urémie. Elles sont un bon moyen de soulagement dans les dyspnées. Elles sont utiles dans les asphyxies, indispensables dans l'asphyxie par l'oxyde de carbone. Il est nécessaire pour atténuer l'irritation que l'inhalation se fasse par l'intermédiaire d'un flacon laveur. La dose moyenne est de 60 litres par 24 heures. On peut aller jusqu'à 200 litres.

Pancréatine.

Emploi et doses. — La pancréatine se donne en cachets à dose de 0 gr. 50 à 1 gramme au moment du repas. — Elle est utile surtout dans les dyspepsies où les graisses, les féculents sont mal digérés. L'emploi doit être longtemps prolongé pour obtenir un effet utile.

Pelletiérine.

Emploi et doses. — Le tannate de pelletiérine à dose de 1 gr. 60 est un des meilleurs vermifuges contre le tænia (voir page 278). On ne doit l'employer que chez l'adulte.

Pepsine et peptones.

Emploi et doses. — La pepsine se donne en cachets à dose de 0 gr. 50 à 1 gramme et sous forme de vin, d'élixir. Son action est réelle dans certaines dyspepsies. Les peptones constituent un aliment très riche sous un faible volume. On les emploie dans l'alimentation par la sonde, dans l'alimentation par la voie rectale (deux cuillerées à bouche de peptones sèches ou quatre cuillerées de peptones liquides pour un litre de lait).

Phénacétine.

Emploi. — La phénacétine agit comme l'antipyrine à la fois contre la douleur et l'hyperthermie. Elle paraît avoir une action spéciale contre la polyurie.

Doses. — Elle se donne en cachet de 0 gr. 50 (2 à 4 cachets par 24 heures). Elle est très peu toxique.

Pipérazidine.

Emploi et doses. — Cette substance qui serait le produit actif des injections de liquide spermatique a été donnée comme stimulant à doses de 0 gr. 30 à 0 gr. 80 par jour. Elle serait très active dans la goutte.

Phosphate de chaux.

EMPLOI. — Le phosphate de chaux est très utile comme reconstituant dans les diarrhées chroniques, les affections osseuses, la phtisie ; c'est un bon absorbant dans les dyspepsies.

DOSES. — Le phosphate de chaux se donne en poudre ou en cachets à doses de 1 à 10 grammes par jour. C'est le principe actif de la poudre d'écailles d'huîtres, encore très employée en Angleterre contre la phtisie. La décoction blanche de Sydenham agit aussi par le phosphate de chaux (corne de cerf calcinée)). Donnée par cuillerées chez l'enfant, par verres chez l'adulte, elle réussit bien contre la diarrhée.

Phosphate de soude.

EMPLOI. — Le phosphate de soude a été prescrit dans les bronchites, les affections nerveuses, le diabète. Constantin Paul l'emploie assez fréquemment comme purgatif.

DOSES. — Comme modificateur du système nerveux, le phosphate de soude se donne à doses de 1 à 4 grammes en potion ou sous forme de vin phosphaté.

Comme purgatif il se donne à doses de 20 à 40 grammes, souvent dans une limonade gazeuse.

Phosphore.

EMPLOI ET DOSES. — Le phosphore a été surtout donné contre le rachitisme, contre la neurasthénie. C'est un aphrodisiaque puissant. Mais c'est en même temps un toxique des plus violents. Son emploi, chez l'enfant, doit être absolument abandonné. Chez l'adulte, on le donnera très exceptionnellement en capsules d'huile phosphorée au millième. Chaque capsule renferme environ un milligramme de phosphore. Des capsules à un demi-milligramme seraient de beaucoup préférables. On ne dépassera pas trois capsules par jour.

Phosphure de zinc.

EMPLOI ET DOSES. — Huit fois moins toxique que le phosphore et ayant à peu près ses propriétés, le phosphure de zinc est employé dans la neurasthénie, l'hystérie et surtout la lymphadénie (Verneuil). On le donne en pilules renfermant un milligramme chacun. On peut aller jusqu'à six pilules par jour.

Plomb.

TOXICITÉ. — Le plomb dont l'emploi a été préconisé dans les hémoptysies, les diarrhées, les sueurs des phtisiques (acétate de plomb) doit être complètement banni de la thérapeutique interne.

Podophyllin.

EMPLOI ET DOSES. — La résine de podophyllin est à dose de 0 gr. 01 à 0 gr. 05 très utile contre la constipation.

Potasse et sels de potasse.

EMPLOI ET DOSES. — La potasse ne sert que comme caustique (caustique de Vienne, caustique Filhos). L'acétate de potasse, l'azotate de potasse ont été donnés à doses de 1 à 2 grammes dans de la tisane comme diurétiques, à doses de 2 à 4 grammes comme stimulants (grippe).

TOXICITÉ. — L'action toxique des sels de potasse sur le cœur doit imposer dans leur emploi la plus grande réserve. Cet emploi ne doit jamais être très prolongé.

Propylamine.

EMPLOI ET DOSES. — La propylamine a été vantée dans la goutte, le rhumatisme. Les doses ne dépasseront pas XXX gouttes par jour. On formulera :

Propylamine.	XX gouttes
Alcoolat de menthe.	1 gramme
Sirop de sucre	30 —
Eau	200 —

Par cuillerée à bouche toutes les deux heures (Dujardin-Beaumetz).

Pyridine.

EMPLOI ET DOSES. — Germain Sée emploie la pyridine en inhalations dans l'asthme neuropulmonaire (4 à 5 gr. sur une assiette au milieu de la chambre). L'inhalation sera prolongée vingt minutes seulement.

Quassia. — Quassine.

EMPLOI ET DOSES. — Le quassia amara se donne surtout en macération (un petit verre de la macération à 10 pour 1000 au début des repas). Il excite l'appétit. Charcot le prescrivait souvent aux neurasthéniques.

La quassine cristallisée, principe actif du quassia se donne par granules de un milligramme (une à quatre granules par jour). Elle paraît utile dans l'atonie gastro-intestinale.

Quinquina.

EMPLOI. — Le quinquina est fébrifuge par la quinine et astringent par le tannin qu'il contient. Son emploi irrite toujours l'estomac ; aussi doit-on le donner à la fin du repas et chez les enfants doit-on couper d'eau le vin de quinquina. Le bon quinquina renferme 1/10 de quinine.

DOSES. — La poudre de quinquina se donne à dose de 10 à 20 grammes par jour (1 à 2 gr. de quinine) en infusion, macération, décoction. La poudre réussit parfois là où la quinine a échoué.

L'extrait alcoolique se donne à dose de 2 à 4 grammes, ordinairement dans une potion de Todd (pneumonie, fièvre typhoïde, infections adynamiques).

Le sirop de quinquina se donne à dose de 20 à 50 grammes ordinairement en potion.

Le vin de quinquina, qui doit renfermer par litre l'extrait de 50 grammes d'écorce, se donne par verres à liqueur.

Quinine et sels de quinine.

EMPLOI. — La quinine reste malgré tous les médicaments

nouvellement proposés l'antithermique, l'antiseptique interne le plus puissant que nous ayons. Elle a dans toutes les manifestations de l'impaludisme une action spécifique.

DOSES. — Les doses de sulfate de quinine varient chez l'adulte de 0 gr. 10 à 2 grammes par jour. Pour l'emploi en lavements, en injections sous-cutanées, voir pages 84 et 85. Pour l'emploi chez l'enfant, voir pages 87 et 88.

INTOLÉRANCE. — L'intolérance s'annonce par des bourdonnements d'oreilles, de la céphalée, de l'agitation (ivresse quinique. On surveillera surtout le ralentissement du pouls et la tendance syncopale en cas de doses élevées.

Ratanhia.

EMPLOI ET DOSES. — Le ratanhia se donne comme astringent dans les diarrhées, les hémorrhagies sous forme de sirop (30 à 60 gr.) et surtout d'extrait (1 à 4 gr. dans une potion).
Les suppositoires renfermant 0 gr. 50 à 1 gramme d'extrait par suppositoires s'emploient souvent dans les hémorrhoïdes.

Rhubarbe.

EMPLOI ET DOSES. — A doses de 0 gr. 25 à 0 gr. 50 la poudre de rhubarbe est souvent donnée comme tonique et digestive. A dose de 2 à 6 grammes elle est employée comme laxatif.

Salicylate de bismuth.

EMPLOI ET DOSES. — A doses de 4 à 10 grammes ce sel est un bon antiseptique de l'intestin. Il est donné en cachets, souvent associé à d'autres substances (voir antisepsie intestinale). C'est en même temps un antidiarrhéique.

Salicylate de soude.

EMPLOI ET DOSES. — Ce sel est presque un spécifique de la douleur dans le rhumatisme articulaire aigu. Mais il ne faut pas que l'amélioration qu'il entraîne fasse croire à la guérison réelle. M. Sée le donne souvent aussi dans la goutte (voir

p. 98, 122). Les doses sont de 2 à 6 grammes par jour de préférence dans une potion de Todd de 125 grammes.

INTOLÉRANCE. — L'intolérance s'annonce par de la céphalée, des vertiges, des bourdonnements intenses, des nausées. On ne donnera pas le salicylate en cas de grossesse.

Salol.

EMPLOI ET DOSES. — En dehors de son emploi externe (poudre de salol, ouate et gaze salolée) de plus en plus fréquent en chirurgie, le salol constitue un bon antiseptique interne ; son action porte en particulier sur l'appareil biliaire.

Les doses sont de 2 à 8 grammes par jour en cachets. Pour éviter les renvois un peu désagréables, ces cachets seront donnés aux repas.

Dans les diarrhées chez l'enfant le salol peut être donné à dose de 0 gr. 20 à 1 gramme en suspension dans un julep gommeux.

Salsepareille.

EMPLOI ET DOSES. — Dépuratif puissant se donne surtout en décoction à 30 grammes pour 1000.

Santal.

EMPLOI ET DOSES. — Le santal se donne dans la blennorrhagie à doses de 10 à 20 capsules par jour renfermant chacune 0 gr. 20. A doses de 2 à 5 capsules il est utile dans les cystites. L'emploi du santal amène une assez violente irritation du rein.

Santonine.

Voir page 282.

Scammonée.

EMPLOI ET DOSES. — La scammonée se donne à dose de 0 gr. 20 à 0 gr. 60 comme purgatif ordinairement dans du miel. Les enfants prennent bien la scammonée qui est presque insipide. Les doses seront de 0 gr. 10 à 0 gr. 30.

Scille.

EMPLOI ET DOSES. — La scille est un bon diurétique utile dans les hydropisies cardiaques et brightiques mais surtout cardiaques. G. Sée donne les pilules suivantes :

    Extrait aqueux de scille . . . .   1 gr.
    Poudre de scille . . . .   0 gr. 50
    Extrait alcoolique d'aconit . . . .   0 gr. 10

Pour dix pilules. Une toutes les trois heures environ.

L'oxymel scillitique est souvent ajouté aux tisanes à dose de 8 à 30 grammes. Le vin diurétique amer de la Charité se donne à dose de 50 à 100 grammes par jour. Il est utile dans les anorexies et dyspepsies cardiaques.

Semen contra.

Voir page 282.

Sérums artificiels.

En outre de l'emploi des injections sous-cutanées d'extrait testiculaire, de cérébrine, on peut faire des injections stimulantes avec divers sérums artificiels dans la neurasthénie, l'anémie.

M. J. Chéron injecte de 5 à 40 grammes du liquide suivant voulant en réalité faire une sorte de transfusion.

    Chlorure de sodium . . . .   2 grammes.
    Sulfate de soude   8   —
    Phosphate de soude   4   —
    Acide phénique neigeux   1   —
    Eau distillée   100   —

Mathieu injecte lentement de façon à les rendre peu douloureuses des quantités moindres (5 à 10 gr.).

    Phosphate de soude . . . .   4 grammes.
    Chlorure de sodium   2   —
    Glycérine neutre   20   —
    Eau   80   —

Solanine.

EMPLOI ET DOSES. — La solanine aurait des propriétés calmantes analogues à la morphine. Mais elle ne congestionnerait pas les centres nerveux. Les doses varient de 0 gr. 05 à 0 gr. 25 en 24 heures, ordinairement on les donne par pilules de 0 gr. 05.

Soufre.

EMPLOI ET DOSES. — Le soufre se donne à l'intérieur : 1º à dose de 1 à 3 grammes comme diaphorétique et expectorant, soit en tablettes de 10 centigrammes, soit mélangé à du miel ; 2º à dose de 8 à 10 grammes comme purgatif. On connaît l'emploi des eaux sulfureuses dans les laryngites et les bronchites.

Spartéine.

EMPLOI. — Le sulfate de spartéine est un tonique du cœur et en même temps un régulateur des battements. Son action est très rapide.

DOSES. — Les doses sont de 0 gr. 04 à 0 gr. 10 par jour en pilules de 0 gr. 02 centigrammes.

On peut pour avoir une action particulièrement rapide employer les injections sous-cutanées (Voir page 35).

Strophantus.

EMPLOI ET DOSES. — L'action sur le cœur assez irrégulière doit être surveillée avec soin. On donne surtout la teinture de semences à doses de V à X gouttes par jour.

Strychnine.

EMPLOI ET DOSES. — La strychnine a été préconisée dans les paralysies, le choléra, les états adynamiques. C'est un médicament violent dont il faut beaucoup se défier.

A l'intérieur, on donne surtout les granules d'arséniate et de sulfate de strychnine. On prescrira les granules à un demi milligramme (1 à 6 par jour, très progressivement).

Pour les injections hypodermiques dont l'action est très énergique, voir page 270.

INTOLÉRANCE. — L'intolérance s'annonce par des crampes, des fourmillements, des soubresauts musculaires, de l'exagération des réflexes, du trismus. On a de plus à redouter pour la strychnine les effets d'accumulation. L'action devra donc toujours être très surveillée.

Sulfonal.

EMPLOI ET DOSES. — Excellent soporifique, utile surtout parce que son action se continue longtemps aux mêmes doses sans accoutumance épuisant l'effet. Le sulfonal se donne à doses de 0 gr. 50 à 3 grammes par cachets de 0 gr. 50.

Tannin.

EMPLOI ET DOSES. — Le tannin, antiseptique interne a été surtout préconisé dans la tuberculose ; il agit spécialement contre les sueurs des phtisiques.

Les doses sont de 0 gr. 10 à 1 gramme par jour en pilules ou même en cachets.

Térébenthine.

EMPLOI ET DOSES. — La résine de térébenthine se donne surtout dans les bronchites chroniques. On prescrit le sirop (50 à 100 gr.), les pilules (0 gr. 10 par pilules mélangé de magnésie, six à dix pilules par jour).

L'essence de térébenthine se donne surtout dans les cystites. On la prescrit en capsules (6 à 10 par jour), on se défiera de son action irritante sur le rein.

Terpine.

EMPLOI ET DOSES. — La terpine a une utilité réelle dans les bronchites avec sécrétion catarrhale abondante.

On la donne à dose de 0 gr. 10 à 0 gr. 50 par jour soit en pilules, soit en potion alcoolique.

Eau.	100 gr.
Alcool.	20 gr.
Terpine.	0 gr. 50
Sirop de cachou.	30 gr.

Par cuillerées dans les 24 heures (Duj.-Beaumetz et Ivon).

Thalline.

EMPLOI ET DOSES. — La thalline a eu une certaine vogue comme antipyrétique. On donnera par jour 0 gr. 20 à 0 gr. 30 par cachets de 0 gr. 10 cent. On se défiera de ce médicament chez l'enfant.

Thymol.

EMPLOI. — Le thymol sert surtout en pulvérisations et fumigations antiseptiques. On le dilue dans quarante ou cent parties d'une infusion aromatique.

Tolu.

EMPLOI ET DOSES. — Le baume de Tolu utile dans les bronchites chroniques, les cystites se donne en sirop (50 gr. et plus), en pastilles et surtout en pilules de 0 gr. 10. On l'associe souvent au goudron, à l'iodoforme, à la poudre de Dower.

Trinitrine.

EMPLOI. — La trinitrine ne s'emploie que dans l'angine de poitrine (voir page 414).

Uréthane.

EMPLOI ET DOSES. — L'uréthane assez bon hypnotique se donne à doses de 2 à 3 grammes par jour dans un julep gommeux (Huchard).

Valériane et valérianates.

EMPLOI ET DOSES. — La valériane et ses dérivés sont des antispasmodiques puissants.

L'infusion de valériane (5 gr. pour 500) est difficilement acceptée en raison de son odeur. On la donne souvent en lavement.

        Infusion de valériane (10 gr. pour 200). 200 grammes
        Asa fœtida . . . .   0 gr. 50
        Jaune d'œuf. . . . .   n° 1

L'extrait de valériane se donne à doses de 1 gramme à 2 grammes par jour ordinairement en pilules.

Le valérianate d'ammoniaque se donne à doses de 0 gr. 10 à 0 gr. 50 en pilules ou en potion :

Valérianate d'ammoniaque. . . . .   0 gr. 50
Sirop d'écorces oranges . . . .   30 grammes
Eau de tilleul   120   —

0 gr. 05 par cuillerée à bouche. La dose de valérianate d'ammoniaque peut être doublée.

Le valérianate de zinc se donne en pilules à doses de 0 gr. 10 à 0 gr. 50.

Zinc.

EMPLOI ET DOSES. — Antispasmodique, le zinc s'emploie surtout sous forme de valérianate de zinc (voir valériane) et d'oxyde de zinc.

L'oxyde de zinc se donne à l'intérieur à doses de 0 gr. 50 à 1 gramme par jour presque toujours en pilules. Il est d'ordinaire associé à la valériane, à la belladone, à la jusquiame.

Pilules antinévralgiques de Trousseau :

Extrait de stramoine. . . . . }
Extrait d'opium . . . . } àà 0 gr. 06
Oxyde de zinc . . . .   1 gramme

Diviser en cinq pilules.

Oxyde de zinc . . . . }
Extrait de valériane . . . . } àà 1 gramme

Diviser en dix pilules.

Les pilules de Meglin très actives renferment par pilules 0 gr. 05 d'oxyde de zinc, 0 gr. 05 d'extrait de valériane, 0 gr. 05 d'extrait de jusquiame.

TABLE DES MATIÈRES

TROISIÈME PARTIE

MALADIES DE L'APPAREIL DIGESTIF.

A. — *Affections de la bouche et du pharynx.*

B. — *Maladies de l'estomac.*

C. — *Maladies de l'intestin.*

QUATRIÈME PARTIE

MALADIES DU SYSTÈME NERVEUX.

CINQUIÈME PARTIE

MALADIES DU CŒUR.

SIXIÈME PARTIE

AFFECTIONS MÉDICALES DU REIN.

SEPTIÈME PARTIE

MALADIES DES VOIES RESPIRATOIRES.

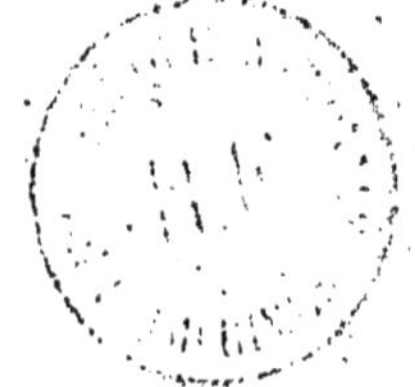

TABLE ALPHABÉTIQUE

—

Imp. G. Saint-Aubin et Thevenot, Saint-Dizier (Hte-Marne), 30, Passage Verdeau, Paris

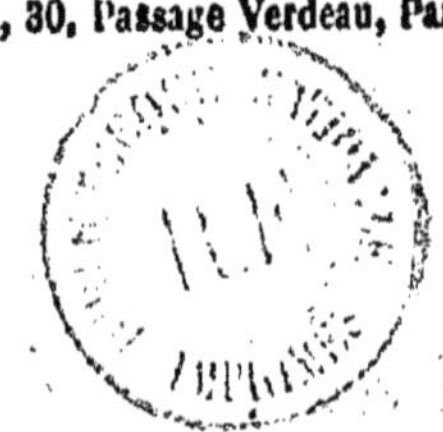

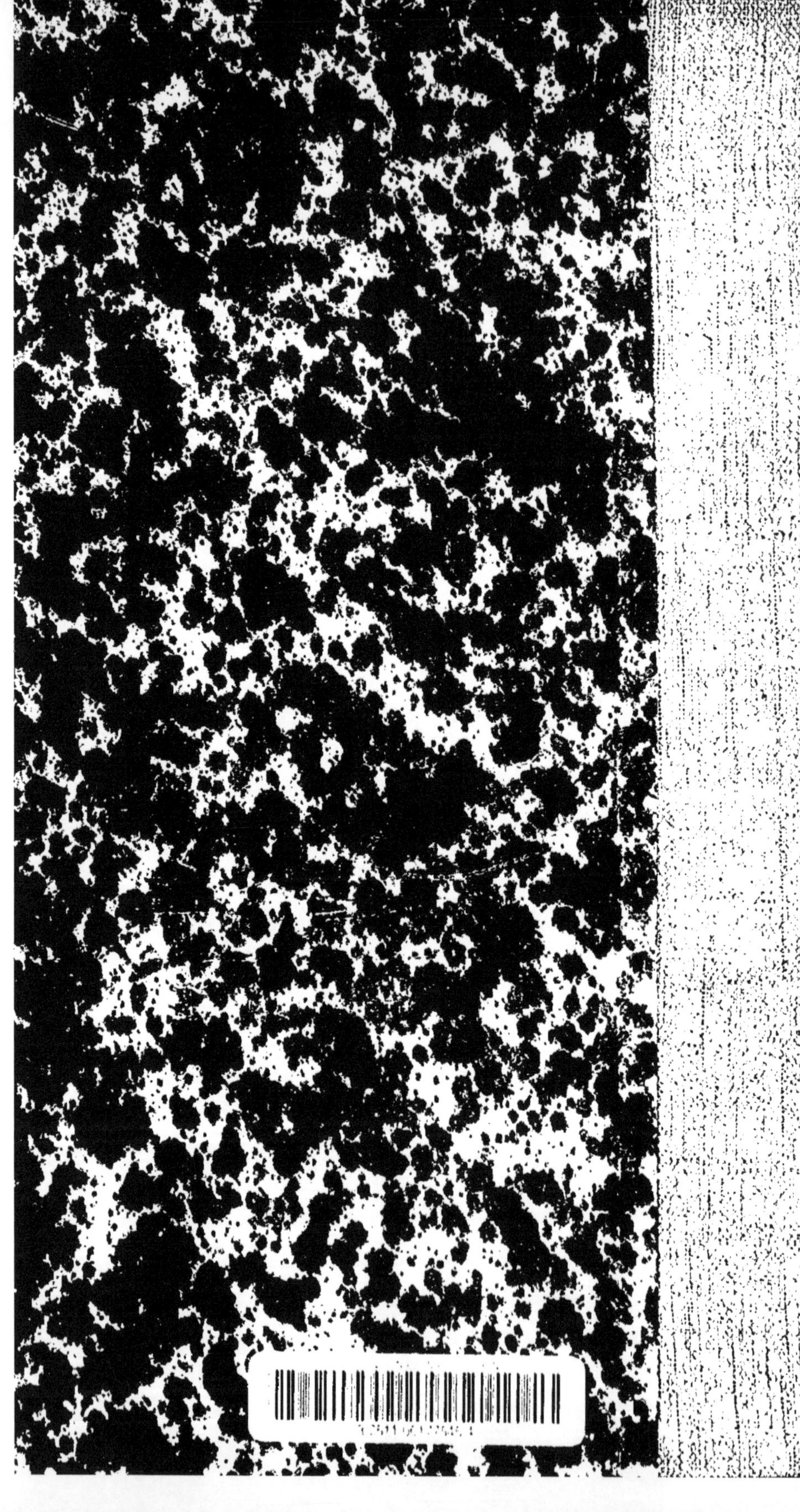